超简单刮痧 消百病全书

主编 ■ 郑书敏 孙平

江苏凤凰科学技术出版社
·南京·

手太阴肺经

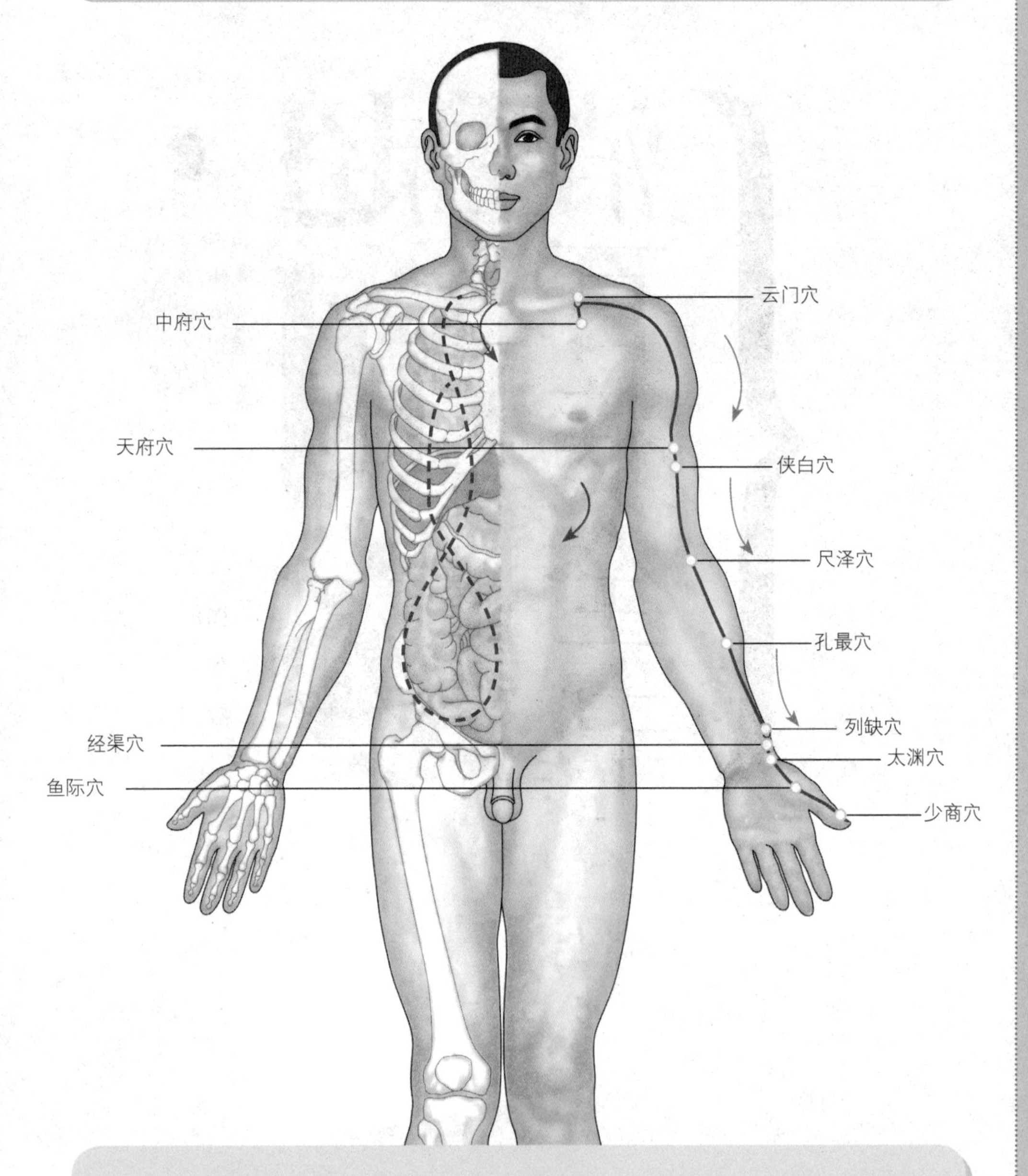

手太阴肺经是一条与呼吸系统功能密切相关的经络，而且它还关系到胃和大肠的健康。本经所属腧穴主治有关“肺”方面所发生的病症，如咳嗽、气喘、气短、咯血、咽痛、外感病症、循环部位痛麻或活动受限等。

手阳明大肠经

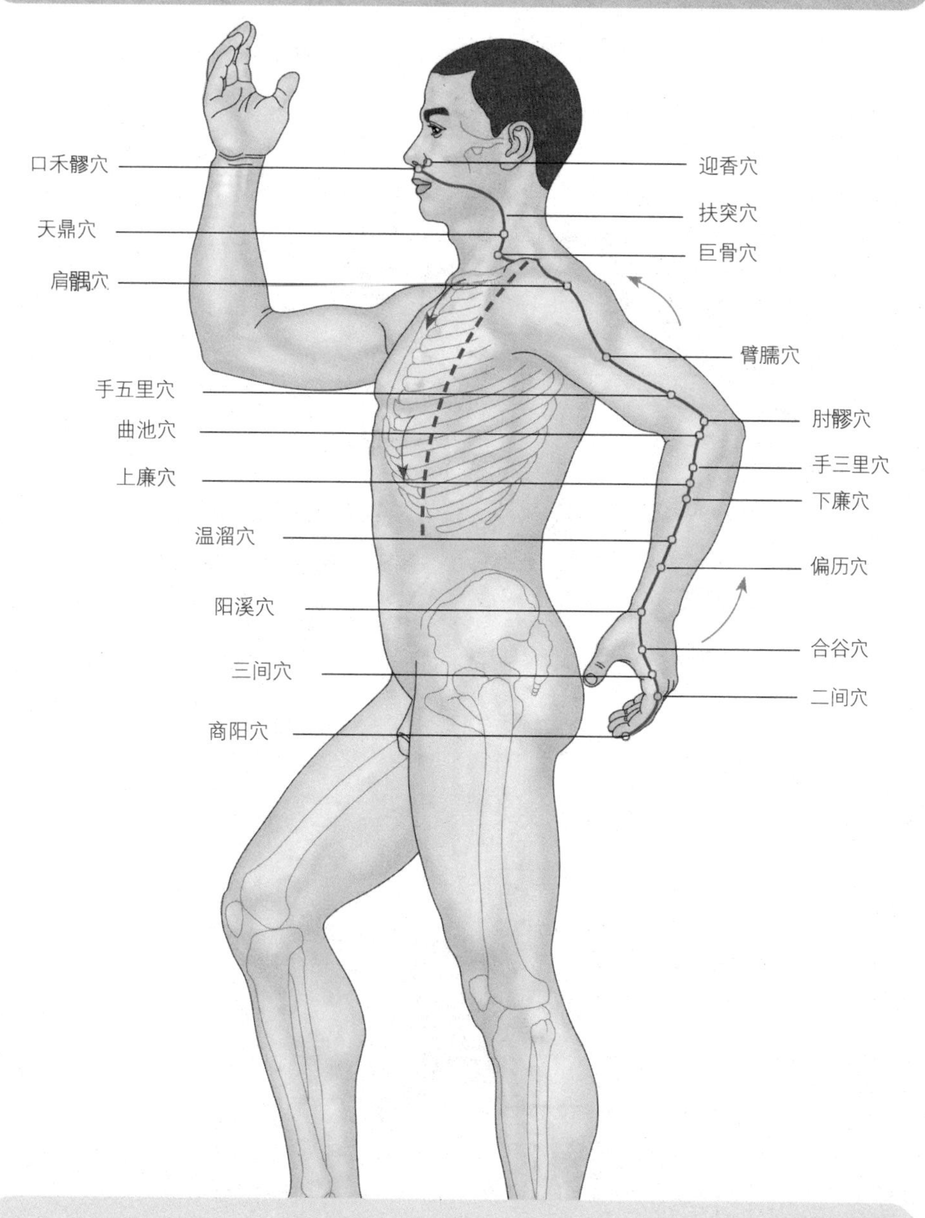

手阳明大肠经和肺经的关系非常密切，它是肺和大肠的保护者。《黄帝内经》上说“阳明经多气多血”，疏通此经气血，可以预防和治疗人体五官、呼吸系统、消化系统三方面的疾病，如腹痛、肠鸣、泄泻、便秘、咽喉肿痛、齿痛，本经循行部位疼痛、热肿或寒冷麻木等。

足阳明胃经

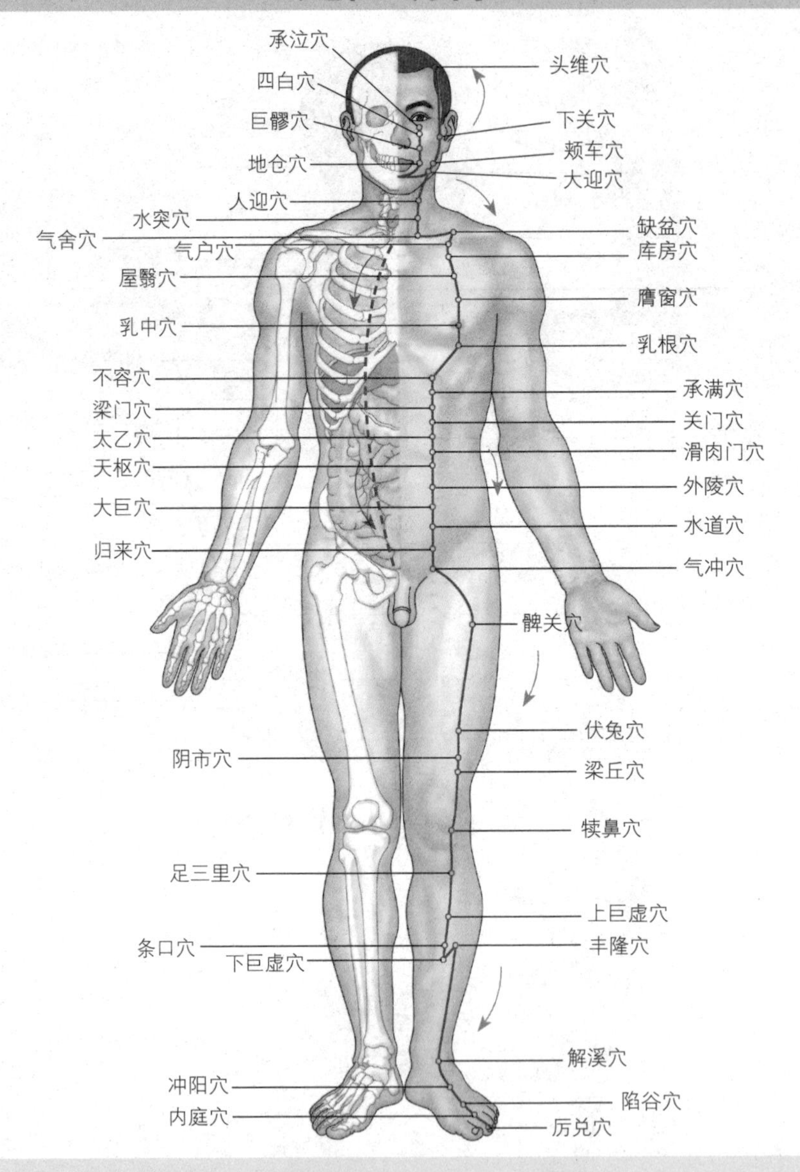

足阳明胃经属于胃、络于脾，所以它和胃的关系最为密切，是关于消化系统的非常重要的经络，但同时也和脾有关，维系着人的后天之本。主治胃肠病、神志病和头、面、眼、鼻、口、齿的疾病，以及经脉循行部位的病症，如水肿、胃痛、呕吐或消谷善饥、口渴、咽喉肿痛、鼻衄、胸部及膝髌等本经循行部位疼痛、热病、发狂等。

足太阴脾经

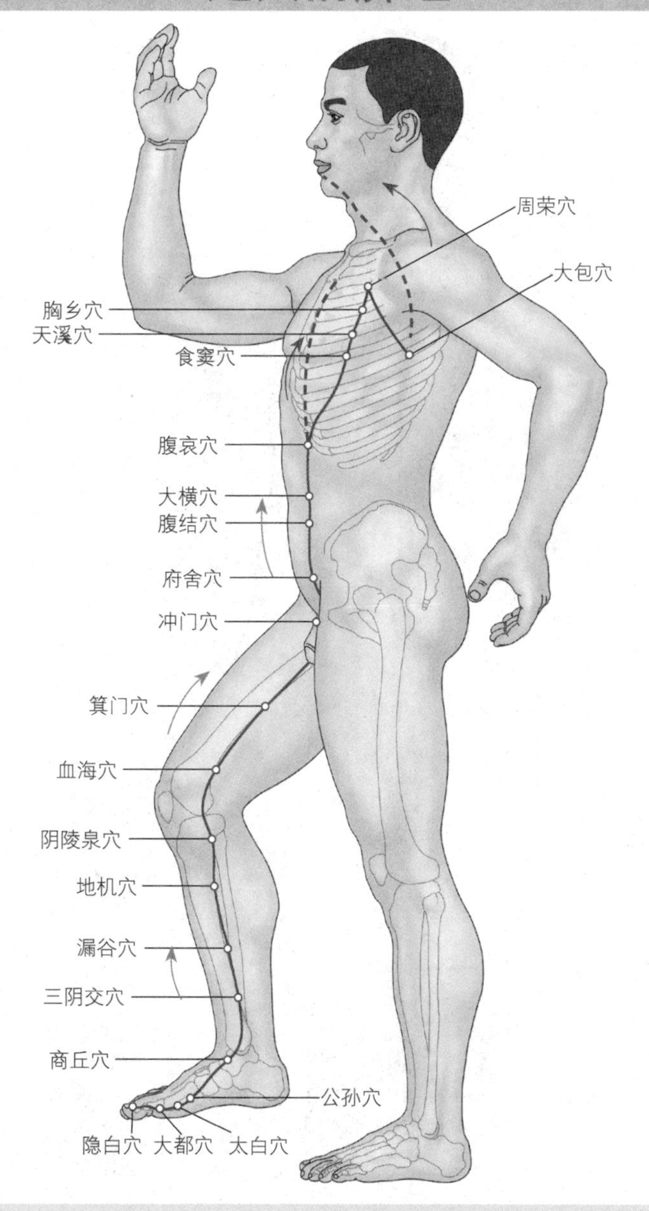

足太阴脾经是阴经，跟脏腑联系最紧密，尤其是脾、胃和心，同时它也是治疗妇科病的首选经络。主治消化系统、妇科、前阴病及经脉循行部位的其他病症，如胃脘痛、食则呕、嗳气、腹胀、便溏、黄疸、身重无力、舌根强痛、下肢内侧肿胀、厥冷等。

手少阴心经

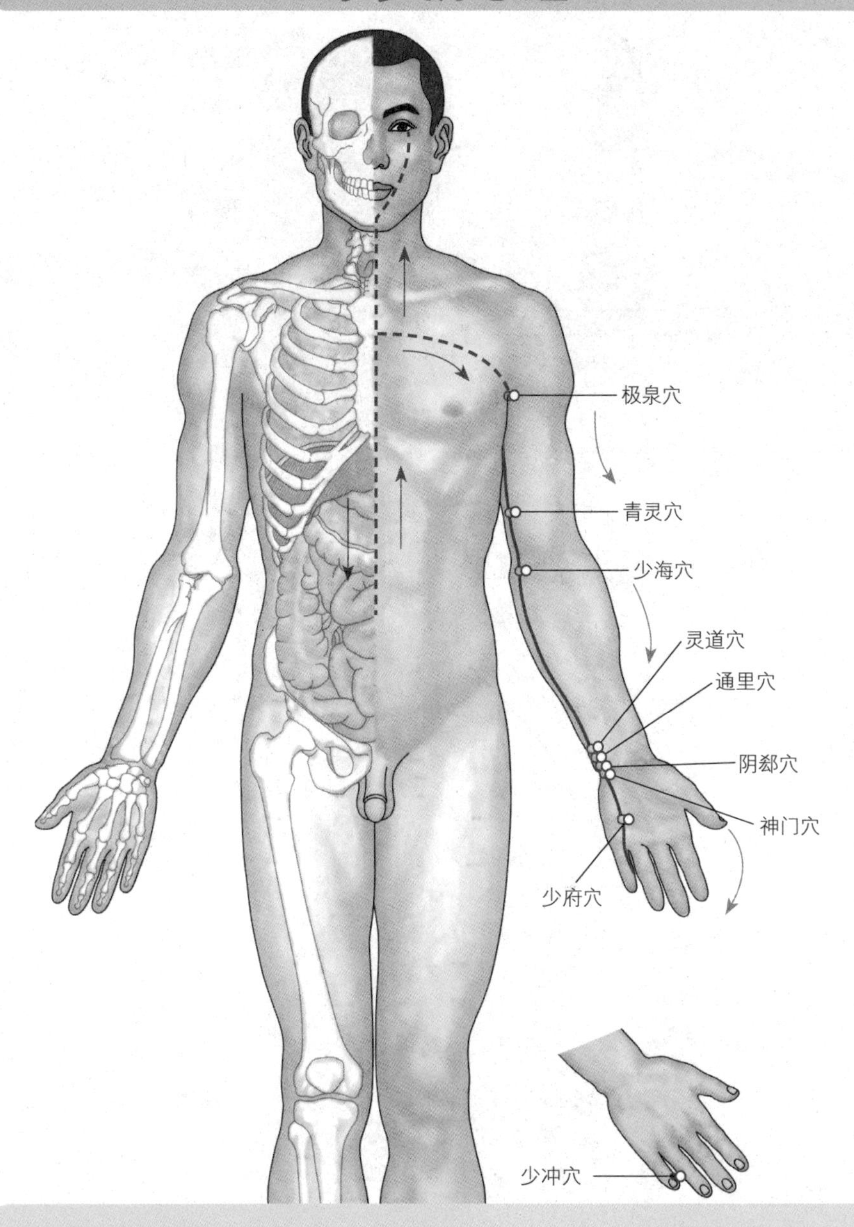

手少阴心经属于心，因此和心脏有密切的关系，它是主宰人体的重要经脉。本经腧穴主治心、胸、神志及经脉循行部位的其他病症，如眼睛昏黄、胸胁疼痛、上臂内侧后边痛或厥冷、手掌心热等病症。

手太阳小肠经

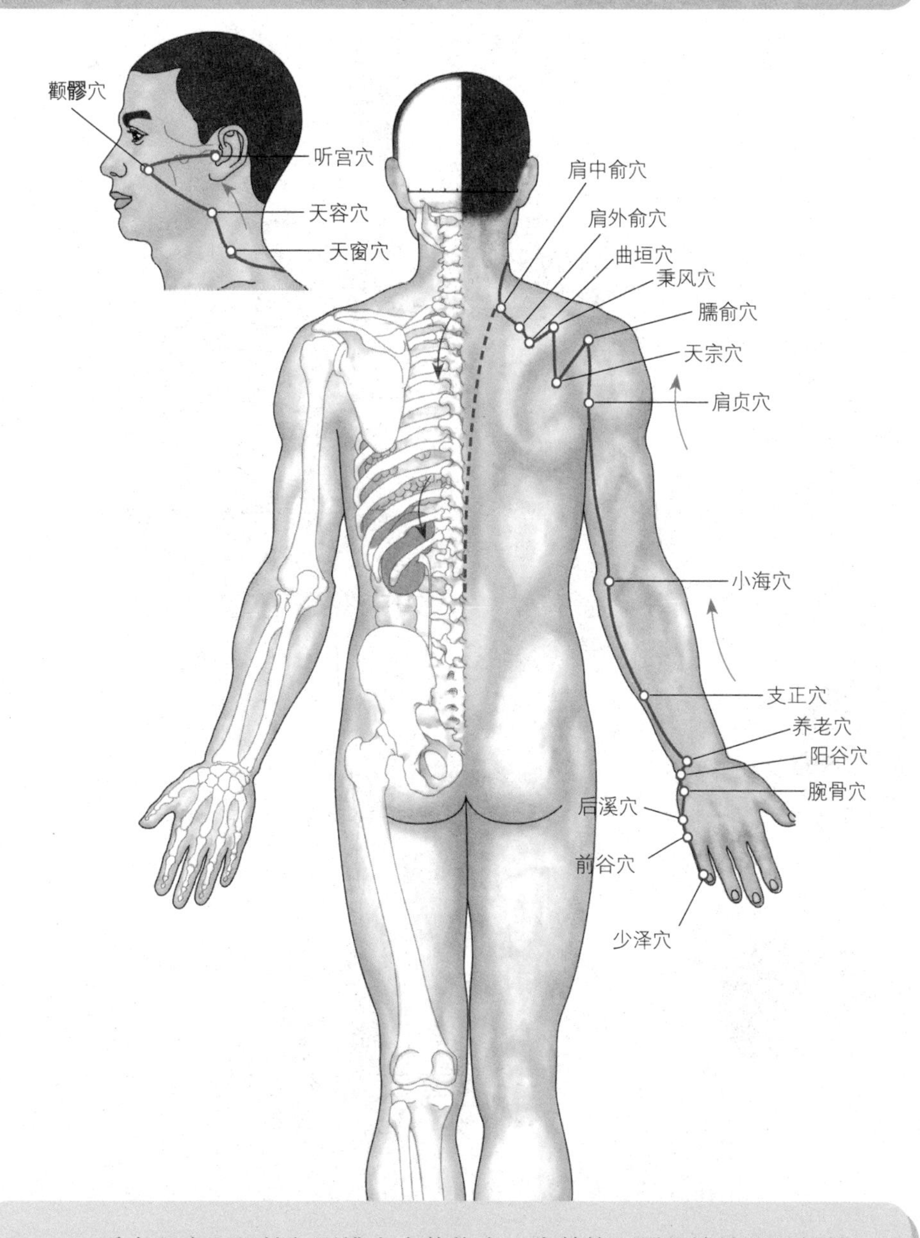

手太阳小肠经就如同拂去人体倦怠、痛楚等阴霾的清洁工，是具有宁心安神、舒筋活络功效的经络，按摩这些经穴可以疏通经气、缓解疲劳。本经所属腧穴主治耳聋、眼睛昏黄、面颊肿，颈部、下颌、肩胛、上臂、前臂的外侧后边痛等病症。

足太阳膀胱经

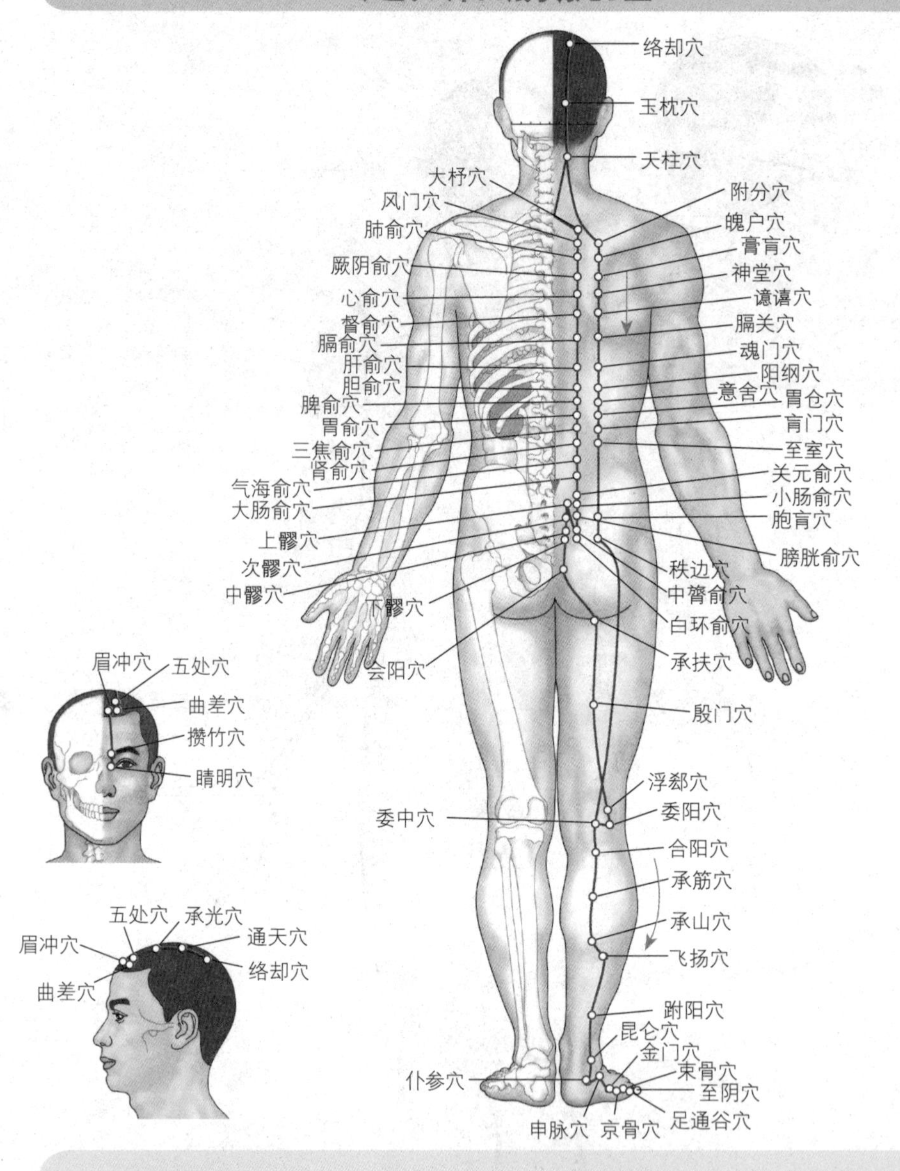

足太阳膀胱经主管营运人体中宝贵的体液，作为体内排毒的主干道，它关系到全身各处的通畅与健康。本经腧穴主治泌尿生殖系统、精神神经系统、呼吸系统、循环系统、消化系统的病症及本经所经过部位的病症，如小便不通、遗尿、癫狂、疟疾、目痛、见风流泪、鼻塞多涕、鼻衄、头痛，项、背、臀部及下肢循行部位麻痛等。

足少阴肾经

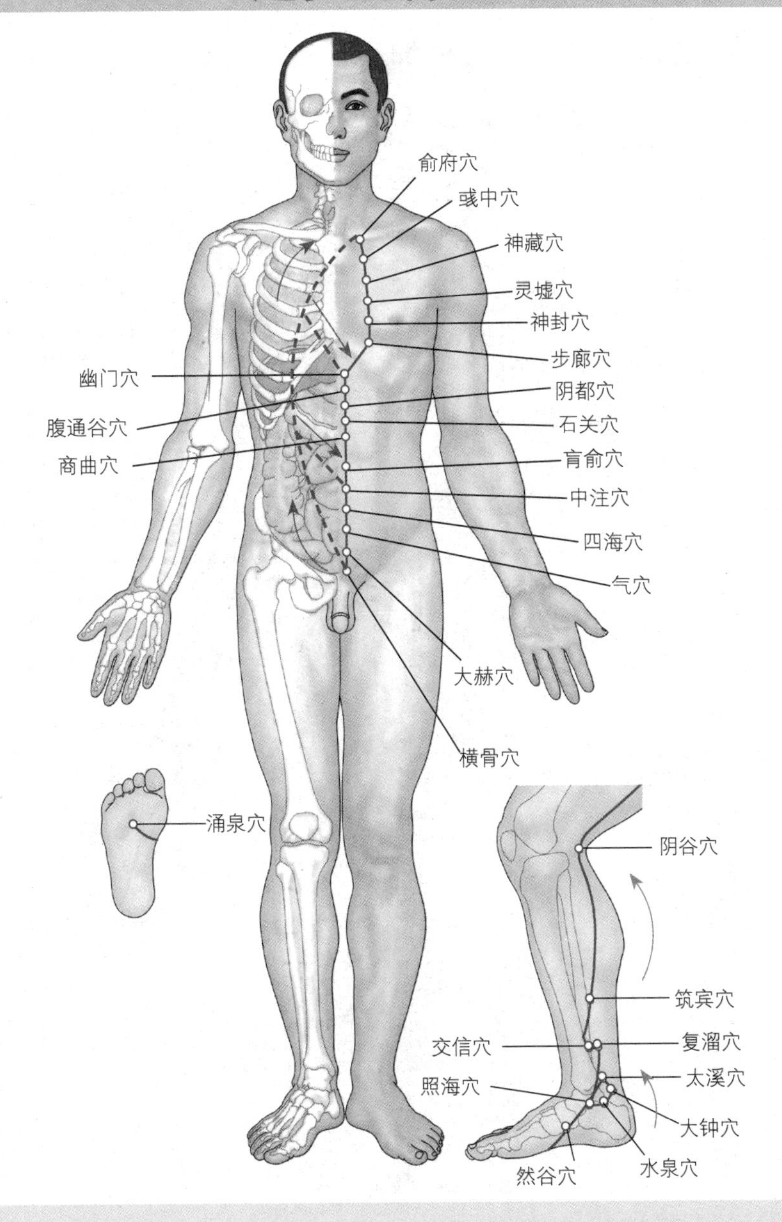

足少阴肾经是人体的先天之本，肾脏主管骨骼、生殖与人体生长发育，而足少阴肾经决定着肾脏气血的通畅，周始往复就如同一眼幸福长寿的不老泉。本经主要治疗妇科、前阴、肾、肺、咽喉病症，如月经不调、小便不利等以及经脉循行部位的病变。

手厥阴心包经

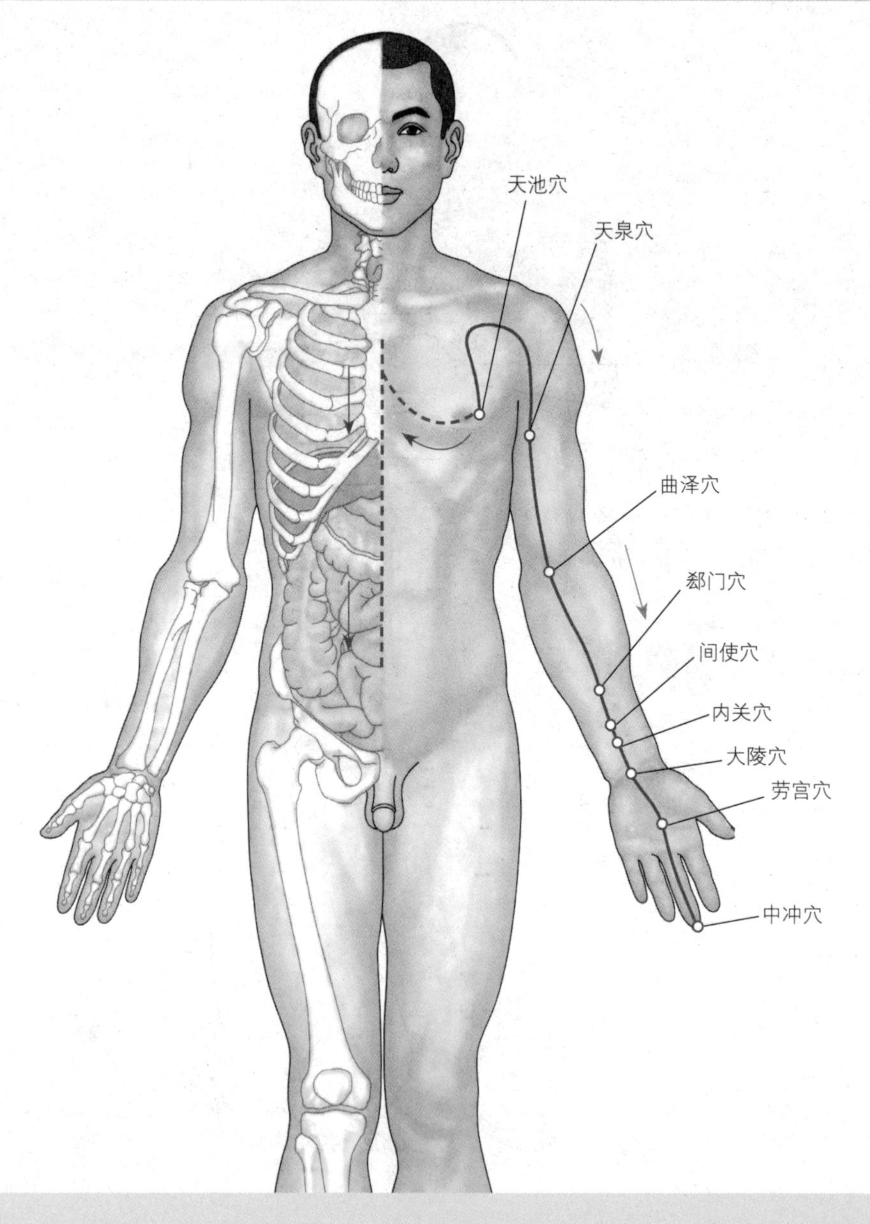

手厥阴心包经是心脏的保护神，能够代心受过，替心承受侵袭。此经穴可主治胸部、心血管系统、精神神经系统和本经经脉所经过部位的病症，如心痛、心悸、心胸烦闷、癫狂、呕吐、热病、疮疡及肘臂挛痛等。

手少阳三焦经

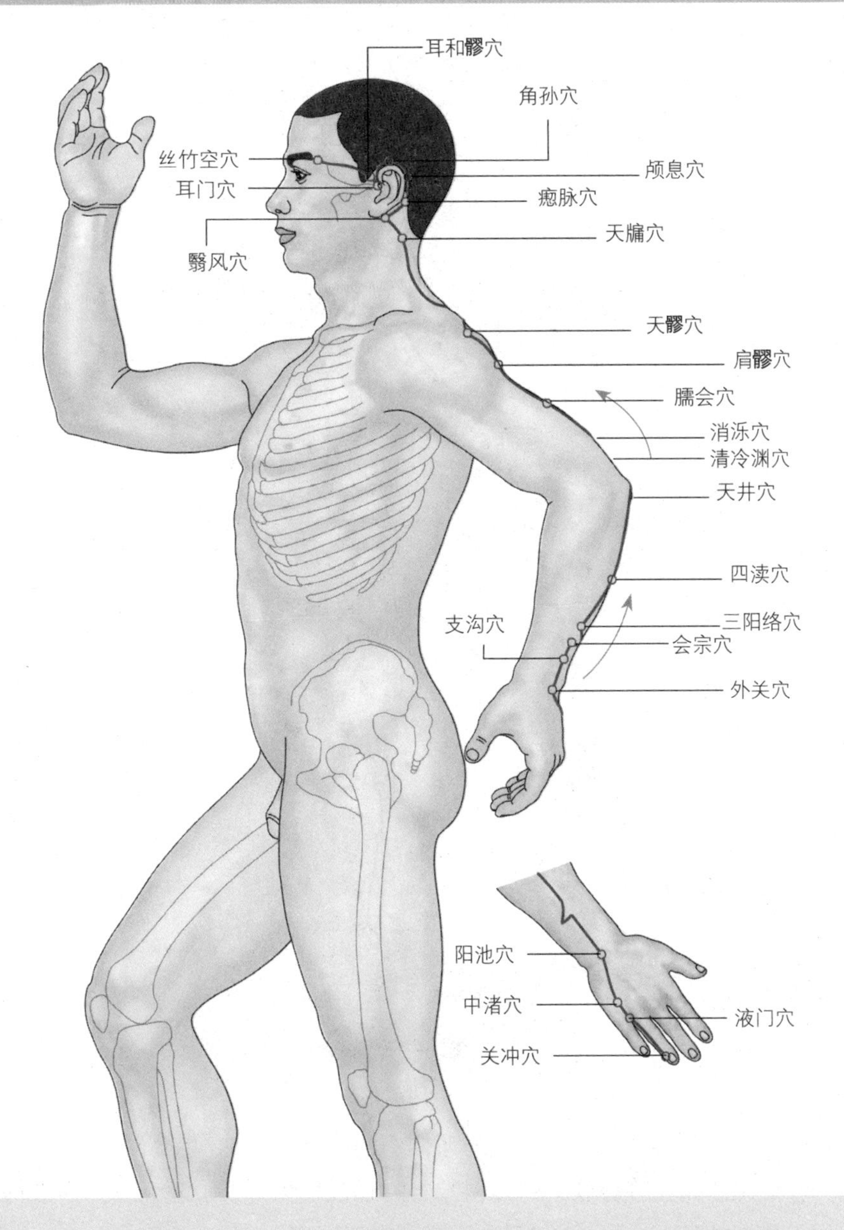

手少阳三焦经又称为“耳脉”，仿佛人体体侧形影相随的忠实守护者，统领着体内的水谷运化、气血运行。本经穴主治人体眼耳、面部、喉咙、肩臂以及与“气”相关的疾病，如腹胀、水肿、遗尿、小便不利、耳聋、咽喉肿痛、目赤肿痛、颊肿，耳后、肩臂、肘部外侧痛等。

足少阳胆经

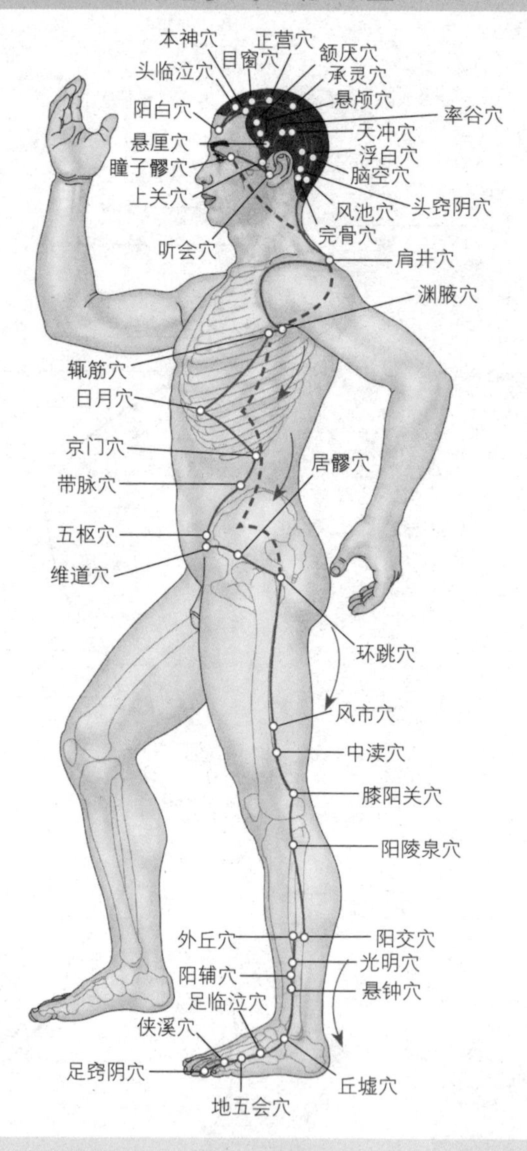

足少阳胆经在我们身体里循行的路线较为绵长、复杂，作为掌管人体“中精之府”的首席管家，沿其经络循行的刺激能够改善体内气血的运行，主治胸胁及肝胆病症、热性病、神经系统病症和头侧部、眼、耳、咽喉病症，以及本经脉所经过部位的病症，如口苦、目眩、疟疾、头痛、颌痛、目外眦痛，锁骨上窝、腋下、胸胁、下肢外侧、足外侧痛等。

足厥阴肝经

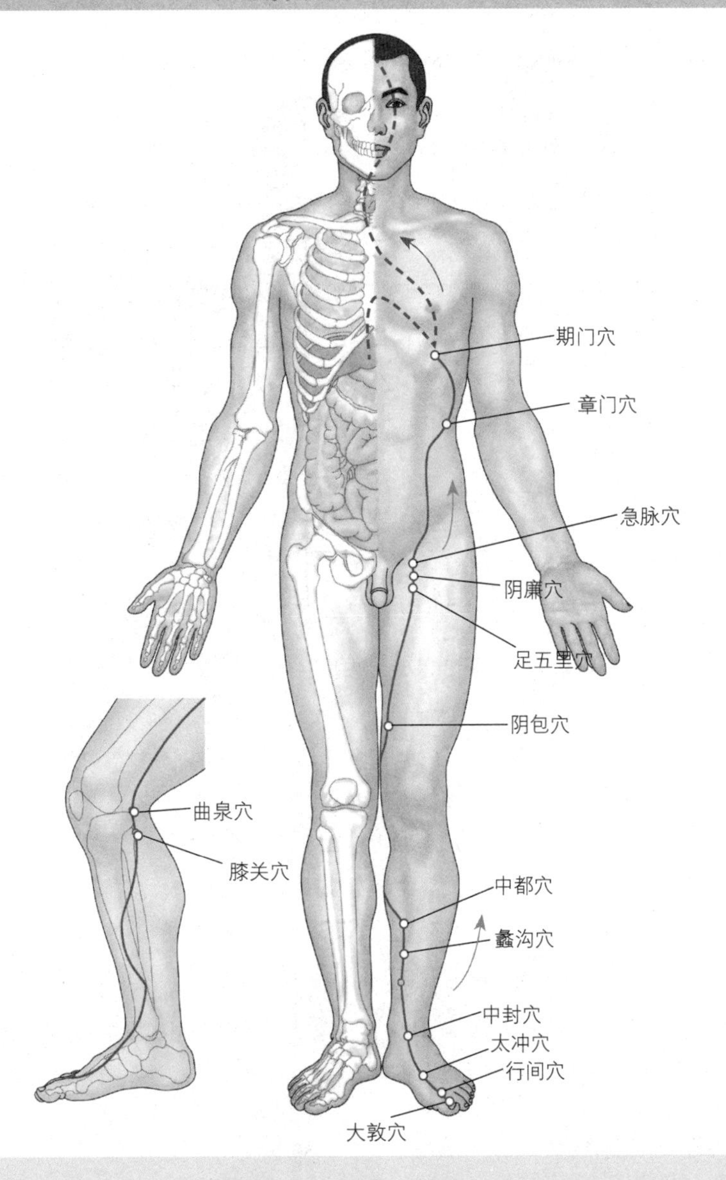

虽然足厥阴肝经循行的路线不长，穴位不多，但是其作用一点也不小，可以说是调理体内气血、治病祛疾的一把金钥匙，主治胸胁及肝胆病症、热性病、神经系统病症和头侧部、眼、耳、咽喉病症，以及本经脉所经过部位的病症，如腰痛、胸满、呃逆、遗尿、小便不利、疝气、少腹肿等症。

督脉

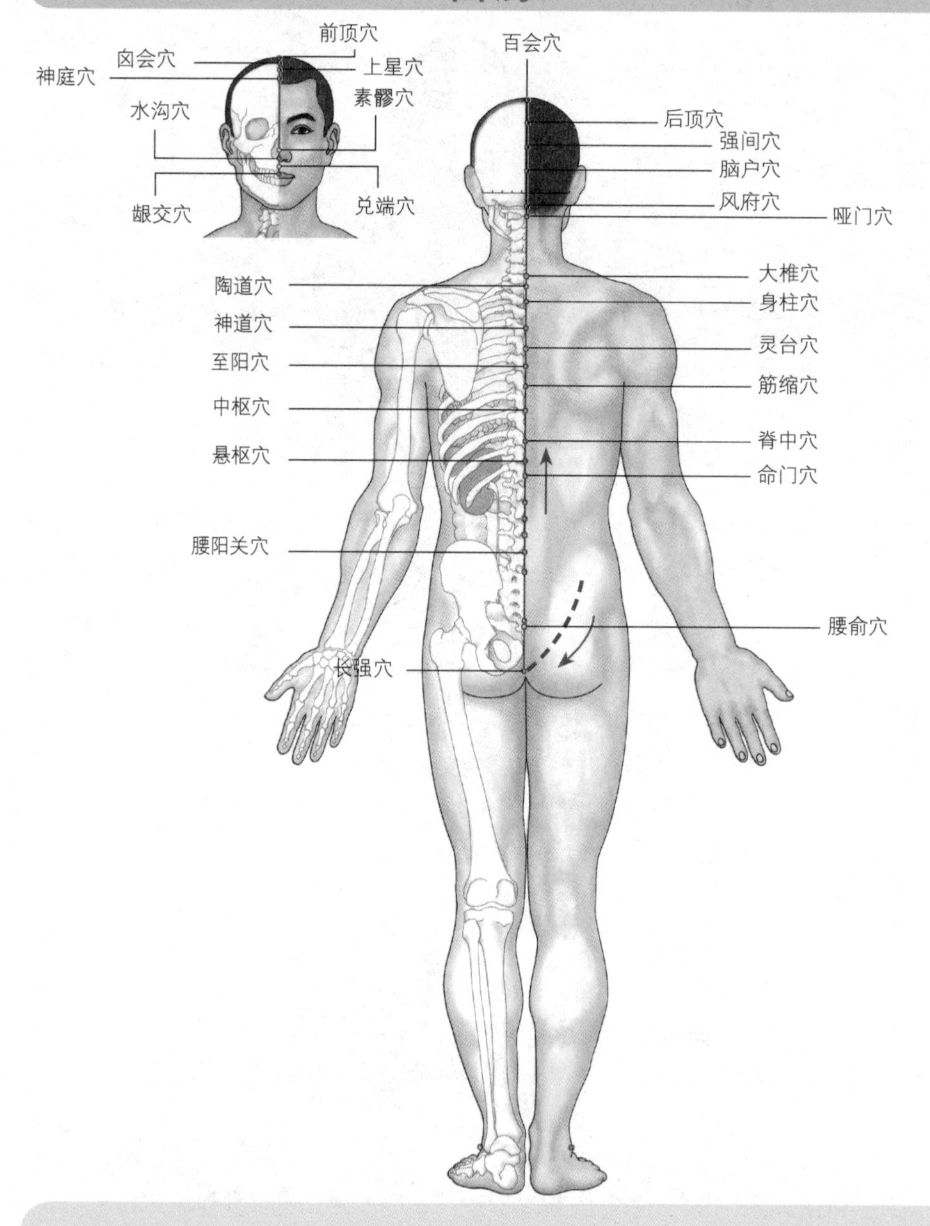

督脉是人体奇经八脉之一，总督一身之阳经，六条阳经都与督脉交会于大椎穴。督脉有调节阳经气血的作用，故称为“阳脉之海”，主生殖功能，特别是男性生殖功能。该经脉发生病变，主要表现为脊柱强直、头重痛、项强、眩晕、癫痫、癃闭、痔疾等。

任脉

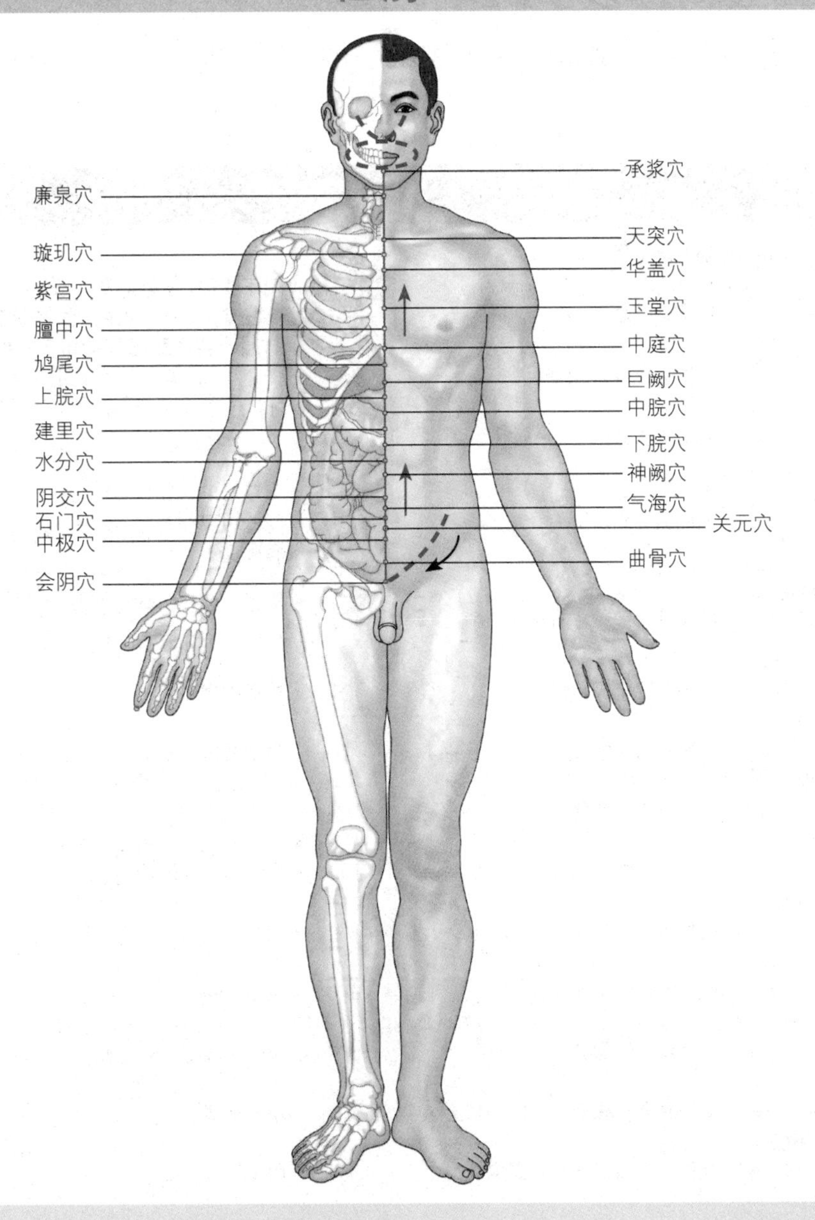

任脉是人体的奇经八脉之一，它与全身所有阴经相连，身体的精血、精液都由任脉所主，因此也被称为“阴脉之海”。其病症即以下焦、产育为主，任脉主治遗尿、遗精、腹胀痛、胃痛、呃逆、舌肌麻痹、各种疝气病、带下病、女性小腹结块等病症。

常用骨度分寸表

骨度分寸法：将人体各部位分成若干等份，每一等份为 1 寸作为量取穴位的标准。

<table>
<tr><th>部位</th><th>起止点</th><th>分寸</th><th colspan="2">说明</th></tr>
<tr><td rowspan="4">头颈部</td><td>前发际至后发际</td><td>12 寸</td><td colspan="2" rowspan="4">用于头部，前额部及后颈部的直寸。当头发稀少，前后发的边缘不清楚时，可从眉心至后颈最高的第 7 颈椎骨下缘作 18 寸，其中眉心至前发际为 3 寸，后发际至第 7 颈椎骨下缘为 3 寸</td></tr>
<tr><td>前发际至眉心</td><td>3 寸</td></tr>
<tr><td>后发际至第 7 颈椎棘突</td><td>3 寸</td></tr>
<tr><td>两前发角之间</td><td>9 寸</td></tr>
<tr><td rowspan="3">胸腹部</td><td>两乳头之间</td><td>8 寸</td><td>女性可取两锁骨中点之间的距离作 8 寸，用在胸腹部</td><td rowspan="3">胸部及胁肋部取穴直寸，一般根据肋骨计算，每肋骨折作 1 寸 6 分</td></tr>
<tr><td>胸剑结合中点至脐中</td><td>8 寸</td><td>用在上腹部，剑突骨折作 0.5 寸</td></tr>
<tr><td>脐中至耻骨联合上缘</td><td>5 寸</td><td>用在下腹部</td></tr>
<tr><td rowspan="2">背腰部</td><td>肩胛骨内侧缘至脊柱正中</td><td>3 寸</td><td>用于背部</td><td rowspan="2">背部直寸以脊柱间隙为取穴根据</td></tr>
<tr><td>第 7 颈椎至尾骨</td><td>15 寸</td><td>用于腰骶部</td></tr>
<tr><td rowspan="2">上肢</td><td>腋前、后纹头至肘横纹</td><td>9 寸</td><td colspan="2">用在上臂内外侧</td></tr>
<tr><td>肘横纹至腕横纹</td><td>12 寸</td><td colspan="2">用在前臂内外侧</td></tr>
<tr><td rowspan="6">下肢</td><td>股骨大转子至腘横纹</td><td>19 寸</td><td colspan="2">用于大腿</td></tr>
<tr><td>腘横纹至外踝尖</td><td>16 寸</td><td colspan="2">用于下肢前、外后侧</td></tr>
<tr><td>耻骨联合上缘至股骨内侧髁上缘</td><td>18 寸</td><td colspan="2">用于大腿</td></tr>
<tr><td>胫骨内侧髁下缘至内踝尖</td><td>13 寸</td><td colspan="2">用于下肢内侧</td></tr>
<tr><td>臀横纹至腘横纹</td><td>14 寸</td><td colspan="2">用于大腿</td></tr>
<tr><td>内踝尖至足底</td><td>3 寸</td><td colspan="2">用于下肢内侧</td></tr>
</table>

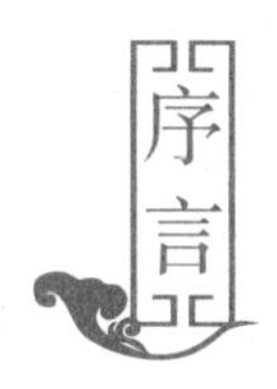

古法今用养生治病

现代人的保健观念越来越强，人们已经渐渐摒弃了“60岁前用生命换金钱，60岁后用金钱换生命”的生活方式，逐渐接受了健康养生的观念。健康并不是到有病时才求医问药，而是在未病时保健强身以预防疾病。之所以不能把健康寄托在药物特别是西药上，是因为“是药就有三分毒”，药物在治病的同时也对人体造成了一定程度的损害。所以近年来，刮痧疗法作为中国传统医学的重要组成部分，因其操作方便、方法简单、疗效显著、无毒副作用而越来越受到人们的重视和推崇。

刮痧疗法就是通过手指、刮痧板来开泄人体皮肤毛孔，刺激皮下毛细血管和神经末梢，疏通经络、开通腠理、运行气血、加强各种正常的调节功能，达到排除病邪、祛病强体的目的。

刮痧的源头可追溯到旧石器时代。远古时候，当人们患病时，不经意地用手或石片在身上抚摩、捶击，有时竟然使疾病得到缓解。时间一长，自然形成了砭石治病法，这就是“刮痧”的雏形。刮痧在古代又称“刮治”，到清代被命名为“刮痧”，然后一直沿用至今。

明代医学家张凤逵认为，毒邪由皮毛而入就会阻塞人体脉络和气血，使气血不畅；毒邪由口鼻吸入也会阻塞络脉，使气血不通。这时就可以运用刮痧疗法，将刮痧器具在经络穴位上进行刮拭，直到刮出皮下出血，通过发汗使汗孔张开，痧毒就这样被排出体外，从而达到治愈疾病的目的。

刮痧的好处非常多，它不仅能够调节肌肉的收缩和舒张，促进刮拭

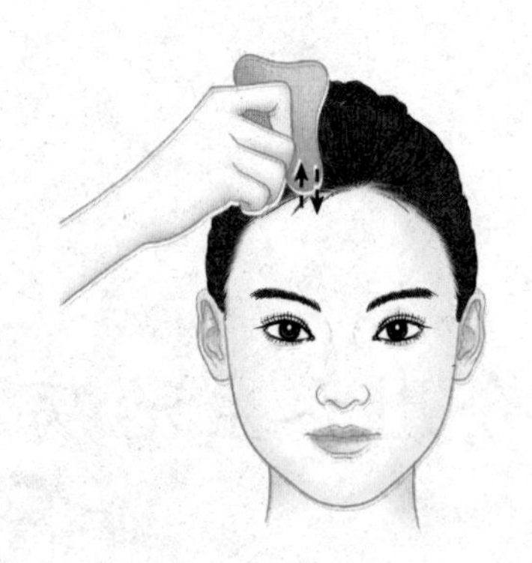

组织周围的血液循环，起到活血化淤、祛淤生新的作用，还能改善和调整脏腑功能，使脏腑阴阳得到平衡。此外，刮痧时血管神经受到刺激使血管扩张，血液及淋巴循环增快；细胞吞噬作用及代谢力量加强，可使体内废物、毒素加速排出，此为刮痧的排毒作用。出痧时，血块的消散会形成一种新的刺激因素，从而加强了局部的新陈代谢，可起到消炎的作用。

为了让更多的人了解刮痧，学会刮痧，从而能通过刮痧来保健强身，我们编写了这本《超简单刮痧消百病全书》一书。在第一章我们系统性地介绍了刮痧的基础知识，而第二章“快速成为刮痧专家——刮痧速学法”则是为刮痧初学者特别准备的。本书主要介绍了内科、外科、儿科、妇科、男科等各种常见病的刮痧疗法和对症药膳，文中采用图解的方式使刮痧取穴更简单，更直观。

由于时间仓促、编者能力有限等因素，书中难免存在纰漏和不足之处，恳请读者不吝指正，以使本书渐臻完善。

Contents 目录

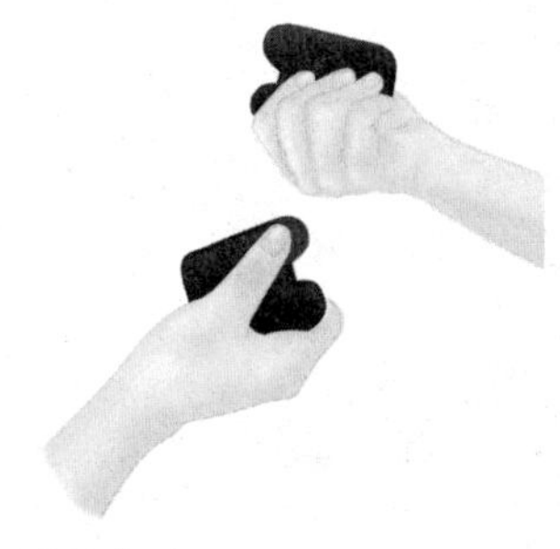

刮痧疗法

民间疗法的精华之一，也是祖国医学的重要组成部分。由于其方法具有简便易学、取材方便、操作简单、安全无副作用、疗效显著等特点，因此在民间广为流传，深受大众的喜爱。

第一章 刮痧常识

——从零开始学刮痧

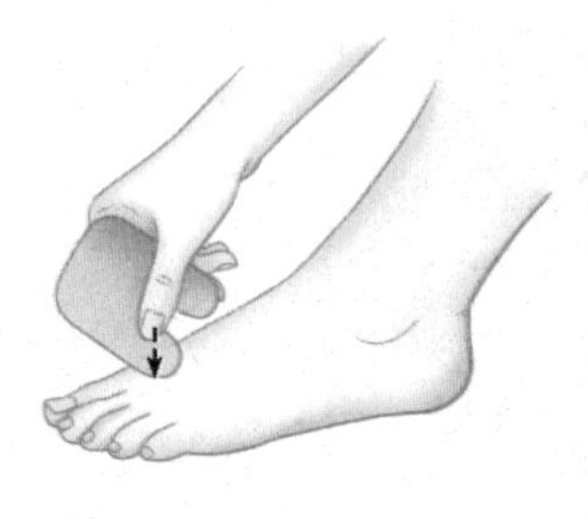

垂直按揉法

将刮痧板的边沿以90° 按压在穴区上，刮痧板与所接触的皮肤始终不分开，做柔和的慢速按揉。垂直按揉法适用于骨缝部穴位以及第2掌骨桡侧的刮拭。

第二章 快速成为刮痧专家

——刮痧速学法

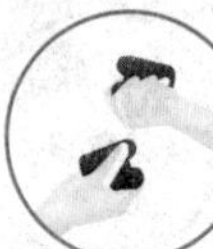

第三章 刮痧十分钟测健康
——刮痧自诊法

第四章 根据自己体质来刮痧
——刮痧调补法

第五章 根据自身需求来刮痧
——自主刮痧法

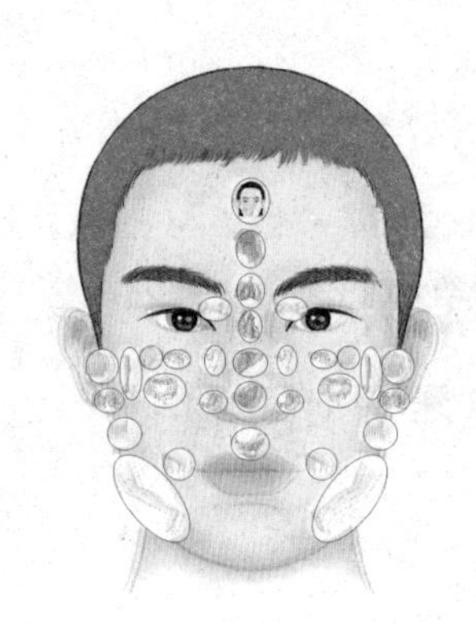

面部刮痧

无论哪个脏腑气血失调都会在面部留下痕迹，所以，刮拭面部检查经脉穴位及全息穴区的阳性反应，可以帮助我们了解全身的健康状况。

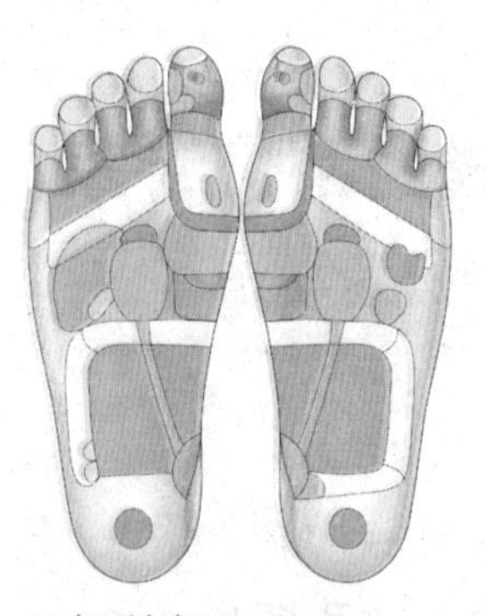

足部刮痧

人体各器官和部位在足部都有着相对应的区域，可以反映相应脏腑器官的生理病理信息，这就是所谓的“足部反射区”。

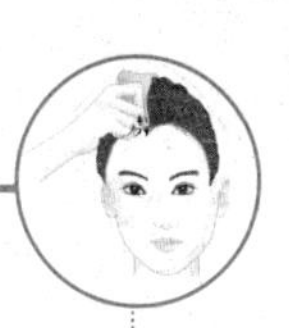

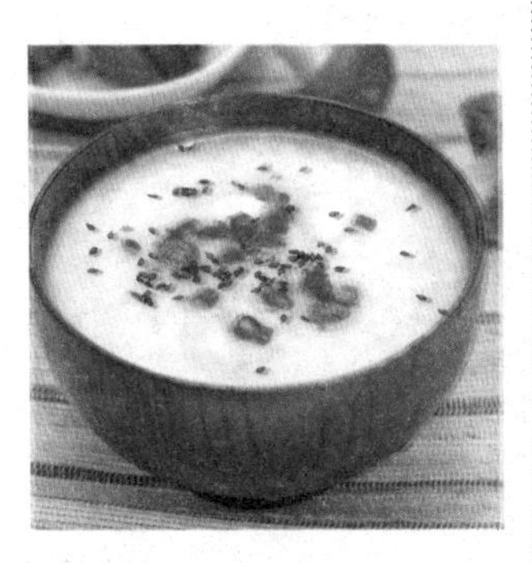

核桃百合芝麻粥

百合具有滋阴润肺的功效；杏仁善于止咳化痰；黑芝麻和核桃还有润肠通便的作用。本品十分适合肺炎的患者食用。

第六章　内科病症的刮痧疗法

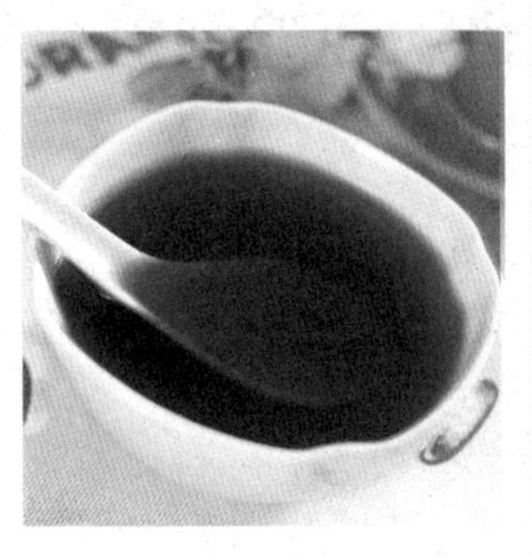

丹参虎杖糖水

本品具有疏肝解郁、活血化淤、止痛的功效，对冠心病、女性月经不调、肝炎、肝硬化等病均有一定的疗效。

第七章　外科病症的刮痧疗法

丹参红花酒

本品具有活血化淤、通脉止痛的功效，适合气滞血淤型颈椎病患者食用，症见颈部疼痛固定、得热则舒、颈部活动受限、日久不愈等。

第八章　男科病症的刮痧疗法

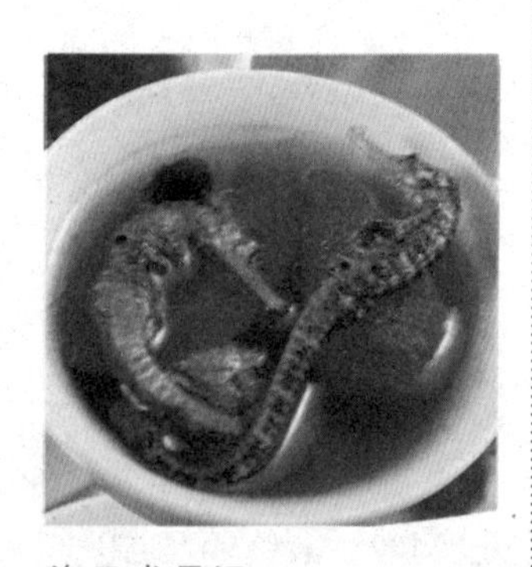

海马龙骨汤

海马具有强身健体、补肾壮阳、舒筋活络等功效；龙骨能敛汗固精、止血涩肠、生肌敛疮。此品对早泄患者有很好的食疗功效。

第九章　妇科病症的刮痧疗法

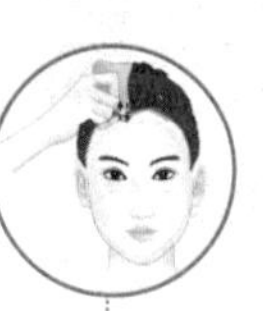

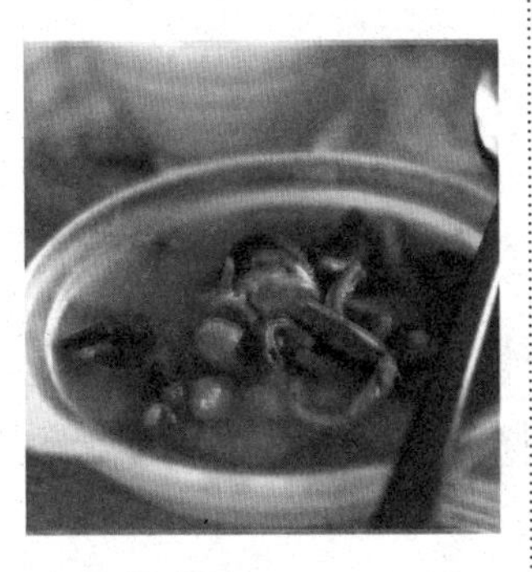

白果煲猪肚

猪肚补气健脾、利湿止带；白果收涩而固下焦，能除湿化浊、收涩止带，为治疗带下白浊之常用药。两者配伍同用，对脾虚型带下量多、质稀、绵绵不断，小腹空坠者有较好的食疗效果。

第十章　皮肤科病症的刮痧疗法

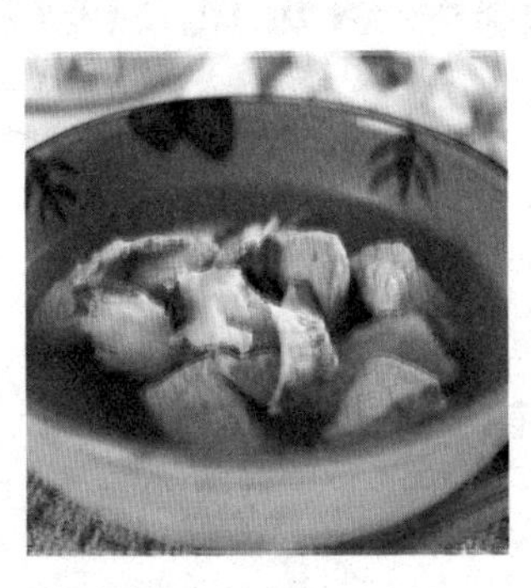

归芪防风瘦肉汤

本品具有补气活血、祛风透疹的功效，适合体质虚弱、反复发作的湿疹患者食用。

第十一章　儿科病症的刮痧疗法

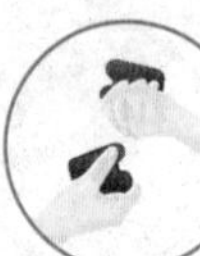

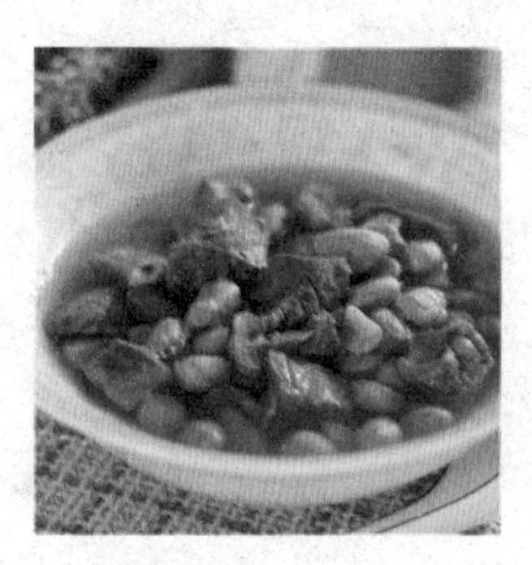

猪肺花生汤

本品具有润肺止咳、补益肺脏的功效，适合肺气虚弱的慢性支气管炎、百日咳、肺炎等患儿食用。

第十二章　眼科病症的刮痧疗法

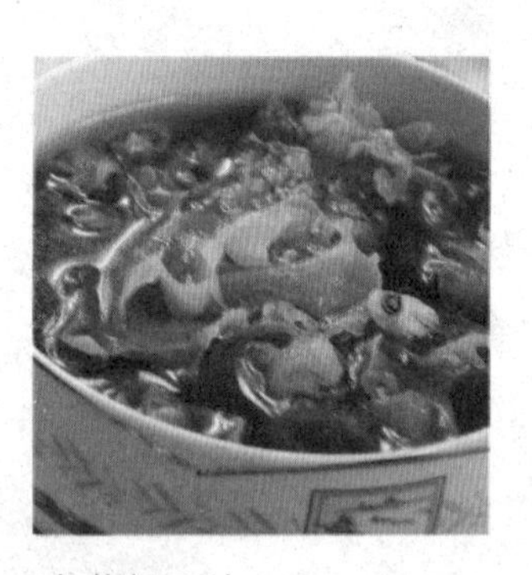

赤芍银耳饮

本品具有滋阴生津、清热泻火、清肝明目的功效，对急性结膜炎有较好的食疗作用。

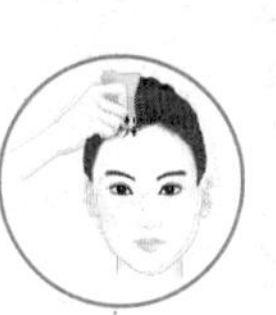

第十三章　五官科病症的刮痧疗法

附录

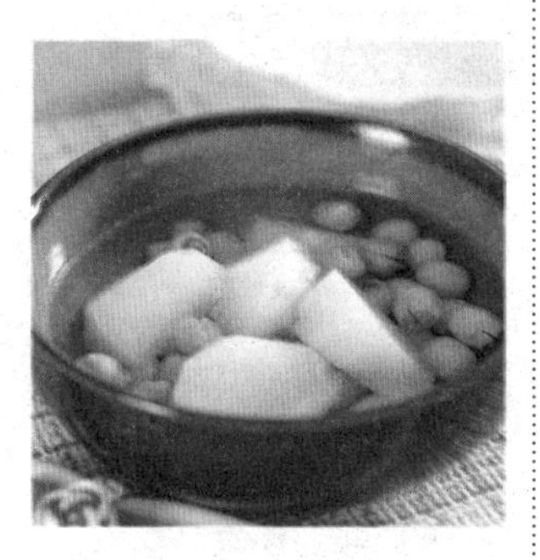

莲子萝卜汤

本品具有抑制口腔细菌，宽中下气、清热润肺、解毒的功效。适合口腔溃疡、食积口臭的患者食用。

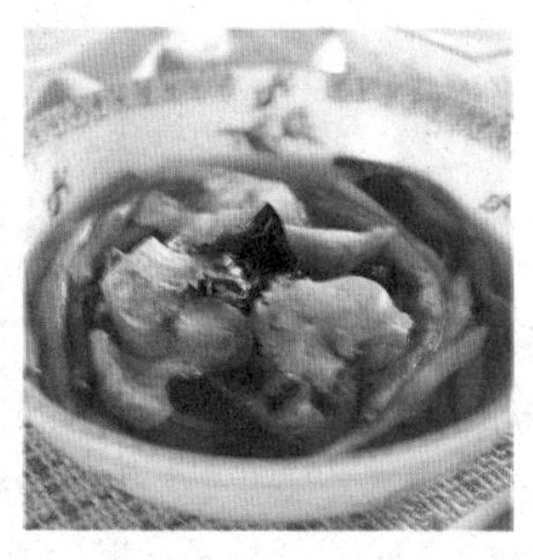

黄花菜鱼头汤

本品具有消炎通窍的作用，适合慢性鼻炎患者食用，可缓解鼻塞流涕、打喷嚏、头痛头晕、鼻痒的症状。

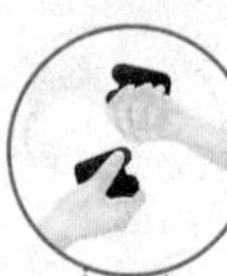

阅读导航

我们在此特别设置了阅读导航这一单元，对内文中各个部分的功能、特点等作一说明，必然会大大地提高读者在阅读本书时的效率。

标题

从这里开始我们的阅读旅程。

图解

将正文的内容用图的形式展示出来。

13 手掌刮痧测健康

手与人体内脏、经络和神经都有着密切联系，而各种疾病或多或少跟内脏器官也有联系。所以，如果体内潜在有病理变化时，不论是早期的、发展中的，还是晚期的，都会或隐或现地在手上反映出来，留下不同的印记，从而给我们观察提供诊断依据。

● 手掌经络全息分布

心区：无名指根部、劳宫穴所在位置的周围区域、大鱼际。

肝区：拇指掌指褶纹内侧端点开始，画一条平行线穿过生命线到达智慧线，在这条线内生命线与智慧线包绕的位置就是肝区。

脾区：无名指感情线下，以感情线为中轴，向下画半圆弧，圆弧内所包围的面积就是脾一区。脾二区位于生命线上，胰腺区的下方。

肺区：肺一区位于中指与无名指根部，是中指与无名指掌指褶纹与感情线之间的位置。肺二区位于大鱼际，以拇指掌指褶纹的中点与腕横纹的中点连线，线外侧（鱼际桡侧）的鱼际部分就是此区。

肾区：肾区位于生命线尾部，以拇指掌指褶纹为中点，沿皮纹的分布走向连接到生命线，此部位约小指指甲大小的就是肾区所在的位置。

胃区：胃一区位于手虎口部位。胃二区位于中指与食指下的智慧线上，以接触智慧线画一小指指甲大小的椭圆形，此椭圆形所包围的面积就是该区。

胆囊区：胆一区位于食指根部，即食指掌指褶纹与智慧线之间的区域。胆二区位于无名指下的智慧线上，以智慧线为中轴，画一无名指指甲大小的椭圆形，此椭圆形所包围的面积就是此区。

膀胱区：膀胱一区位于小指根部，小指掌指褶纹与感情线之间。膀胱二区位于生命线尾部，肾区的下面，膀胱区重叠肾区的1/2。

● 刮拭要点

（1）手掌皮肤较厚，刮拭时可以不涂刮痧油，但是对皮肤干燥者进行刮痧时，可以涂少量美容刮痧乳。

（2）慢慢地用刮痧板凹槽刮拭各个手指，从指根部刮到指尖。

（3）手掌刮痧所采用的手法是压力大、速度慢，刮痧板与皮肤夹角小的推刮法，缓慢刮拭手掌各脏腑器官的全息穴区。

52

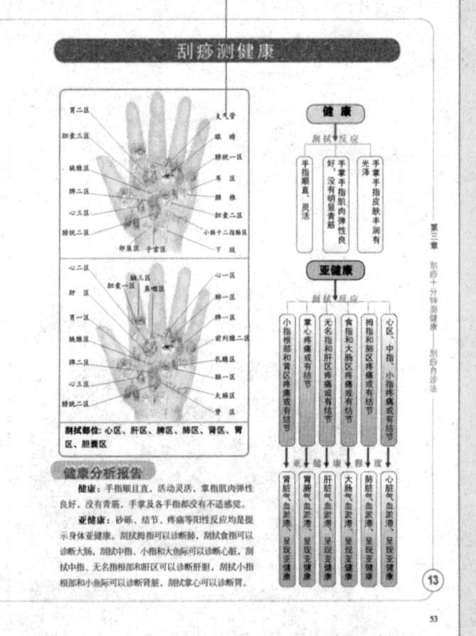

53

面部经络全息分布

分别介绍面部位置相对应的身体部位。

刮拭要点

分步骤介绍刮痧要点，据此完成整个刮痧过程。

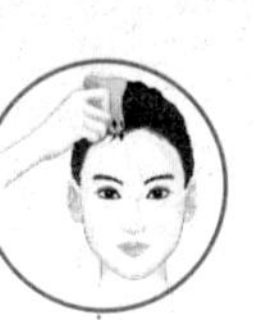

疾病名

标题即是疾病名，从这里找到你想治的病。

高发人群

此疾病的高发人群，读者应结合自身仔细对照，如在此列，应尽早预防，提高警惕。

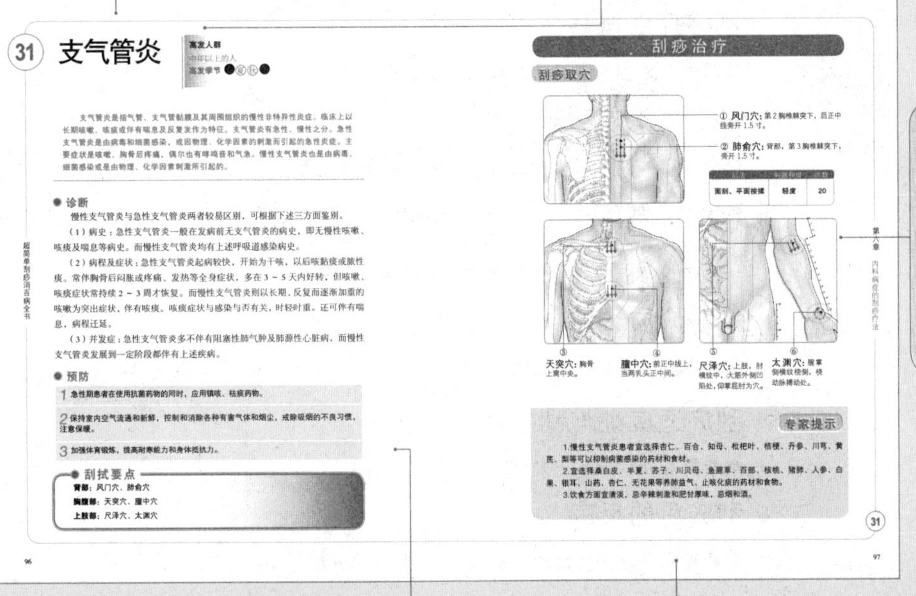

刮痧取穴

标准穴位图上直观展现每个穴位的精确位置和刮痧的方向。

诊断与预防

详细介绍此病的一般症状和特殊症状并提供有效的预防方法。

食疗保健

特别推荐一款食疗配方，在刮痧之后可以配合食疗调补。

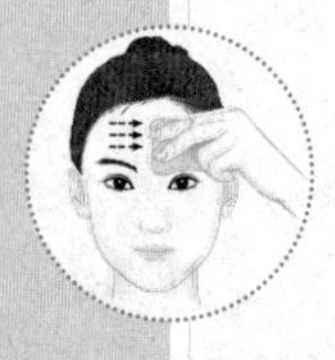
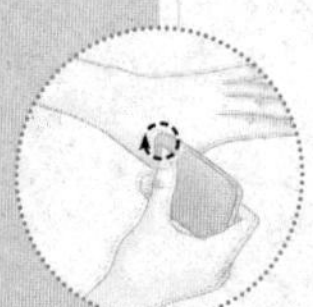
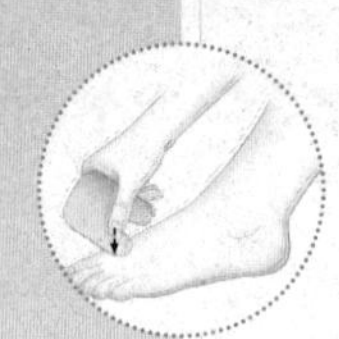
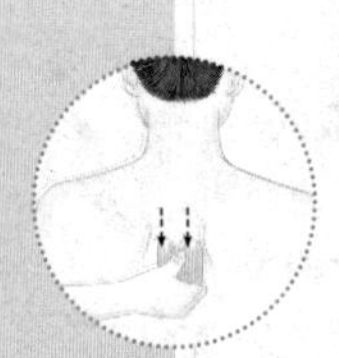

本章看点

- 刮痧疗法概述

使用刮痧板作为工具，从皮肤入手，治病强身

- 刮痧疗法的功效

解除病痛，调节人体系统达到平衡与和谐的状态

- 刮痧工具

以水牛角和玉为材料的刮痧板是比较理想的工具

- 刮痧介质

刮痧介质要兼具润滑与药用的功能

- 刮痧适应证与刮痧禁忌

刮痧很有效，但不一定适用于所有的情况

- 刮痧后的反应

刮痧可能会产生特定的“痧象”，需要科学应对

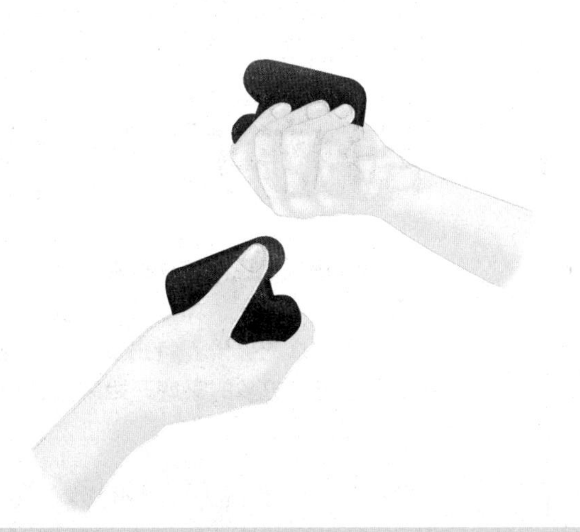

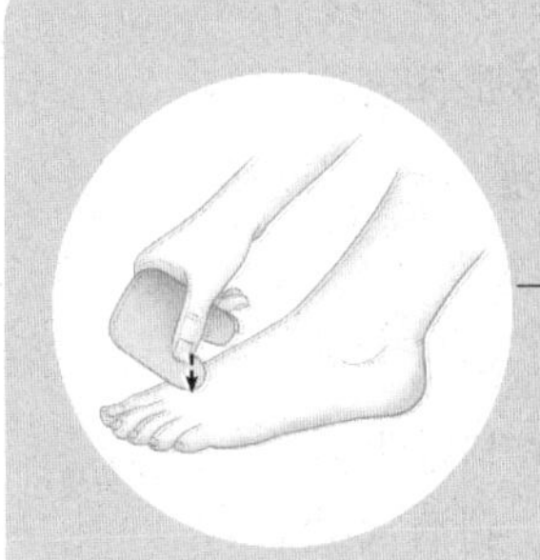

第一章 刮痧常识

——从零开始学刮痧

本章为刮痧入门级知识，是为那些从零开始学刮痧者量身定制的。内容主要包括刮痧疗法概述、刮痧疗法的功效、刮痧工具、刮痧介质、刮痧的适应证与刮痧禁忌以及刮痧后的反应。每节内容以一段文字开始，然后分别从多方面进行简明扼要的介绍。

1 刮痧疗法概述

刮痧疗法是民间疗法的精华之一，也是祖国医学的重要组成部分。由于其具有简便易学、取材方便、操作简单、安全无副作用、疗效显著等特点，因此在民间广为流传，深受大众的喜爱。特别是在当今医疗费用居高不下，生活养生越来越受到关注的情况下，越来越多的家庭开始采用这种方法进行自我保健和养生。

“痧”一方面是指病邪的痧，这里泛指由于邪气侵入人体，孔窍闭塞、经脉阻塞、气血凝滞而产生的各种头晕头痛、耳热倦怠、心胸气闷、四肢乏力、上吐下泻等症。另一方面，“痧”也是病症的表现。这类疾病的表现多是体表出现各种红紫或紫黑的痧点或痧斑。这些大多是邪气闭阻不能外达的表现，能够用来帮助诊断和治疗疾病。

刮痧的源头可追溯到旧石器时代。远古时候，当人们患病时，不经意地用手或石片在身上抚摩、捶击，有时竟然使疾病得到缓解。时间一长，自然形成了砭石治病法，这也就是“刮痧”的雏形。刮痧在古代又称“刮治”，到清代被命名为“刮痧”，一直沿用至今。

明代医学家张凤逵认为，毒邪由皮毛而入就会阻塞人体脉络，阻塞气血，使气血不畅；毒邪由口鼻吸入也会阻塞经络，使经络的气血不通。这时就可以运用刮痧疗法，将刮痧器具在经络穴位上进行刮拭，直到刮得皮下出血，通过发汗使汗孔张开，痧毒就这样被排出体外，从而达到治愈疾病的目的。

简单地说，刮痧就是用手指或各种边缘光滑的工具，加上具有一定治疗作用的刮痧介质，在人体表面特定部位反复进行刮拭，使皮肤表面出现淤血点、淤血斑或点状出血，这就是所谓的“出痧”。如果用刮痧器具刮拭经络穴位，就可以通过良性刺激，使营卫之气的作用得到充分发挥，经络穴位处充血，局部微循环得到改善，从而达到祛邪扶正、舒筋活络、祛风散寒、清热除湿、活血化淤、消肿止痛、增强抗病能力和免疫力的作用。

刮痧疗法的功效

2

从西医的角度讲，刮痧是通过刮拭一定部位来刺激皮下毛细血管和神经末梢，促使中枢神经系统产生兴奋，以此来发挥系统的调节功能。刮痧通过刺激局部毛细血管扩张，加强循环血流量，以增强人体的抗病能力。

以上是从现代医学的角度说的，下面我们则着重从中医的角度来谈一谈刮痧疗法的功效。

◉ 镇痛作用

刮痧对头痛、神经痛、风湿痛等各种痛症都有良好的治疗效果，而且刮痧的镇痛作用，跟一般的镇痛剂相比，具有见效快、作用持久、无药物依赖性的优点，最大的好处是不会对肝肾造成损害。

◉ 活血化淤

刮拭局部或相应的腧穴，可以调节局部肌肉的收缩和舒张，调节组织间压力。刮拭的刺激作用可以使局部产生热效应，血得热则行，血液的运行速度加快，进而促进刮拭组织周围的血液循环，增加血流量，从而可以改善局部的新陈代谢，起到活血化淤、祛淤生新的作用。

◉ 调整阴阳

刮痧是通过腧穴配伍和一定的手法来实现平衡人体阴阳的治疗作用。刮痧治疗的关键就在于根据症状属性来调节阴阳的过盛或过衰，使身体“阴平阳秘”，恢复其正常的生理功能，从而达到治愈疾病的目的。

◉ 发汗解表

刮拭皮肤表面，使皮肤出现充血，这时毛细血管扩张，也就是身体的腠理已经开泄，邪气就可以从开泄的腠理中泻出。由于刮痧促使汗腺充血，皮肤汗孔开泄，毛细血管扩张，血液及淋巴循环加快，皮肤的渗透作用得到大幅提高，有利于祛除邪气，使风寒、痰湿、淤血、脓毒等病邪排出体外。

◉ 美容排毒

在面部进行刮痧，可以使血管扩张，血流速度加快，使局部组织营养增强，促进皮肤组织细胞的生长，使体内所淤积的血液、秽浊之气得以排除，达到美容排毒的目的。清除了面部的有害物质，就能保持面部的红润细腻——健康美容。

3 刮痧工具

在古代，铜钱、汤勺、嫩竹板都曾作为刮痧工具，现如今一般都用刮痧板来进行刮痧，常见的刮痧板有牛角刮痧板和玉质刮痧板两类。

广泛地说，凡是边缘圆钝、质地较硬，但不会对皮肤造成意外损伤的物品都可用来刮痧，如家庭中的汤匙、瓷碗边、梳子背等都是可就地取材的工具。在古代，石器、陶器、苎麻、硬币都曾充当过刮痧的工具。但是，如果长期使用或作为治疗工具，还是用正规一些的刮痧板比较好。现主要的刮痧工具就是刮痧板。刮痧板一般为长方形，边缘较为光滑，四角为钝圆。刮痧板的2个长边，一边厚，一边薄。薄的那一面常用于人体平坦部位，厚面适合进行按摩保健刮痧，刮痧板的角适于在人体凹陷部位刮拭。根据刮痧板的材质不同,分为不同类别的刮痧板，中国传统医学认为，犀牛角或是牛角最好，玉、石次之，瓷片亦好，塑料不宜。

目前在市面上可以看到各种形状的刮痧板、集多种功能的刮痧梳，主要有水牛角制品和玉制品。刮痧板选用天然水牛角为材料，对人体肌表无毒性刺激和不良化学反应，而且水牛角味辛、咸，性寒。中医认为，辛可发散行气，咸可软坚润下，寒可清热解毒。因此用水牛角质地的刮痧板可达到发散行气、清热解毒、活血化淤的作用。此外，水牛角刮痧板质地坚韧，光滑耐用，其药性与犀牛角相似，不过药力稍逊，但犀牛为保护动物，因此水牛角常常作为犀牛角的代用品。

中医认为，玉性味甘平，入肺经，能够润心肺，清肺热；玉则具有开音哑、止烦渴、定虚喘、安神明、滋养五脏六腑的功效，是具清纯之气的良药，可辟秽浊之病气。因此，玉质刮痧板有助于凉血活血、疏通经络而无副作用。

不管是水牛角质地的还是玉制品，刮拭完毕后，都应该将刮痧板用肥皂水清洗擦干或用酒精擦拭消毒。最好固定专人专板使用，避免发生交叉感染。如果水牛角刮痧板长时间受潮、长时间浸泡、长时间暴露在干燥的空气中，都会产生裂纹而影响其使用寿命。因此，每次刮痧完毕后都要洗净然后立即擦干，最好放在塑料袋或皮套内保存。玉质刮痧板在保存时应避免磕碰而发生破损。

刮痧介质

4

刮痧的介质其实就是刮痧用的润滑剂，有两方面的作用，一方面是增加润滑度，减少刮痧阻力，避免刮痧时刮伤皮肤；另一方面刮痧润滑剂具有一定的药物治疗作用，可以增强刮痧的功效。

明清以前刮痧常用的介质是香油、食用油、酒、猪脂、水或药汁等，现在比较常用的刮痧介质有以下几种：

1. 冬青膏：冬青膏是把冬绿油（水杨酸甲酯）和凡士林按 1∶5 的比例来调成的。多用于一切跌打损伤的肿胀、疼痛以及陈旧性损伤和寒性病症的刮痧治疗。

2. 白酒：刮痧时一般选用浓度较高的粮食白酒或药酒。多用于损伤疼痛、手足痉挛、腰膝酸软等病症的刮痧治疗，值得一提的是，对发热患者还具有降温的功效。

3. 麻油：即从胡科植物芝麻种子榨取的脂肪油，也叫做“胡麻油”“香油”。多用于久病劳损、年老体弱者及婴幼儿等的刮痧治疗。

4. 鸡蛋清：把生鸡蛋一头磕开 1 个小口，将蛋清倒出。多用于热病、手足心热、烦躁失眠、嗳气泛酸等病症的刮痧治疗。

5. 刮痧活血剂：以天然植物油为原料，经提炼、浓缩调配而成，具有活血化淤，促进血液循环、扩张毛细血管、促进出痧等作用。主要成分是当归、川芎、赤芍、红花、桃仁、乳香、穿山甲等。主要用于痛症的刮痧治疗。

6. 薄荷水：把新鲜的薄荷叶泡在水里 1 天后，去渣取汁。多用于发热或局部红肿等病。

7. 扶他林：是一种比较常用的镇痛抗炎乳胶剂，其中的强效镇痛抗炎成分双氯芬酸二乙胺含量高。多用于运动性损伤、腰酸背痛、肩周炎、类风湿性关节炎、骨关节炎等病症的刮痧治疗。值得一提的是，扶他林也可以单独使用，具有抗炎镇痛的功效。

8. 刮痧油：由芳香药物的挥发油与植物油提炼、浓缩而成，具有行气开窍、祛风除湿、止痛的作用。

9. 止痛灵：用天然中药丹参、桃仁、血竭、蜈蚣、三七、麝香、酒精提炼而成，具有消毒杀菌、活血止痛的作用。

5 刮痧适应证与刮痧禁忌

刮痧疗法的治疗范围非常广泛，但是，刮痧也不是万能的，有些病症不宜进行刮痧。

刮痧适应证

类别	病症
内科病症	感冒发热、咳嗽、呕吐、腹泻、高温中暑、急慢性支气管炎、肺部感染、哮喘、心脑血管疾病、中风后遗症、遗尿症、急慢性胃炎、肠炎、便秘、高血压、眩晕、糖尿病、胆囊炎、肝炎、水肿、消化性溃疡、肾炎、慢性肝炎、肺源性心脏病、神经性头痛、血管性头痛、三叉神经痛、胆绞痛、胃肠痉挛和失眠、多梦、神经官能症等病症
外科病症	急性扭伤、腰椎间盘突出症、足跟痛、脉管炎、毛囊炎、坐骨神经痛、肩周炎、落枕、慢性腰痛、风湿性关节炎、类风湿性关节炎、关节骨质增生、股骨头坏死、痔疮、皮肤瘙痒、荨麻疹、痤疮、湿疹等病症
儿科病症	营养不良、食欲不振、生长发育迟缓、小儿感冒发热、腹泻、遗尿等病症
五官科病症	牙痛、鼻炎、鼻窦炎、咽喉肿痛、视力减退 、弱视、青少年假性近视、急性结膜炎、耳聋、耳鸣等病症
妇科病症	痛经、闭经、月经不调、乳腺增生、产后缺乳、带下病、盆腔炎、乳腺炎、人工流产综合征
保健	预防疾病、病后恢复、强身健体、减肥、美容等

刮痧禁忌

类别	内容
禁刮病症	白血病、血小板减少症、严重贫血、皮肤高度过敏、破伤风、狂犬病、心脑血管病急性期、肝肾功能不全
禁刮人群	久病年老的人、极度虚弱的人、极度消瘦的人、囟门未合的小儿
禁刮部位	皮肤破损溃疡、疮头、未愈合的伤口、韧带及肌腱急性损伤部位，孕妇的腹部和腰骶部、女性乳头、孕妇和经期女性的三阴交、合谷、足三里等穴位，肝硬化腹水者的腹部、眼睛、耳孔、鼻孔、舌、口唇、前后二阴、肚脐
禁刮情况	醉酒、过饥、过饱、过渴、过度疲劳等

刮痧后的反应

6

刮痧后会出现一些“痧象”，患者也会出现一些身体反应，对于这些“痧象”和反应要区别对待，遇到不正常的反应要进行及时处理和补救。

刮痧后，对于局部皮肤有微热感，出现颜色不同、形状不一的痧象等反应，患者都不必惊慌，这些都是刮痧的正常反应。而对于出现疲劳、痧象 2 天后仍未消退甚至当场晕刮等现象则应积极防治，这些都是刮痧出现的不良反应。

刮痧反应	出现原因	正常/异常	如何处理	如何预防
刮拭部位出现不同颜色形态的痧，颜色有鲜红色、暗红色、紫色及青黑色。形态有斑块状、水疱样、包块状或结节状	—	正常	—	—
刮痧半小时后皮肤表面的痧逐渐融合，呈现出一片的痧，深部色块样的痧逐渐消失。12 小时后，色块样的痧变成青紫色或青黑色	—	正常	—	—
5~7 天后痧点慢慢消退。胸背部、上肢部、颜色较浅的痧都容易消退，腹部、下肢部、颜色较深的痧则不容易消退	—	正常	—	—
刮痧 24 个小时内有短时间疲劳反应，全身低热	体质虚弱、刮痧时间过长、力度过重	异常	适度休息即可恢复正常	不用采取特别的预防措施，平时注意增强体质即可
刮痧治疗结束后，刮拭部位皮肤出现肿胀、灼热等不适的感觉，2 天后还没有消退	刮拭时间太长，力度太重	异常	可在刮痧 24 个小时后进行局部热敷	适当减少刮拭时间，减小刮拭力度
患者出现头晕目眩、面色苍白、心悸出冷汗、四肢发冷、恶心欲吐，甚至出现血压下降、神志昏迷，这种情况就是晕刮	患者存在紧张情绪，或者在空腹、过度疲劳等情况下进行刮痧，或者刮拭时间太长、力度太重，刮拭部位太多	严重异常	停止刮拭，给患者喝温开水或糖水，用刮痧板角部点按百会穴、水沟穴、内关穴、足三里穴、涌泉穴	消除对刮痧的紧张情绪；不要在空腹、熬夜、过度疲劳的状态下刮痧

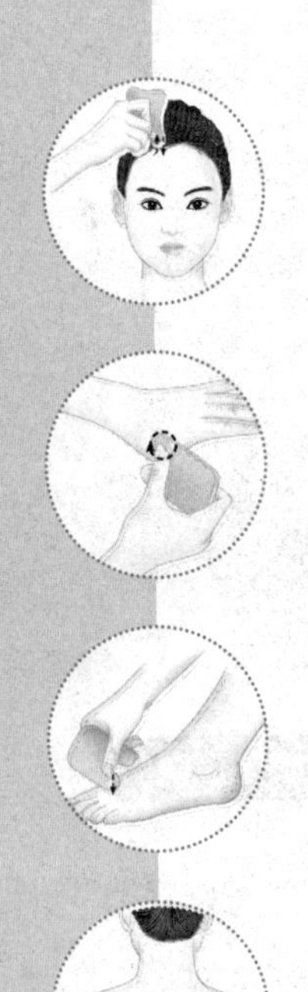

本章看点

- 腧穴定位法

轻松找到自己身上的穴位，就在举手之间

- 刮痧法

从这一节开始，迅速成为一位“刮痧高手”

- 人体各部位的刮拭方向和顺序

刮痧是很有讲究的，为了健康，请掌握它们

- 刮痧常用体位

就像睡觉一样，刮痧也可以做到既舒服又有效

- 补泻原则

不同的体质与病症采取不同的刮拭方法

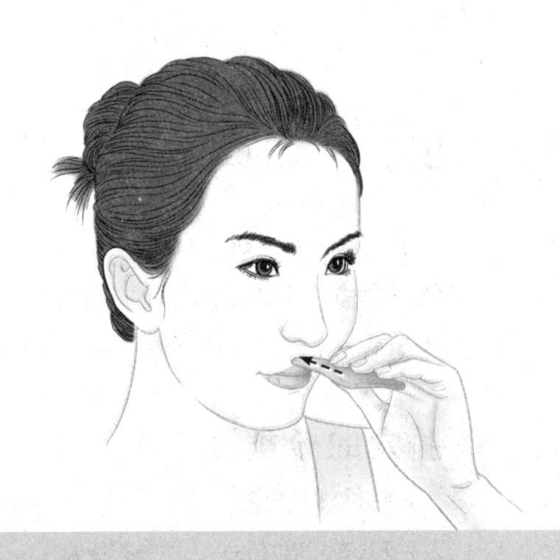

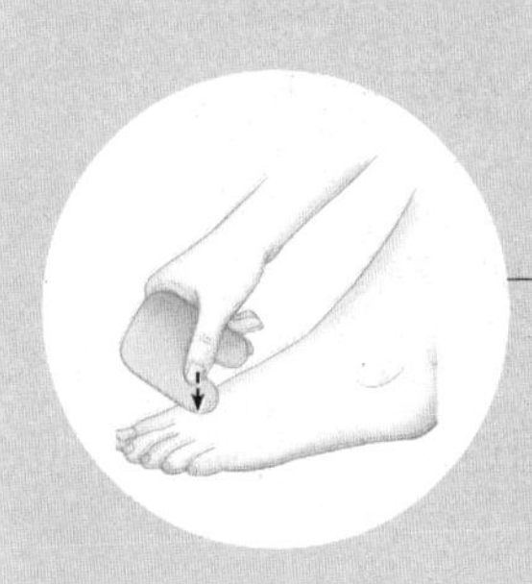

第二章
快速成为刮痧专家
——刮痧速学法

本章是为那些想快速成为刮痧高手的初学者准备的，内容包括腧穴定位法、刮痧法、人体各部位的刮拭方向和顺序、刮痧常用体位、补泻原则、刮痧的注意事项6个小节。本章除了文字的详尽介绍外，还用图表来精彩再现，使读者可以更快更好地学习和使用刮痧疗法。

7 腧穴定位法

腧穴即穴位，“腧”有传输的含义，“穴”即孔隙的意思。所以说，腧穴就是人体经络气血输注于体表的部位。腧穴是刮痧的部位，在临床上，掌握好腧穴的定位和归经等基本知识，则可以更高效地利用刮痧来治疗疾病。

腧穴的分类

从总体上来说，腧穴可以分为十四经穴、奇穴和阿是穴三大类。

十四经穴是位于十二经脉和任、督二脉上的腧穴，简称“经穴”。十四经穴与经脉的关系密切，它不仅可以反映本经脉及其所属脏腑的病症，也可以反映本经脉所联系的其他经脉和脏腑的病症。

奇穴又称“经外奇穴”，它有固定的穴名，也有明确的位置，但它们不能归属于十四经穴。这些腧穴对某些病症具有特殊的治疗作用。

阿是穴又称“压痛点”“不定穴”等，其多位于病变部位的周边。这一类腧穴的特点是既无具体名称，也无固定位置。

腧穴的定位方法

骨度分寸法：这是一种以骨节为主要标志来测量全身各部大小、长短，并依其比例折算尺寸以作为定穴标准的方法。

体表解剖标志定位法：此法又称自然标志定位法，这是以人体解剖学的各种体表标志为依据来确定腧穴位置的方法。它又可以分为固定的标志和活动的标志两种。固定的标志，是指在人体自然姿势下可见的标志，比如乳头、肚脐等。找到这些标志就可以确定腧穴的位置。如脐中旁开 2 寸处定天枢穴等。活动的标志是指人体在做某些动作时才会出现的标志，如在耳屏与下颌关节之间微张口呈凹陷处取听宫穴等。

手指度量法：这是一种以患者手指为标准来定取穴位的方法。由于选取的手指不同，节段亦不同，所以此法又可分为以下几种：中指同身寸法，是以患者的中指中节屈曲时内侧两端纹头之间作为 1 寸，可用于四肢取穴的直寸和背部取穴的横寸；拇指同身寸法，是以患者拇指指间关节的宽度作为 1 寸，适用于四肢部的直寸取穴；横指同身寸法，又名“一夫法”，是让患者将除拇指以外的其他四指并拢，以中指中节横纹处为准，四指横宽作为 3 寸。

教你轻松找穴位

❶手指度量法

中医里有“同身寸”一说，就是用自己的手指作为穴位的尺度。人有高矮胖瘦，骨节自然长短不同，虽然两人同时各测得1寸长度，但实际距离是不同的。

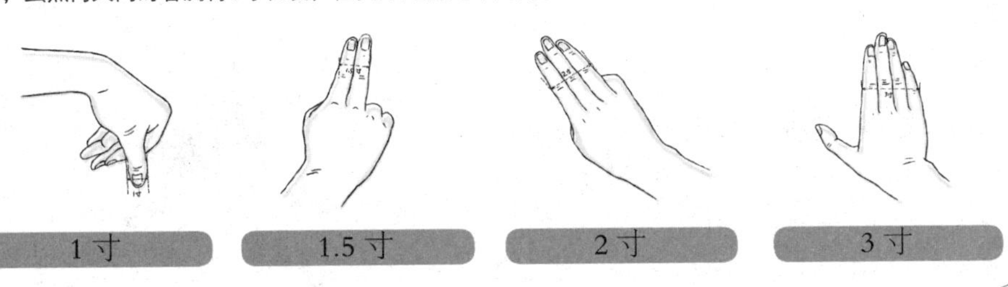

❷自然标志定位法

固定标志：如眉毛、脚踝、指甲或趾甲、乳头、肚脐等，都是常见判别穴位的标志。如印堂穴位在双眉的正中央；膻中穴在左右乳头中间的凹陷处。

动作标志：必须采取相应的动作姿势才能出现的标志，如张口取耳屏前凹陷处即为听宫穴。

❸身体度量法

利用身体的部位及线条作为简单的参考度量，也是找穴位的一个好方法。

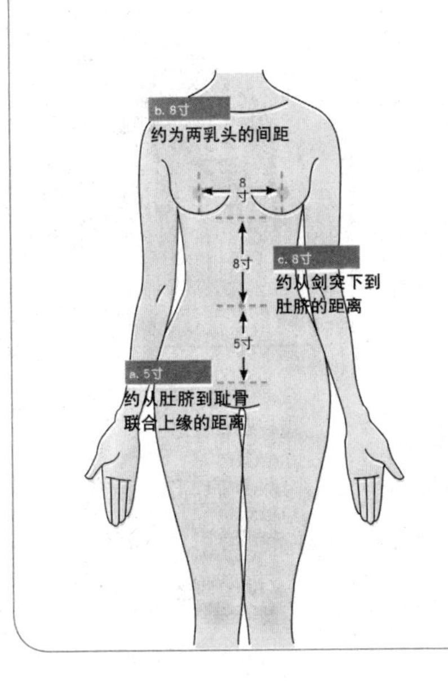

❹徒手找穴法

触摸法：以拇指指腹或其他四指手掌触摸皮肤，如果感觉到皮肤有粗糙感，或是有针刺般的疼痛，或是有硬结，那可能就是穴位所在。如此可以观察皮肤表面的反应。

抓捏法：以食指和拇指轻捏感觉异常的皮肤部位，前后揉一揉，当揉到经穴部位时，会感觉特别疼痛，而且身体会自然地抽动想逃避。如此可以观察皮下组织的反应。

按压法：用指腹轻压皮肤，画小圈轻揉。对于在抓捏皮肤时感到疼痛的部位再以按压法确认。如果指腹碰到有点状、条状的硬结就可确定是经穴的所在位置。

8 刮痧法

刮痧法根据刮拭的角度、身体适用范围等方面可以分为面刮法、平刮法、角刮法、推刮法、厉刮法、点按法、按揉法等。

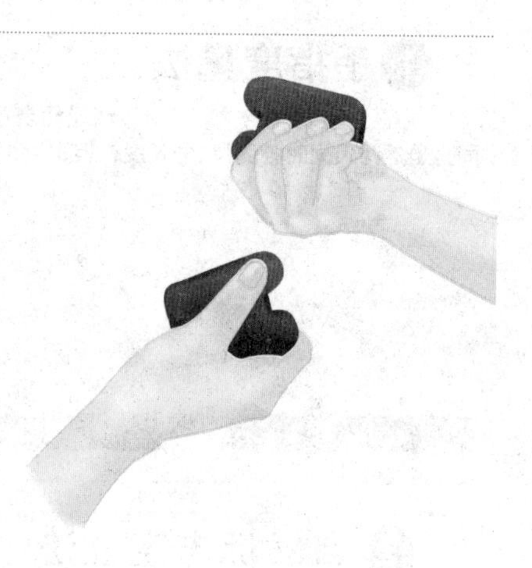

握板法：要刮痧首先要学会正确的持板方法，也就是握板法，否则刮痧时容易疲惫且效果不佳。正确的握板方法是：刮痧板的长边横靠在手掌心，拇指和其他四个手指分别握住刮痧板的两边，刮痧时用手掌心的部位向下按压。

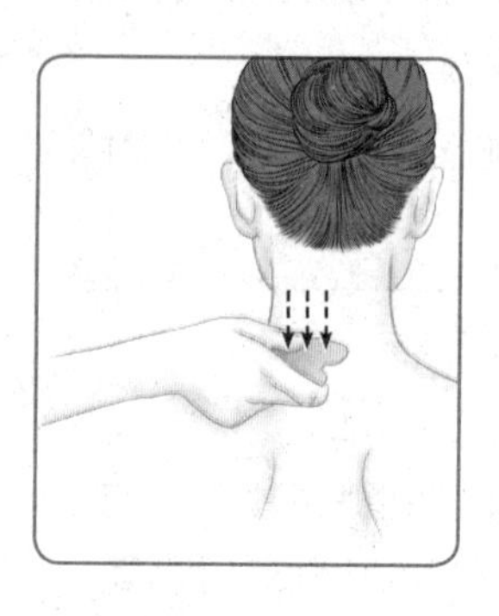

面刮法

面刮法是最常用的刮拭方法。手持刮痧板，向刮拭的方向倾斜 30°～60° ，以 45° 最为普遍。依据部位的需要，将刮痧板的 1/2 长边或全部长边接触皮肤，自上而下或从内到外均匀地向同一方向直线刮拭。面刮法适用于身体平坦部位的经络和穴位。

平刮法

手法与面刮法相似，只是刮痧板向刮拭的方向倾斜的角度小于 15° ，而且向下的渗透力也较大，刮拭速度缓慢。平刮法是诊断和刮拭疼痛区域的常用方法。

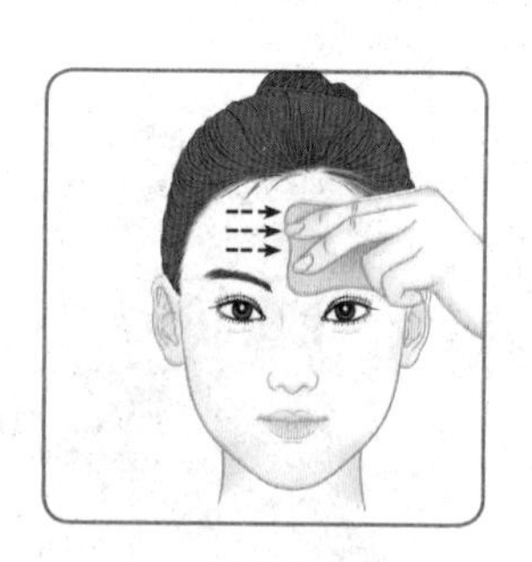

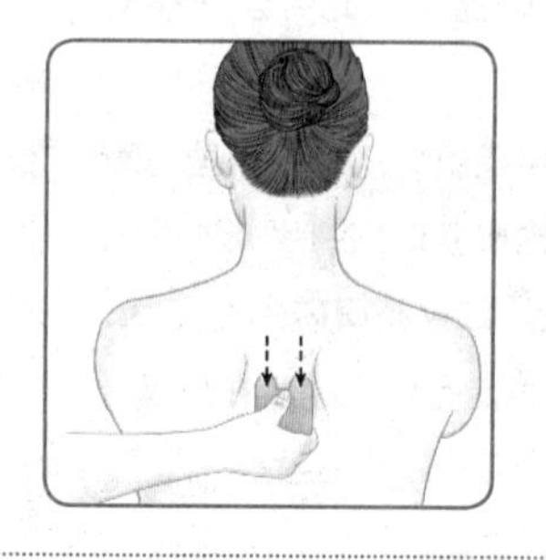

角刮法

使用刮痧板的角部在穴位处自上而下进行刮拭，刮痧板面与皮肤呈 45° ，适用于肩部、胸部等部位或穴位的刮痧。刮拭时要注意手法不宜过于生硬，因为角刮法比较便于用力，所以要避免用力过猛而损伤皮肤。

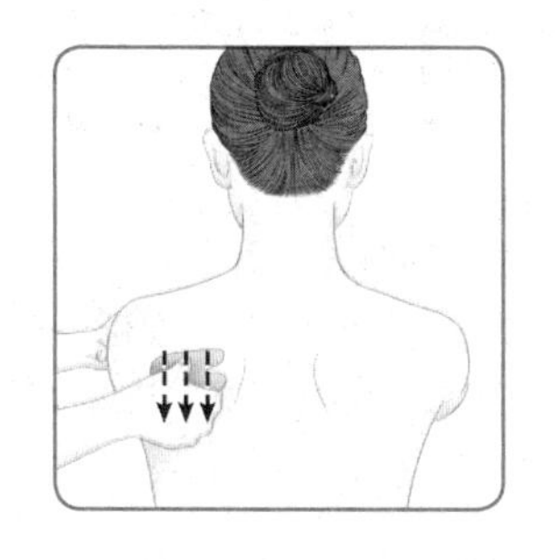

推刮法

推刮法的操作手法与面刮法大致相似，刮痧板向刮拭的方向倾斜的角度小于 45°，压力大于平刮法，速度也比平刮法慢一点。

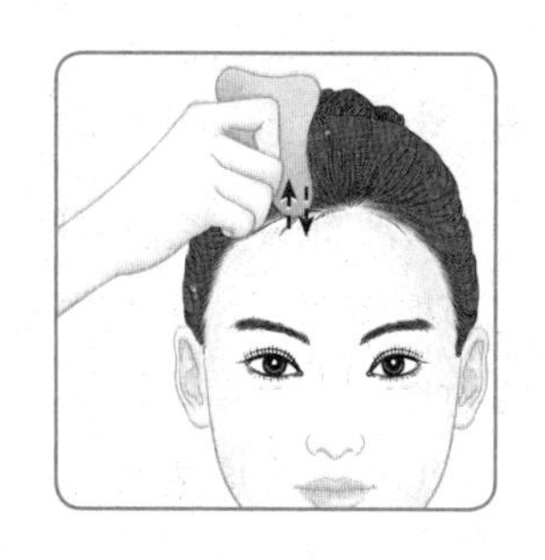

厉刮法

刮痧板角部与刮拭部位呈 90°，刮痧板始终不离皮肤，并施以一定的压力，在约 1 寸长的皮肤上做短间隔前后或左右的摩擦刮拭。这种刮拭方式主要用于头部穴位的刮拭。

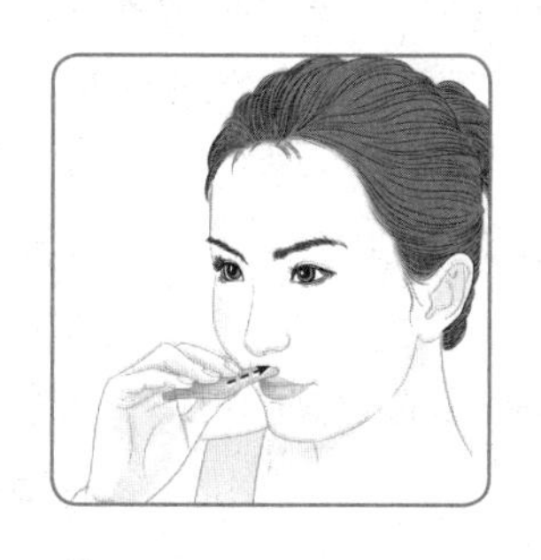

点按法

将刮痧板角部与要刮拭部位呈 90°，向下按压，由轻到重，逐渐加力，片刻后快速抬起，使肌肉复原，多次反复。这种方法适用于无骨骼的软组织处和骨骼缝隙、凹陷部位。要求手法连贯自如，这种手法刺激性较强，具有镇痛止痛、解除痉挛的作用，多用于实证的治疗。

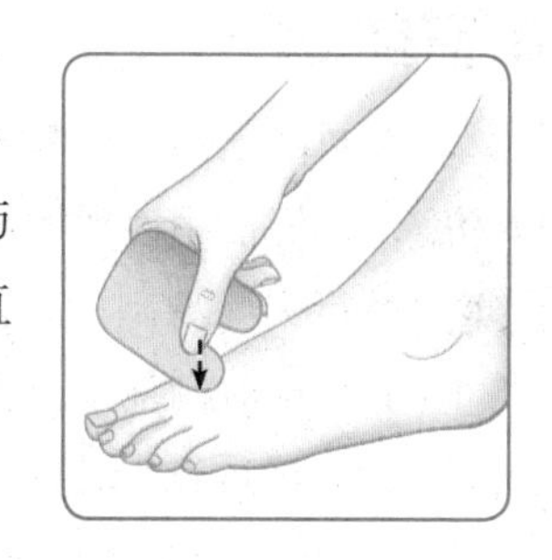

垂直按揉法

将刮痧板的边沿以 90° 按压在穴位上，刮痧板与所接触的皮肤始终不分开，做柔和的慢速按揉。垂直按揉法适用于骨缝部穴位以及第 2 掌骨桡侧的刮拭。

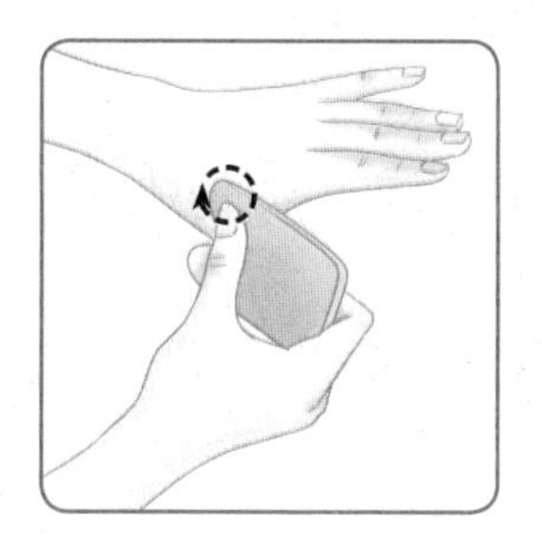

平面按揉法

用刮痧板角部的平面以小于 20° 按压在穴位上，做柔和迟缓的旋转，刮痧板角部平面与所接触的皮肤始终不分开，按揉压力应当渗透到皮下组织或肌肉。这种刮法常用于手足全息穴区、颈后、背腰部全息穴区中疼痛敏感点的刮拭。

9 人体各部位的刮拭方向和顺序

整体刮拭的顺序是自上向下，先头、背、腰部或胸、腹部，后四肢。背、腰部及胸、腹部可根据病情决定刮拭的先后顺序。基本上按照头颈部→脊柱→胸部→腹部→四肢和关节的顺序来进行刮拭。每个部位一般先刮阳经，再刮阴经，先刮拭身体左侧，再刮拭身体右侧。

◉ 头部

头部有头发覆盖，所以刮拭时不用涂刮痧润滑剂。可使用刮痧板薄面边缘或刮痧板角部刮拭来增强刮拭效果，每个部位刮 30 次左右即可，刮至头皮有发热感为宜。

①刮拭头部两侧：从头部两侧太阳穴开始至风池穴，经过穴位为头维穴、颔厌穴、悬颅穴、悬厘穴、率谷穴、天冲穴、浮白穴、脑空穴等。②刮拭前头部：从百会穴至前发际。经过穴位为前顶穴、通天穴、囟会穴、上星穴、神庭穴等。③刮拭后头部：从百会穴至后发际。经过穴位为后顶穴、脑户穴、风府穴、哑门穴等。④刮拭全头部：以百会穴为中心，呈放射状向全头发际处刮拭。经过全头穴位和运动区、语言区、感觉区等。

头部刮痧可以改善头部血液循环，疏通全身阳气。能够有效预防和治疗中风及中风后遗症、头痛、脱发、失眠、感冒等病症。

◉ 面部

因为面部出痧会影响美观，所以进行面部刮痧时，手法一定要轻柔，以不出痧为度，最好使用性质柔和、渗透性能好的面部刮痧油。刮拭时通常用补法，忌用重力进行大面积刮拭。方向应该是由内向外按肌肉走向刮拭。

（1）刮拭前额部：以前额正中线为基准分开，向两侧分别由内向外刮拭。经过的穴位包括鱼腰穴、丝竹空穴等。

（2）刮拭两颧部：由内向外刮拭。经过的穴位包括承泣穴、四白穴、下关穴、听宫穴、耳门穴等。

（3）刮拭下颌部：以承浆穴为中心，经过的穴位包括地仓穴、大迎穴、颊车穴等。

刮拭面部有养颜祛斑美容的功效。对眼病、鼻病、耳病、面瘫、雀斑、痤疮等五官病症有很好的疗效。

◉ 颈部

颈后高骨是大椎穴，为“诸阳之会”，刮拭时，用力要轻柔，应用泻法，不可用力过重，可以用刮痧板棱角刮拭，以出痧为度。肩部肌肉丰富，用力可以重些，从风池穴到肩髃穴，一次刮拭，中间不要停顿，一般用平补平泻手法。

（1）刮拭颈部正中线：从哑门穴到大椎穴。

（2）刮拭颈部两侧到肩部：从风池穴经肩井穴、巨骨穴至肩髃穴。

刮拭颈部，具有育阴潜阳、补益正气、防止风邪侵入人体的作用。

◉ 背部

刮拭背部时要按照由上向下的方向，一般先刮背部正中线的督脉，然后再刮两侧的夹脊穴和膀胱经脉。应用轻柔的补法刮拭背部正中线，千万不可用力过大，以免伤及脊椎。最好用刮痧板棱角点按棘突之间，刮拭背部两侧时，要采用补法或平补平泻法，而且用力要均匀，刮拭时最好一气呵成，中间不要停顿。

（1）刮拭背部正中线：从大椎穴至长强穴。

（2）刮拭背部两侧：背部足太阳膀胱经循行路线，也就是脊柱旁开 1.5 寸以及 3 寸的位置。

刮拭背部主治心、肺等疾病。对预防和治疗黄疸、胆囊炎、胆道蛔虫、急慢性肝炎、肠鸣、泄泻、便秘、脱肛、痢疾、肠痈等疾病有很好的疗效。

◉ 胸部

胸部的刮拭方向有两种，胸部正中线是从上向下，胸部两侧的刮拭是从内往外。对胸部正中线进行刮拭时，用力要轻柔，宜用平补平泻法，乳头处禁刮。

（1）刮拭胸部正中线：用刮痧板角部自上而下刮拭，从天突穴经膻中穴向下刮至鸠尾穴。

（2）刮拭胸部两侧：从胸部正中线由内向外刮，用刮痧板整个边缘由内向外沿肋骨走向刮拭，先刮左侧再刮右侧。刮拭中府穴时宜用刮痧板角部从上向下刮拭。

胸部主要有心肺二脏。因此刮拭胸部可防治冠心病、慢性支气管炎、支气管哮喘、肺气肿等心、肺疾病，另外还可预防和治疗女性乳腺炎、乳腺癌等。

◉ 腹部

腹部的刮拭方向大致是从上往下的。但是有内脏下垂的患者在刮拭时应从下往上，以免加重病情。空腹或饱餐后禁刮，急腹症者忌刮，神阙穴禁刮。

（1）刮拭腹部正中线：从鸠尾穴经中脘穴、关元穴刮至曲骨穴。

（2）刮拭腹部两侧：从幽门穴至日月穴。

腹部有肝胆、脾胃、膀胱、肾、大肠、小肠等脏腑。因此刮拭腹部可治疗胆囊炎、慢性肝炎、胃及十二指肠溃疡、呕吐、胃痛、慢性肾炎、前列腺炎、便秘、泄泻、月经不调、不孕等脏腑病变。

◉ 四肢

刮拭四肢时，遇关节部位不可强力重刮。对下肢静脉曲张、水肿者应从下向上刮拭。皮肤如有感染、破溃、痣瘤等，刮拭时应避开。如急性骨关节创伤、挫伤之处不宜刮痧，但在康复阶段做保健刮痧可提前康复。

（1）刮拭上肢内侧部：方向是由上向下，尺泽穴可重刮。

（2）刮拭上肢外侧部：方向是由上向下，在肘关节处可作停顿，或分段刮至外关穴。

（3）刮拭下肢内侧部：方向是从上向下，委中穴可重刮。

（4）刮拭下肢外侧部：方向是从上向下，从环跳穴到膝阳关穴，由阳陵泉穴到悬钟穴。

四肢刮痧主治全身病症。如手少阴心经主治心脏疾病，足阳明胃经主治消化系统疾病。

◉ 膝关节

膝关节刮痧时宜用刮痧板棱角刮拭，刮拭关节时动作应轻柔。

（1）刮拭膝眼：刮拭前可用刮痧板的棱角点按膝眼。

（2）刮拭膝关节前部：膝关节以上的刮拭，从伏兔穴至梁丘穴；膝关节以下的刮拭，从犊鼻穴至足三里穴。

（3）刮拭膝关节内侧部：从血海穴刮至阴陵泉穴。

（4）刮拭膝关节外侧部：从膝阳关穴刮至阳陵泉穴。

（5）刮拭膝关节后部：从上往下刮拭，委中穴可重刮。

刮拭膝关节主治风湿性关节炎，膝关节韧带损伤、肌腱劳损等膝关节的病变，另外对腰背部疾病、胃肠疾病的治疗也有很好的疗效。

人体各部位的刮拭方向和顺序图表

顺序	人体	刮拭部位	方法	功效	防治	注意事项
1	头部	头部两侧 前头部 后头部 全头部	用刮痧板薄面边缘或刮痧板角部进行刮拭	改善头部血液循环，疏通全身阳气	中风、头痛、脱发、失眠、感冒等	每个部位刮30次左右即可
2	面部	前额部 两颧部 下颌部	补法，刮拭方向由内向外	养颜祛斑美容	眼病、鼻病、耳病、面瘫、雀斑、痤疮等	手法轻柔，以不出痧为度
3	颈部	颈部后正中线	泻法	育阴潜阳、补益正气	颈椎病、肩周炎	用力轻柔
		颈部两侧到肩部	平补平泻法			一气呵成，中间不停顿
4	背部	背部正中线	补法	预防脏腑疾病	黄疸、胆囊炎、肝炎、肠鸣、泄泻、便秘、脱肛、痢疾、肠痈等	用力轻柔
		背部两侧	补法或平补平泻法			一气呵成，中间不停顿
5	胸部	胸部正中线 胸部两侧	从上向下，平补平泻；从内向外，平补平泻	预防脏腑疾病	冠心病、慢性支气管炎、支气管哮喘、乳腺炎、乳腺癌等	用力要轻柔，乳头处禁刮
6	腹部	腹部正中线 腹部两侧	从上往下	预防脏腑疾病	胆囊炎、慢性肝炎、胃及十二指肠溃疡、呕吐、胃痛、慢性肾炎、前列腺炎、便秘、泄泻、月经不调、不孕	空腹或饱餐后禁刮，急腹症者忌刮，神阙穴禁刮，有内脏下垂的患者在刮拭时应从下往上
7	四肢	上肢内侧 上肢外侧 下肢内侧 下肢外侧	从上往下	通经活络	全身疾病	关节部位不可重刮，感染、破溃、痣瘤等处刮拭时应避开
8	膝关节	膝眼 膝关节前部 膝关节内侧 膝关节外侧 膝关节后部	用刮痧板棱角刮拭	舒筋理气	膝关节的病变、腰背部疾病、胃肠疾病	刮拭关节时动作应轻柔

10 刮痧常用体位

刮痧体位就是刮痧时，接受刮痧的患者所采用的体位。常见的刮痧体位有卧位、坐位、立位三种。

在进行刮痧治疗的时候，不仅要掌握一定的方法，体位也是一项重要的因素。刮拭患者不同的部位时也要采取不同的体位，如坐位、卧位、俯位、仰位、侧位、屈曲位等。正确的姿势不仅能使患者在接受刮痧时比较舒适，而且还能增强刮痧的功效。

刮痧常用体位

类别	体位	具体姿势	动作要领	适用范围	原则
卧位	仰卧位	面部朝上平卧，暴露腹部及上肢内侧部	全身放松，双目微闭，呼吸均匀	刮拭头部、胸部、腹部和上肢内侧及前侧、下肢前侧及外侧等部位或穴位	医者可以正确取穴，施术方便，患者感到舒适自然，并能持久配合
	俯卧位	面部朝下平卧	两前臂持平，胸腹部放松贴床面	刮拭背部、腰骶部和下肢后面以及足底部等部位或穴位	
	侧卧位	患者面部朝向一侧，两膝微微屈曲，身体侧卧	两前臂置于胸前，两腿重叠微屈膝	刮拭一侧的面部、肩胛部、四肢外侧等部位或穴位	
坐位	正坐位	坐于凳子上，上身端正，肩膀自然放平	呼吸均匀，保持放松	刮拭胸部、前面肋间隙、腹部外侧等部位或穴位	
	仰靠坐位	仰靠在椅子上，暴露下颌缘以下喉软骨	头向后倾，拱腰收腹	刮拭头面部、颈前等部位或穴位	
	俯伏坐位	伏坐于凳上，暴露后背及项部	低头挺胸，腹部放松	刮拭脊柱两侧、头颈后面、肩胛部、背部、腰骶部以及臀部等部位或穴位	
立位	站立位	自然站立，扶住椅背，露出背部	拱腰，臀部向后，两腿用力，脚前部蹬地	刮拭背部、后腰部等部位或穴位	

补泻原则

11

对不同体质与不同病症的患者要采取不同的刮拭手法，中医治疗的基本法则之一就是“虚者补之，实者泻之”。刮痧也要遵循这项法则，具体分为补法、泻法和平补平泻法三种治疗手法。在刮痧治疗中，首先要根据“扶正祛邪”或“祛邪存正”的原则，恰当地使用“补法”或“泻法”，才能充分发挥刮痧的治疗作用，收到事半功倍的疗效。

补法

补法是指能够鼓舞人体的正气、使人体功能恢复旺盛的方法。实行补法时要顺着人体经络的走向进行刮拭。补法在临床上主要应用于年老体弱、久病或形体消瘦的虚证患者。

泻法

临床上对疏泄病邪、使亢进的功能恢复正常的刮痧手法，称为泻法。主要应用于新病、急病或身体结实强壮的实证患者。

平补平泻法

平补平泻法介于补法和泻法之间，常用于正常人保健或虚实兼见证的治疗。一般分为 3 种，压力大而速度慢、压力小而速度快、压力中等速度适中。

补法和泻法快速区别法

	补　法	泻　法
力度	轻	重
速度	慢	快
作用	兴奋	抑制
时间	长	短
适应病症	久病、重病、虚证	新病、急病、实证
操作方向	顺经脉运行方向	逆经脉运行方向
辅助疗法	刮痧后加温灸	刮痧后加拔罐

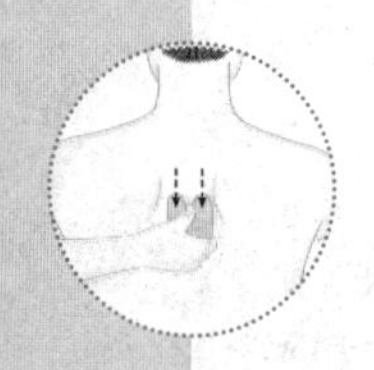

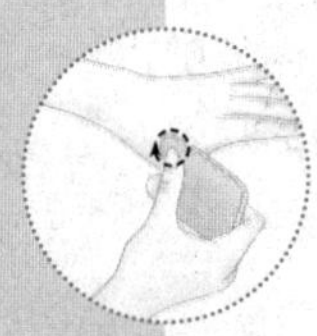

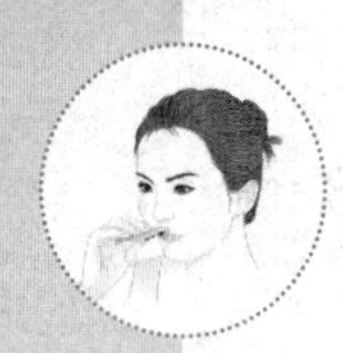

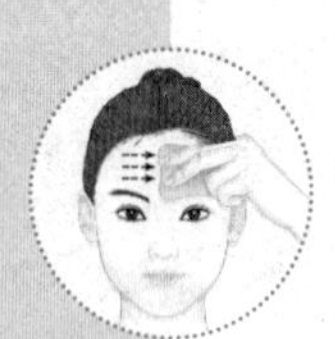

本章看点

- 面部刮痧测健康

  不光是面子问题，更要通过面子看里面

- 手掌刮痧测健康

  手，不光掌握了财富，更掌握了身体的机密

- 足部刮痧测健康

  人体各部位的信息都在足部有反映，试试就知道

- 背部刮痧测健康

  背部的穴位关联着所有的内脏，请用心呵护

- 井穴刮痧测健康

  十指不光连心，还连着身体各部位，让我们逐项列举

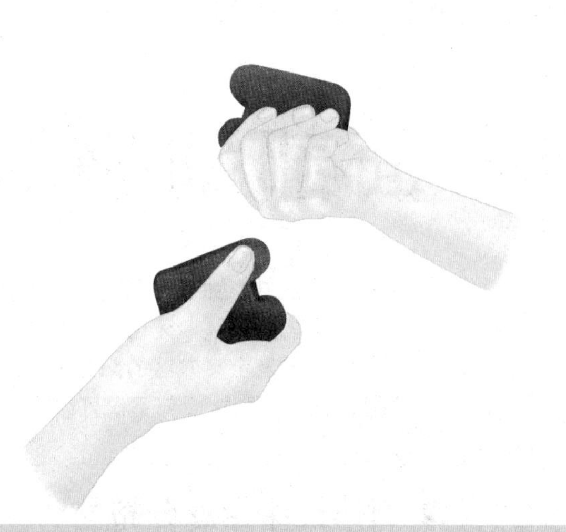

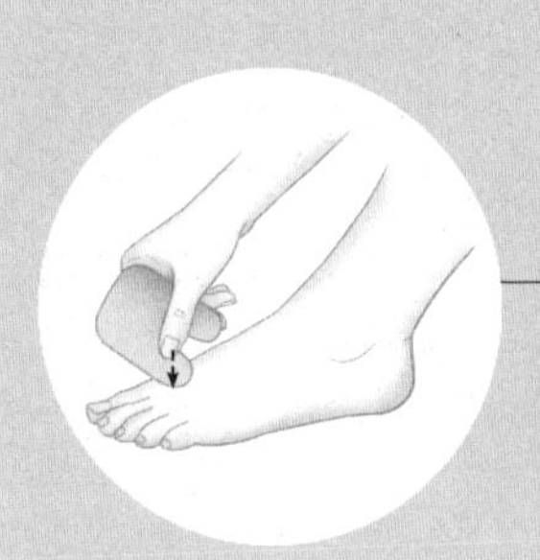

第三章 刮痧十分钟测健康

——刮痧自诊法

“上医治未病”，要治疗“未病”就要先发现“未病”。本章主要告诉大家如何在10分钟内发现疾病的蛛丝马迹，通过刮痧后留下来的痧象以及自身的反应，来判断自身是健康还是亚健康。本章共分5节，主要介绍刮拭面部、手掌、足部、背部、井穴测健康的方法。

12 面部刮痧测健康

面部的皮肤、血脉、肌肉、筋骨都分别受五脏的支配。面部形态、皮肤的变化与内脏有着密切的关联，无论哪个脏腑气血失调都会在面部留下痕迹。所以，刮拭面部检查经脉穴位及全息穴区的阳性反应，可以帮助我们了解全身健康状况，发现亚健康的部位。而且，刮拭面部不仅可以预测身体的健康状况，还可以美容和间接保健全身。

面部经络全息分布

大脑与咽喉：反射区在额头部位。

下肢：反射区在口唇两侧。

上肢：反射区在两颧上方。

心脏区：反射区在两眼角之间的鼻梁处。

头面区：反射区在额头正中点。

肺区：反射区在两眉端连线的中点。

胸乳区：反射区在眼内眦稍上方。

肝区：反射区在外耳道与鼻中线交叉处。

胆区：反射区在肝区的外侧。

肾区：反射区在颊部，鼻翼水平线与太阳穴的垂直线交叉处。

膀胱区：反射区在鼻下人中沟处的鼻下缘部位。

脾区：反射区在鼻头。

胃区：反射区在鼻翼。

小肠区：反射区在颧骨内侧，肝胆区的水平线上。

大肠区：反射区在颧骨下方偏外侧部位。

生殖系统区：反射区在人中沟及嘴唇四周部位。

刮拭要点

（1）先在面部均匀涂敷刮痧乳。

（2）刮拭时角度小于15°，用推刮法，从面部中间慢慢向外刮拭。

（3）刮拭速度要缓慢，力度要柔和，避免出痧。

（4）刮拭时要避开痤疮的部位。

刮痧测健康

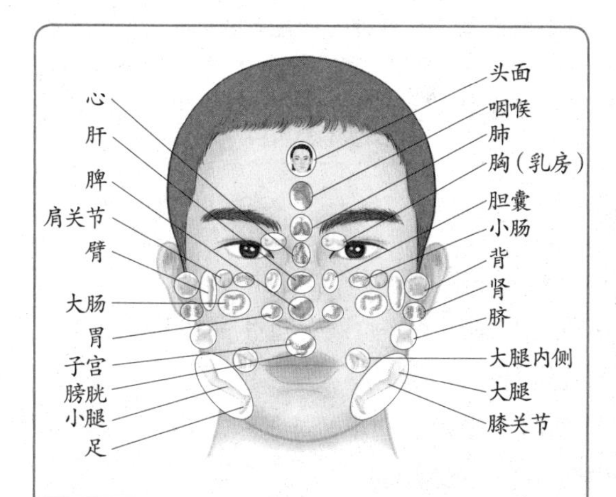

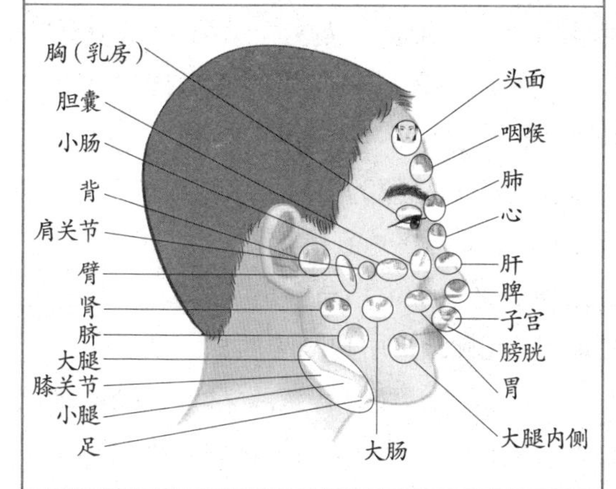

刮拭部位： 头区、咽喉区、大小肠区、肺区、心区、肝区、脾区、胆区、胃区

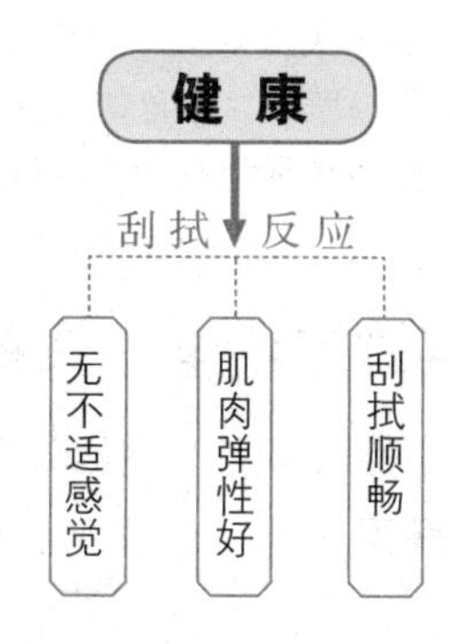

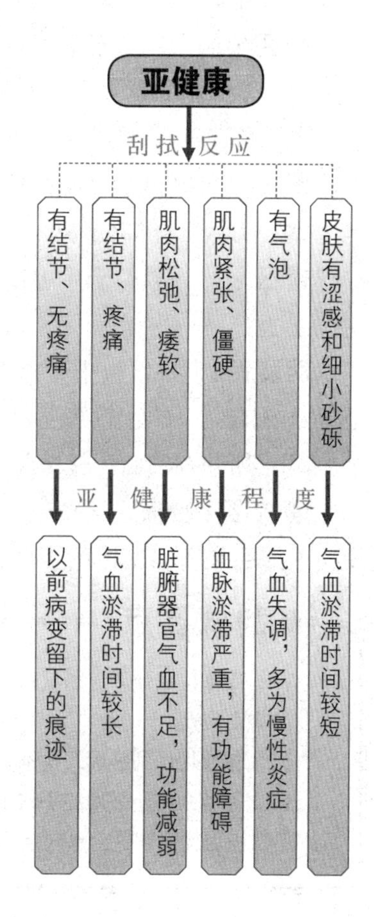

健康分析报告

健康： 刮拭顺畅、肌肉弹性好，无不适感觉。

亚健康： 皮肤有涩感、疼痛、结节、砂砾，或者出现肌肉紧张僵硬或松弛等反应，都是气血运行失调的征兆。

13 手掌刮痧测健康

手与人体内脏、经络和神经都有着密切联系，而各种疾病或多或少跟内脏器官也有联系。所以，如果体内潜在有病理变化时，不论是早期的、发展中的，还是晚期的，都会或隐或现地在手上反映出来，留下不同的印记，从而给我们观察提供诊断依据。

手掌经络全息分布

心区：无名指根部、劳宫穴所在位置的周围区域、大鱼际。

肝区：拇指掌指褶纹内侧端点开始，画一条平行线穿过生命线到达智慧线，在这条线内生命线与智慧线包绕的位置就是肝区。

脾区：无名指感情线下，以感情线为中轴，向下画半圆弧，圆弧内所包围的面积就是脾一区。脾二区位于生命线上，胰腺区的下方。

肺区：肺一区位于中指与无名指根部，是中指与无名指掌指褶纹与感情线之间的位置。肺二区位于大鱼际，以拇指掌指褶纹的中点与腕横纹的中点连线，线外侧(鱼际桡侧)的鱼际部分就是此区。

肾区：肾区位于生命线尾部，以拇指掌指褶纹为中点，沿皮纹的分布走向连接到生命线，此部位约小指指甲大小的就是肾区所在的位置。

胃区：胃一区位于手虎口部位。胃二区位于中指与食指下的智慧线上，以接触智慧线画一小指指甲大小的椭圆形，此椭圆形所包围的面积就是该区。

胆囊区：胆一区位于食指根部，即食指掌指褶纹与智慧线之间的区域。胆二区位于无名指下的智慧线上，以智慧线为中轴，画一无名指指甲大小的椭圆形，此椭圆形所包围的面积就是此区。

膀胱区：膀胱一区位于小指根部，小指掌指褶纹与感情线之间。膀胱二区位于生命线尾部，肾区的下面，膀胱区重叠肾区的1/2。

刮拭要点

(1)手掌皮肤较厚，刮拭时可以不涂刮痧油，但是对皮肤干燥者进行刮痧时，可以涂少量美容刮痧乳。

(2)慢慢地用刮痧板凹槽刮拭各个手指，从指根部刮到指尖。

(3)手掌刮痧所采用的手法是压力大、速度慢，刮痧板与皮肤夹角小的推刮法，缓慢刮拭手掌各脏腑器官的全息穴区。

刮痧测健康

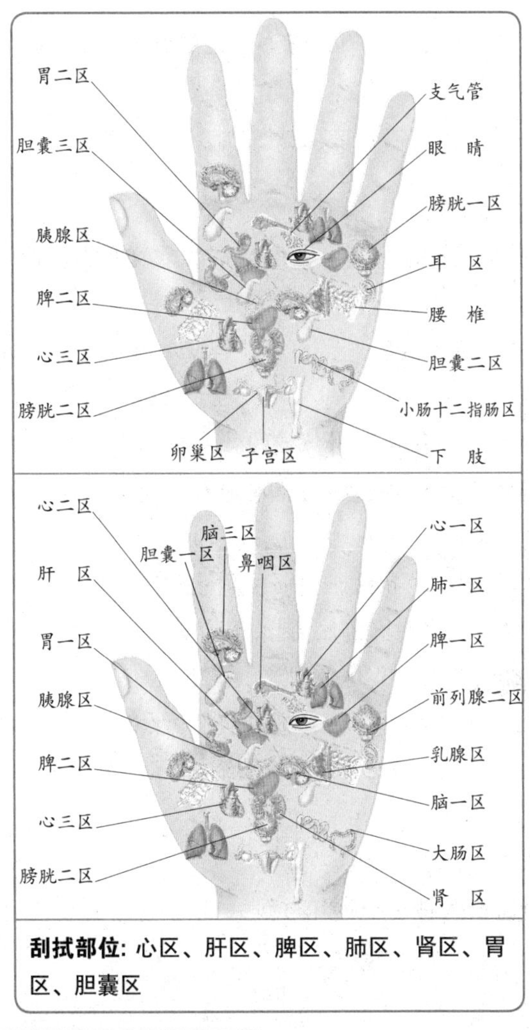

刮拭部位：心区、肝区、脾区、肺区、肾区、胃区、胆囊区

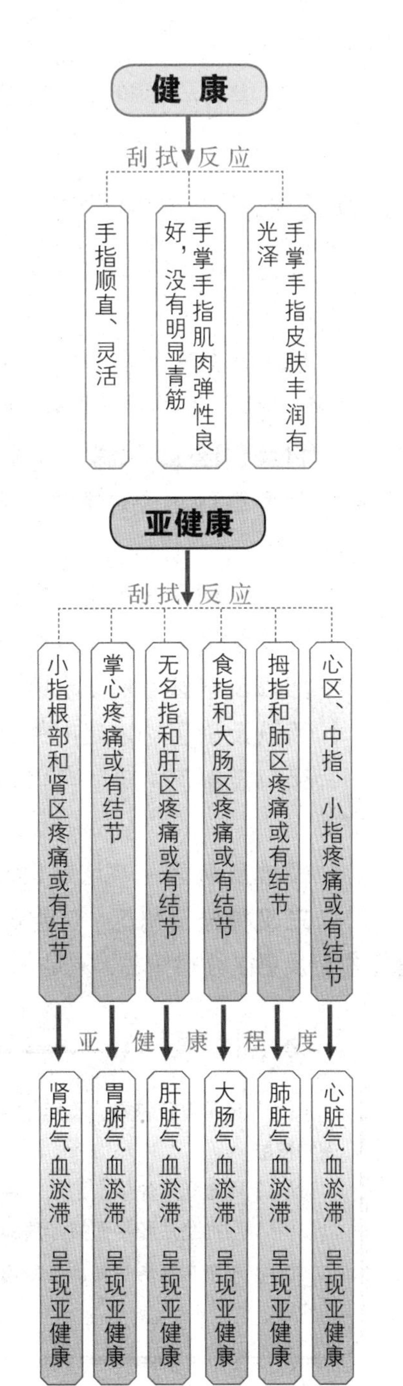

健康分析报告

健康：手指顺且直，活动灵活，掌指肌肉弹性良好，没有青筋，手掌及各手指都没有不适感觉。

亚健康：砂砾、结节、疼痛等阳性反应均是提示身体亚健康。刮拭拇指可以诊断肺，刮拭食指可以诊断大肠，刮拭中指、小指和大鱼际可以诊断心脏，刮拭中指、无名指根部和肝区可以诊断肝胆，刮拭小指根部和小鱼际可以诊断肾脏，刮拭掌心可以诊断胃。

14 足部刮痧测健康

人体各器官和部位在足部都有着相对应的区域，可以反映相应脏腑器官的生理病理信息，这就是所谓的“足部反射区”。

足部经络全息分布

肾区：双足掌中第1跖骨与跖趾关节间所形成“人”字形的交叉凹陷处稍微靠后的区域。

肺及支气管反射区：双足斜方肌反射区后方，自甲状腺反射区从内侧到外侧肩反射区，成带状区域。

胃反射区：双足掌第1跖趾关节后，第1跖骨体前段约一横指宽。

脾反射区：左足掌第4、5趾骨之间稍微靠后方，心脏反射区后一横指处区域。

小肠反射区：位于双足掌足弓凹陷的片状区，大肠反射区包围的部分。

肝反射区：右足掌第4、5跖骨间肺反射区的后方重叠区域。

胆囊反射区：右足掌第3、4跖骨间肝反射区深部。

膀胱反射区：双足内踝前下方，内侧舟骨下方，拇展肌侧旁凸出处。

颈项反射区：双足第1趾趾根的区域，第1、2趾骨节缝绕第1趾根部一圈的区域。

颈椎反射区：双足第1趾趾根内侧横纹肌尽头处。

三叉神经反射区：双足第1趾趾腹外侧（靠近第2趾一侧）。左、右侧三叉神经反射区分别在右、左足。

刮拭要点

（1）足掌皮肤较厚，不用涂刮痧油，足背和足内侧皮肤较薄，可以涂少量美容刮痧乳保护皮肤。

（2）用推刮法先依次刮拭足底反射区。

（3）用推刮法和平面按揉法刮拭足侧反射区。

（4）用推刮法对足背部各全息穴区缓慢刮拭，用垂直按揉法刮拭足背骨缝处、足趾部的穴区。

刮痧测健康

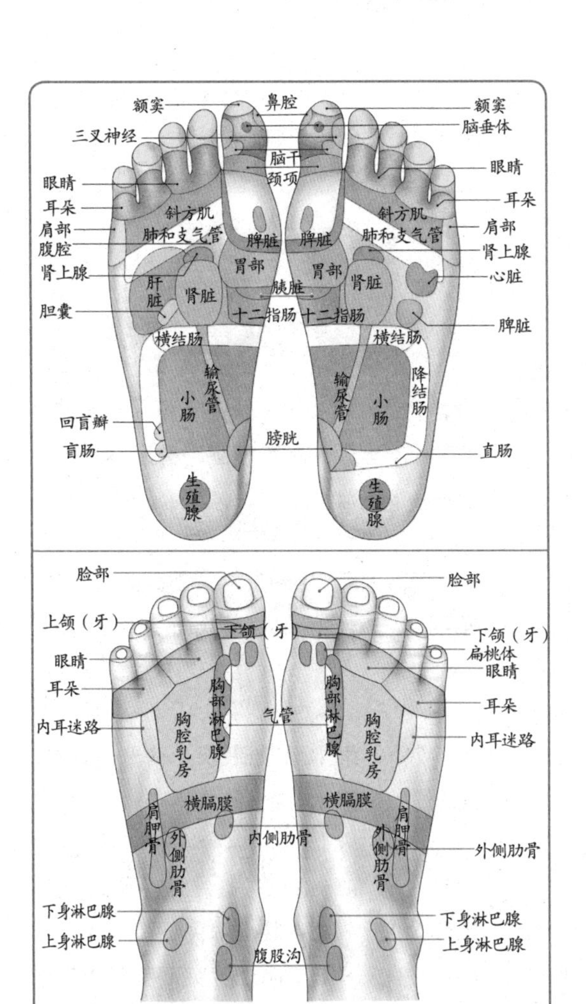

刮拭部位：心区、肝区、肺区、肾区、胃区、脊椎区、胆囊反射区、三叉神经反射区

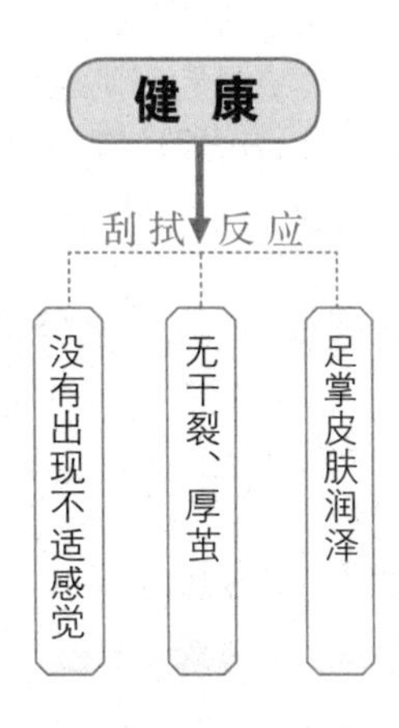

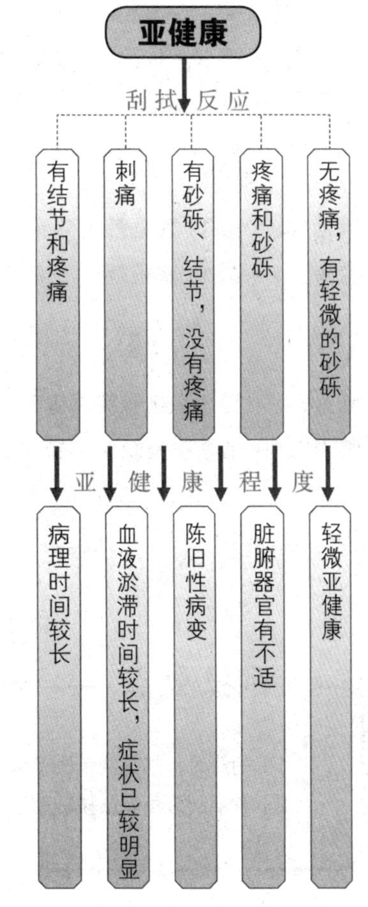

健康分析报告

健康：足掌皮肤润泽，没有出现干裂、厚茧，刮拭足部各部位没有出现不适感觉，提示健康状况良好。

亚健康：出现疼痛和砂砾、气泡、结节等阳性反应的脏腑器官为亚健康状态。

15 背部刮痧测健康

背腧穴是足太阳膀胱经行于背部两侧的腧穴。心肺之气流注于上背部，肝胆、胰腺、脾胃之气流注于中背部，肾、膀胱、大肠、小肠、生殖器官之气流注于腰部、腰骶部。

背部经络全息分布

心

心俞穴 → 第 5 胸椎棘突下旁开 1.5 寸。

神堂穴 → 第 5 胸椎棘突下旁开 3 寸。

肝

肝俞穴 → 第 9 胸椎棘突下旁开 1.5 寸。

魂门穴 → 第 9 胸椎棘突下旁开 3 寸。

脾

脾俞穴 → 第 11 胸椎棘突下旁开 1.5 寸。

意舍穴 → 第 11 胸椎棘突下旁开 3 寸。

肺

肺俞穴 → 第 3 胸椎棘突下旁开 1.5 寸。

魄户穴 → 第 3 胸椎棘突下旁开 3 寸。

肾

肾俞穴 → 第 2 腰椎棘突下旁开 1.5 寸。

志室穴 → 第 2 腰椎棘突下旁开 3 寸。

胆

胆俞穴 → 第 10 胸椎棘突下旁开 1.5 寸。

阳纲穴 → 第 10 胸椎棘突下旁开 3 寸。

胃

胃俞穴 → 第 12 胸椎棘突下旁开 1.5 寸。

胃仓穴 → 第 12 胸椎棘突下旁开 3 寸。

肠

大肠俞穴 → 第 4 腰椎棘突下旁开 1.5 寸。

小肠俞穴 → 第 1 骶椎棘突下旁开 1.5 寸。

刮拭要点

（1）刮痧时，刮拭的范围是腧穴为中心，上下延长4~5寸。

（2）背部刮痧可配合拔罐来进行，可以先刮痧，后拔罐（留罐5分钟）。

刮痧测健康

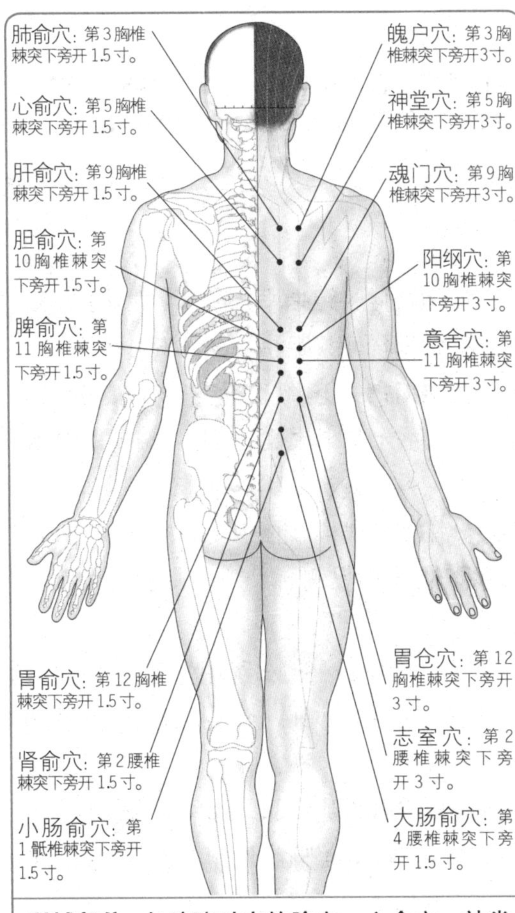

刮拭部位：各脏腑对应的腧穴，心俞穴、神堂穴、肝俞穴、魂门穴、脾俞穴、意舍穴、肺俞穴、魄户穴、肾俞穴、志室穴、胆俞穴、阳纲穴、胃俞穴、胃仓穴、大肠俞穴、小肠俞穴

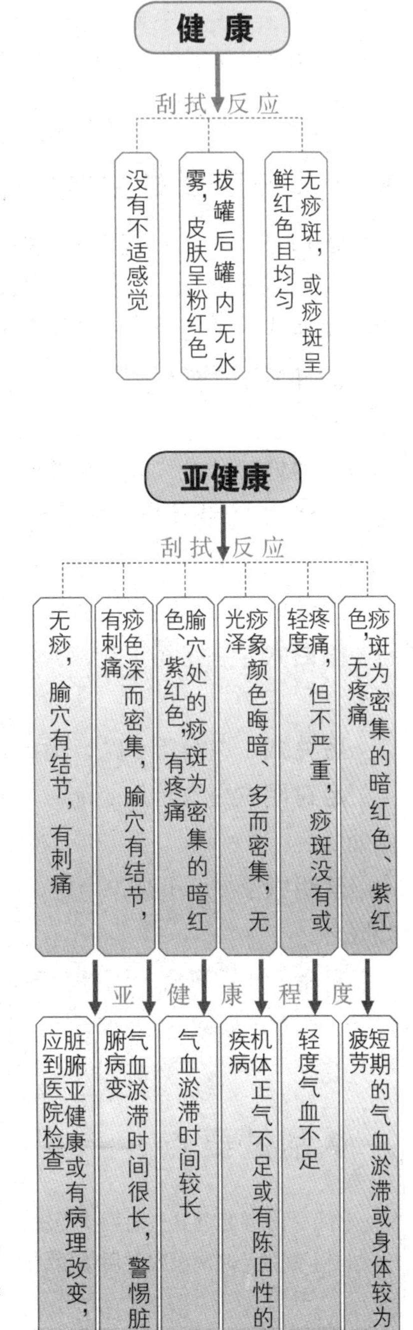

健康分析报告

健康：刮拭背腧穴后，无痧斑，或仅有少量鲜红色、均匀的痧点，没有出现不适感觉；拔罐后罐内无水雾，皮肤为粉红色，为健康状态。

亚健康：刮拭背腧穴后，背部出现密集的暗红色、紫红色痧斑或伴有疼痛的结节；拔罐后罐内有水雾，皮肤出现水疱，均提示该部位的脏腑处于亚健康状态。

16 井穴刮痧测健康

井穴大多分布于手足的末端，由于经脉细小，远离脏腑，对脏腑精气、气血不足反应是最为敏感的。与五脏六腑相连的十二正经，每条经脉都有 1 个井穴，合称为"十二井"。

十二井穴经络全息分布

少商穴：拇指，为手太阴肺经。在拇指桡侧，距指甲角约 0.1 寸处。

商阳穴：食指，为手阳明大肠经。在食指桡侧，距指甲角约 0.1 寸处。

中冲穴：中指，为手厥阴心包经。在中指指尖正中，指甲前约 0.1 寸处。

关冲穴：无名指，为手少阳三焦经。在手无名指尺侧 (外侧) 端，指甲角旁约 0.1 寸处。

少冲穴：小指内侧，为手少阴心经。在小指桡侧、指甲角旁约 0.1 寸处。

少泽穴：小指外侧，为手太阳小肠经。在小指尺侧 (外侧)，距指甲角 0.1 寸处取之。

大敦穴：在足第 1 趾，为足厥阴肝经。在第 1 趾外侧，趾甲角旁约 0.1 寸处。

隐白穴：在足第 1 趾，为足太阴脾经。在足第 1 趾内侧端，趾甲角旁约 0.1 寸处。

历兑穴：在足第 2 趾，为足阳明胃经。在第 2 趾外侧，趾甲角旁 0.1 寸处。

足窍阴穴：在足第 4 趾，为足少阳胆经。在第 4 脚趾外侧，趾甲角旁约 0.1 寸处取之。

至阴穴：在足小趾，为足太阳膀胱经。在足小趾端外侧，趾甲角旁约 0.1 寸处取之。

涌泉穴：在足底，为足少阴肾经。在足心，屈足时呈凹陷处，约足掌前 1/3 与后 2/3 交点处取之。

刮拭要点

（1）刮拭手足各井穴时用推刮法。

（2）刮拭足底涌泉穴时用单角刮法。

刮痧测健康

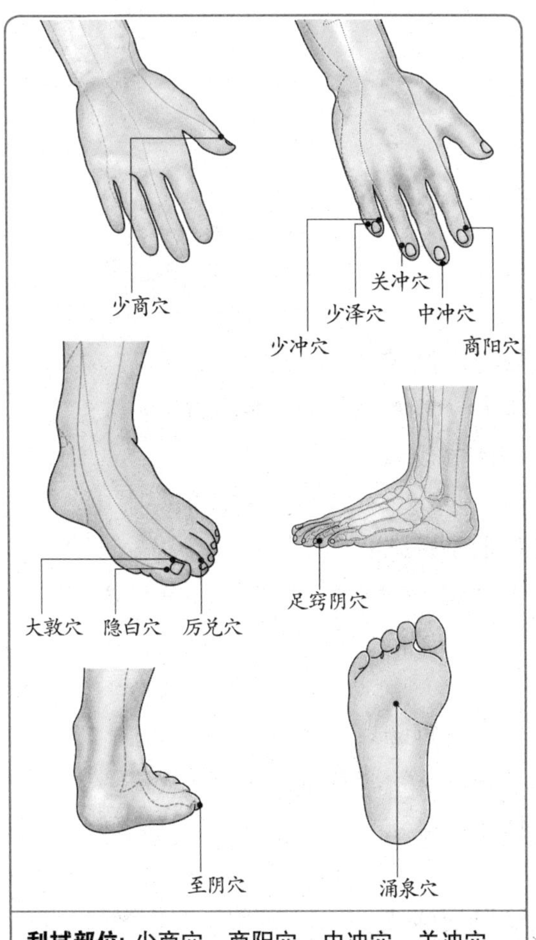

刮拭部位: 少商穴、商阳穴、中冲穴、关冲穴、少冲穴、少泽穴、大敦穴、隐白穴、厉兑穴、足窍阴穴、至阴穴、涌泉穴

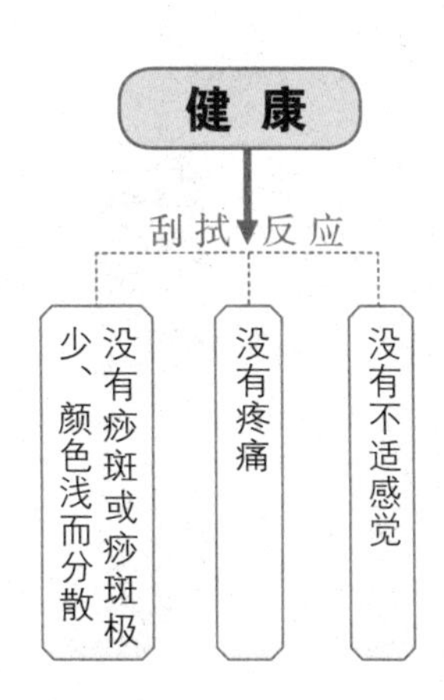

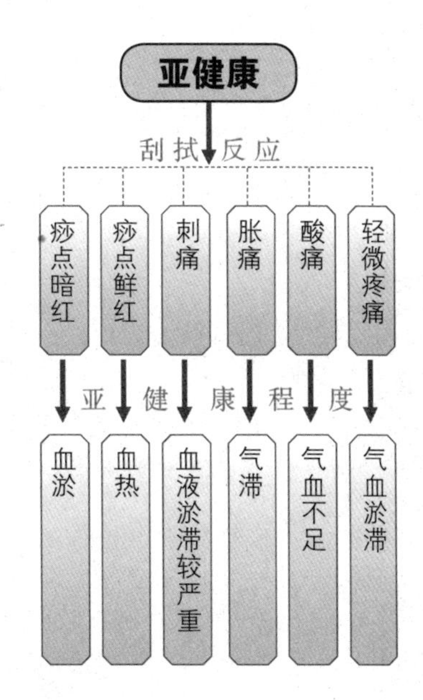

健康分析报告

健康： 刮痧后没有痧斑，或痧斑极少而且色浅、分散，没有出现不适感觉，为健康状态。

亚健康： 有疼痛感觉，或出现少量痧点，均提示相连经脉气血失调。

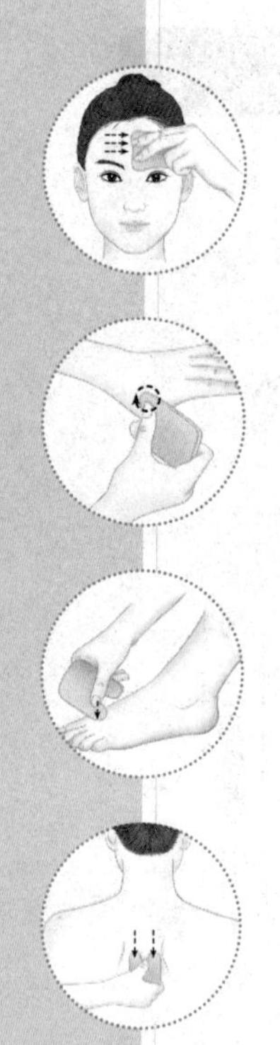

本章看点

- 体质类型判断法

了解自己体质最关键，找准刮痧部位，事半功倍

- 气虚体质刮痧法

气虚体质需要温补，可刮拭肺俞等穴位

- 阳虚体质刮痧法

脏腑功能低下造成身体虚寒，刮拭肾俞等穴提升阳气

- 阴虚体质刮痧法

体液不足造成虚火上升，可刮拭心俞等穴来清虚火

- 血虚体质刮痧法

血液不足威胁到生命的基本功能，可刮拭大椎等要穴

- 气郁体质刮痧法

情志不畅、气机郁滞，刮拭肝俞等穴以舒缓

- 血淤体质刮痧法

血液流通不畅，刮拭天宗等穴使其畅通

- 痰湿体质刮痧法

代谢物的排泄受阻，刮拭肺俞、脾俞等穴来治疗

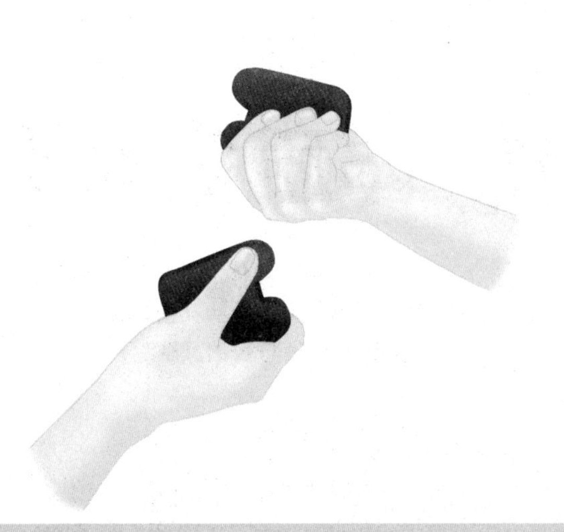

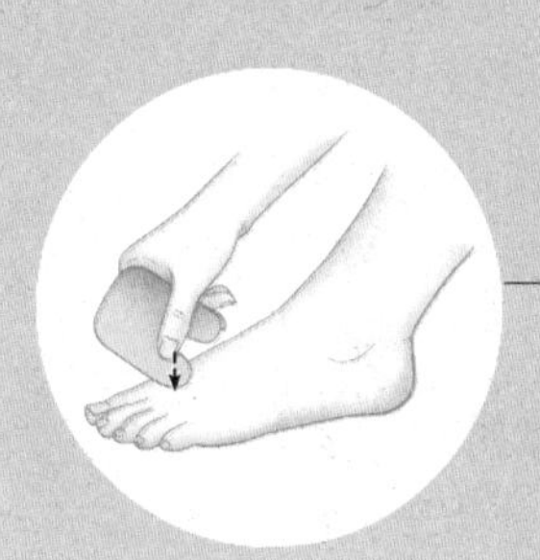

第四章
根据自己体质来刮痧
——刮痧调补法

本章首先详细介绍了体质类型的判断和分类，然后分别介绍了气虚、阳虚、阴虚、血虚、气郁、血淤、痰湿7种体质的辨别和刮痧养生法。每节内容包括该体质人群的形体特征、性格特征、症状表现、易患疾病、养生要点、刮痧取穴、刮痧方法及食疗保健等。

17 体质类型判断法

身体状况与体质有着密切关系。疾病发生与否，主要取决于正气的盛衰，而正气的强弱和个体体质状况密切相关，体质就其生理基础及表现特征和功能活动而言，是正气盛衰及偏颇与否的反映。

体质特点源自先天遗传，但是后天饮食调养、生活环境与社会环境等多种因素都会影响到体质的形成和变化。因为体质是先后天因素长期共同作用的结果，既是相对稳定的，又是动态可变的，这就使体质的调节成为可能。在生理情况下，针对各种体质及早采取相应措施，纠正或改善某些体质的偏颇，以减少体质对疾病的易感性，可以预防疾病或延缓发病。各种体质的刮痧也是如此，想保持健康，首先要从了解自身体质特点开始，只有明白自己属于哪种体质，保健强身才能事半功倍。

中医一般把人分为 9 种体质，即平和体质、气虚体质、阳虚体质、阴虚体质、血虚体质、气郁体质、血淤体质、痰湿体质、特禀体质。需要注意的是，很少有人是单纯属于一种体质，大多是两种或多种体质的混合体。平和体质就是先天禀赋良好，后天调养适当，体态适中，面色红润，精力充沛，身体强健壮实的一种体质状态。本章主要分析的是另外 7 种偏颇体质，即气虚体质、阳虚体质、阴虚体质、血虚体质、气郁体质、血淤体质、痰湿体质。

气虚体质：由于一身之气不足，体质状态以气息低弱、脏腑功能状态低下为主要特征。

阳虚体质：由于阳气不足，失于温煦，体质状态以形寒肢冷等虚寒现象为主要特征。

阴虚体质：体内津液精血等阴液亏少，体质状态以干燥少津、阴虚内热等表现为主要特征。

血虚体质：人体血液不足、营养功能减退的一种体质类型。血虚体质的人会出现血液黏稠和血量不足的状态。

气郁体质：长期情志不畅、气机郁滞，形成性格内向不稳定、敏感多疑的体质状态，多是身体功能不协调的状态。

血淤体质：体内有血液运行不畅或淤血内阻，体质状态以血淤表现为主要特征。

痰湿体质：水液内停而痰湿凝聚，体质状态以黏滞重浊为主要特征。

常见体质的诊断与调养

体质	形体	性格	表现	易患疾病	养生要点
气虚	肌肉松软	内向，胆小，不爱冒险	身体稍胖且水肿、气短懒言、咳喘无力、心悸怔忡、精神疲惫	便溏、痢疾、尿频、性功能障碍、不孕症、阳痿等	注意保暖，不要过度劳累
阳虚	形体白胖，肌肉松软	沉静内向	耐夏不耐冬、毛发易落、易出汗；畏寒喜暖、手足不温、喜热饮食；精神不振、倦怠无力	水肿、哮喘、心律失常、性功能低下等	注意保暖，多晒太阳，加强锻炼
阴虚	体形瘦长	性情急躁好动，活泼外向	手足心热、平素易口燥咽干、鼻微干、口渴喜冷饮；唇红微干、皮肤偏干、易生皱纹；耐冬不耐夏	三叉神经痛、慢性咽炎、习惯性便秘、肺结核等	夏季注意避暑；宜清淡，避免肥腻厚味、燥烈之品；适当节制性生活
血虚	形体瘦弱，肌肉不壮	内向胆小，不善交际	脱发或毛发易断；面色苍白缺乏光泽，唇色、指甲颜色淡白；手足发麻、心悸失眠、头晕目眩、眼睛干涩、便秘	血小板减少性紫癜、贫血、习惯性便秘、不孕、功能性子宫出血等	常吃菠菜、花生、红枣、黑木耳、鸡肉、猪肉、羊肉、海参等
气郁	消瘦或偏胖	性格内向不稳定，长期情致不畅，忧郁脆弱，敏感多疑	性情急躁易怒、易于激动、忧郁寡欢，胸闷不舒、嗳气呃逆，或咽间有异物感、痰多；乳房胀痛、睡眠较差、食欲减退、惊悸健忘、大便干	抑郁症、失眠、乳房胀痛、易患失眠、抑郁症、焦虑症、抑郁性神经症等	多参加娱乐活动，培养乐观开朗的情绪
血淤	瘦人居多	性格内郁、易烦、急躁、健忘	皮肤偏暗或有色素沉着，容易出现淤斑；发易脱落、肌肤干；在头、胸、胁、小腹或四肢等处有刺痛感	冠心病、中风、脑血管疾病、血管神经性头痛、下肢静脉曲张、黄褐斑、闭经等	培养积极乐观的情绪；常吃桃仁、油菜、蘑菇、黑豆、花生粥等
痰湿	形态肥胖和腹部松软	性格温和，稳重谦逊，和蔼，善于忍耐	面部皮肤油脂较多、多汗且黏、胸闷、痰多；面色淡黄而暗、眼睑微肿、容易困倦；大便正常或不实、小便不多或微混浊	高血压、糖尿病、肥胖症、高脂血症，痛风、冠心病、代谢综合征、脑血管疾病等	不宜长久居住在潮湿的环境里；应长期坚持散步、慢跑、球类、游泳、武术等活动锻炼

18 气虚体质刮痧法

“气”“血”“津液”支撑健康，而其中起主导作用的是“气”。气虚的症状便是“气”不足。常会感到疲劳、倦怠、发冷等，造成免疫力低下，易患感冒且长时间不愈。

成因

先天不足，后天失养，如孕妇体弱或早产都可能导致出生后的婴儿形成气虚体质，还有人工喂养不当，或者偏食、厌食，或者病后气亏、年老气弱等都会造成气虚气质。

形体特征

肌肉松软。

性格特征

内向，情绪不稳定，胆小不爱冒险。

常见表现

（1）无力声细、气喘、多汗、易疲劳、脸色青白、怕冷。

（2）身体稍胖且水肿、气短懒言、咳喘无力、心悸怔忡、精神疲惫。

（3）食少腹胀、大便溏泄；或脱肛、子宫脱垂。

（4）腰膝酸软、小便频多，男性滑精早泄、女性白带清稀。

易患疾病

便溏、痢疾、尿频、性功能障碍、不孕症、阳痿。

养生要点

（1）注意保暖，不要劳累。

（2）脾、胃、肺、肾皆当温补。

（3）可常食粳米、糯米、小米、黄米、大麦、山药、籼米、莜麦、土豆、红枣、胡萝卜、香菇、豆腐、鸡肉、鹅肉、兔肉、鹌鹑、牛肉、狗肉、青鱼、鲢鱼。

刮拭要点

背部：肺俞穴、脾俞穴、胃俞穴、肾俞穴、志室穴

胸腹部：膻中穴、中庭穴

上肢部：列缺穴、太渊穴、内关穴

刮痧治疗

刮痧取穴

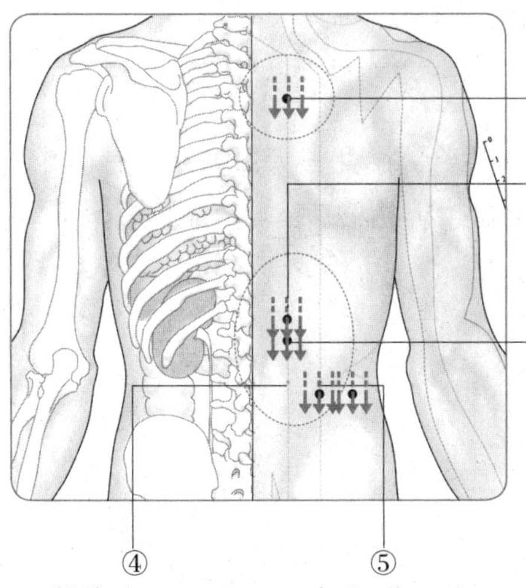

① **肺俞穴：**背部，第 3 胸椎棘突下，旁开 1.5 寸。

② **脾俞穴：**当第 11 胸椎棘突下，旁开 1.5 寸。

③ **胃俞穴：**第 12 胸椎棘突下，旁开 1.5 寸。

刮法	刺激程度	次数
面刮、平面按揉	轻度	30

④ **肾俞穴：**当第 2 腰椎棘突下，旁开 1.5 寸。

⑤ **志室穴：**当第 2 腰椎棘突下，旁开 3 寸。

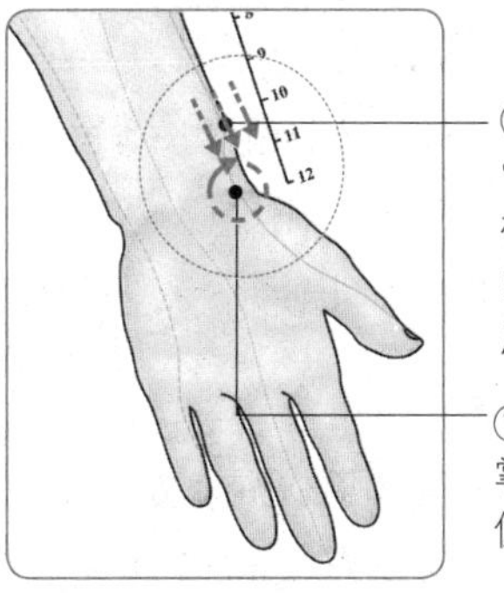

⑥ **列缺穴：**桡骨茎突上方，腕横纹上 1．5 寸，当肱桡肌与拇长展肌腱之间。

⑦ **太渊穴：**仰掌、腕横纹之桡侧凹陷处。

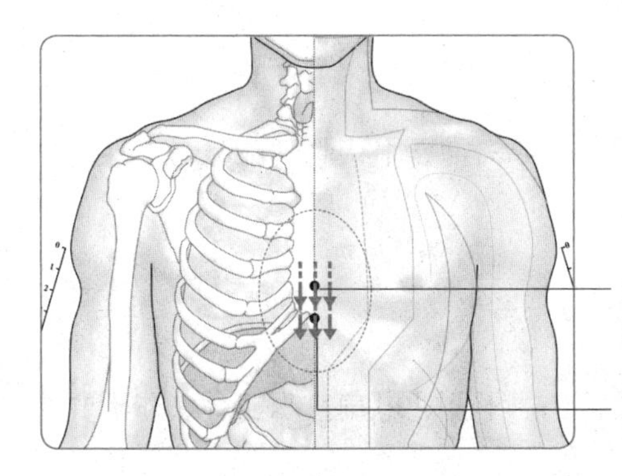

⑧ **膻中穴：**在前正中线上，两乳头连线之中点。

⑨ **中庭穴：**在前正中线上，平第 5 肋间隙，即胸剑联合的中点。

食疗保健

金沙玉米粥

玉米粒80克，糯米40克(玉米粒和糯米各用清水浸泡2小时)，红糖40克。锅中加水适量，放入糯米、玉米粒，用大火煮沸后，再用小火煮至软熟，加入红糖再煮5分钟即可。

茯苓粥

粳米100克，茯苓末30克。将两种材料加水熬煮成粥，即可食用。

19 阳虚体质刮痧法

阳虚体质是阳气不足，不能温煦人体，以肢体寒冷等虚寒现象为特征的体质状态。阳虚体质的人多脏腑功能活动低下，新陈代谢缓慢。

成因

先天不足，后天失养。体弱的孕妇，所生产的胎儿长大后如果没有调养好，那么也容易形成阳虚体质。另外，年老者也容易阳气衰竭而成阳虚体质。

形体特征

形体白胖，肌肉松软。

性格特征

沉静内向。

常见表现

（1）畏寒喜暖，手足不温，喜热饮食，精神不振，倦怠无力。

（2）面色发白，目光黯淡，嘴唇颜色发淡，睡眠偏多，舌淡胖，舌边有齿痕。

（3）毛发易落，易出汗。

（4）大便溏薄，小便清长，耐夏不耐冬。

易患疾病

感冒、慢性胃肠道疾病、水肿、哮喘、心律失常、甲状腺功能减退、性功能低下、窦性心动过缓、风湿性关节炎。

养生要点

（1）注意保暖，多晒太阳。

（2）年老及体弱之人，夏季不要在外露宿，不要让电扇直吹身体，亦不要在树荫下停留过久。

（3）多食有壮阳作用的食品，如羊肉、狗肉、鹿肉等。

刮拭要点

背部：大椎穴、至阳穴、心俞穴、肾俞穴、命门穴

胸腹部：膻中穴

下肢部：大钟穴、公孙穴、太白穴

刮痧治疗

刮痧取穴

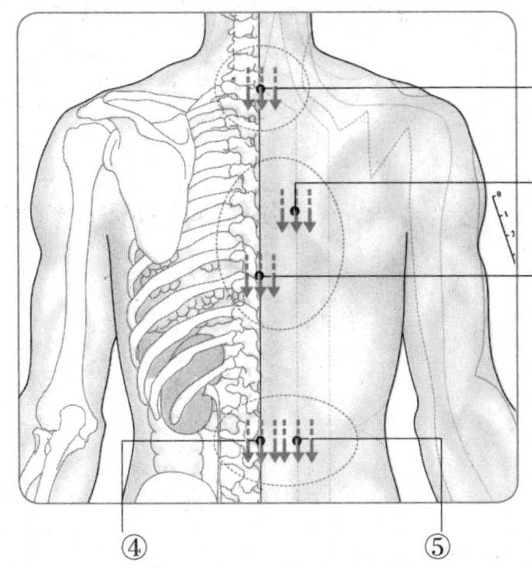

① **大椎穴：** 第7颈椎棘突下凹陷中。

② **心俞穴：** 背部，当第6胸椎棘突下，旁开1.5寸。

③ **至阳穴：** 背部，当后正中线上，第8胸椎棘突下凹陷中。

刮法	刺激程度	次数
面刮、按揉	轻度	50

④ **命门穴：** 在第2腰椎棘突下，肚脐正后方处。

⑤ **肾俞穴：** 腰部，当第2腰椎棘突下，旁开1.5寸。

⑦ **大钟穴：** 足内侧，内踝下方，当跟腱附着部的内侧前方凹陷处。

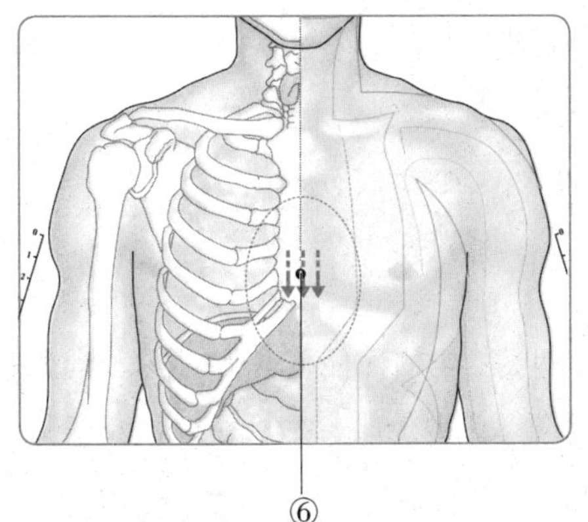

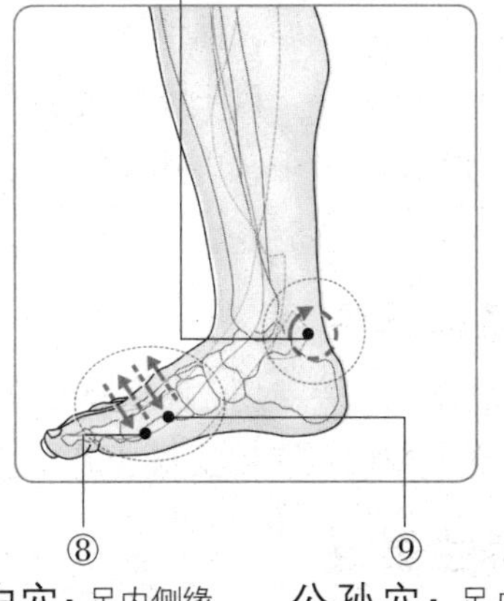

⑥ **膻中穴：** 在前正中线上，两乳头连线之中点。

⑧ **太白穴：** 足内侧缘，当足第1趾本节第1跖趾关节后下方，赤白肉际凹陷处。

⑨ **公孙穴：** 足内侧第1跖骨基底部前下缘，第1趾关节后1寸处。

食疗保健

杏仁当归炖猪肺

杏仁15克，当归15克，猪肺250克，盐适量。将猪肺洗净切片，在沸水中汆后捞起，与杏仁、当归同放入砂锅内，加清水适量煮汤，煮熟后加盐调味即可。每日1次，吃猪肺饮汤，可连续食用数日。

20 阴虚体质刮痧法

由于体内津液精血等阴液亏少，以干燥少津、阴虚内热为主要特征的体质状态。表现为身体水液不足，身体降温功能低下。

成因

先天不足，如孕育时父母体弱，或年长受孕、早产等原因，此外还有纵欲过度、积劳伤阴、后天失养等原因。

形体特征

体形瘦长。

性格特征

性情急躁好动，活泼外向。

常见表现

（1）手足心热，平素易口燥咽干，鼻微干，口渴喜冷饮。

（2）大便干燥，面色潮红，有烘热感，小便短涩。

（3）睡眠差，目干涩，视物昏花，眩晕耳鸣。

（4）唇红微干，皮肤偏干，易生皱纹。

（5）耐冬不耐夏。

易患疾病

复发性口腔溃疡、三叉神经痛、慢性咽炎、习惯性便秘、肺结核、干燥综合征、支气管扩张、甲状腺功能亢进、系统性红斑狼疮。

养生要点

（1）在炎热的夏季应注意避暑。

（2）应保阴潜阳，宜清淡，远离肥腻厚味、燥烈之品。

（3）应适当节制性生活。

刮拭要点

背部：厥阴俞穴、心俞穴、肾俞穴

上肢部：列缺穴、太渊穴、内关穴

下肢部：三阴交穴

刮痧治疗

刮痧取穴

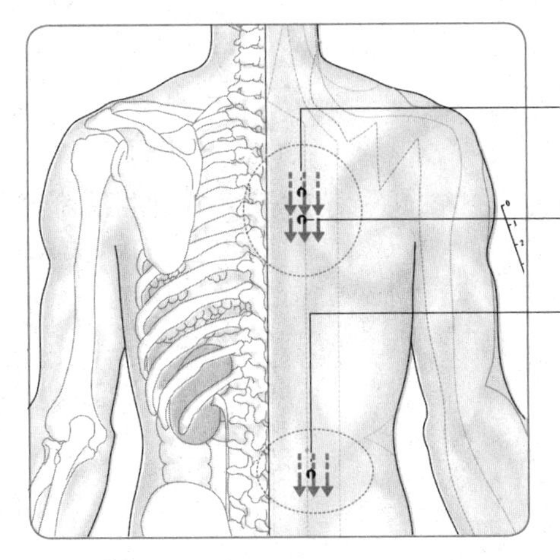

① 厥阴俞穴：背部，第 4 胸椎棘突下，旁开 1.5 寸。

② 心俞穴：背部，当第 5 胸椎棘突下，旁开 1.5 寸。

③ 肾俞穴：腰部，当第 2 腰椎棘突下，旁开 1.5 寸。

刮法	刺激程度	次数
平刮、平面按揉	中度	30

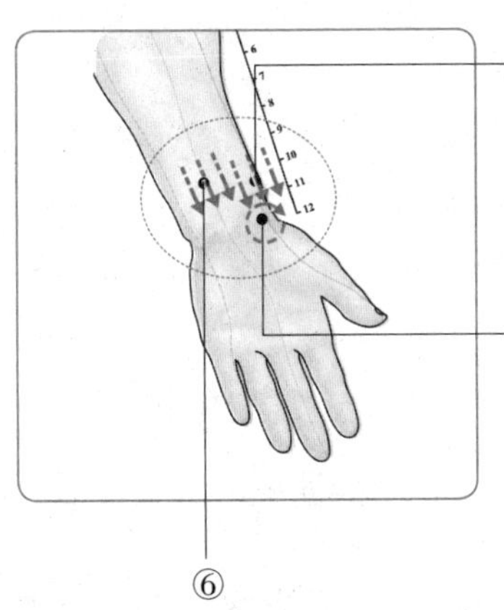

④ 列缺穴：桡骨茎突上方，腕横纹上 1.5 寸，当肱桡肌与拇长展肌腱之间。

⑤ 太渊穴：在腕掌侧横纹桡侧，桡动脉搏动处。

⑥ 内关穴：前臂正中，腕横纹上 2 寸，在桡侧腕屈肌腱与掌长肌腱之间。

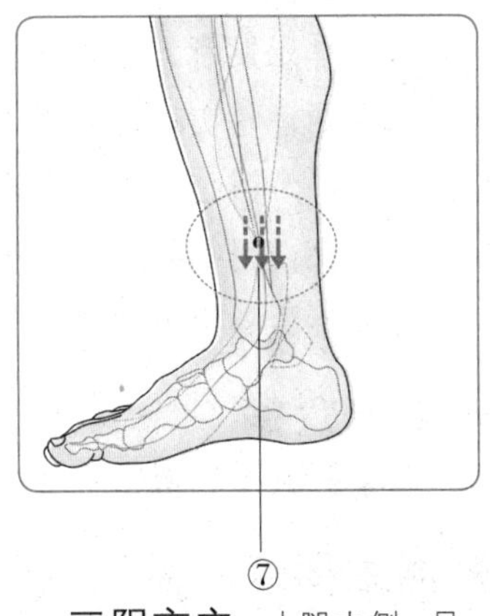

⑦ 三阴交穴：小腿内侧，足内踝尖上 3 寸，胫骨内侧缘后方。

食疗保健

山药炖兔肉

新鲜山药150克，兔肉200克，葱、生姜各10克，五香粉、味精、盐各3克，料酒15毫升，花生油10毫升。将山药去皮、洗净、切小块；生姜切片；葱切段；兔肉洗净切小块。油烧至六成热时放入兔肉块，用大火烧至兔肉变色。再放山药块、生姜、葱同炒，加入水、五香粉、料酒，用小火烧煮，待肉熟山药变软后，加入盐、味精调味。

21 血虚体质刮痧法

血虚体质是指人体血液不足、营养功能减退的一种体质类型。血虚体质的人体会出现血液黏稠和量不足的状态。

成因

先天不足或后天失养，比如减肥不当、不吃早餐、熬夜等不规律生活都容易导致血虚体质。

形体特征

形体瘦弱，肌肉不壮。

性格特征

内向胆小，不善交际。

常见表现

（1）手足发麻，心悸失眠、眼睛干涩、便秘。

（2）面色苍白缺乏光泽，唇色、指甲颜色淡白。

（3）头晕目眩、脱发或毛发易断，失眠、健忘、注意力不集中。

（4）女性月经颜色淡且量少。

（5）不耐冬也不耐夏。

易患疾病

血小板减少性紫癜、贫血、习惯性便秘、不孕、功能性子宫出血。

养生要点

（1）适合血虚体质人的运动有太极拳、八段锦等。

（2）常吃菠菜、花生、红枣、黑木耳、鸡肉、猪肉、羊肉、海参等补血养血的食物；水果可选用桑葚、葡萄、桂圆等。

（3）久视伤血，所以学生、计算机一族和电视一族要注意眼睛的休息和保养，防止因为过度用眼而耗伤身体的气血。

刮拭要点

背部：大椎穴、命门穴、志室穴

胸腹部：膻中穴

下肢部：大钟穴、公孙穴

刮痧治疗

刮痧取穴

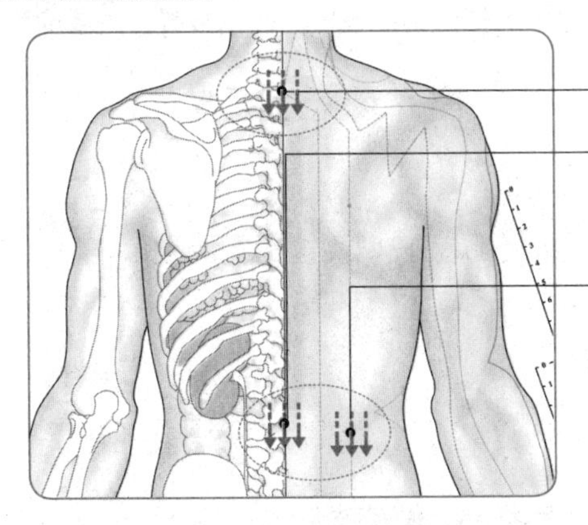

① **大椎穴：** 第7颈椎棘突下凹陷中。

② **命门穴：** 在第2腰椎棘突下，肚脐正后方处。

③ **志室穴：** 第2腰椎棘突下，旁开3寸。

刮法	刺激程度	次数
角刮、平面按揉	轻度	60

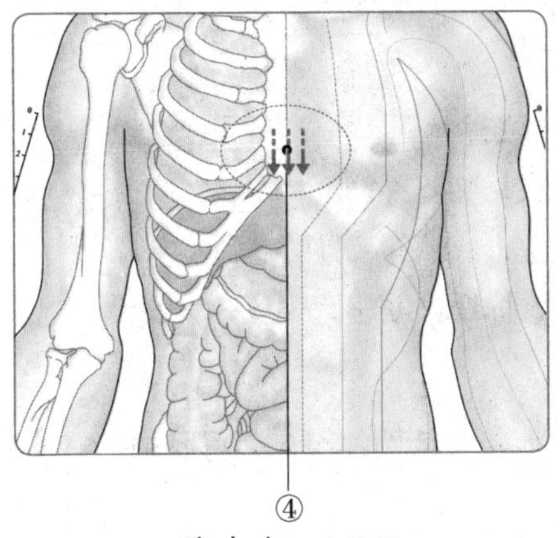

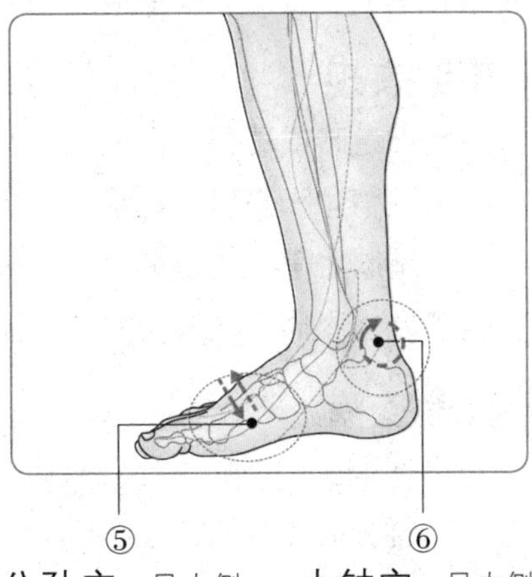

④ **膻中穴：** 在前正中线上，两乳头连线之中点。

⑤ **公孙穴：** 足内侧第1跖骨基底部前下缘，第1趾关节后1寸处。

⑥ **大钟穴：** 足内侧，内踝下方，当跟腱附着部的内侧前方凹陷处。

食疗保健

炒墨鱼

鲜墨鱼250克，生姜丝、食用油、盐各适量。将墨鱼去骨洗净切片，先把生姜丝用油略炒一下，放入墨鱼片同炒，加适量盐调味即可食用。

熟地补血汤

熟地黄15克，当归12克，白芍10克，鸡血藤15克。将药材洗净，放入清水，浸泡2小时，煎煮40分钟后，取汁温服。往药渣内继续加清水，煎煮30分钟后，再取汁服用。每日1剂，早晚各服1次。

22 气郁体质刮痧法

由于长期情志不畅、气机郁滞而形成的以性格内向不稳定、敏感多疑为主要表现的体质状态，多是身体功能不协调的状态。

成因

先天遗传，或受后天的精神刺激，情志不遂，长期忧虑郁闷所致。

形体特征

消瘦或偏胖。

性格特征

性格内向不稳定，长期情志不畅，忧郁脆弱，敏感多疑。

常见表现

（1）面色暗或萎黄，舌淡红，苔白，脉弦。

（2）性情急躁易怒，易激动，忧郁寡欢，胸闷不舒。

（3）胸胁胀满，或走窜疼痛，嗳气呃逆，或咽间有异物感。

（4）乳房胀痛，睡眠较差，食欲减退，惊悸，健忘，痰多，大便干。

易患疾病

有患抑郁症、失眠、乳房胀痛、焦虑症、抑郁性神经症、胃肠神经官能症、癔症、精神分裂症等病的倾向。

养生要点

（1）应主动寻求快乐，培养开朗、豁达的性格，多看喜剧、滑稽剧，听相声以及富有鼓励、激励意义的电影、电视剧，少看悲剧。多听轻快、开朗的音乐。

（2）为行气活血可少量饮酒，多食一些佛手、橙子、陈皮、荞麦、韭菜、茴香菜、大蒜、高粱皮、刀豆、柚子皮等能行气的食物。

刮拭要点

背部：肝俞穴、胆俞穴

胸腹部：膻中穴、期门穴、章门穴

下肢部：阳陵泉穴、外丘穴

刮痧治疗

刮痧取穴

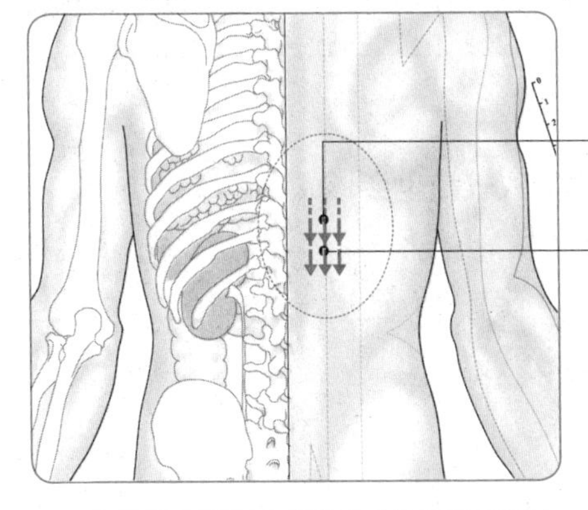

① 肝俞穴：背部，第 9 胸椎棘突下，旁开 1.5 寸。

② 胆俞穴：背部，第 10 胸椎棘突下，旁开 1.5 寸。

刮法	刺激程度	次数
面刮、平面按揉	中度	40

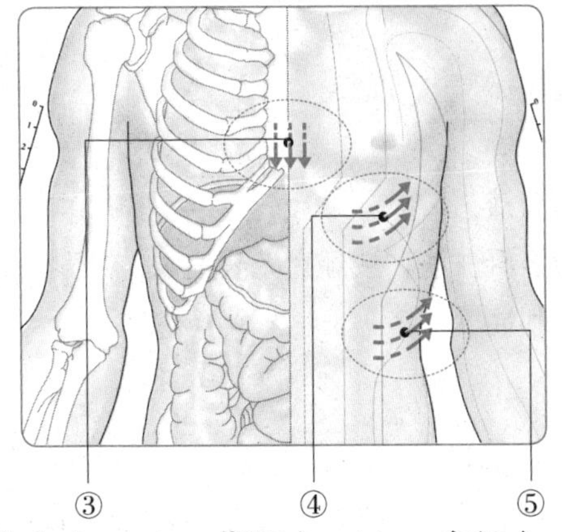

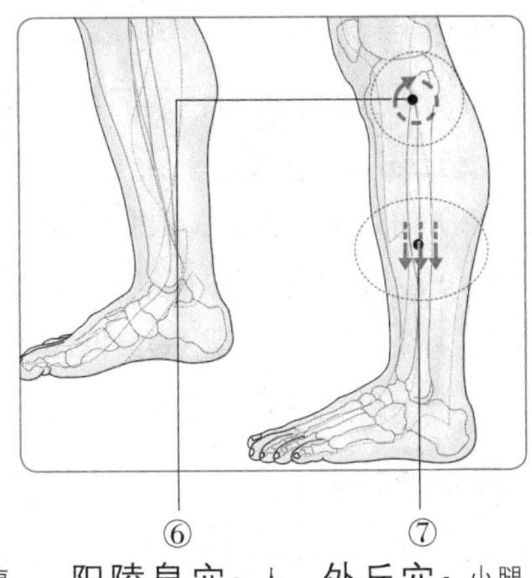

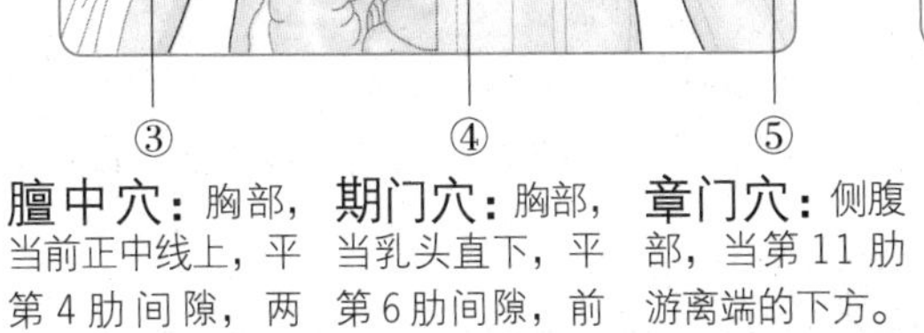

③ 膻中穴：胸部，当前正中线上，平第 4 肋间隙，两乳头连线的中点。

④ 期门穴：胸部，当乳头直下，平第 6 肋间隙，前正中线旁开 4 寸。

⑤ 章门穴：侧腹部，当第 11 肋游离端的下方。

⑥ 阳陵泉穴：人体的膝盖斜下方，小腿外侧之腓骨小头稍前凹陷中。

⑦ 外丘穴：小腿外侧，当外踝尖上 7 寸。

食疗保健

菊花鸡肝汤

银耳15克，菊花10克，茉莉花24朵，鸡肝100克，料酒、生姜、盐各适量。银耳用清水浸泡后撕成小片；菊花、茉莉花均洗净；鸡肝洗净切薄片。水烧沸后，先放料酒、生姜，随即放入银耳及鸡肝，再烧沸，去掉浮沫，等鸡肝熟后，加盐调味。最后放入菊花、茉莉花稍沸即可食用。

山药冬瓜汤

山药50克，冬瓜块150克，盐适量。山药、冬瓜块放入锅中用小火煲30分钟，加盐调味后即可食用。

23 血淤体质刮痧法

体内血液运行不畅或淤血内阻，并表现出一系列血流不畅的外在征象的体质状态。

成因

先天禀赋或后天损伤所致，长期忧郁导致气滞也会形成该体质。

形体特征

瘦人居多。

性格特征

性格内郁、易烦、急躁、健忘。

常见表现

（1）皮肤偏暗或有色素沉着，容易出现淤斑。

（2）易出现疼痛，发易脱落，肌肤干。

（3）口唇暗淡或紫，眼眶暗黑，鼻部暗滞。

（4）女性多见痛经、闭经，或经血中多凝血块，或经色紫黑有块，或崩漏。

（5）头、胸、胁、小腹或四肢等处有刺痛感。

（6）不耐受风邪、寒邪。

易患疾病

冠心病、中风、脑血管疾病、血管神经性头痛、下肢静脉曲张、黄褐斑、闭经。

养生要点

（1）可多做舞蹈、太极拳、八段锦、保健按摩等有益于心脏血管的活动。

（2）常吃有活血祛淤作用的食物，如桃仁、油菜、慈姑、黑豆等。酒可少量常饮，醋可多吃，适合喝山楂粥、花生粥等。

（3）培养积极乐观的情绪。

刮拭要点

背部：天宗穴、心俞穴、膈俞穴、肝俞穴、胆俞穴

胸腹部：中庭穴

下肢部：血海穴

刮痧治疗

刮痧取穴

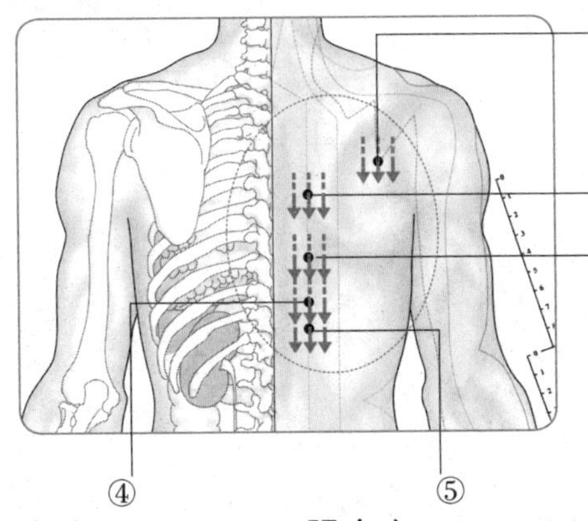

① **天宗穴：**肩胛部，当冈下窝中央凹陷处，与第4胸椎相平。

② **心俞穴：**背部，当第5胸椎棘突下，旁开1.5寸。

③ **膈俞穴：**背部，当第7胸椎棘突下，旁开1.5寸。

④ **肝俞穴：**背部，第9胸椎棘突下，旁开1.5寸。

⑤ **胆俞穴：**背部，第10胸椎棘突下，旁开1.5寸。

刮法	刺激程度	次数
平刮、平面按揉	轻度	30

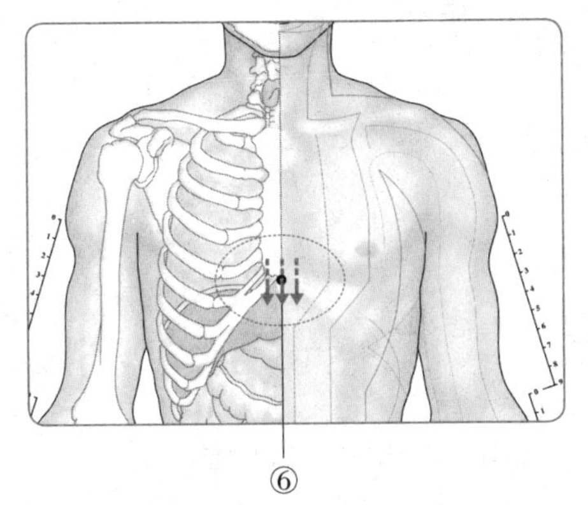

⑥ **中庭穴：**胸部，当前正中线上，平第5肋间隙，即胸剑联合的中点。

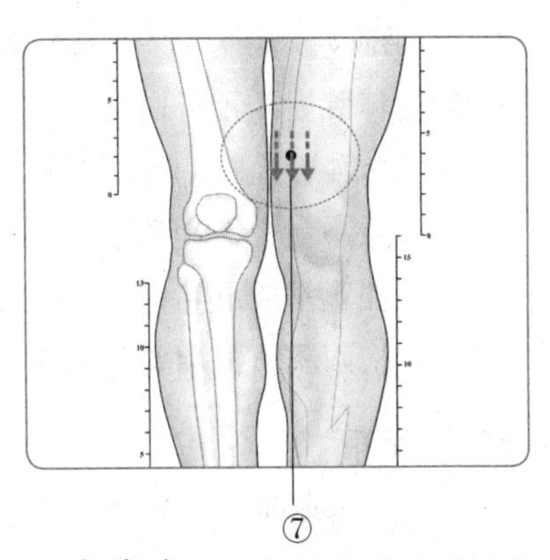

⑦ **血海穴：**大腿内侧，髌底内侧端上2寸，股四头肌内侧头的隆起处。

食疗保健

山楂红糖汤

山楂10颗，红糖适量。先把山楂冲洗干净后去核打碎，放入锅中，用清水煮大概20分钟，用红糖调味食用。

黑豆川芎粥

川芎10克，黑豆25克，粳米50克，红糖适量。把川芎用纱布包裹，和黑豆、粳米一起加水煎煮熟，加适量红糖调味即可食用。

24 痰湿体质刮痧法

由于水液内停致痰湿凝聚而出现的以黏滞重浊为主要特征的体质状态。表现为体内代谢废物堆积，不能及时排出体外。

成因

先天遗传，或后天过食肥甘油腻。

形体特征

形体肥胖，腹部松软。

性格特征

性格温和，稳重谦逊，和蔼，善于忍耐。

常见表现

（1）面部皮肤油脂较多，多汗且黏，胸闷，痰多。

（2）舌体胖大，舌苔白腻或甜。

（3）面色淡黄而暗，眼睑微肿，容易困倦。

（4）身重不爽，喜食肥甘甜腻。

（5）大便正常或不实，小便不多或微混浊。

（6）对梅雨季节及潮湿环境适应能力差，易患湿证。

易患疾病

高血压、糖尿病、肥胖症、高脂血症、痛风、冠心病、脑血管疾病。

养生要点

（1）不宜长久居住在潮湿的环境里。

（2）少食肥甘厚味，酒类也不宜多饮，吃饭勿过饱。

（3）应长期坚持散步、慢跑、球类、游泳、武术等活动锻炼。

刮拭要点

背部：肺俞穴、脾俞穴、三焦俞穴

胸腹部：中府穴、上脘穴、石门穴、关元穴

下肢部：公孙穴

刮痧治疗

刮痧取穴

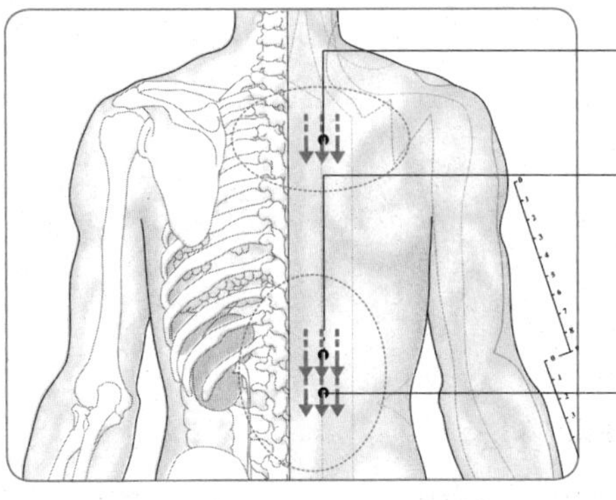

①肺俞穴：背部，第3胸椎棘突下旁开1.5寸。

②脾俞穴：背部，当第11胸椎棘突下，旁开1.5寸。

③三焦俞穴：背部，第1腰椎棘突下，旁开1.5寸。

刮法	刺激程度	次数
面刮、垂直按揉	中度	60

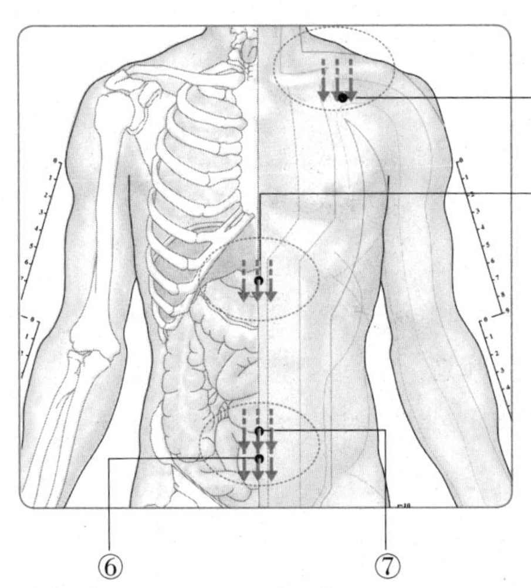

④中府穴：胸前壁的外上方，云门穴下1寸，前正中线旁开6寸，平第1肋间隙处。

⑤上脘穴：上腹部，前正中线上，当脐中上5寸。

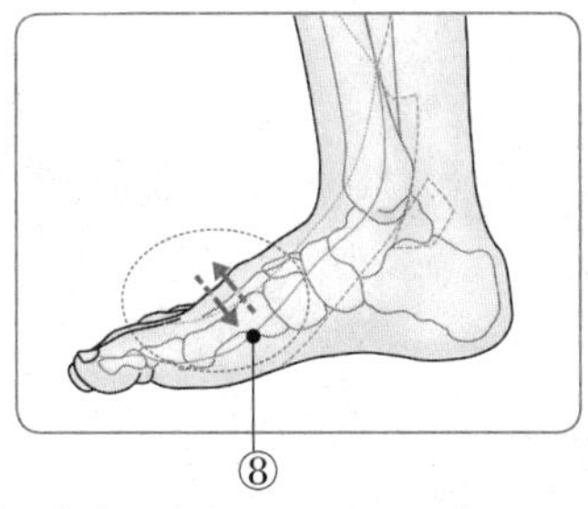

⑥关元穴：脐下3寸，前正中线上。

⑦石门穴：下腹部，前正中线上，当脐中下2寸。

⑧公孙穴：足内侧第1跖骨基底部前下缘，第1趾关节后1寸处。

食疗保健

荷叶陈皮饮

鲜荷叶20克，陈皮15克，蒲黄粉10克。将所有材料洗净后同入砂锅，加适量水，大火煮沸后用小火煮15分钟，调入蒲黄粉拌均匀，然后小火煮至沸即可食用。上下午分服。

陈皮茯苓粉

陈皮300克，茯苓450克，薏苡仁300克。三者共研磨成细粉，用温开水送服，每日2次，每次15克。

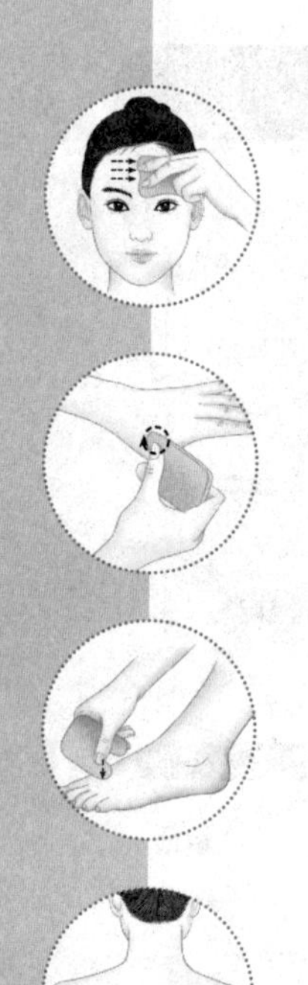

本章看点

- 安心养神刮痧法

心神为身体之主，刮拭神堂、心俞等穴以安定心神

- 益气养肺刮痧法

肺为心之辅，可刮拭肺俞、魄户等穴来增强肺功能

- 调理脾胃刮痧法

消化系统供给人营养，刮拭重点在脾俞等穴

- 壮腰强肾刮痧法

人的精力来自于肾的收藏，刮拭肾俞等穴强健肾脏

- 平肝理气刮痧法

人的坚韧品质由肝脏决定，刮痧要穴为肝俞、胆俞等

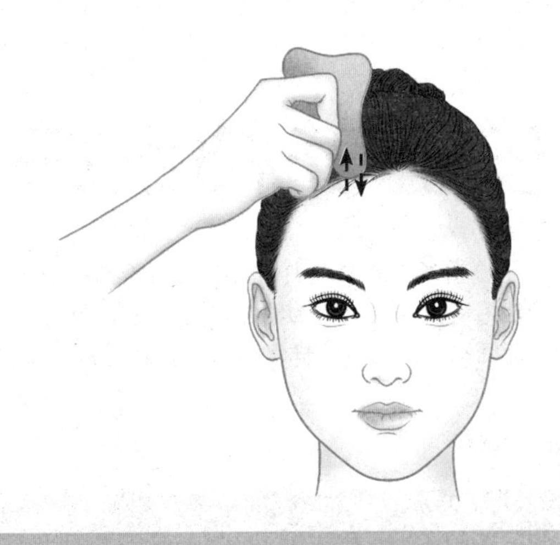

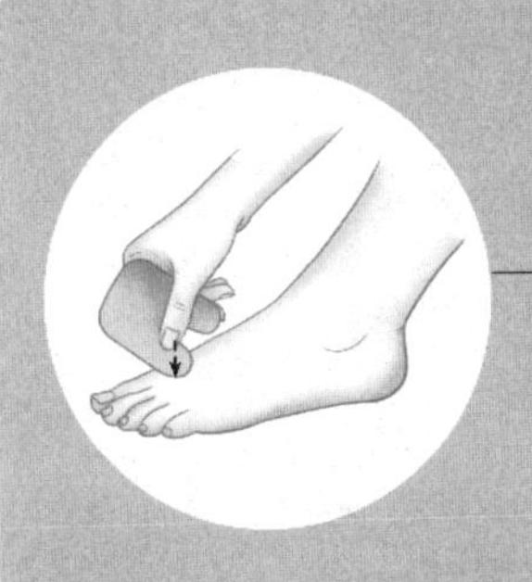

第五章
根据自身需求来刮痧
——自主刮痧法

每个人都有自身的实际需求，有的想安心养神，有的要益气养肺，有的为调理脾肠胃，有的需壮腰强肾，有的想平肝理气。因此刮痧也要从实际出发，要因材刮拭。通过本章内容，大家可以对照自身的健康情况对症刮痧。每节内容包括脏腑疾病的概述、健康自诊、养生处方笺等。

25 安心养神刮痧法

心相当于人身体中的君主，主管精神意识、思维活动等，有统率协调全身各脏腑功能活动的作用。作为君主的心脏尤为重要，只有心的活动功能健全，其余各脏腑的功能活动才正常。这样保养身体，就可以长寿，而且终生不会患上严重的疾病。

心病

心火炽盛

主要症状：心烦失眠，面红目赤，口干咽燥，口舌糜烂。舌尖红或起刺，脉数。

治疗方法：泻心火，用黄连、竹叶、生地黄、木通、栀子等。

心阳虚

主要症状：心悸，气喘，口唇青紫，胸闷，舌淡苔白，脉细或大而无力。

治疗方法：温通血脉，振奋心阳，用丹参、附子、红花、肉桂等。

心阴虚

主要症状：心悸，失眠，多梦，体虚，盗汗。舌质红，脉细数或细弱。

治疗方法：养心安神，用当归、远志、麦冬、生地黄、酸枣仁、柏子仁等。

健康自诊

①经常感到心悸和气喘→心脏功能衰弱

②心脏、胸部到咽喉下方，常感到快要窒息般的痛苦→心脏功能衰弱

③不容易入睡→心脏功能亢进，火热太盛或心脏营养失调，活力降低

④容易健忘→心脏营养失调，活力降低

⑤偶尔会口齿不清→心脏营养失调，活力降低

⑥稍微运动就汗流浃背→心脏功能衰弱

⑦手脚异常肿胀→心经循环发生了异常

⑧左侧肩胛骨、颈部及肩膀感到僵硬酸痛→心经循环发生了循环异常

刮拭要点

背部：厥阴俞穴、神堂穴、心俞穴

胸腹部：膻中穴、巨阙穴

上肢部：神门穴、通里穴

刮痧治疗

刮痧取穴

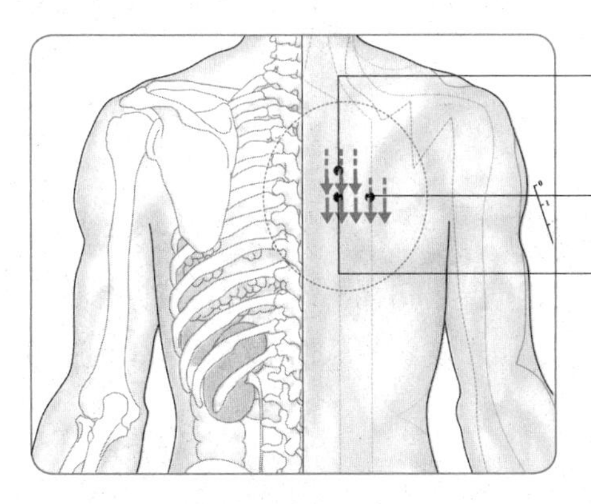

① 厥阴俞穴：在第 4 胸椎棘突下，旁开 1.5 寸处。

② 神堂穴：第 5 胸椎棘突下，旁开 3 寸。

③ 心俞穴：背部，在第 5 胸椎棘突下，旁开 1.5 寸。

刮法	刺激程度	次数
面刮、平面按揉	中度	30

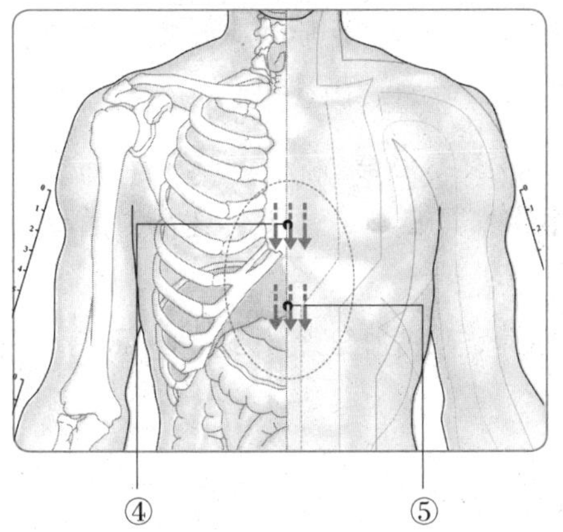

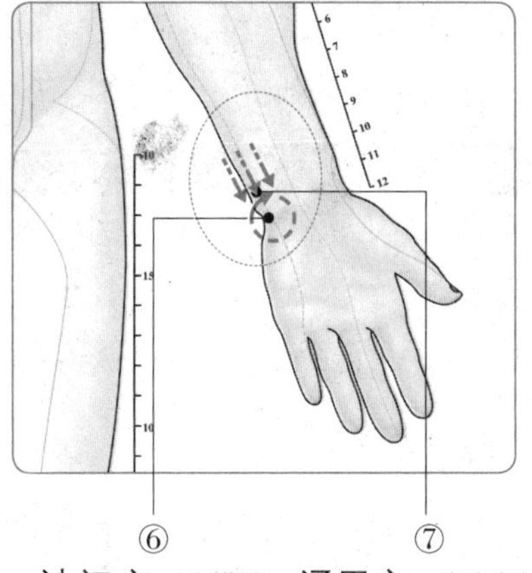

④ 膻中穴：胸部，当前正中线上，平第 4 肋间隙，两乳头连线的中点。

⑤ 巨阙穴：脐上 6 寸，前正中线上。

⑥ 神门穴：腕横纹尺侧端，尺侧腕屈肌腱的桡侧凹陷处。

⑦ 通里穴：前臂掌侧，当尺侧腕屈肌腱的桡侧缘，腕横纹上 1 寸。

养心处方笺

1 饮食：多吃红色、苦味食物

红色食物：胡萝卜、红豆、西红柿、草莓、无花果、西瓜、莲子。

苦味食物：苦瓜。

2 生活习惯：轻松运动能强化心血管

散步或慢跑等轻松的运动，都有助于锻炼心脏功能。

入浴时不要用太热的水，水位高度也不要超过心脏。过热的水会增加心脏的负担。

3 季节注意事项：酷暑或严寒天气对心脏有“杀伤力”

过冷或过热的天气都会增加心脏的负担。

在夏天或冬天时，尽量让身体处于最舒适的环境中。

26 益气养肺刮痧法

肺位于心上，像辅佐君主的“宰相”一样，主一身之气，协助心脏调节全身的功能活动。肺是人身之气的根本，是藏魄的地方。

肺病

痰热蕴肺

主要症状：咳嗽，痰黄稠，或脓样，或血痰，气喘，口渴喜饮。舌苔黄，脉数。

治疗方法：清肺化痰，用黄芩、竹沥、半夏、桑白皮、冬瓜仁、海蛤壳、鱼腥草、芦根等。

肺气虚

主要症状：气短，气喘，痰液稀薄，声音低缓，怕冷。舌质淡，脉软无力。

治疗方法：补益肺气，用党参、五味子、黄芪、百合、山药等。

肺阴虚

主要症状：咽干口燥，咳嗽少痰，或痰中带血，低热，失眠，盗汗。舌质红，脉细数。

治疗方法：养阴清肺，用百合、麦冬、生地黄、功劳叶、鳖甲、沙参等。

健康自诊

①有过敏性皮炎、鼻炎等→肺功能衰弱

②容易哮喘→肺功能衰弱

③喉咙及支气管较弱→肺功能衰弱

④经常感冒→肺功能虚弱

⑤背上的胎毛很多→肺功能衰弱而出现的自我保护现象

⑥容易便秘→大肠功能衰弱

⑦身体容易水肿→肺经循环发生了异常

刮拭要点

背部：肺俞穴、魄户穴

上肢部：太渊穴、列缺穴

下肢部：涌泉穴

刮痧治疗

刮痧取穴

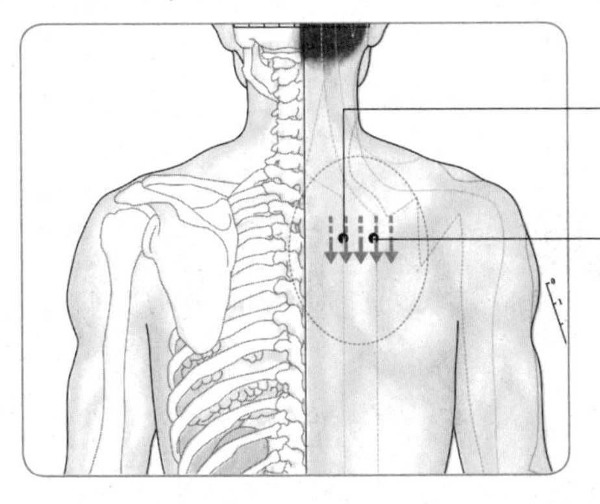

① 肺俞穴：第 3 胸椎棘突下，旁开 1.5 寸。

② 魄户穴：第 3 胸椎棘突下，旁开 3 寸。

刮法	刺激程度	次数
面刮	重度	30

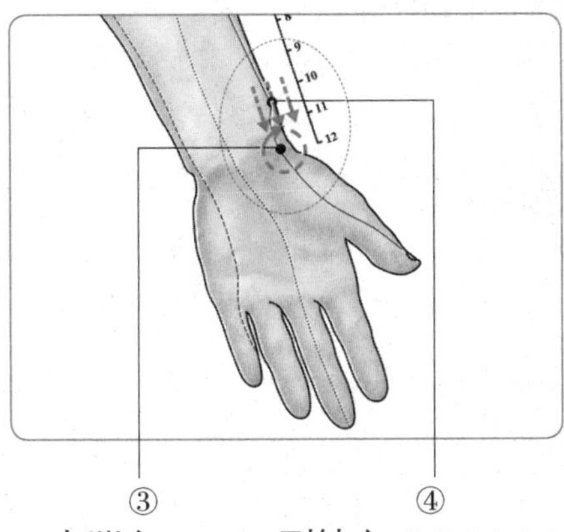

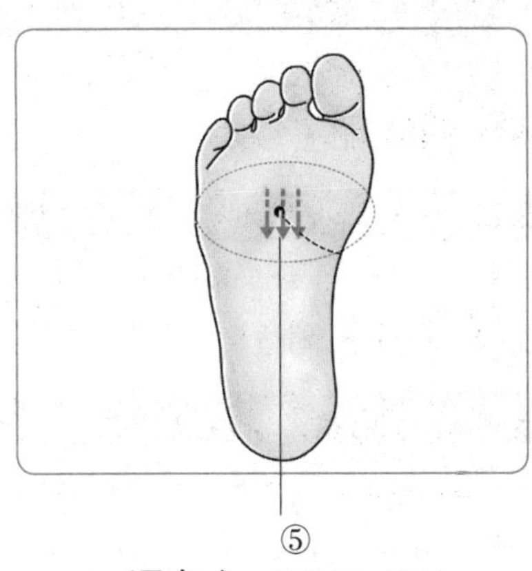

③ 太渊穴：在腕掌侧横纹桡侧，桡动脉搏动处。

④ 列缺穴：桡骨茎突上方，腕横纹上 1.5 寸，当肱桡肌与拇长展肌腱之间。

⑤ 涌泉穴：足前部凹陷处，第 2、3 趾趾缝纹头端与足跟连线的前 1/3 处。

养肺处方笺

1 饮食：多吃白色、辛味食物

白色食物：白萝卜、土豆、白果、雪梨。

辛味食物：洋葱、生姜、辣椒、大蒜。

2 生活习惯：新鲜的空气是肺的良药

呼吸清晨的新鲜空气能够强化呼吸系统功能。

慢跑或摩擦皮肤能够适度刺激呼吸系统或皮肤，帮助消化。

3 季节注意事项：秋天是呼吸系统最容易受损的时期

在气候干冷的秋天，呼吸系统特别容易出毛病，必须注意。

由夏入秋之际，要特别注意保暖保湿，并勤加漱口和清洗双手。

27 调理脾胃刮痧法

胃储运饮食水谷，是营卫之气产生的地方。脾和胃都相当于管理粮食仓库的官，主管接收和消化饮食，转化为营养物质供给人体。

脾胃病

胃热

主要症状：食后易饥，口渴多饮，或牙龈肿痛，口臭，便秘，或食入即呕吐。舌苔黄，脉数。

治疗方法：清胃热，用竹叶、芦根、石膏、大黄、知母等。

脾胃寒虚

主要症状：恶心呕吐，呃逆，脘腹冷痛，得热则减。舌苔白，脉弦。

治疗方法：温胃散寒，用生姜、吴茱萸、制半夏、川椒、木香、丁香等。

脾胃阳虚

主要症状：空腹胃痛加剧，口吐清水，得食痛减。舌苔白，脉沉细。

治疗方法：温阳暖胃，用干姜、吴茱萸、黄芪、桂枝、荜澄茄、木香等。

胃阴虚

主要症状：口干咽燥，胃脘疼痛，大便秘结。舌红少苔，脉细数。

治疗方法：益胃养阴，用麦冬、玉竹、白芍、甘草、石斛、沙参等。

健康自诊

①食欲不振→肠胃过冷，引起体内水分过剩

②常会有食欲异常亢奋的情形→肠胃功能太过亢奋

③经常感到胃痛或胃胀气→肠胃功能太过亢奋

④容易腹鸣、下痢→脾的运化功能降低，使得体内水分过剩

⑤肌肉无力→肠胃过冷而蠕动减缓

⑥身体偏瘦或过胖→肠胃吸收不好，出现消瘦或水肿而虚胖

⑦喜欢吃热食→肠胃功能降低

刮拭要点

背部：脾俞穴、意舍穴、胃俞穴、胃仓穴

上肢部：内关穴

下肢部：足三里穴、丰隆穴

刮痧治疗

刮痧取穴

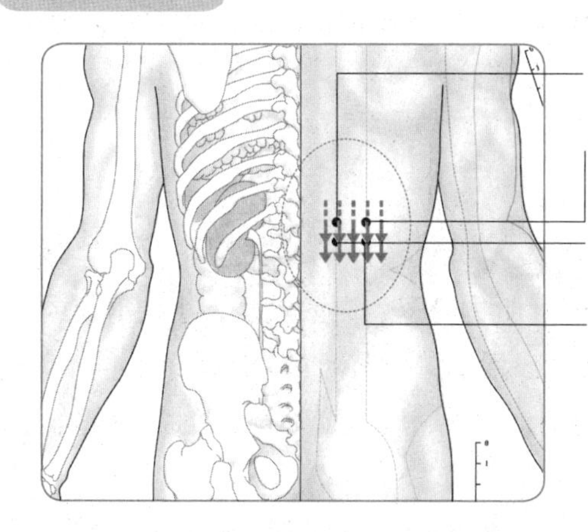

① **脾俞穴：**背部，当第11胸椎棘突下，旁开1.5寸。

② **意舍穴：**背部，当第11胸椎棘突下，旁开3寸。

③ **胃俞穴：**背部，第12胸椎棘突下，旁开1.5寸。

④ **胃仓穴：**背部，当第12胸椎棘突下，旁开3寸。

刮法	刺激程度	次数
面刮	中度	30

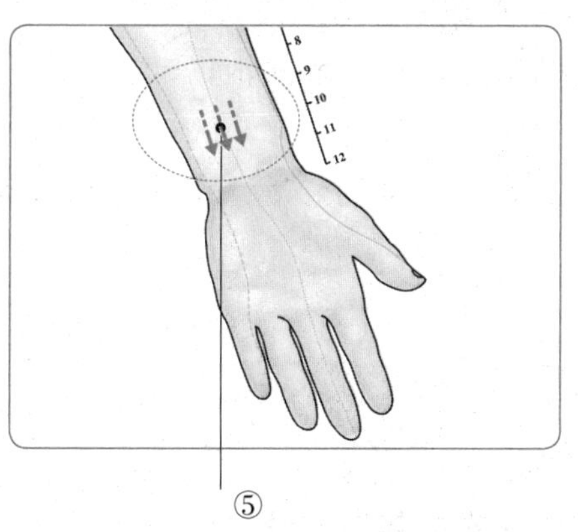

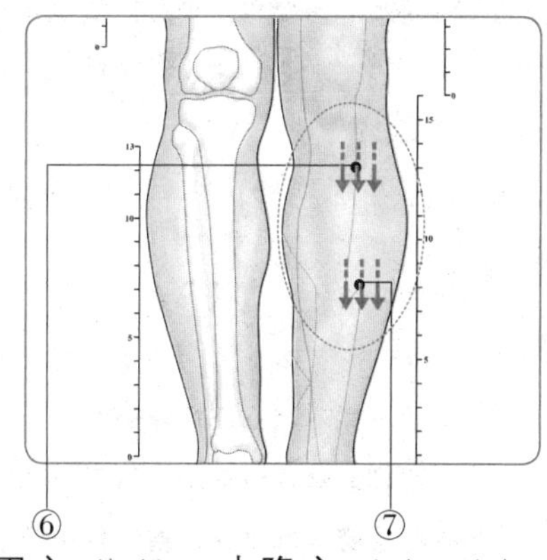

⑤ **内关穴：**前臂正中，腕横纹上2寸，在桡侧腕屈肌腱与掌长肌腱之间。

⑥ **足三里穴：**外膝眼下3寸，胫骨前嵴外1横指，当胫骨前肌上。

⑦ **丰隆穴：**在小腿前外侧，当外踝尖上8寸，条口穴外，距胫骨前缘2横指（中指）。

养脾胃处方笺

1 饮食：多吃黄绿色、酸味食物

南瓜、大豆、红薯、香蕉、柿子、苹果、玉米、莲藕。

2 生活习惯：细嚼慢咽，避免过度劳累是肠胃的最佳良药

肠胃方面的毛病，能够由细嚼慢咽得到改善。细嚼次数以30次为标准（食用难嚼食物则需50次）。

过度劳累或生气都会伤及肠胃，所以要找到适合自己的情绪宣泄渠道。

3 季节注意事项：潮湿季节要特别注意肠胃

在潮湿度高的长夏季节，不要摄取过多的水分，还要注意饮食卫生。

28 壮腰强肾刮痧法

肾是封藏的根本，是藏精的地方。精能生骨髓而滋养骨骼，故肾脏有保持人体精力充沛，体质强健的功能，是“作强之官”，主管智力与技巧。

肾病

肾阳不足

主要症状：面色淡白，怕冷，头晕，耳鸣，听力减退，腰酸肢软，小便清长或频数，男性阳痿或遗精，女性白带多而稀薄。舌质淡，苔薄白，脉沉细。

治疗方法：益肾温阳，用熟地黄、鹿角胶、附子、肉桂、狗脊、续断、菟丝子、仙灵脾等。

肾阴亏损

主要症状：头晕眼花，腰酸耳鸣，虚烦失眠，健忘，遗精早泄，口干。舌红少苔，脉细数。

治疗方法：滋阴益肾，用龟板、熟地黄、山萸肉、枸杞子、女贞子、天冬、潼蒺藜等。

健康自诊

①感觉排尿不顺→肾功能衰弱

②身体容易水肿→肾功能降低，体内水分平衡失调

③容易疲劳，体力不容易恢复→肾功能衰弱，身体老化

④性能力减退→肾功能衰弱，身体老化

⑤畏寒→肾功能衰退，身体能力下降

⑥手脚无力→肾功能衰退，身体能力下降

⑦手脚发热→肾功能不好

⑧午后体温会稍稍偏高→肾功能不好

⑨耳鸣或有中耳炎，有听力障碍→肾经循环异常，气血不足

刮拭要点

背部：三焦俞穴、肾俞穴、命门穴、膀胱俞穴

胸腹部：中极穴、章门穴

上肢部：尺泽穴

刮痧治疗

刮痧取穴

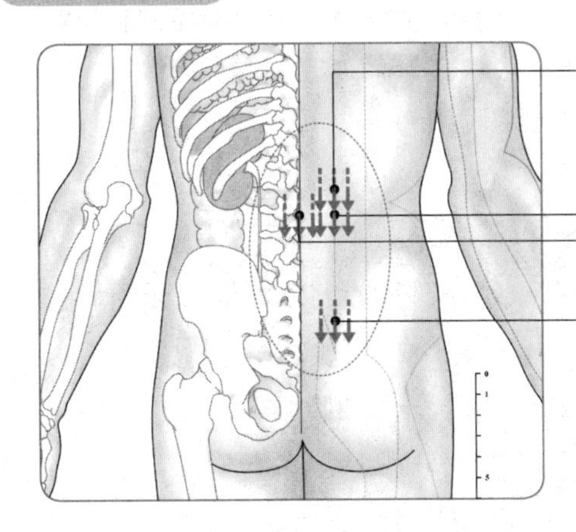

① **三焦俞穴：**背部，第1腰椎棘突下，旁开1.5寸。

② **肾俞穴：**腰部，当第2腰椎棘突下，旁开1.5寸。

③ **命门穴：**腰部，当后正中线上，第2腰椎棘突下凹陷中，肚脐正后方处。

④ **膀胱俞穴：**后正中线旁开1.5寸，平第2骶后孔。

刮法	刺激程度	次数
面刮、平面按揉	中度	60

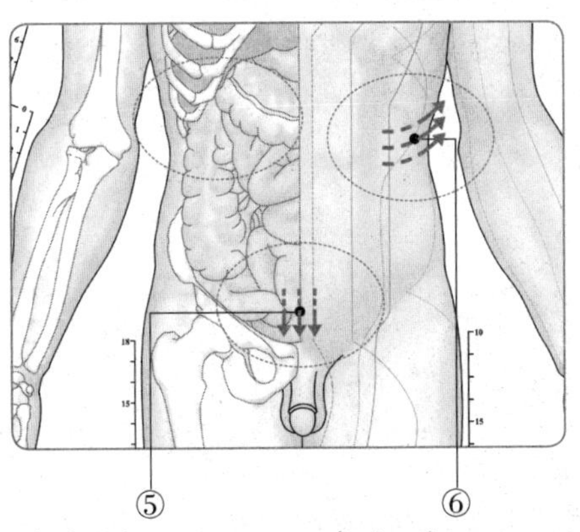

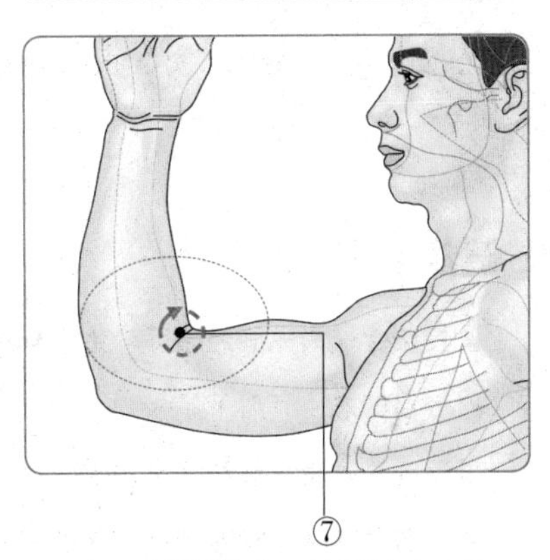

⑤ **中极穴：**下腹部，前正中线上，当脐中下4寸。

⑥ **章门穴：**侧腹部，当第11肋游离端的下方。

⑦ **尺泽穴：**肘横纹中，肱二头肌腱桡侧凹陷处。

养肾处方笺

1 饮食：多吃黑色、咸味或口感滑腻的食物

黑豆、黑木耳、黑芝麻、山药、海带、海参、紫菜、鱿鱼。

2 生活习惯：腰腿部的衰弱表示肾功能衰弱

随时随地注意运动锻炼下半身，并让自己出汗。

3 季节注意事项：冬天穿厚暖的衣服要比待在有暖气的屋子里好

过冷是肾脏的大敌，在寒冷的季节要注意保暖。

待在有暖气的屋子里除了浪费电力，还会对身体造成不好的影响。

29

平肝理气刮痧法

肝是人体耐受疲劳的根本，是藏魂的地方。肝相当于人身体中的将军，主管谋略。胆的性格坚毅果敢，刚直不阿，因此可以把它比做“将军”之官，具有决断力。

肝病

肝气郁结

主要症状：胸闷，胃痛，恶心呕吐，嗳气，或出现腹泻，泻后腹痛无明显减轻，脉弦。

治疗方法：疏肝理气，用白芍、柴胡、川楝子、香附、郁金等。

肝阴亏虚

主要症状：耳鸣，眼花，头晕头痛，面部发热，夜不能寐。舌红少苔，脉弦细数。

治疗方法：养阴潜阳，用女贞子、生地黄、旱莲草、酸枣仁、白芍、牡蛎、珍珠母等。

健康自诊

①情绪起伏大→肝经循环发生了异常

②容易健忘→肝血不足

③不容易入睡→肝经循环发生了异常

④不容易熟睡，常做梦→肝经循环发生了异常

⑤食欲忽大忽小→肝功能异常，抑制了肠胃的蠕动

⑥经常性的反复便秘及下痢→肝功能异常，抑制了肠胃的蠕动

⑦精力减退→很有可能是肝、肾出了问题

⑧肩膀部位肌肉僵硬、小腿痉挛→肝血不足

⑨指甲发白而脆弱→肝血不足

刮拭要点

背部：肝俞穴、胆俞穴

上肢部：内关穴

下肢部：阳陵泉穴、光明穴、曲泉穴

刮痧治疗

刮痧取穴

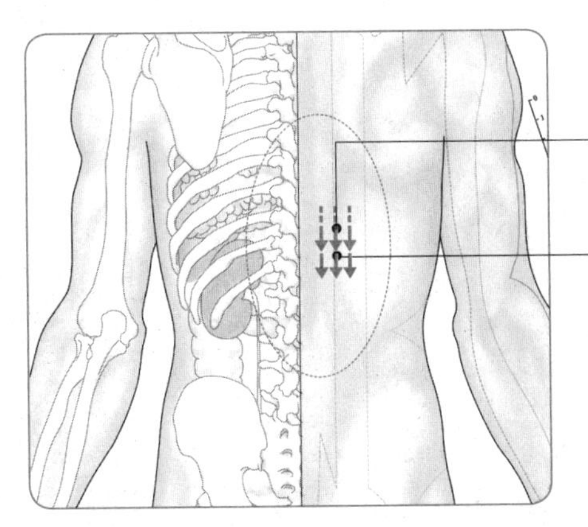

① **肝俞穴：**背部，当第 9 胸椎下，旁开 1.5 寸。

② **胆俞穴：**背部，第 10 胸椎棘突下，旁开 1.5 寸。

刮法	刺激程度	次数
面刮、平面按揉	轻度	30

③ **内关穴：**前臂正中，腕横纹上 2 寸，在桡侧腕屈肌腱与掌长肌腱之间。

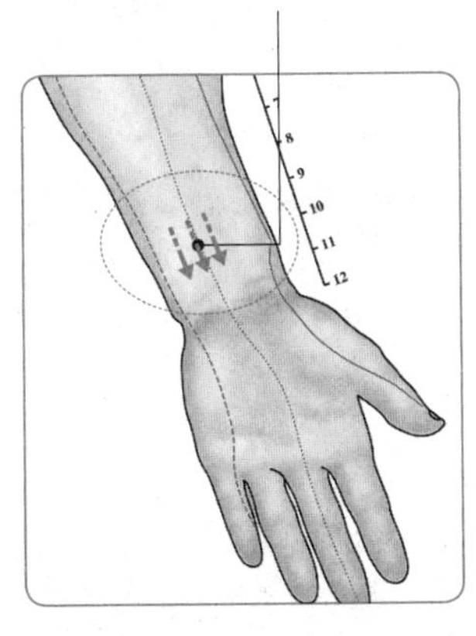

④ **曲泉穴：**膝关节内侧横纹头内侧端，股骨内侧髁的后缘，半腱肌、半膜肌止点的前缘凹陷处。

⑤ **阳陵泉穴：**膝盖斜下方，小腿外侧之腓骨小头稍前凹陷中。

⑥ **光明穴：**小腿外侧，当外踝尖上 5 寸，腓骨前缘。

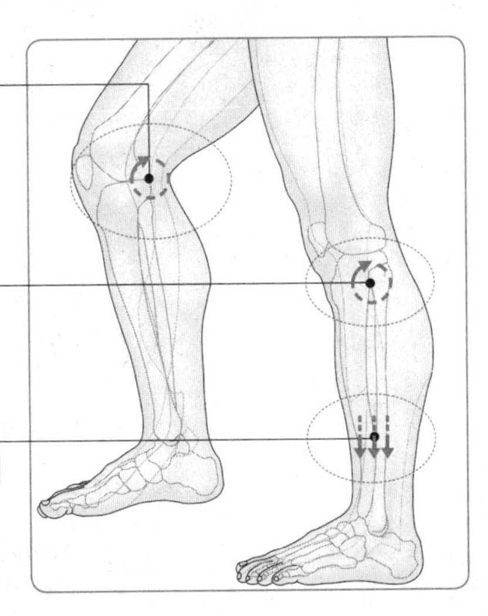

养肝处方笺

1 **饮食：多吃黄绿色、酸味食物**

菠菜、油菜、芹菜、橘子、柠檬、梅子、枇杷、橄榄。

2 **生活习惯：控制不良情绪，保证良好的睡眠**

肝脏的恢复、血液的净化都是在睡眠中进行的。所以，要尽可能在夜晚12点之前入睡。

生气或情绪紧张会伤害肝脏，当生气或紧张时请先深呼吸让心情平静下来。

3 **季节注意事项：春天是肝脏活动最旺盛的时期**

代谢活动旺盛的春天也是肝脏活动最为旺盛的时期。

这时要注意充分休息，避免让肝脏过于疲劳。

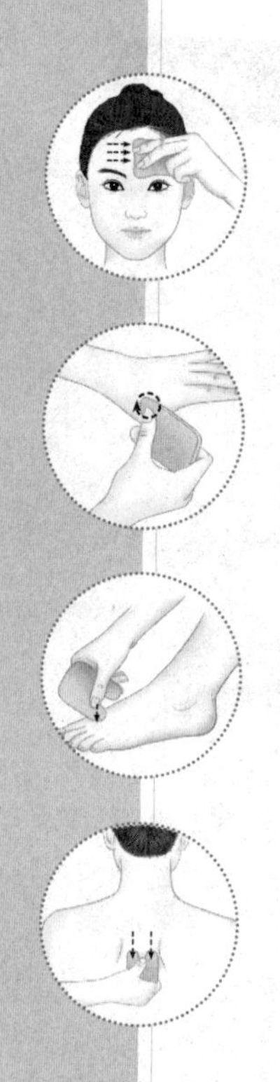

本章看点

- **肺炎**
  肺部发生炎性改变，刮痧身柱等穴位
- **支气管炎**
  呼吸系统的慢性非特异性炎症，刮痧要穴为风门等
- **支气管扩张**
  支气管管壁组织被破坏，刮拭肺俞等穴以治疗
- **哮喘**
  支气管痉挛引起的病症，刮拭肺俞等要穴
- **高血压**
  心、脑等器官的器质性变化，刮拭要穴为风府等
- **慢性胃炎**
  慢性胃黏膜炎性病变，刮拭要点为肝俞等穴位
- **胆囊炎**
  胆囊炎性病变，刮拭肝俞、胆俞等穴有显著疗效
- **肝硬化**
  肝脏的病理性硬化，可刮拭大椎、心俞等要穴
- **胃下垂**
  胃下垂至生理最低线以下，刮痧要穴为脾俞等
- **肾小球肾炎**
  肾脏弥漫性非化脓性炎症，刮拭脾俞等穴来治疗
- **癫痫**
  患者发病时意识丧失，全身抽搐，刮拭百会等穴
- **甲状腺功能亢进**
  身体的代谢功能亢进，可刮拭承浆等穴
- **糖尿病**
  人体糖代谢紊乱，刮痧要穴是大椎等

……

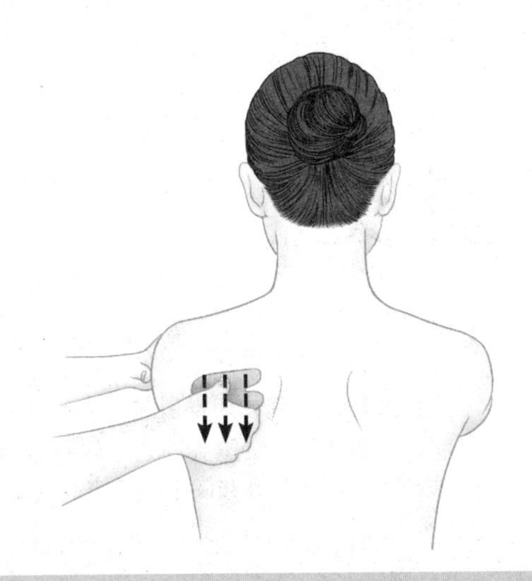

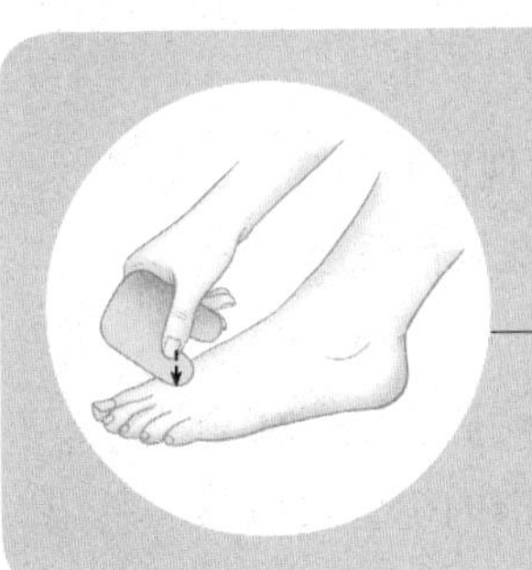

第六章 内科病症的刮痧疗法

本章主要介绍了肺炎、支气管炎、支气管扩张、哮喘、高血压、慢性胃炎、胆囊炎、肝硬化等17种常见内科病症的刮痧疗法。每节内容包括疾病的高发人群、高发季节、症状简介、疾病诊断、预防方法、刮痧治疗、食疗保健等。

30 肺炎

高发人群
婴幼儿、老年人、有慢性疾患及免疫功能低下的患者
高发季节 春 夏 秋 冬

肺炎是由细菌或病毒引起的急性肺部炎症。可由多种细菌、真菌、病毒或寄生虫引起，化学物质、过敏等因素也能引起肺炎。肺炎按照发病部位来区分，可分为大叶性肺炎、小叶性肺炎和间质性肺炎，尤其以大叶性肺炎居多。

诊断

（1）突然起病，寒战，高热，胸痛，咳嗽，咳铁锈色痰，出现口唇疱疹。

（2）病变部位叩诊有浊音，呼吸音减弱，听到湿罗音，语颤及支气管语音增强。

（3）血液中白细胞总数及中性粒细胞数增高。

（4）大叶性肺炎的病理过程分为充血、实变、消散三期。发病后 12 ～ 24 个小时为充血期，肺部毛细血管扩张，肺泡内有少量浆液渗出，肺泡内仍含大量气体。X 线检查无明显或仅有局部肺纹理增粗。发病后 24 个小时左右，肺泡内充满炎性渗出物，病变逐步发展为实变期。X 线表现为密度均匀增加的致密影，先沿肺叶周边开始，逐渐向肺门扩展。如累及肺叶全部，则呈大片均匀致密影，以叶间裂为界，边界清楚，形状与肺叶的轮廓一致，不同肺叶的大叶性实变，形状不同，X 线表现亦异。

预防

1 通过接种肺炎链球菌疫苗“纽莫法23”来预防肺炎链球菌的感染。

2 预防感冒，及早治愈感冒。

3 防止血源性感染，如皮肤软组织感染、败血症等。

4 注意锻炼，提高身体免疫力。

5 合理膳食，适时增减衣服。

刮拭要点

背部：身柱穴、肺俞穴
胸腹部：膻中穴
上肢部：孔最穴、太渊穴
下肢部：丰隆穴

刮痧治疗

刮痧取穴

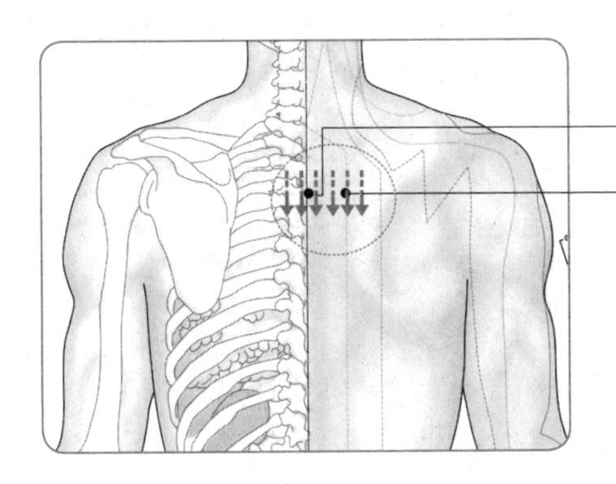

① **身柱穴：**背部，第3胸椎棘突下凹陷中。

② **肺俞穴：**背部，第3胸椎棘突下，旁开1.5寸。

刮法	刺激程度	次数
面刮、平面按揉	轻度	30

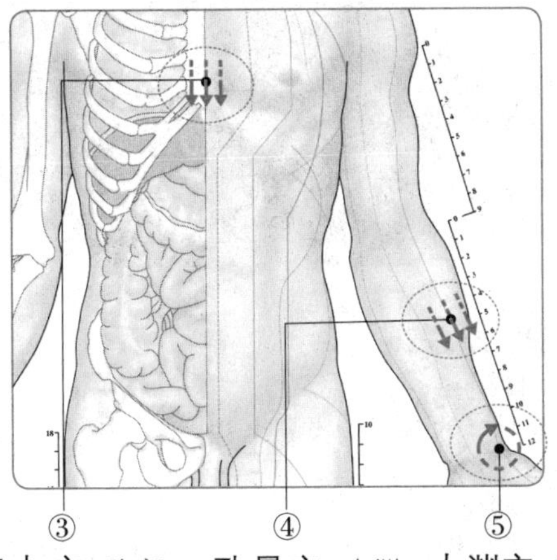

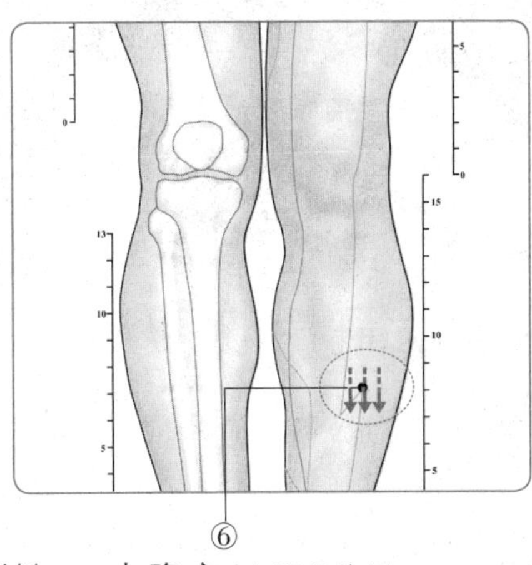

③ **膻中穴：**胸部，当前正中线上，平第4肋间隙，两乳头连线的中点。

④ **孔最穴：**太渊穴与尺泽穴连线上，太渊穴上7寸处。

⑤ **太渊穴：**腕掌侧横纹桡侧，桡动脉搏动处。

⑥ **丰隆穴：**小腿前外侧，当外踝尖上8寸，条口穴外，距胫骨前缘2横指。

专家提示

1. 肺炎患者宜选用菊花、鱼腥草、金银花、桑叶、牛蒡子、紫苏、川贝母、茯苓、木香等具有对抗葡萄球菌作用的中药材。

2. 宜选用白果、杏仁、柴胡、枇杷、莱菔子、薄荷等药材抑制肺炎性链球菌。

3. 同时在饮食方面，应进食瘦肉、奶类、鱼类等高蛋白食物。

肺炎的对症药膳

核桃百合芝麻粥

材料：

大米80克，白糖4克，葱8克，核桃仁、百合、杏仁、黑芝麻各适量

做法：

①大米泡发洗净；核桃仁、黑芝麻、杏仁均洗净；百合洗净，削去黑色边缘；葱洗净，切成葱花。

②锅置火上，倒入清水，放入大米煮至米粒开花。

③加入核桃仁、百合、杏仁、黑芝麻同煮至浓稠状，调入白糖拌匀，撒上葱花即可。

功效：

百合具有滋阴润肺的功效；杏仁善于止咳化痰；黑芝麻和核桃还有润肠通便的作用。本品十分适合肺炎的患者食用。

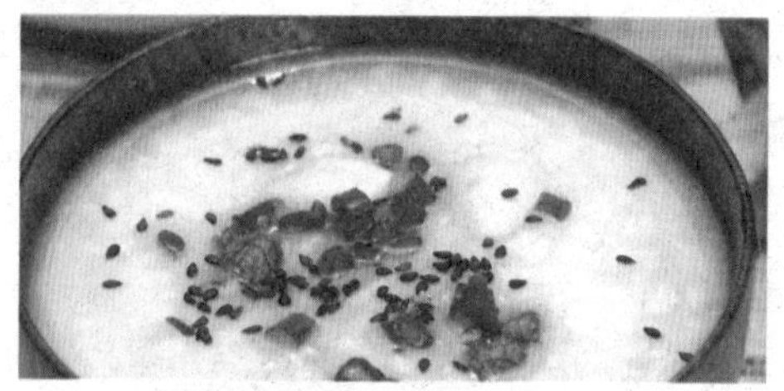

瓜蒌贝母蜂蜜粥

材料：

黑芝麻20克，瓜蒌仁12克，川贝母10克，大米80克，蜂蜜、葱花各适量

做法：

①大米泡发洗净；黑芝麻、瓜蒌仁、川贝母洗净。

②锅置火上，倒入清水，放入大米煮开。

③加入蜂蜜、黑芝麻、瓜蒌仁、川贝母同煮至浓稠状，撒上葱花即可。

功效：

本品具有润肺、止咳、化痰的功效，还能润肠通便，适合阴虚津亏型的便秘者、咳嗽痰多的肺炎患者等食用。

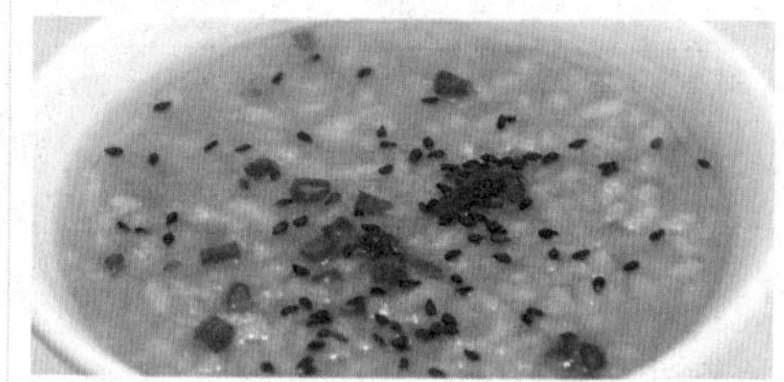

杏仁鲜果酸奶

材料：

酸奶200毫升，时令水果各适量，杏仁粉、白果各15克

做法：

①时令水果洗净、切块、备用，以草莓、猕猴桃、西瓜、香瓜、杨桃等比较合适。

②锅内不加油，待加热后倒入杏仁粉和研成粉末的白果粉，干炒至酥松即可起锅，等凉却后加入酸奶调匀。

③将做法②中的杏仁白果酸奶淋在水果上，即可食用。

功效：

本品具有滋阴润肺、止咳化痰的功效，适合咳嗽日久、干咳、咳痰不多、咽干口渴的肺炎患者食用。

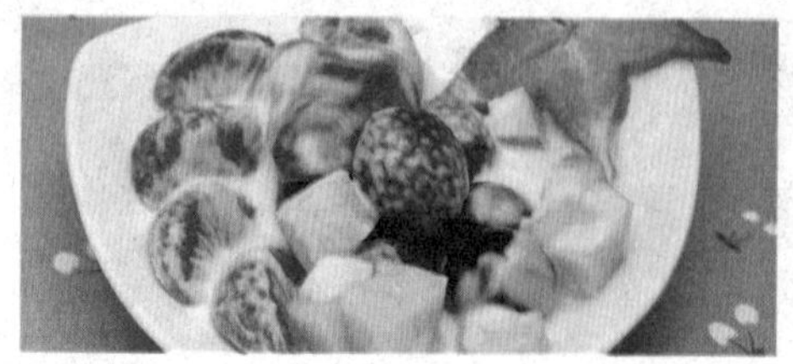

白果扒草菇

材料：

白果15克，草菇450克，陈皮6克，生姜丝10克，葱花、食用油、盐、味精、香油各适量

做法：

①将草菇洗净，切片；白果去皮发好；陈皮泡后切成丝。

②锅内加少许底油，下葱花、生姜丝爆香后，下入陈皮和草菇炒。

③最后加入白果，调入盐、味精、香油翻炒均匀即可。

功效：

本品补气健脾、止咳化痰，适用于咳吐白痰或咳嗽痰少的肺炎患者食用。

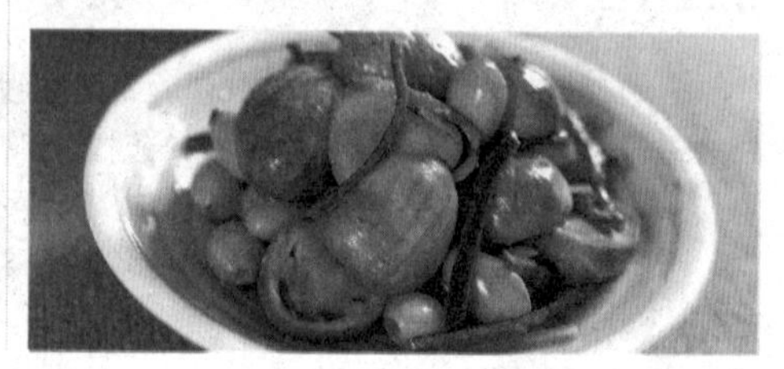

复方菊花茶

材料：

金银花21克，菊花、桑叶各9克，杏仁6克，芦根30克，蜂蜜适量

做法：

①将金银花、菊花、桑叶、杏仁、芦根用水略冲洗。

②放入锅中用水煮，将汤盛出。

③待凉后再加入蜂蜜即可。

功效：

本品具有清热润肺、止咳化痰的功效，可用于咳嗽、咳吐黄痰、发热、小便发黄的肺炎患者食用。

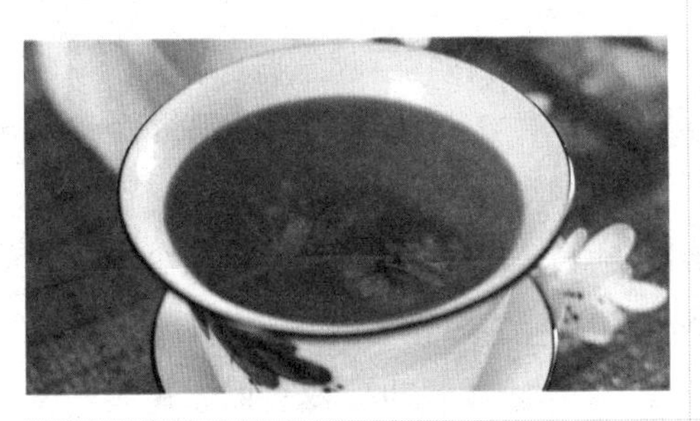

旋覆花乳鸽止咳汤

材料：

乳鸽1只，旋覆花、沙参各10克，山药20克，盐适量

做法：

①将乳鸽去毛及肠杂，洗净切块。

②山药、沙参洗净切片；将旋覆花放入药袋中，扎紧。

③将乳鸽、山药、沙参放入砂锅中，加适量水，加药袋及盐，用小火炖30分钟至肉烂，取出药袋即可。

功效：

本品清热化痰、补肺、益气养阴，适合痰热壅肺、肺气阴两虚型的慢性肺炎患者食用。

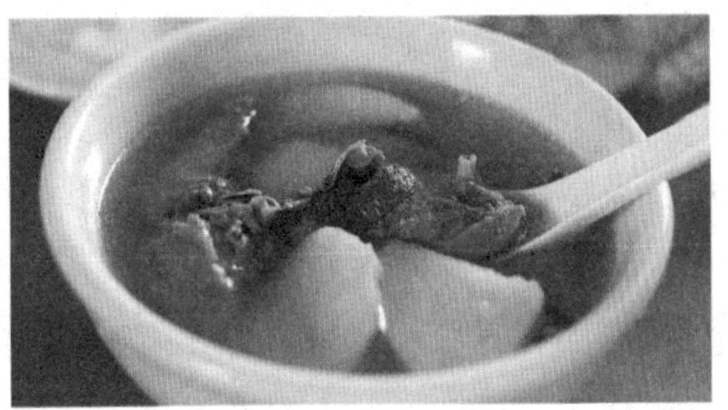

杏仁白萝卜炖猪肺

材料：

猪肺250克，杏仁30克，白萝卜200克，花菇50克，清汤、生姜片、盐、味精各适量

做法：

①猪肺反复冲洗干净，切成大块；杏仁、花菇浸透洗净；白萝卜洗净，带皮切成中块。

②将以上材料连同200毫升清汤、生姜片放入炖盅，盖上盅盖，隔水炖煮，先用大火炖30分钟，再用中火炖50分钟，后用小火炖1个小时即可。

③炖好后加盐、味精调味即可。

功效：

杏仁可止咳平喘，白萝卜可清热生津，猪肺治肺虚咳嗽。三者搭配，可敛肺定喘、止咳化痰、增强体质，适合肺炎患者食用。

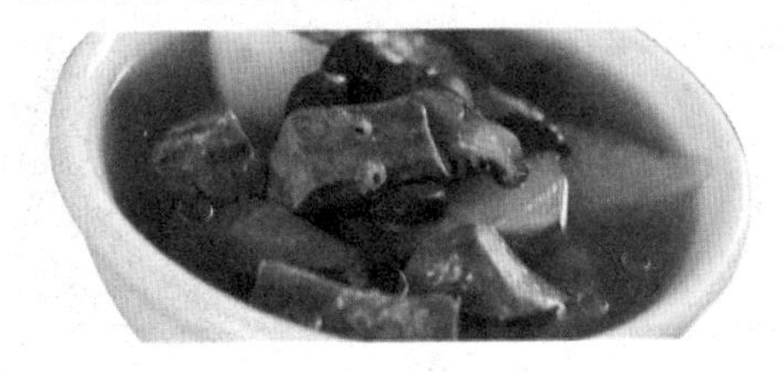

苹果雪梨煲牛腱

材料：

甜杏仁、苦杏仁、红枣各25克，苹果、雪梨各1个，牛腱90克，生姜、盐各适量

做法：

①苹果、雪梨洗净，去皮，切薄片；牛腱洗净，切块，氽烫后捞起备用。

②甜杏仁、苦杏仁、红枣和生姜洗净，红枣去核备用。

③将上述材料加水，以大火煮沸后，再以小火煮1.5个小时，最后加盐调味即可。

功效：

本品止咳定喘、滋阴润肺。适合咽喉发痒干痛，音哑的肺炎及肺结核患者食用。

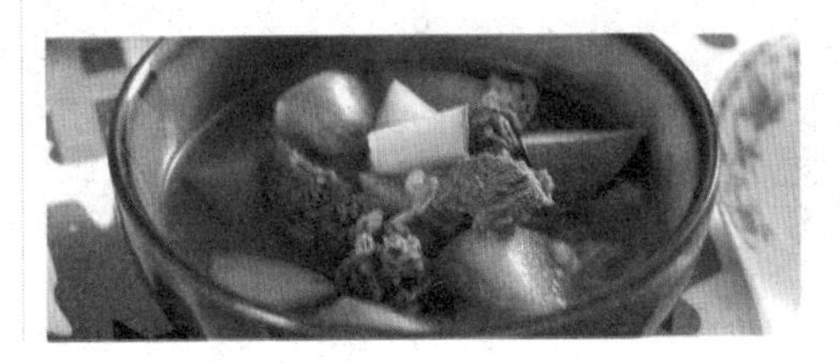

31 支气管炎

高发人群

中年以上的人

高发季节 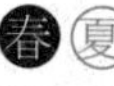

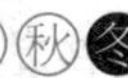

支气管炎是指气管、支气管黏膜及其周围组织的慢性非特异性炎症。临床上以长期咳嗽、咳痰或伴有喘息及反复发作为特征。支气管炎有急性、慢性之分。急性支气管炎是由病毒和细菌感染，或因物理、化学因素的刺激而引起的急性炎症。主要症状是咳嗽、胸骨后疼痛，偶尔也有哮鸣音和气急。慢性支气管炎也是由病毒、细菌感染或是由物理、化学因素刺激所引起的。

诊断

慢性支气管炎与急性支气管炎两者较易区别，可根据下述三方面鉴别。

（1）病史：急性支气管炎一般在发病前无支气管炎的病史，即无慢性咳嗽、咳痰及喘息等病史。而慢性支气管炎均有上述呼吸道感染病史。

（2）病程及症状：急性支气管炎起病较快，开始为干咳，以后咳黏痰或脓性痰。常伴胸骨后闷胀或疼痛、发热等全身症状，多在 3 ~ 5 天内好转，但咳嗽、咳痰症状常持续 2 ~ 3 周才恢复。而慢性支气管炎则以长期、反复而逐渐加重的咳嗽为突出症状，伴有咳痰。咳痰症状与感染与否有关，时轻时重。还可伴有喘息，病程迁延。

（3）并发症：急性支气管炎多不伴有阻塞性肺气肿及肺源性心脏病，而慢性支气管炎发展到一定阶段都伴有上述疾病。

预防

1 急性期患者在使用抗菌药物的同时，应用镇咳、祛痰药物。

2 保持室内空气流通和新鲜，控制和消除各种有害气体和烟尘，戒除吸烟的不良习惯，注意保暖。

3 加强体育锻炼，提高耐寒能力和身体抵抗力。

刮拭要点

背部：风门穴、肺俞穴

胸腹部：天突穴、膻中穴

上肢部：尺泽穴、太渊穴

刮痧治疗

刮痧取穴

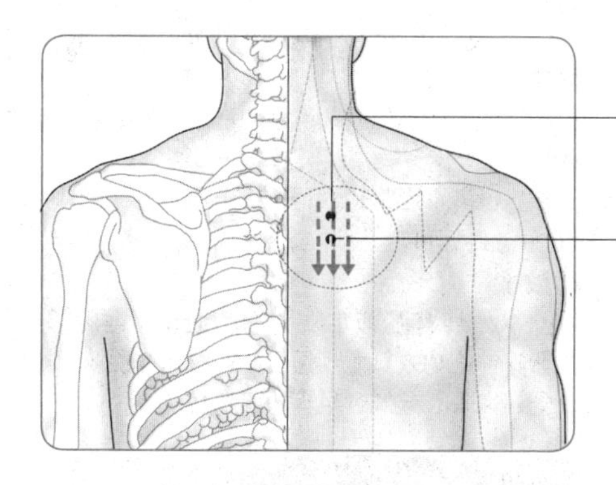

① **风门穴：**第2胸椎棘突下，后正中线旁开1.5寸。

② **肺俞穴：**背部，第3胸椎棘突下，旁开1.5寸。

刮法	刺激程度	次数
面刮、平面按揉	轻度	20

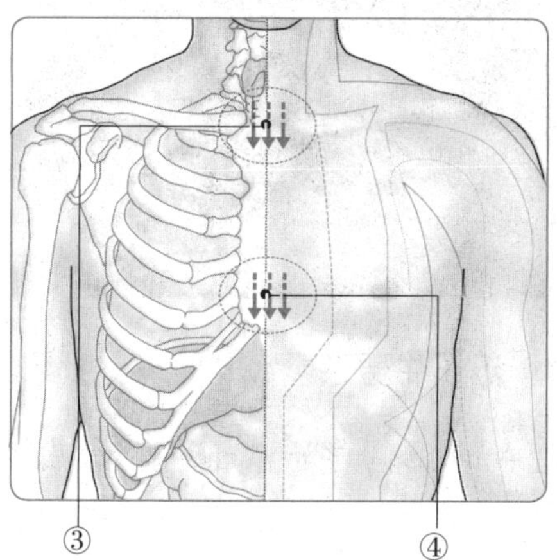

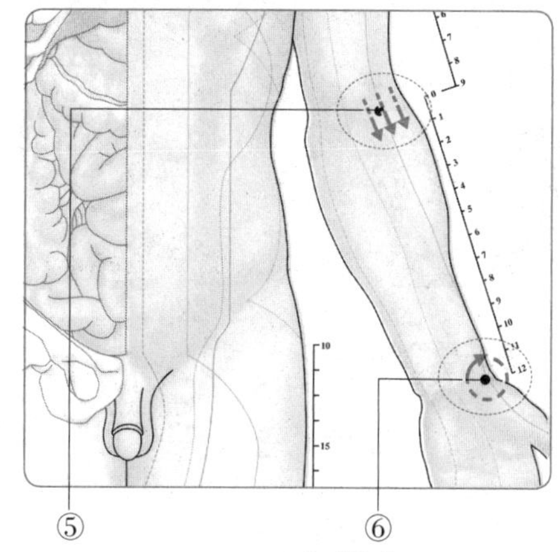

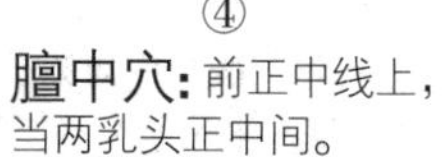

③ **天突穴：**胸骨上窝中央。

④ **膻中穴：**前正中线上，当两乳头正中间。

⑤ **尺泽穴：**上肢，肘横纹中，大筋外侧凹陷处，仰掌屈肘为穴。

⑥ **太渊穴：**腕掌侧横纹桡侧，桡动脉搏动处。

专家提示

1.慢性支气管炎患者宜选择杏仁、百合、知母、枇杷叶、桔梗、丹参、川芎、黄芪、梨等可以抑制病菌感染的药材和食材。

2.宜选择桑白皮、半夏、苏子、川贝母、鱼腥草、百部、核桃、猪肺、人参、白果、银耳、山药、杏仁、无花果等养肺益气、止咳化痰的药材和食物。

3.饮食方面宜清淡，忌辛辣刺激和肥甘厚味，忌烟和酒。

支气管炎的对症药膳

半夏桔梗薏苡仁汤

材料：

半夏15克，桔梗10克，薏苡仁50克，百合20克，冰糖适量

做法：

①半夏、桔梗用水略冲。

②将半夏、桔梗、薏苡仁、百合一起放入锅中，加水800毫升煮至薏苡仁熟烂。

③加入冰糖调味即可。

功效：

本品具有燥湿化痰、理气止咳的功效，适合痰湿蕴肺型的慢性支气管炎患者食用。

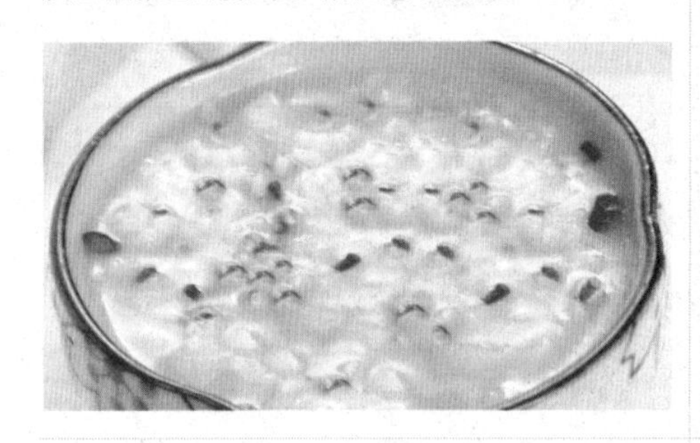

杏仁核桃牛奶饮

材料：

杏仁30克，核桃仁20克，牛奶200毫升

做法：

①将杏仁、核桃仁放入清水中洗净，与牛奶一起放入炖锅中。

②加适量清水后将炖锅置于火上烧沸，再用小火煎煮20分钟即可。

功效：

本品具有温肺定喘、润肠通便、健脾益胃、益智安神的功效。尤其适合肺虚咳嗽、便秘、神经衰弱、失眠、支气管炎等患者食用。

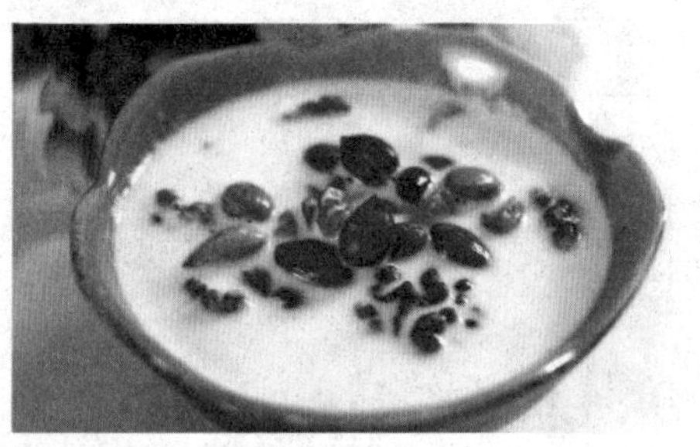

蜜心雪梨

材料：

雪梨1个，蜂蜜60毫升

做法：

①将雪梨洗净，挖出梨核。

②将蜂蜜倒入梨心中，入锅蒸熟即可。

③睡前食用，每日1次，连服20～30天。

功效：

本品具有润肺止咳、滋阴润燥的功效，适合患病日久的慢性支气管炎患者食用，症见干咳无痰或痰中带血丝、咽喉干燥等。

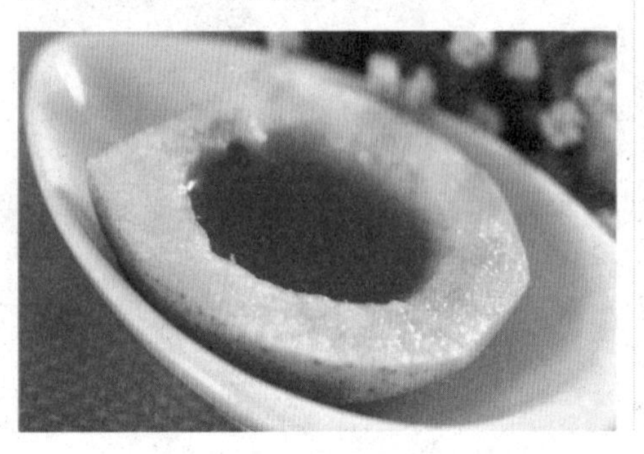

苏子牛蒡茶

材料：

苏子10克，牛蒡子10克，枸杞子5克，绿茶20毫升

做法：

①枸杞子洗净后与苏子、牛蒡子一起放入锅中，加500毫升水用小火煮至沸腾。

②倒入杯中后，再加入冰糖、绿茶汁搅匀即可饮用。

功效：

本品具有发散风热、化痰止咳的功效，适合风热型支气管炎患者饮用。

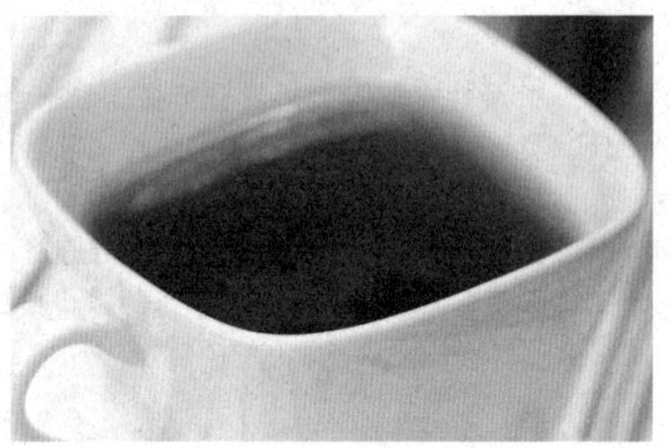

桑白杏仁茶

材料：

桑白皮、杏仁、枇杷叶各 10 克，绿茶叶 12 克，红糖 20 克

做法：

①将杏仁洗净，打碎。

②桑白皮、绿茶叶、杏仁、枇杷叶洗净，加水煎汁，去渣。

③加入红糖搅拌，即可饮用。

功效：

本品具有泻肺平喘、止咳化痰的功效，适合支气管炎，症见咳吐黄痰者饮用。

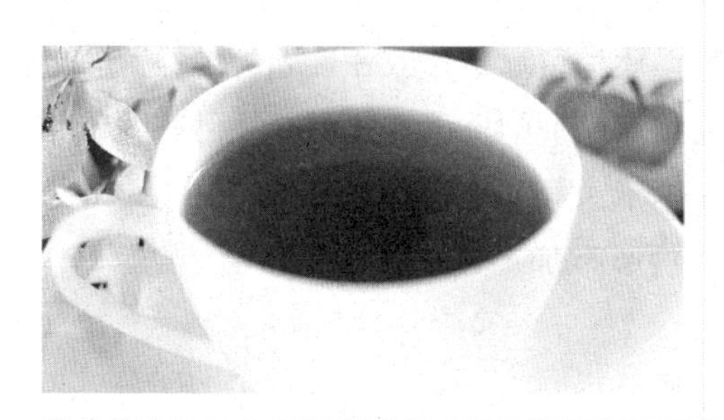

果仁鸡蛋羹

材料：

冬瓜仁、杏仁、核桃仁、柏子仁各 10 克，鸡蛋 2 个

做法：

①冬瓜仁、杏仁、核桃仁、柏子仁一起炒熟，混合均匀。

②打入鸡蛋液，调入适量的水。

③入锅蒸至蛋熟即成。

功效：

本品具有止咳化痰、安神、润肠通便的作用，适合肺气虚型支气管炎、肺炎的患者食用，但腹泻的患者不宜食用。

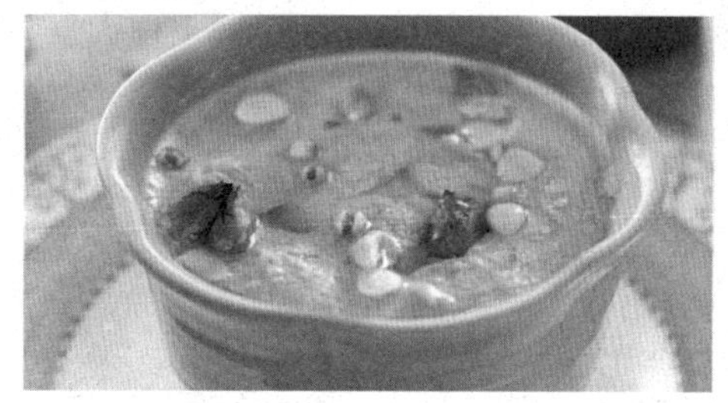

杏仁拌苦瓜

材料：

苦瓜 250 克，杏仁 50 克，枸杞子 10 克，香油、盐、鸡精各适量

做法：

①苦瓜剖开，去瓤，洗净切成薄片，放入沸水中焯至快熟，捞出，沥干水分，放入碗中。

②杏仁用温水泡一下，撕去外皮，掰成 2 瓣，放入开水中烫熟；枸杞子泡发洗净。

③将香油、盐、鸡精与苦瓜搅拌均匀，撒上杏仁、枸杞子即可。

功效：

本菜具有止咳化痰、提神健脑的功效，对肺热咳嗽、咳吐黄痰的支气管炎患者有食疗作用。此外，苦瓜对热毒痢疾、痈肿、热病烦渴、小儿痱子、眼结膜炎等病也有很好的食疗效果。

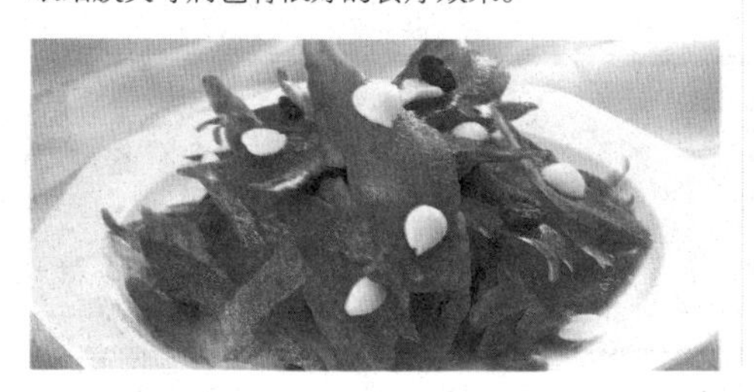

二仁汤

材料：

杏仁 10 克，瓜蒌仁 15 克，猪瘦肉 100 克，盐适量

做法：

①将猪瘦肉洗净，切细，备用。

②将猪瘦肉、杏仁、瓜蒌仁加适量水共煎汤，加盐调味即可。

功效：

本品具有清热化痰的功效，适合痰热壅肺型的支气管炎患者食用。

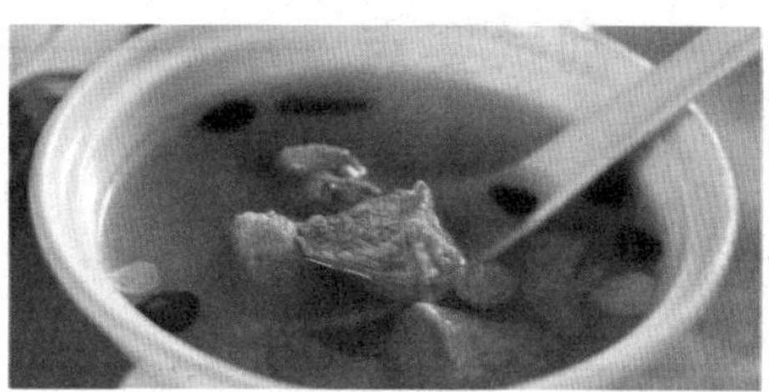

32 支气管扩张

高发人群
童年有麻疹、百日咳或支气管肺炎迁延不愈的病史者
高发季节 春 夏 秋 冬

支气管扩张，大多是由其他呼吸系统疾病引起的，比如麻疹、百日咳、肺炎等呼吸道感染，都可以导致此病的发生。它也是较为常见的呼吸道慢性疾病。

诊断

（1）慢性咳嗽：早期无明显症状，或仅有慢性咳嗽。

（2）咳大量脓痰：后期出现大量脓痰，痰呈黄绿色，放在玻璃管中静置后可分成3层：上层泡沫，中层浆液，下层为脓液及细胞沉渣。此时往往已有明显的感染症状。患者在早上起床或夜间上床等体位变动的时候，咳痰增多。

（3）反复出现呼吸道感染：发热，伴有咳嗽加重和脓痰增多。

预防

1 戒烟，避免吸入刺激性气体。

2 在幼年时期积极防治麻疹、百日咳、支气管肺炎等疾病，并做好传染病的预防和接种，以防止支气管受损而发展成为支气管扩张。

3 坚持参加适当体育锻炼，增强体质，提高抗病能力。

4 预防感冒，积极根治鼻炎、咽喉炎、慢性扁桃体炎等上呼吸道感染。

刮拭要点

背部：肺俞穴、膏肓穴

胸腹部：天突穴、膻中穴、中脘穴

上肢部：尺泽穴、曲池穴、列缺穴

刮痧治疗

刮痧取穴

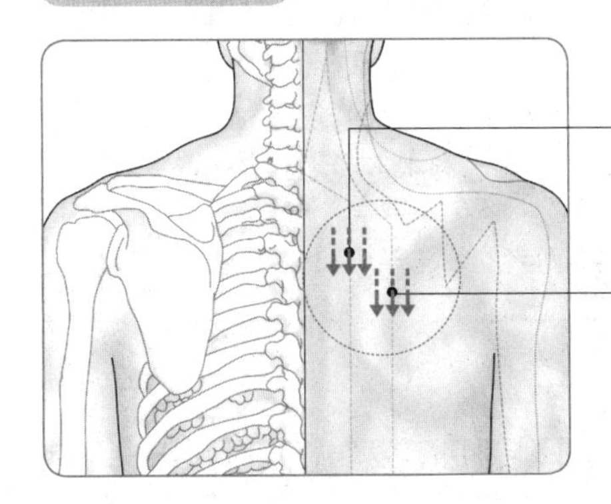

① **肺俞穴：**背部，第 3 胸椎棘突下，旁开 1.5 寸。

② **膏肓穴：**在第 4 胸椎棘突下，旁开 3 寸。

刮法	刺激程度	次数
推刮、平面按揉	适度	30

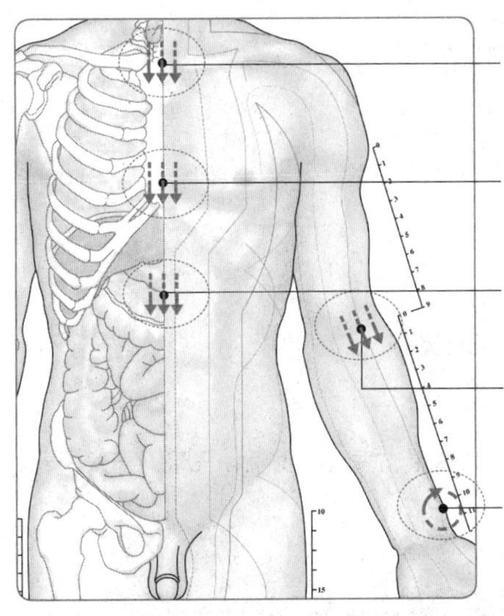

③ **天突穴：**胸骨上窝中央。

④ **膻中穴：**前正中线上，当两乳头正中间。

⑤ **中脘穴：**前正中线上,脐中上4寸。

⑥ **尺泽穴：**肘横纹中，肱二头肌桡侧凹陷处。

⑦ **列缺穴：**桡骨茎突的上方，腕横纹上 1 寸。

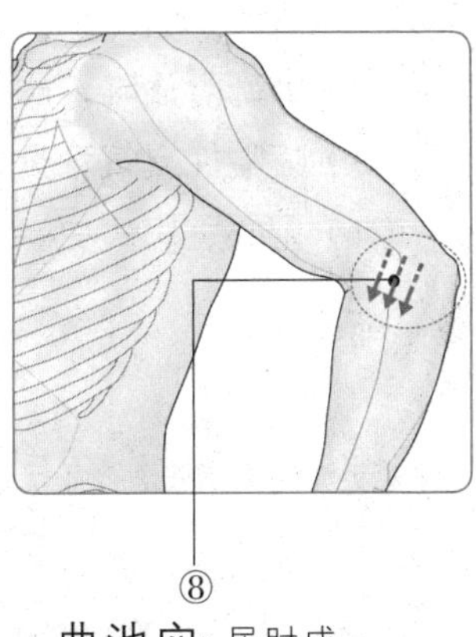

⑧ **曲池穴：**屈肘成直角，肘横纹尽头筋骨间凹陷处。

食疗保健

百合枇杷膏

新鲜百合3000克，枇杷1000克（去皮、核），蜂蜜300毫升。百合洗净后与枇杷、蜂蜜一起放入锅内加水拌匀，用小火焖煮，然后用微火炒至不黏，盛出冷却。开水冲服，每日2次，每次10毫升。本方适用于支气管扩张，见咳嗽、咯血鲜红、口干咽燥者。

银耳鲜藕粥

银耳50克，鲜莲藕500克（去节），糯米50克，冰糖适量。先把莲藕洗净，绞取藕汁；银耳泡发后和糯米加水煮粥，粥稠时倒入藕汁，粥快熟时加入适量冰糖。此方适用于支气管扩张，见咯血、干咳少痰者。

33 哮喘

高发人群

任何年龄段，但以儿童、有家族病史的人多发

高发季节 春 夏 秋 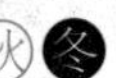

哮喘，是因支气管痉挛所引起的，任何年龄的人都可能患上此病。因此，它是一种很常见的呼吸道疾病。

哮喘分为支气管哮喘和哮喘性支气管炎两种，两者的临床表现和治疗方法很相似。

诊断

（1）反复发作的呼气性呼吸困难，发作时不能平卧，发作将止时咳出白色泡沫痰。

（2）肺部听诊时，两肺可听及满布的哮鸣音。

（3）哮喘性支气管炎，必有慢性咳嗽病史。

（4）无心脏病病史。

预防

1 避免大的情绪波动，如忧虑、悲伤、过度兴奋甚至大笑等。

2 远离尘螨，猫、狗的皮屑以及霉菌、花粉、牛奶、禽蛋、蚕丝、羽毛、飞蛾、棉絮、真菌等过敏原。

3 避免突击性强烈的或长时间的体力劳动，以及紧张的竞技性运动。

4 避免吸入烟、尘和植物油、汽油或油漆等气味，以及冷空气等。

刮拭要点

背部：大椎穴、肺俞穴、灵台穴、肾俞穴

胸腹部：天突穴、玉堂穴、膻中穴

上肢部：手臂掌侧

刮痧治疗

刮痧取穴

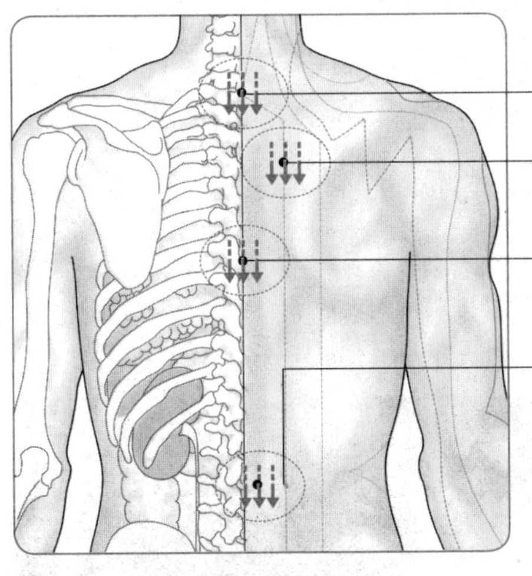

① **大椎穴**：第7颈椎棘突下之凹陷处。

② **肺俞穴**：第3胸椎棘突下，旁开1.5寸。

③ **灵台穴**：在第6胸椎棘突下凹陷中。

④ **肾俞穴**：当第2腰椎棘突下，旁开1.5寸。

刮法	刺激程度	次数
推刮、面刮	适度	40

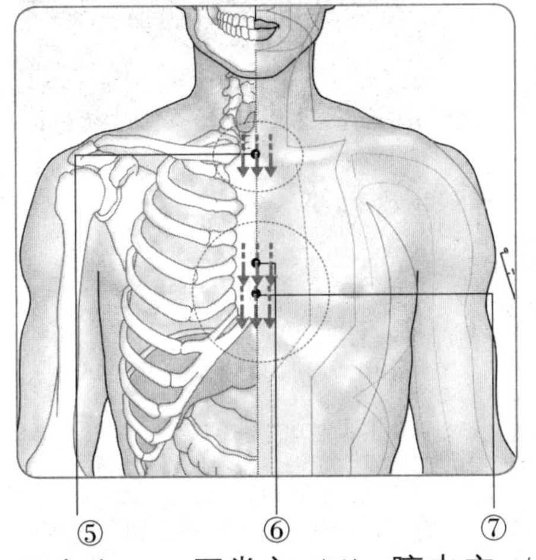

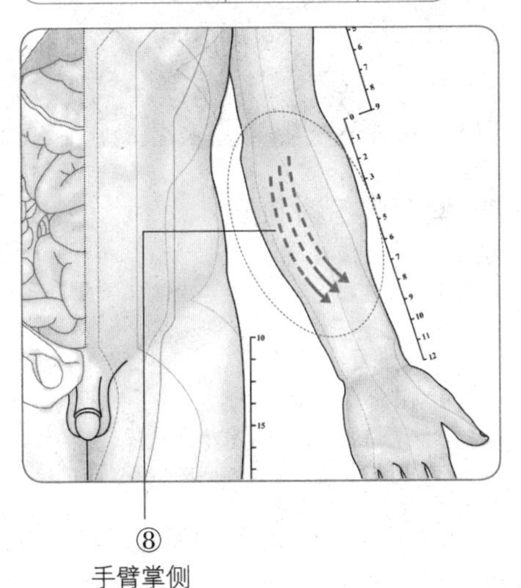

⑤ **天突穴**：胸骨上窝中央。

⑥ **玉堂穴**：当前正中线上，平第3肋间。

⑦ **膻中穴**：在前正中线上，两乳头连线之中点。

⑧ 手臂掌侧

专家提示

1. 哮喘患者宜选用麻黄、桔梗、紫菀、陈皮、佛手、香附、木香、款冬花等能松弛气道平滑肌的药材。

2. 宜选择黄芩、防风、红枣、五味子等有抗过敏反应作用的药材。

3. 宜吃高蛋白食物，如奶类、瘦肉等；宜吃杏仁、核桃仁、猪肺等补肾养肺的食物。

哮喘的对症药膳

菊花桔梗雪梨汤

材料：

甘菊5朵，桔梗5克，雪梨1个，冰糖5克

做法：

①甘菊、桔梗洗净，加700毫升水煮开，转小火继续煮10分钟，去渣留汁。

②加入冰糖搅匀后，盛出待凉。

③雪梨洗净，削去皮，梨肉切丁，加入已凉的甘菊水即可。

功效：

本品开宣肺气、清热止咳，适合咳嗽气喘、咳吐黄痰等症的哮喘患者食用。

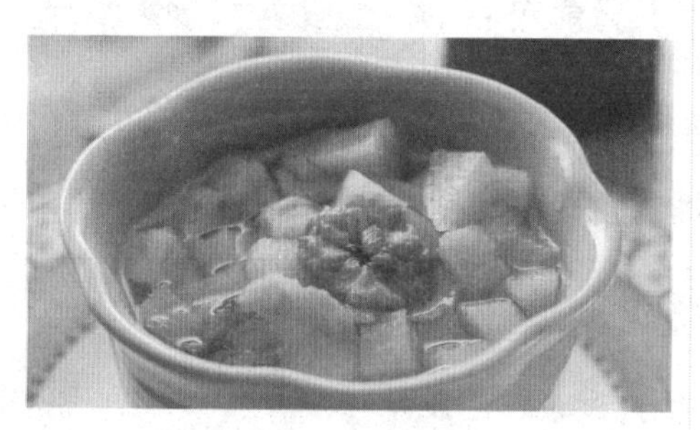

蛤蚧酒

材料：

蛤蚧1对，白酒2000毫升

做法：

①将蛤蚧洗净，去头足。

②将准备好的蛤蚧浸入酒中，密封后置于阴凉处，每日摇动酒罐1次，半月后即可饮用。

③每日饮用1次，每次30毫升。

功效：

本品具有健脾益气、补肺纳肾的功效，适合虚哮型的哮喘患者食用，哮喘发作时症见喘息汗出、四肢抽搐，平时神疲乏力、咳嗽声低等。

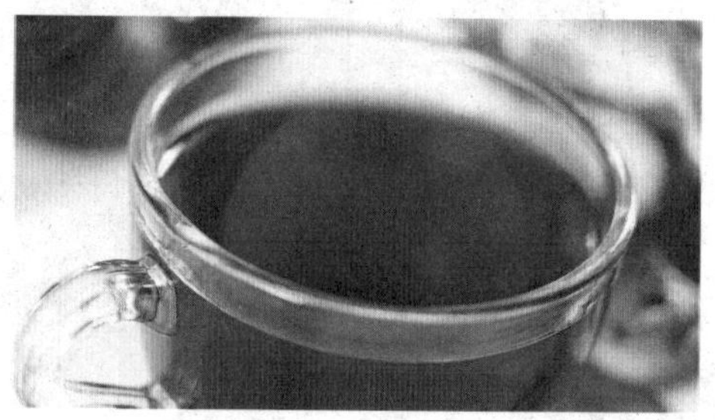

紫菀款冬猪肺汤

材料：

紫菀10克，款冬花15克，猪肺300克，盐4克，生姜片4克

做法：

①将猪肺用清水洗净，切块。

②猪肺与洗净的紫菀、款冬花共煮。

③煮至熟时加入盐、生姜片调味即可。

功效：

本品具有补肺定喘、止咳祛痰作用，适合咳逆喘息、痰多阻肺、呼吸困难等哮喘患者食用。

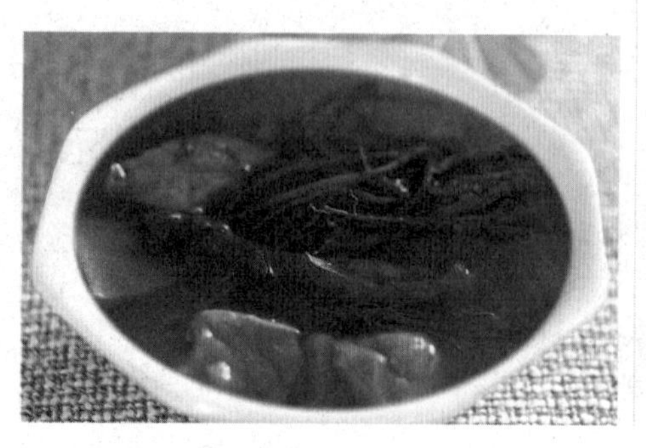

天南星冰糖水

材料：

天南星9克，冰糖适量

做法：

①天南星洗净，备用。

②天南星放入锅中，加水200毫升，煎煮20分钟，去渣。

③加入适量冰糖，以微甜为准。

功效：

本品具有燥湿化痰、祛风解痉作用，可用于寒痰、痰湿阻肺，咳喘痰多，胸膈胀闷的寒性哮喘患者食用。

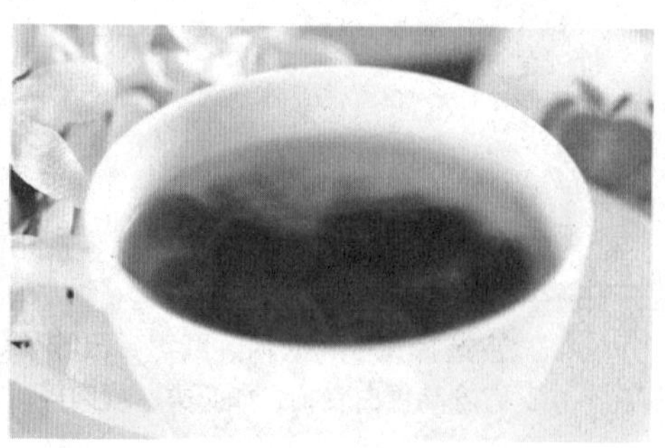

天花粉鳝鱼汤

材料：

天花粉 30 克，黄鳝 1 条，香油 5 毫升，盐 4 克

做法：

①黄鳝去内脏、洗净，剁成 3 ~ 5 厘米的小段，然后将其沥干备用；天花粉用棉布包好、扎紧，备用。

②将黄鳝和天花粉放入锅内，加清水适量，以大火煮沸，再转入小火，煲 45 分钟左右，将火调小。

③起锅前，用少许香油和盐调味即可。

功效：

天花粉具有清热泻火、生津止渴、排脓消肿的功效，而鳝鱼具有补气养血、温阳健脾、滋补肝肾、祛风通络等医疗保健的功能，两者搭配对治疗支气管哮喘有良好的疗效。

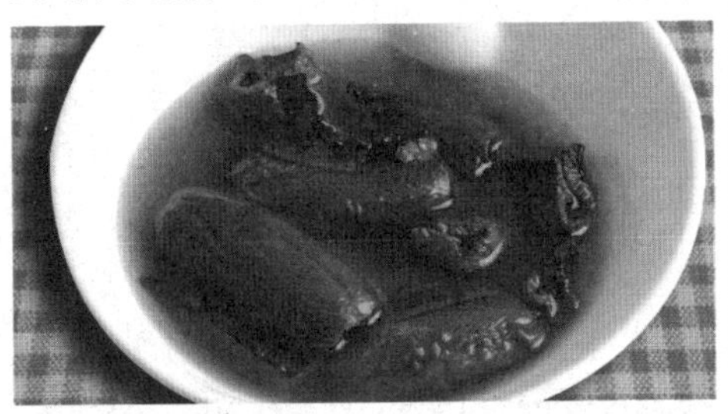

五味子炖肉

材料：

五味子 30 克，猪瘦肉 200 克，银杏叶 20 克，盐适量

做法：

①猪瘦肉洗净，切片，备用。

②五味子、银杏叶洗净，备用。

③将五味子、银杏叶与猪瘦肉一起放入炖锅，加水炖至肉熟，加入盐调味即可。

功效：

本品具有健脾益气、补肺纳肾的功效，适合虚哮型的哮喘患者食用。

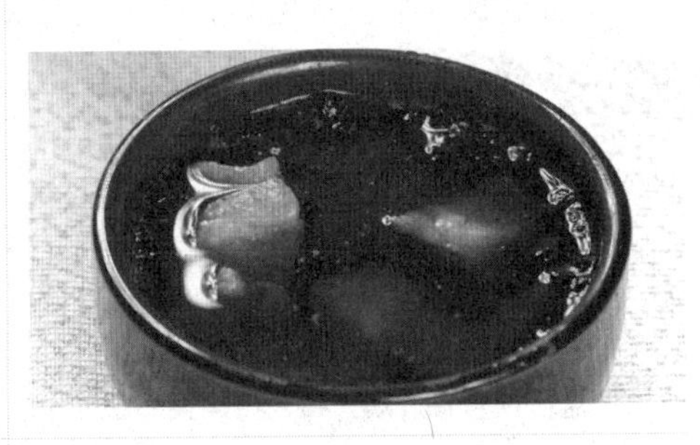

果仁粥

材料：

白果 10 克，浙贝母、莱菔子各 15 克，粳米 100 克，盐、香油各适量

做法：

①白果、粳米、浙贝母、莱菔子洗净，一起装入瓦锅内。

②加入 1000 毫升清水，烧开后，改为小火慢煮成粥样。

③下盐，淋香油，调匀即可。

功效：

此粥具有下气、平喘、止咳、化痰的功效，对哮喘痰多的患者有一定的食疗效果。

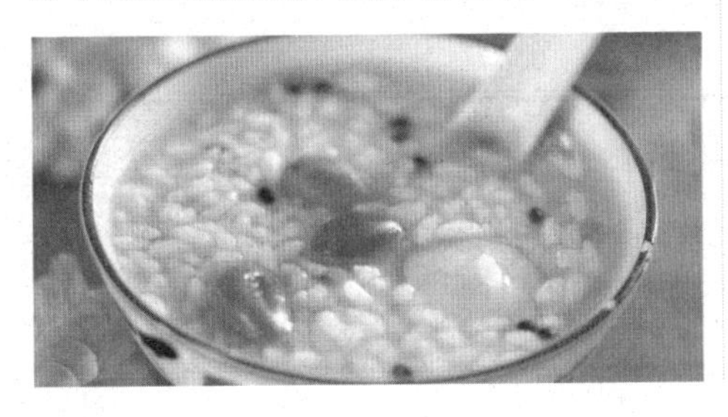

椰汁薏苡仁萝卜粥

材料：

椰汁 50 毫升，薏苡仁 80 克，玉米粒、白萝卜、豌豆各 15 克，冰糖 7 克，葱花少许

做法：

①薏苡仁洗净后泡发；玉米粒洗净；白萝卜洗净，切丁；豌豆洗净。

②锅置火上，注入水，加入薏苡仁煮至米粒开花后，加入玉米粒、白萝卜、豌豆同煮。

③煮熟烂后加入冰糖、椰汁，撒上葱花即可。

功效：

此汤具有清热宣肺、化痰定喘的功效，适合热哮型的哮喘患者食用。

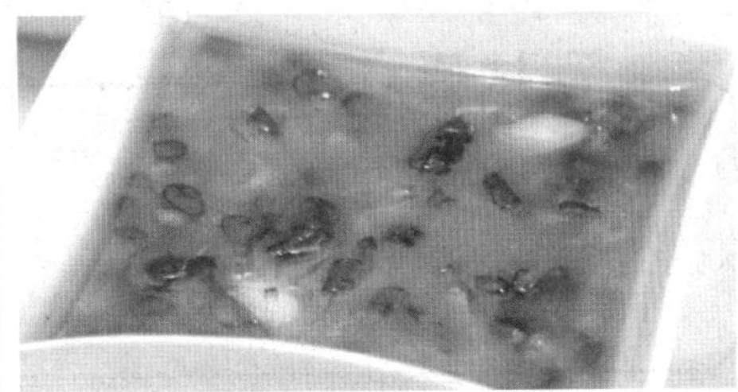

34 高血压

高发人群

有高血压家族病史者；肥胖者；过分摄取盐分者；过度饮酒者

高发季节 春 夏 秋 冬

高血压是指在静息状态下动脉收缩压和或舒张压增高（≥ 140/90 毫米汞柱），常伴有脂肪和糖代谢紊乱以及心、脑、肾和视网膜等器官功能性或器质性改变，以器官结构重塑为特征的全身性疾病。其发病原因尚不明晰，但通常认为与长期精神紧张和遗传因素有关。

诊断

（1）症状复杂，常见的有头痛、头晕、头胀、耳鸣、心悸、四肢发麻、颈项僵硬、烦躁、失眠等等。

（2）血压在 140／90 毫米汞柱以上。

（3）符合高血压的节律变化。

预防

1 低盐：饮食宜清淡，每天摄盐量以5克为宜，其他含钠佐料如酱油、味精较多时，应减少盐的摄入量。

2 低脂：饮食中应控制胆固醇、饱和脂肪酸的含量，主要是控制动物性脂肪的摄入；控制糖类及总热量的摄入。

3 进食一定量的优质蛋白，如牛奶、鱼、虾、瘦肉等优质动物蛋白或大豆、豆腐等植物蛋白。

4 多吃富含钾、镁、钙和纤维素的蔬菜和水果，特别是胡萝卜、芹菜、海带、紫菜、丝瓜、黑木耳等蔬菜。

5 中老年人应合理地食用一些调节血压、血脂，无毒副作用的保健食品；适量运动、戒烟限酒、保持心情愉快。

刮拭要点

头部：风府穴、风池穴

背部：心俞穴、肝俞穴、肾俞穴

下肢部：足三里穴、三阴交穴、太冲穴

刮痧治疗

刮痧取穴

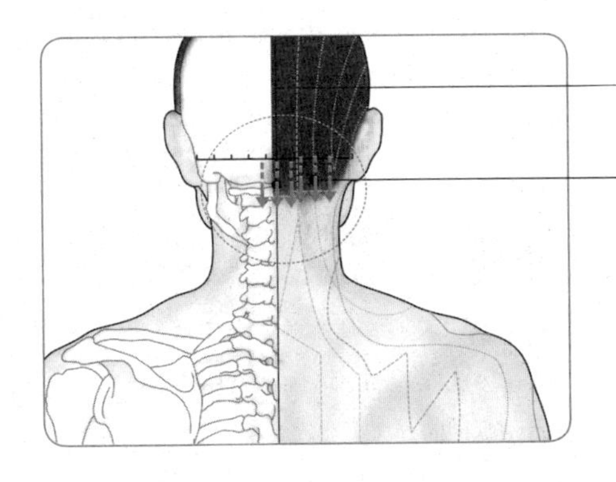

① **风府穴：**后发际正中直上 1 寸，枕外隆凸直下凹陷中。

② **风池穴：**后颈部，后枕骨下，两条大筋外缘陷窝中，相当于耳垂齐平。

刮法	刺激程度	次数
推刮、平面按揉	轻度	50

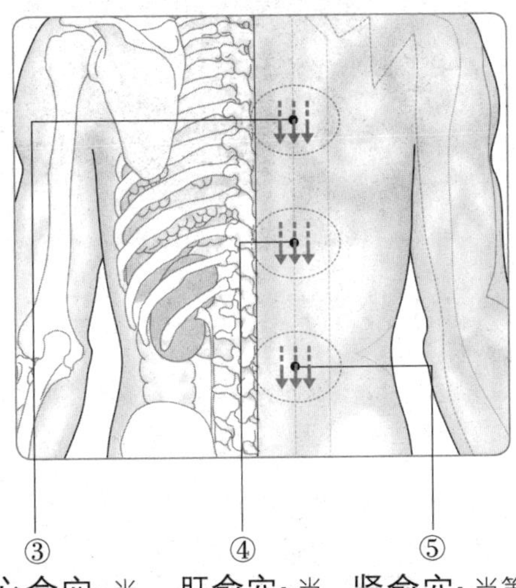

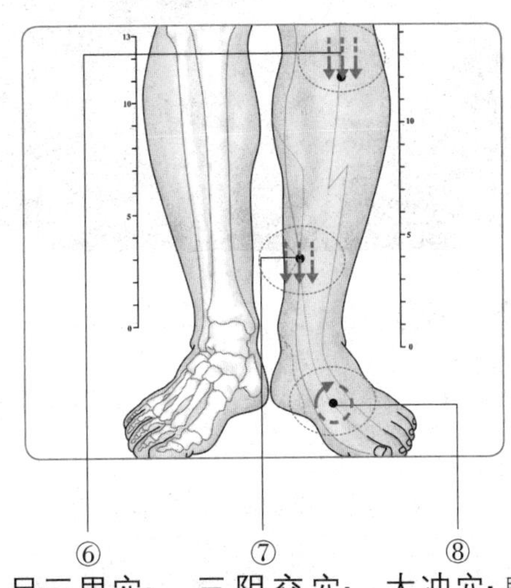

③ **心俞穴：**当第 5 胸椎棘突下，旁开 1.5 寸。

④ **肝俞穴：**当第 9 胸椎棘突下，旁开 1.5 寸。

⑤ **肾俞穴：**当第 2 腰椎棘突下，旁开 1.5 寸。

⑥ **足三里穴：**在外膝眼下 3 寸，胫骨前嵴外 1 横指处。

⑦ **三阴交穴：**足内踝尖上 3 寸，胫骨内侧缘后方。

⑧ **太冲穴：**脚背部，第 1、2 跖骨结合部之前凹陷处。

专家提示

1. 高血压患者宜选用豆腐、大豆、南瓜、黄精、决明子、山楂、灵芝、枸杞子、杜仲、玉米须、何首乌、兔肉、梨、西瓜等具有降低胆固醇作用的药材和食材。

2. 宜选用大蒜、女贞子、丹参、芦笋、洋葱、芹菜、海带、蘑菇等药材和食材来辅助清除氧自由基。

高血压的对症药膳

西瓜葡萄柚汁

材料：

西瓜 150 克，芹菜适量，葡萄柚 1 个，白糖适量

做法：

①将西瓜洗净，去皮，去籽；葡萄柚去皮；芹菜去叶，洗净，均切成适当大小的块。

②将西瓜、芹菜、葡萄柚放入榨汁机内搅打成汁，滤出果肉。

③加入白糖调味即可。

功效：

本品具有清热泻火、利尿解暑、降压降脂的功效，适合肝火旺盛、肝阳上亢型的高血压患者饮用。

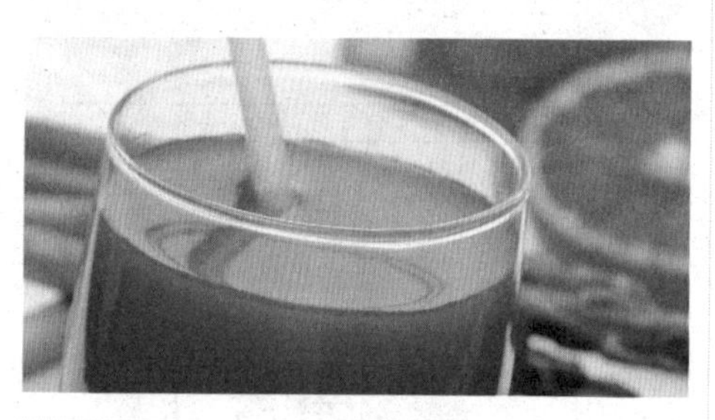

海带豆腐汤

材料：

海带结 80 克，豆腐 50 克，黄精 10 克，大白菜 100 克，高汤、盐各少许，枸杞子 8 克

做法：

①将海带结、黄精洗净，备用；豆腐洗净切块备用；大白菜洗净。

②黄精入锅，加适量水煲 10 分钟，取汁备用。

③炒锅上火加入高汤，下入豆腐、海带结、大白菜、枸杞子、药汁，调入盐煲至熟即可。

功效：

本品具有降低血压、滋补肝肾的功效，适合肝肾阴虚型的高血压患者食用。

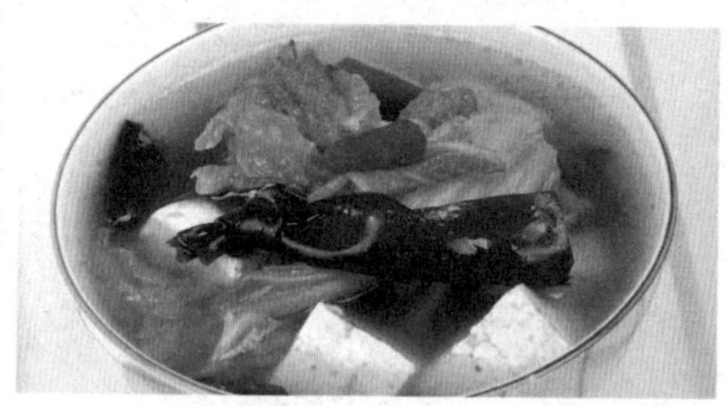

蒜蓉丝瓜

材料：

丝瓜 500 克，猪瘦肉 100 克，盐、葱、大蒜、红椒、鸡精、酱油、食用油、醋各适量

做法：

①丝瓜去皮洗净，切段摆盘；猪瘦肉洗净切末；红椒洗净切圈；葱洗净切花；大蒜去皮切末。

②锅下油烧热，入大蒜、红椒爆香后，放入肉末略炒，加盐、鸡精、酱油、醋调味，炒至八成熟后，淋在摆好的丝瓜上，撒上葱花，入蒸锅蒸熟即可。

功效：

本品清热解毒、降压润肠的功效，适合高血压、便秘等患者食用。

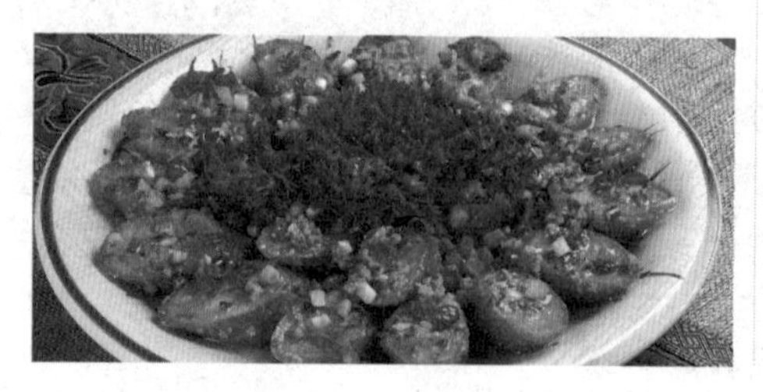

双耳炒芹菜

材料：

干黑木耳、干银耳各 25 克，芹菜茎、胡萝卜、黑芝麻、白芝麻各适量，生姜、白糖、芝麻油各适量

做法：

① 黑木耳、银耳以温水泡开、洗净；芹菜茎切段；胡萝卜切片。上述材料均以开水氽烫捞起备用。

②将黑芝麻、白芝麻以芝麻油爆香，拌入所有食材后熄火起锅，最后加入盐、白糖腌渍 30 分钟即可。

功效：

本品清肝泻火、平肝潜阳、降压降脂，适合高血压、高脂血症等患者食用。

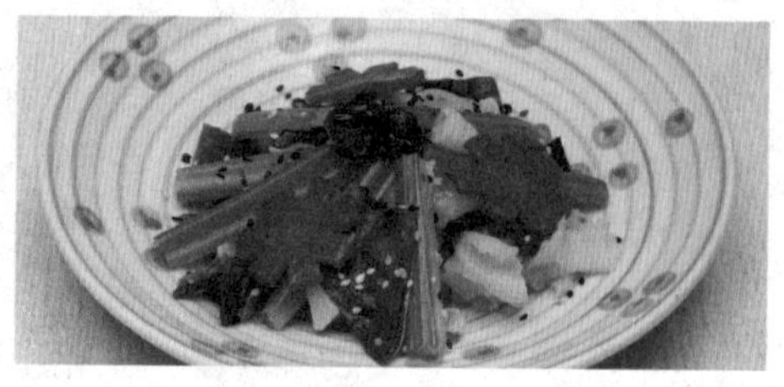

玉米须荷叶粥

材料：

玉米须、荷叶各10克，决明子20克，大米100克，盐2克，葱5克

做法：

①大米洗净置冷水中泡发半小时，捞出沥干；玉米须洗净，稍浸泡后，捞出沥干；决明子、荷叶洗净；葱洗净，切段。

②锅置火上，先下入决明子、荷叶和玉米须，加适量水煎汁，去渣留汁。

③再放入大米煮至米粒开花、浓稠，调入盐拌匀，撒上葱段即可。

功效：

此粥可清热利尿、润肠通便、降压降血糖，适用于肝火旺盛或肝阳上亢所致的高血压以及尿路感染、糖尿病、便秘等。

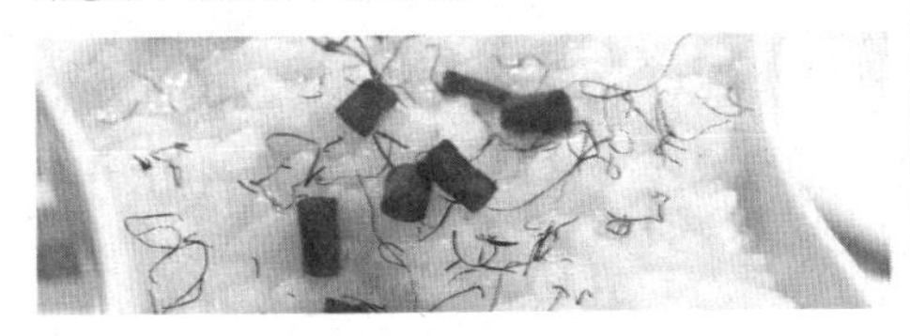

薄荷水鸭汤

材料：

水鸭400克，鲜薄荷30克，钩藤10克，生姜、食用油、盐、味精、鸡精各适量

做法：

①水鸭收拾干净，斩成小块；鲜薄荷洗净，摘取嫩叶；钩藤洗净；生姜洗净，切片。

②锅中加水烧沸，下鸭块氽去血水，捞出；钩藤煎水去渣。

③净锅加油烧热，下入生姜片、鸭块炒干水分，加入钩藤药汁，倒入锅中煲约30分钟，再下入薄荷叶、盐、味精、鸡精，调匀即可。

功效：

本品具有清热解毒、利咽润喉、滋阴潜阳、降压降血糖、补虚益气等功效。可用于肝火旺盛、肝阳上亢所致的咽喉肿痛、高血压、糖尿病等症。

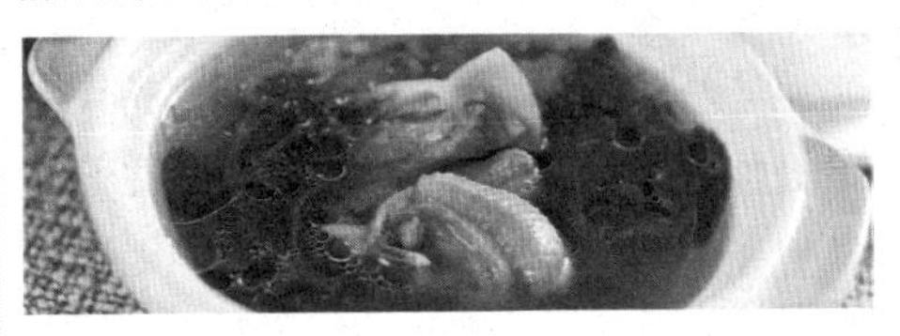

牡蛎豆腐羹

材料：

牡蛎肉150克，豆腐100克，鸡蛋1个，韭菜50克，食用油5毫升，盐2克，葱段2克，香油2毫升，高汤适量

做法：

①牡蛎肉洗净泥沙；豆腐洗净，切成细丝；韭菜洗净，切末；鸡蛋打入碗中备用。

②净锅上火倒入油，将葱炝香，倒入高汤，下入牡蛎肉、豆腐丝，调入盐煲至入味。

③再下入韭菜末、鸡蛋，淋入香油即可。

功效：

本品具有滋阴潜阳、清肝泻火、补益虚损的功效，可用于肝火旺盛及肝阳上亢所致的高血压。

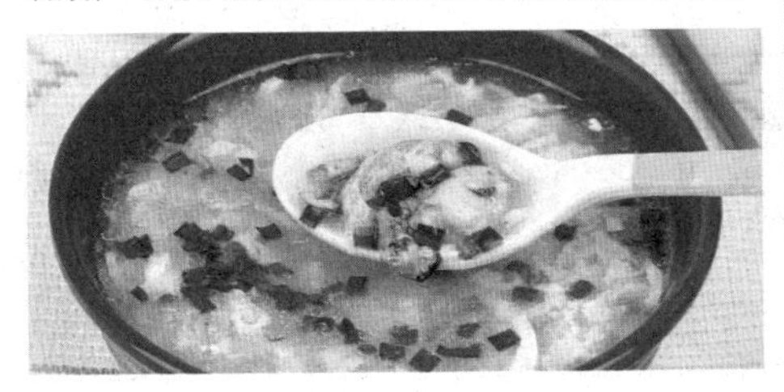

山楂降压汤

材料：

山楂15克，猪瘦肉200克，食用油、生姜、葱、鸡汤、盐各适量

做法：

①把山楂洗净，待用。

②猪瘦肉洗净，去血水，切片；生姜洗净，拍松；葱洗净，切段。

③把锅置中火上烧热，加入食用油，烧至六成熟时，下入生姜、葱爆香，加入鸡汤，烧沸后下入猪瘦肉、山楂、盐，用小火炖50分钟即成。

功效：

本品消积化食、降低血压，适合高血压、食积腹胀的患者食用。

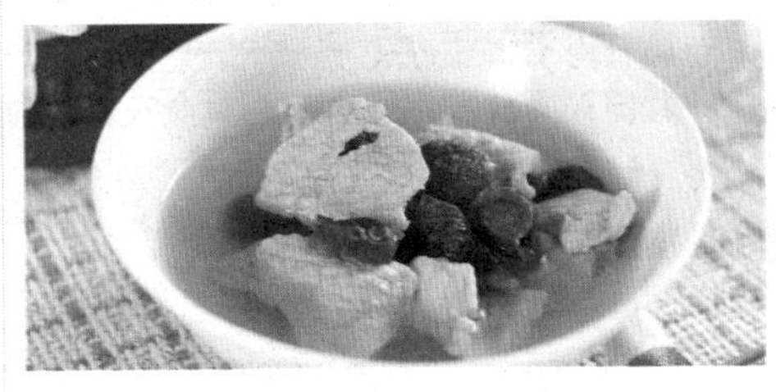

35 慢性胃炎

高发人群
教师、司机、白领、交警、个体业主、环卫工人、记者、学生
高发季节 春夏秋冬

慢性胃炎，成因一般来自3个方面：一是由急性胃炎转变而来；二是由其他疾病引起的继发性炎症，如消化性溃疡病、胃癌、胃扩张、胃下垂等；三是由饮食无节制、爱吃生冷辛辣、长期饮酒、过度吸烟、精神刺激等因素诱发所致。

诊断

（1）上腹部不适或疼痛，进食后加重；常有口臭、口苦、嗳气、恶心、食欲不振等症状。

（2）肥厚性胃炎，胃酸分泌常增多，临床表现可似消化性溃疡病，也可发生胃出血。萎缩性胃炎，后期可见营养不良、身体消瘦、贫血、舌萎缩，部分患者胃酸分泌减少，有时出现腹泻。本病可恶变成胃癌。

（3）胃液分析。

预防

1 增加身体抵抗力，加强锻炼，提高自身适应环境改变的能力。

2 注意饮食卫生，不暴饮暴食。

3 避免或减少食用对胃刺激性过大的食物。

4 及时、彻底地治疗急性胃炎。

刮拭要点

背部：膈俞穴、肝俞穴、胆俞穴、脾俞穴、胃俞穴、三焦俞穴、肾俞穴、气海俞穴、大肠俞穴

胸腹部：中脘穴、天枢穴

下肢部：阴陵泉穴

刮痧治疗

刮痧取穴

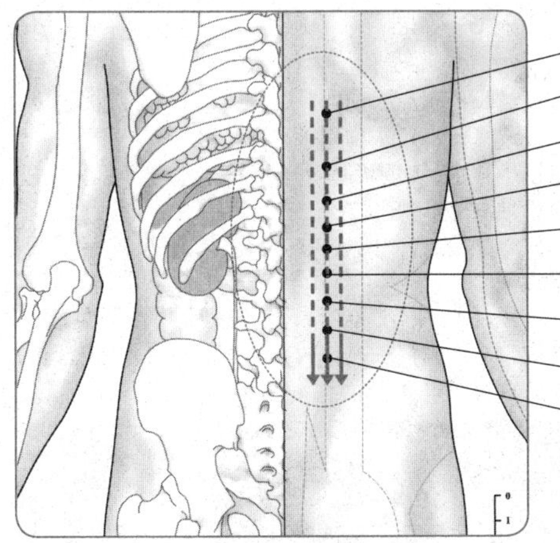

① **膈俞穴：**背部，第7胸椎棘突下，旁开1.5寸。
② **肝俞穴：**背部，第9胸椎棘突下，旁开1.5寸。
③ **胆俞穴：**背部，第10胸椎棘突下，旁开1.5寸。
④ **脾俞穴：**背部，第11胸椎棘突下，旁开1.5寸。
⑤ **胃俞穴：**背部，第12胸椎棘突下，旁开1.5寸。
⑥ **三焦俞穴：**背部，第1腰椎棘突下，旁开1.5寸。
⑦ **肾俞穴：**背部，第2腰椎棘突下，旁开1.5寸。
⑧ **气海俞穴：**背部，第3腰椎棘突下，旁开1.5寸。
⑨ **大肠俞穴：**背部，第4腰椎棘突下，旁开1.5寸。

刮法	刺激程度	次数
面刮、平面按揉	适度	60

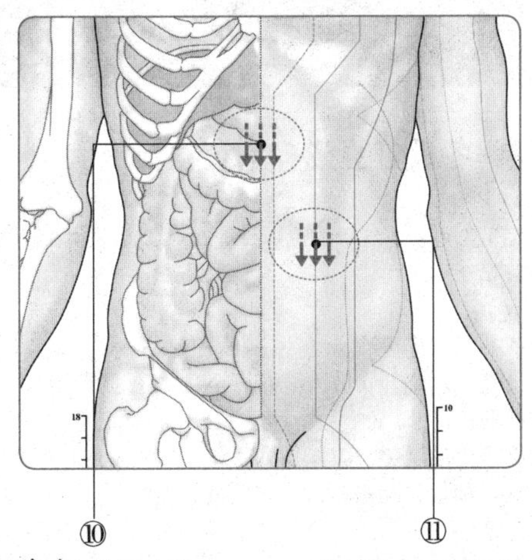

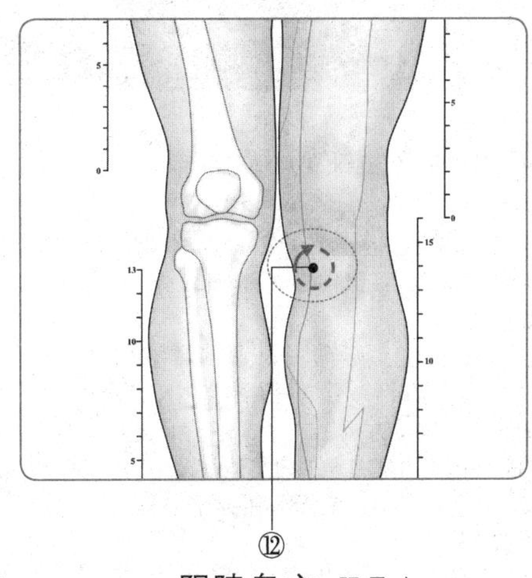

⑩ **中脘穴：**前正中线上，当脐中上4寸。

⑪ **天枢穴：**中腹部，平脐中，距脐中2寸处。

⑫ **阴陵泉穴：**胫骨内侧髁后下方凹陷处。

专家提示

慢性胃炎患者应食用木瓜、红枣、麦芽糖、山药、鳝鱼、猪肚、羊肚、党参、黄芪、白芍、白术等补脾健胃、保护胃黏膜的药材和食材，还可食用生姜、茯苓、炙甘草等抗胆汁反流的药材。

慢性胃炎的对症药膳

牛奶木瓜甜汤

材料：

木瓜 200 克，牛奶 300 毫升

做法：

①将木瓜洗净，削皮，去籽，切成小块。

②将切好的木瓜放进碗中。

③加入牛奶即可食用。

功效：

木瓜有中和胃酸、舒筋止痛的作用，可抑制胃酸分泌，有效保护胃黏膜，与牛奶同食可生津止渴、补虚益胃，适合慢性胃炎患者食用。

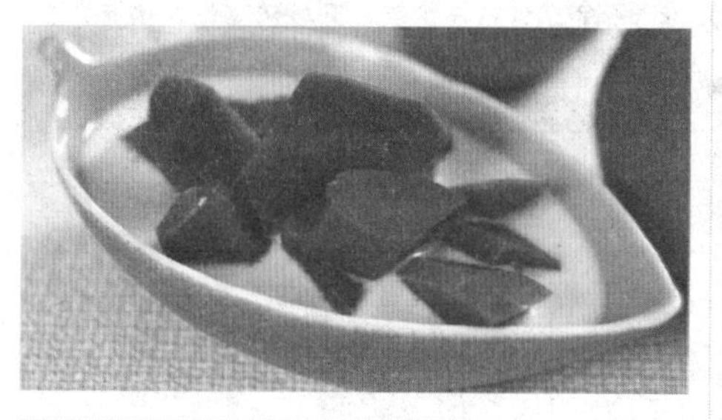

大白菜老鸭汤

材料：

老鸭肉 350 克，大白菜 150 克，生姜、枸杞子各 8 克，盐、鸡精各 3 克

做法：

①老鸭收拾干净，切件，氽水；大白菜洗净，切段；生姜洗净，切片；枸杞子洗净，浸泡。

②锅中注水，烧沸后放入老鸭肉、生姜、枸杞子以小火炖 1.5 个小时。

③放入大白菜，大火煮 30 分钟后调入盐、鸡精即可。

功效：

本品具有益气健脾、清热泻火、养阴生津的功效，适合脾胃气虚、肝胃郁热以及胃阴亏虚型的慢性胃炎患者食用。

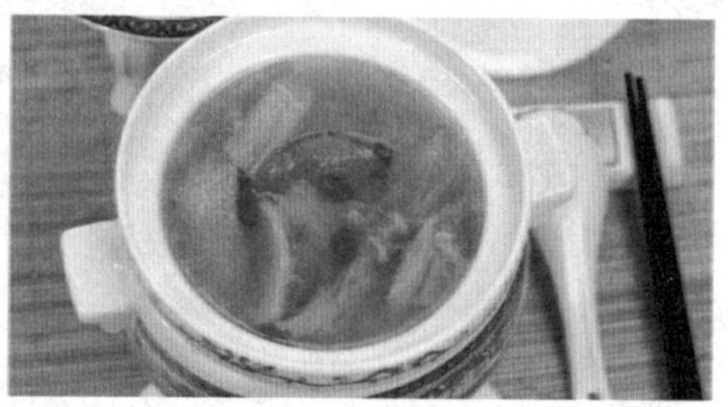

山药五宝甜汤

材料：

鲜山药 200 克，莲子 150 克，百合 10 克，银耳 15 克，桂圆肉 15 克，红枣 8 颗，冰糖 30 克

做法：

①鲜山药削皮，洗净，切段；银耳泡发，去蒂，切小朵；莲子淘净；百合用清水泡发；桂圆肉、红枣洗净。

②将材料放入锅中，加清水适量，中火煲 45 分钟。放入冰糖，以小火煮至冰糖融化即可。

功效：

本品健脾养血、滋阴益胃，对胃阴亏虚的慢性胃炎患者有较好的疗效。

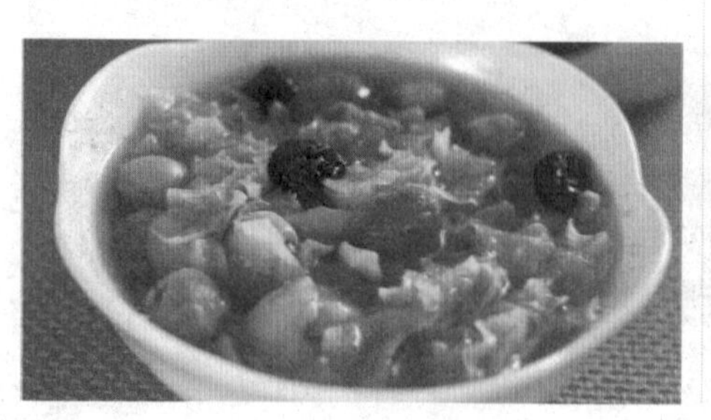

冬瓜红豆汤

材料：

冬瓜 200 克，红豆 100 克，盐 3 克，食用油 5 毫升，鸡精 2 克

做法：

①冬瓜去皮洗净，切块；红豆泡发洗净备用。

②锅加水烧开，放入红豆煮至八成熟，捞出沥干水分备用。

③锅下油烧热，放入冬瓜略炒，加入清水，放入红豆，加盐、鸡精调味，煮熟装盘即可。

功效：

本品具有清热泻火、益胃生津的功效，适合肝胃郁热以及胃阴亏虚型的慢性胃炎患者。

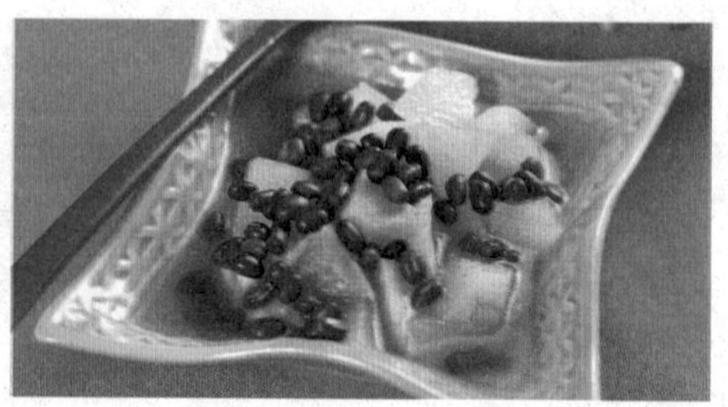

韭菜子蒸猪肚

材料：

韭菜子 9 克，猪肚 1 个，盐、胡椒粉各适量

做法：

①猪肚洗净，将韭菜子放入猪肚内。

②猪肚放入碗中，加入盐、胡椒粉。

③将装有猪肚的碗上笼蒸至猪肚烂熟即可。

功效：

本品具有温中行气、健脾和胃的功效，适合脾胃虚寒的慢性胃炎患者食用。

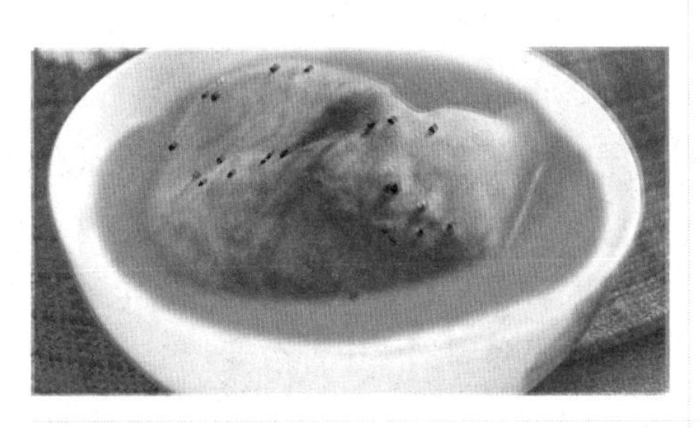

西瓜木瓜汁

材料：

西瓜 100 克，木瓜 100 克，生姜 2 克，柠檬 20 克，白糖 5 克

做法：

①将木瓜与西瓜去皮；生姜、柠檬洗净后去皮。将这几种材料均以适当大小切块。

②将所有材料放入榨汁机，加冰水 200 毫升，一起搅打成汁，滤出果肉即可。

功效：

本品具有清热泻火、益胃生津的功效，适合胃热或胃阴亏虚型的慢性胃炎患者饮用。

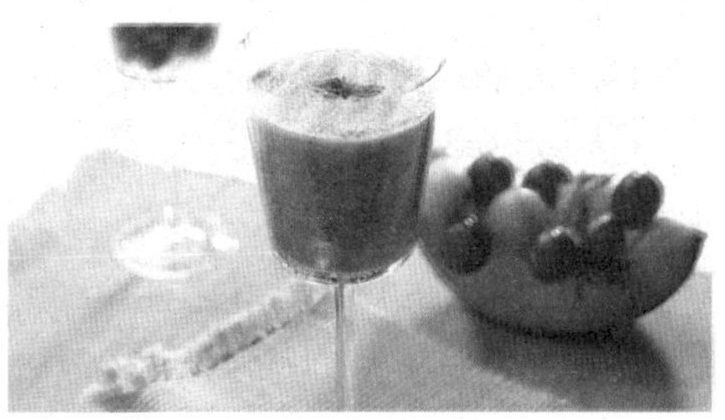

金针菇牛肉卷

材料：

金针菇 250 克，牛肉 100 克，青椒、红椒各 10 克，食用油 20 毫升，烧烤汁 30 毫升

做法：

①牛肉洗净，切成长薄片；青椒、红椒洗净，切丝；金针菇洗净备用。

②将金针菇、辣椒丝卷入牛肉片中。

③锅中注油烧热，放入牛肉卷煎熟，淋上烧烤汁即可。

功效：

本品有健脾益胃、理气宽中的功效，适合肝胃不和的慢性胃炎患者食用。

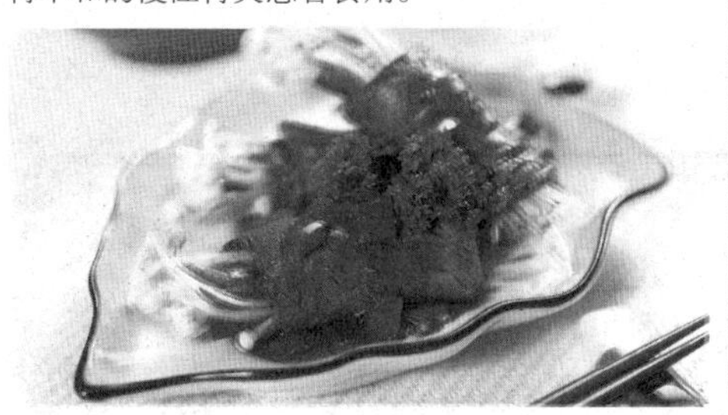

山药白术羊肚汤

材料：

羊肚 250 克，红枣、枸杞子各 15 克，白术 10 克，鲜山药 100 克，盐、鸡精各 2 克

做法：

①羊肚洗净，切块，汆水；山药洗净，去皮，切块；白术洗净，切段；红枣、枸杞子洗净，浸泡。

②锅中烧水，放入羊肚、山药、白术、红枣、枸杞子，加盖。

③炖 2 个小时后调入盐和鸡精即可。

功效：

本品具有健脾益气、暖胃宽中的功效，适合脾胃虚寒的慢性胃炎患者食用。

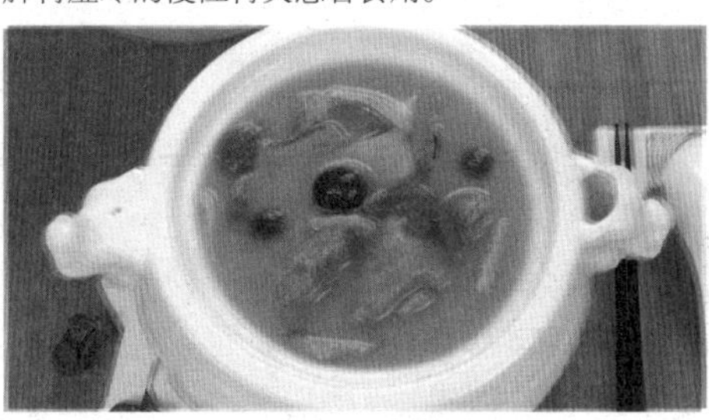

36 胆囊炎

高发人群
35～55岁的中年人，女性居多，尤其是肥胖且多次妊娠的妇女

高发季节 春夏秋冬

胆囊炎是由细菌性感染或化学性刺激（胆汁成分改变）引起的胆囊炎性病变，为胆囊的常见病。急性胆囊炎多在进食油腻晚餐后半夜发病，右上腹持续性疼痛、阵发性加剧，常伴发热、恶心、呕吐。慢性胆囊炎多数表现为胆源性消化不良，厌油腻食物、上腹部胀闷、嗳气、胃部灼热等。

诊断

（1）发病急骤，右上腹疼痛，恶心，呕吐，可有高热或寒战等症状。

（2）急性病容者可见黄疸，右上腹明显压痛，腹肌紧张，墨菲氏征阳性征阳性或可触及肿大的胆囊。

（3）血液中白细胞数和中性粒细胞比例增高，核左移或见中毒颗粒。

（4）B 超可显示胆囊肿大、积液、积脓，及胆囊周围渗出性改变。

预防

1 合理控制饮食，忌油炸、油煎、辛辣、高脂肪的食物，忌烟酒。

2 避免发胖，饮食以低脂肪、低蛋白、少量易消化的流质食物或半流质食物为主；随病情的减轻可逐渐加入少量猪瘦肉、鱼、蛋、奶、水果及蔬菜等，多吃萝卜、青菜、豆类，多喝豆浆等。

3 平时多饮水，每天1500～2000毫升，以稀释胆汁。

4 保持心情放松愉快，不可长时间抑郁忧虑。

刮拭要点

背部：肝俞穴、胆俞穴

下肢部：太冲穴、阳陵泉穴、足三里穴、丘墟穴

刮痧治疗

刮痧取穴

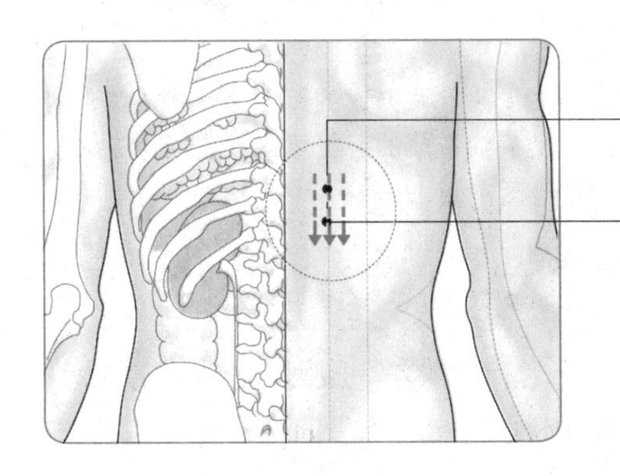

① **肝俞穴：**背部，第9胸椎棘突下，旁开1.5寸。

② **胆俞穴：**背部，第10胸椎棘突下，旁开1.5寸。

刮法	刺激程度	次数
推刮、按揉	适度	30

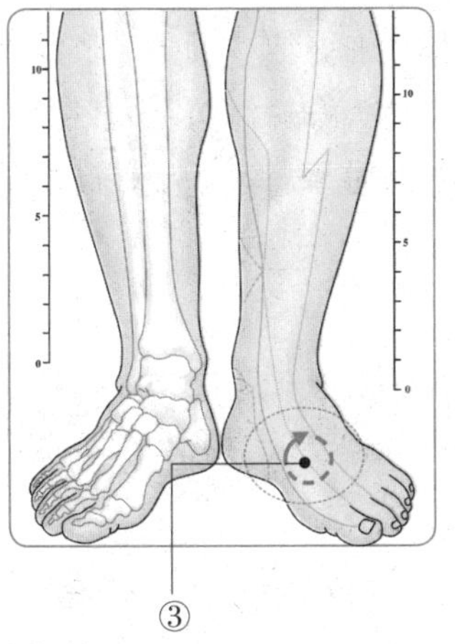

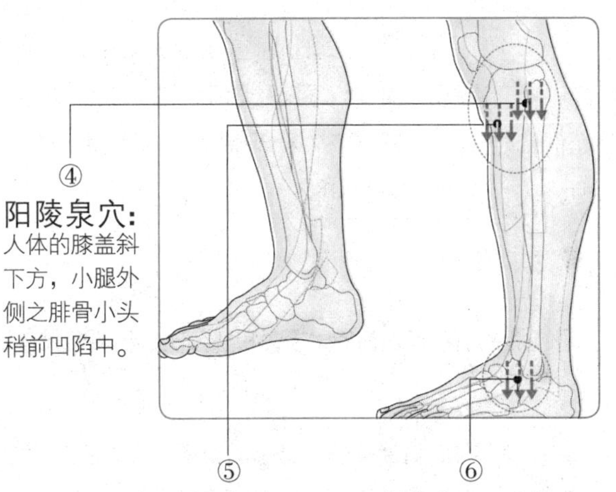

④ **阳陵泉穴：**人体的膝盖斜下方，小腿外侧之腓骨小头稍前凹陷中。

③ **太冲穴：**人体脚背部，第1、2跖骨结合部之前凹陷处。

⑤ **足三里穴：**位在外膝眼下3寸，胫骨前嵴外1横指处。

⑥ **丘墟穴：**足外踝的前下方，当趾长伸肌腱的外侧凹陷处。

食疗保健

荸荠海蜇汤

荸荠30克，海蜇丝50克。将荸荠洗净，去皮，切块；海蜇丝洗净。将荸荠、海蜇丝一同放入砂锅中，加适量水煎汤，即可饮用。

玉米须煲蚌肉

玉米须50克，蚌肉150克，生姜10克，盐适量。蚌肉洗净；生姜洗净切片。蚌肉、生姜片和玉米须一同放入砂锅中，加水以小火炖煮1个小时，加盐调味，饮汤吃肉。

37 肝硬化

高发人群
35～48岁的人群、代谢紊乱者、嗜酒者
高发季节 春 夏 秋 冬

肝硬化，即肝脏的病理性硬化。它的形成主要来自两方面的原因：一是由其他肝病如急性肝炎、慢性肝炎等转变而来；二是其他病症造成的肝脏组织损伤所致，如血吸虫病后期。

诊断

（1）早期肝硬化：体弱易疲惫，头晕乏力，食欲差，腹泻，腹胀，放屁多；面色暗沉无光彩，尤以两颊明显，经常性无诱因的鼻出血，面部有细小红丝（毛细血管扩张）。

（2）晚期肝硬化：消瘦乏力，食欲不振，腹胀，鼻出血，尿少而黄，皮肤干燥，面部黝黑无光彩；面部或颈胸部有蜘蛛状小红点（称为蜘蛛痣），手掌发红，如俗话说的"朱砂手"（称为肝掌），足肿，黄疸。有的肝脏摸起来质地较硬或坚硬，表面清楚，或凹凸不平。

预防

1 重视对各种原发病的防治，积极预防，彻底治疗慢性肝炎、血吸虫病、胃肠道感染，减少致病因素。

2 情绪不佳、精神抑郁、暴怒激动都会影响肝脏功能，所以要保持心情开朗，消除思想负担。

3 盲目过多地滥用药物，会加重肝脏负担，不利于肝脏功能的恢复。

4 酒能助火动血，长期饮酒，尤其是烈性酒，可导致酒精性肝硬化。

5 以低脂肪、高蛋白、高维生素和易于消化的饮食为宜。应忌辛辣刺激之品和坚硬生冷的食物，不宜进食过热食物以防并发出血。

刮拭要点

背部： 大椎穴、心俞穴、肝俞穴、胆俞穴、脾俞穴、肾俞穴

上肢部： 内关穴

下肢部： 阴陵泉穴、三阴交穴、行间穴

刮痧治疗

刮痧取穴

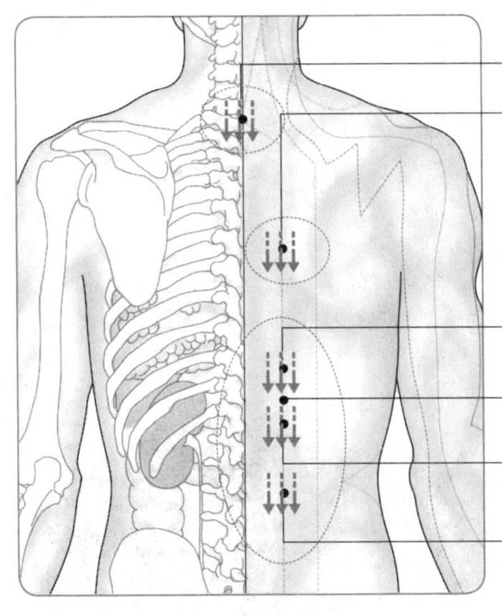

① **大椎穴：**在第7颈椎椎棘突下凹陷处。

② **心俞穴：**背部，当第5胸椎棘突下，旁开1.5寸。

刮法	刺激程度	次数
推刮、平面按揉	轻度	50

③ **肝俞穴：**背部，当第9胸椎棘突下，旁开1.5寸。

④ **胆俞穴：**背部，第10胸椎棘突下，旁开1.5寸。

⑤ **脾俞穴：**背部，当第11胸椎棘突下，旁开1.5寸。

⑥ **肾俞穴：**背部，当第2腰椎棘突下，旁开1.5寸。

⑧ **阴陵泉** 小腿内侧，胫骨内侧髁后下方凹陷处。

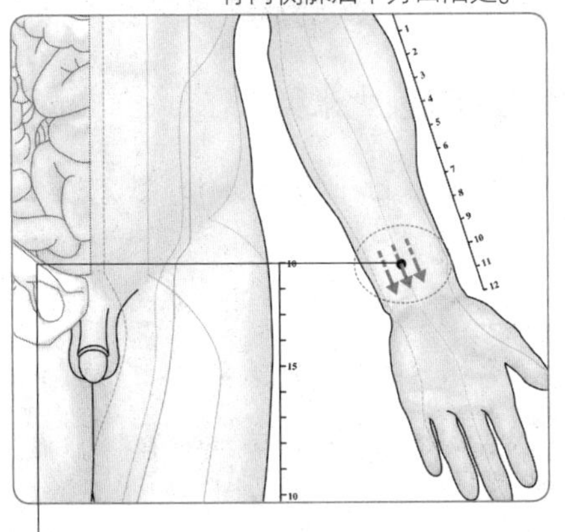

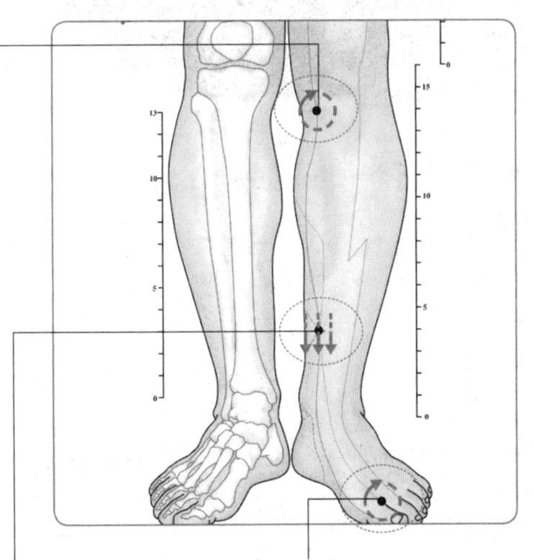

⑦ **内关穴：**前臂正中，腕横纹上2寸，在桡侧腕屈肌腱与掌长肌腱之间。

⑨ **三阴交穴：**小腿内侧，足内踝尖上3寸，胫骨内侧缘后方。

⑩ **行间穴：**脚第1、2趾趾缝后方赤白肉际处的凹陷中。

专家提示

1. 肝硬化患者宜选择有助于增强肝脏功能和抗肝纤维化的药材，如茯苓、猪苓、丹参、冬虫夏草、红花、莪术、玉米须、车前草等。

2. 多摄入高蛋白的食物，有利于肝细胞的修复，如奶酪、鸡肉、鱼肉等。

肝硬化的对症药膳

溪黄草泥鳅汤

材料：

溪黄草30克，活泥鳅200克，生姜2片，盐适量

做法：

①活泥鳅宰杀，去内脏；溪黄草洗净。

②泥鳅、溪黄草与生姜同入锅中，加适量水煮汤，小火煮2个小时。

③加入适量盐调味即可。

功效：

本品能清热利湿、健脾利水，可辅助治疗慢性病毒性肝炎、肝硬化。

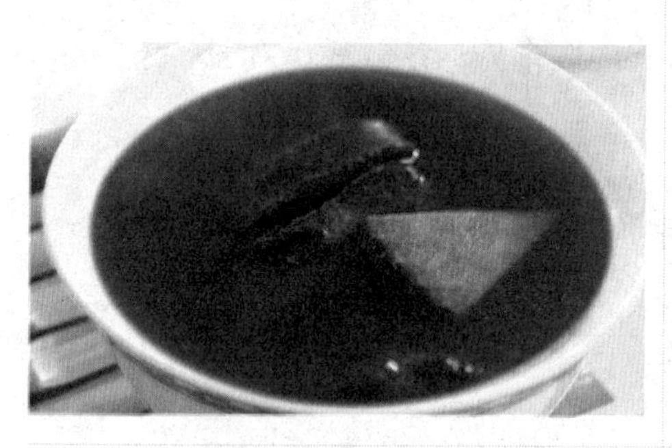

猪苓垂盆草粥

材料：

垂盆草30克，猪苓10克，粳米30克，冰糖10克

做法：

①先将垂盆草、猪苓洗净，加水煎煮10分钟左右，捞出垂盆草、猪苓。

②药汁与淘洗干净的粳米一同煮成稀粥。

③最后加入冰糖即成。

功效：

本品具有利湿退黄、清热解毒的功效。对病毒性肝炎、黄疸、肝功能异常、肝硬化腹水等症有食疗作用。

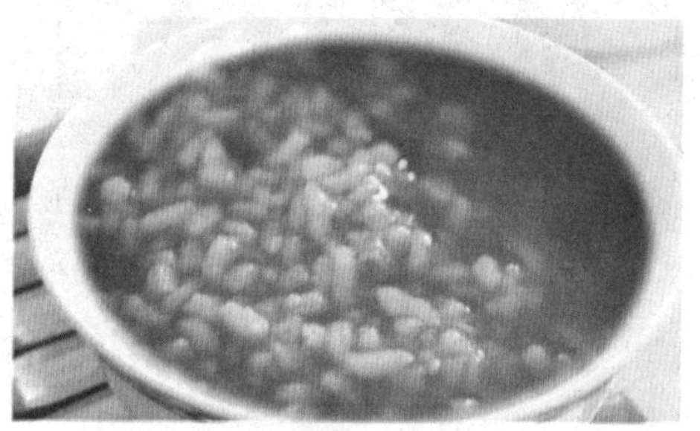

茯苓玉米须鲫鱼汤

材料：

鲫鱼450克，茯苓30克，玉米须10克，莲子30克，盐、食用油各少许，味精3克，葱段、生姜片、香菜各5克

做法：

①将鲫鱼处理干净，在鱼身上切上几刀；茯苓、玉米须洗净；莲子洗净备用。

②锅上火倒入油，将葱、生姜炝香，下入鲫鱼略煎，倒入水，加入玉米须、茯苓、莲子煲至熟，调入盐、味精，撒上香菜即可。

功效：

本品具有健脾养肝、利水消肿的功效，对肝硬化的患者有很好的辅助治疗作用。

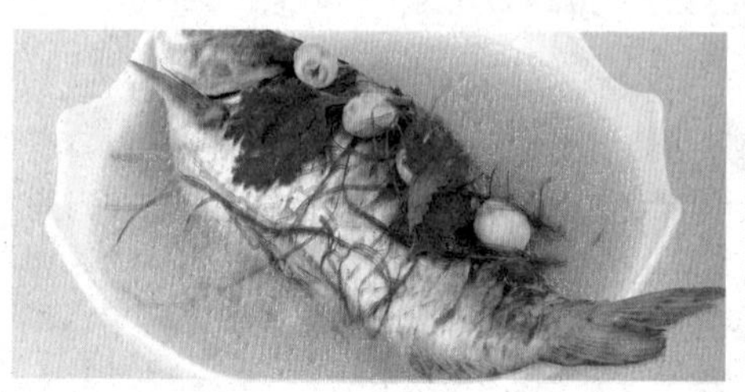

玉米车前大米粥

材料：

玉米粒80克，车前子适量，大米120克，黑胡椒粉、盐各2克

做法：

①玉米粒和大米一起泡发，再洗净；车前子洗净，捞起沥干水分。

②锅置火上，加入玉米粒和大米，再倒入适量清水烧开。

③放入车前子同煮至粥呈糊状，调入盐拌匀，撒上胡椒粉即可。

功效：

此粥具有清热利水、帮助排石的功效，适合肝硬化腹水、胆结石、胆囊炎、水肿、尿路结石等患者食用。

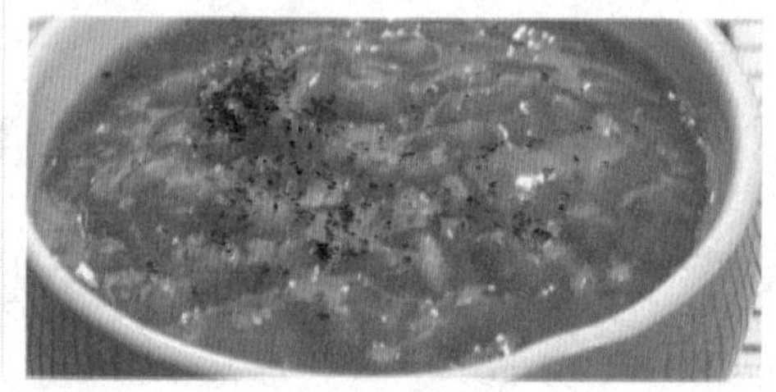

三棱莪术粥

材料：

鱼腥草30克，知母15克，莪术9克，三棱9克，粳米100克

做法：

① 将所有的药用纱布包好备用。

②入瓦锅中，加适量的水煎煮，去渣取汁。

③加入洗净的粳米煮成粥即可。

功效：

本品具有清热解毒、行气破血、散结止痛的作用，适合湿热淤结以及气滞血淤型慢性病毒性肝炎患者食用。

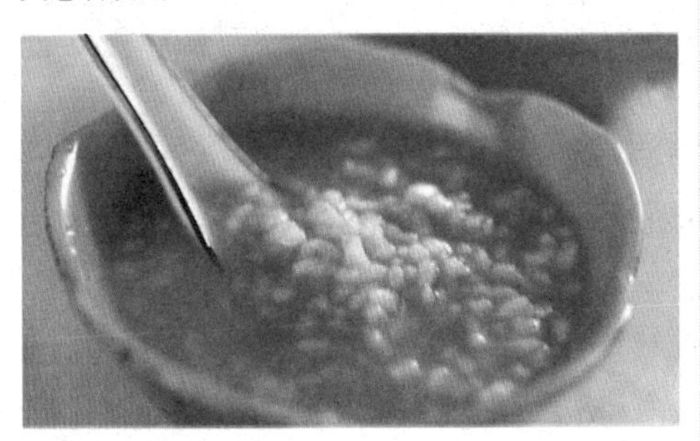

丹参虎杖糖水

材料：

丹参15克，虎杖、香附各5克，冰糖20克

做法：

①将丹参、虎杖、香附均洗净。

②将上述药材放入锅中，加水800毫升，煎煮20分钟。

③去渣，加适量冰糖即可。

功效：

本品具有疏肝解郁、活血化淤、止痛的功效，对冠心病、女性月经不调、肝炎、肝硬化等病均有一定的疗效。

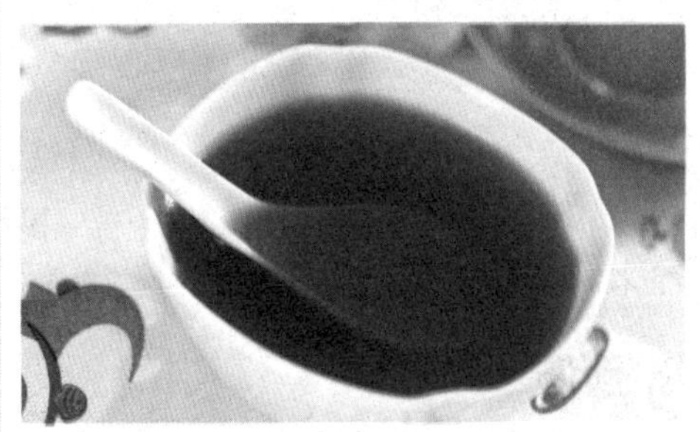

苦瓜牛蛙汤

材料：

牛蛙250克，苦瓜200克，冬瓜100克，清汤适量，盐4克，生姜丝3克，枸杞子少许

做法：

①将苦瓜去籽，洗净，切厚片，用盐水稍泡；冬瓜洗净，切片备用。

②牛蛙处理干净，斩块，汆水备用。

③净锅上火倒入清汤，调入盐、生姜丝烧开，下入牛蛙、苦瓜、枸杞子煲至熟即可。

功效：

本品具有清热利尿、祛湿消肿等功效，适合湿热内蕴型肝硬化患者食用。

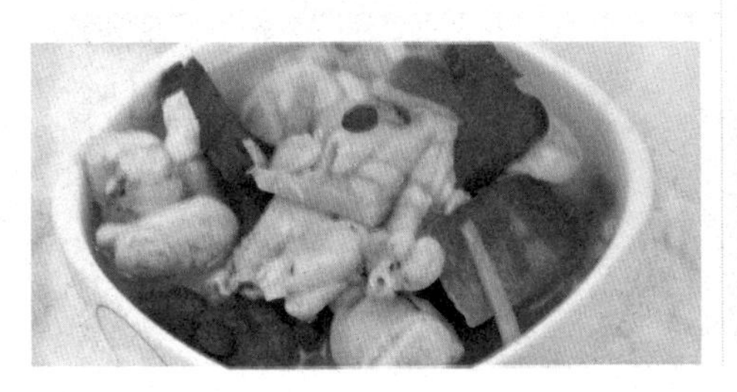

青螺煲鸭肉

材料：

鸭半只，鲜青螺肉200克，火腿25克，水发香菇150克，白扁豆30克，盐、冰糖、葱花、枸杞子各适量，生姜片5克

做法：

①将鸭肉洗净，煮熟捞出切块；青螺肉洗净备用。

②鸭肉转放砂锅中，加水以大火烧开，转小火煲至六成熟时，加盐、冰糖。

③将火腿、香菇洗净，切丁，与青螺肉、白扁豆、枸杞子、生姜片一同入锅煲至熟烂，撒上葱花。

功效：

本品可清热解毒、利湿通淋、益气补虚，适合湿热内蕴型肝硬化患者食用。

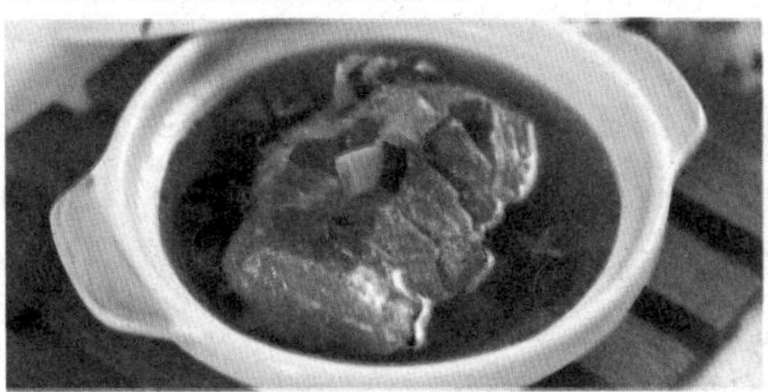

38 胃下垂

高发人群

老年人、形体消瘦者、产妇

高发季节 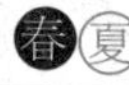

夏 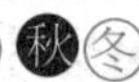

冬

胃下垂是指胃体下降至生理最低线以下位置的病症，主要是由于长期饮食失节或劳倦过度，致使中气下陷、胃气升降失常。患者常有腹胀、恶心、嗳气、胃痛，偶有便秘、腹泻，或交替性腹泻以及便秘。

诊断

（1）B超检查：饮水使胃腔充盈后，超声波测出胃下缘下移入盆腔。

（2）X线检查：一般可见胃的位置下降、张力低下，蠕动波稀疏，滞留物较多，胃由膨大形变为袋形或其他胃形。

（3）胃下垂的诊断标准：一般以胃距髂嵴连线4厘米为正常。按下垂的程度，又可分为轻、中、重三度：5～8厘米为轻度下垂；9～12厘米为中度下垂；13厘米以上为重度下垂。

预防

1 饮食有规律，避免暴饮暴食或者偏食，不要过度减肥。

2 加强体育锻炼，改善体质，增强肌肉力量，防止腹肌松弛。

3 尽量不要多次进行腹部手术，积极治疗各种消耗性疾病。

4 长期从事站立工作或卧床少动的人，容易患此病，因此要避免长期保持同一种姿势。

5 避免穿很紧的马甲和束得很紧的腰带，因为经常压迫胸部和上腹部，也容易诱发胃下垂。

刮拭要点

胸腹部： 膻中穴、中脘穴、关元穴、中极穴

背部： 脾俞穴、胃俞穴

下肢部： 足三里穴

刮痧治疗

刮痧取穴

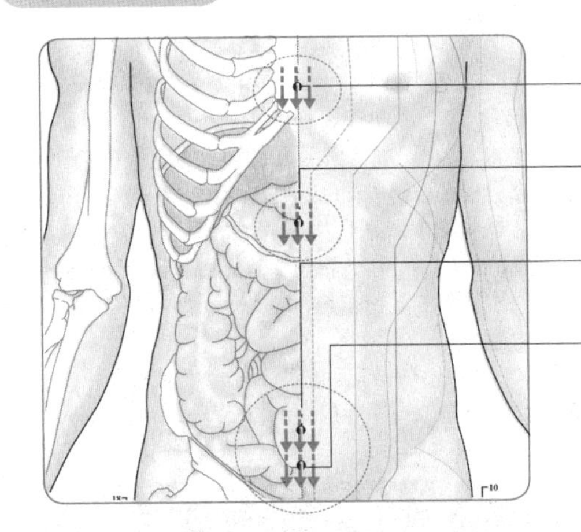

① **膻中穴:** 胸部，当前正中线上，平第 4 肋间隙，两乳头连线的中点。

② **中脘穴:** 上腹部，前正中线上，当脐中上 4 寸。

③ **关元穴:** 下腹部，前正中线上，当脐中下 3 寸。

④ **中极穴:** 下腹部，前正中线上，当脐中下 4 寸。

刮法	刺激程度	次数
面刮	轻度	30

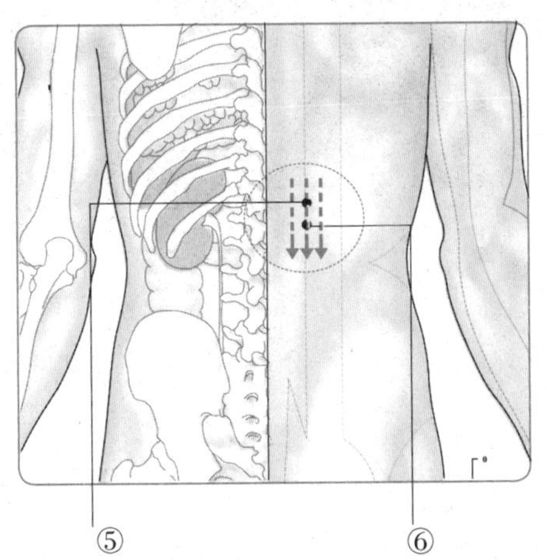

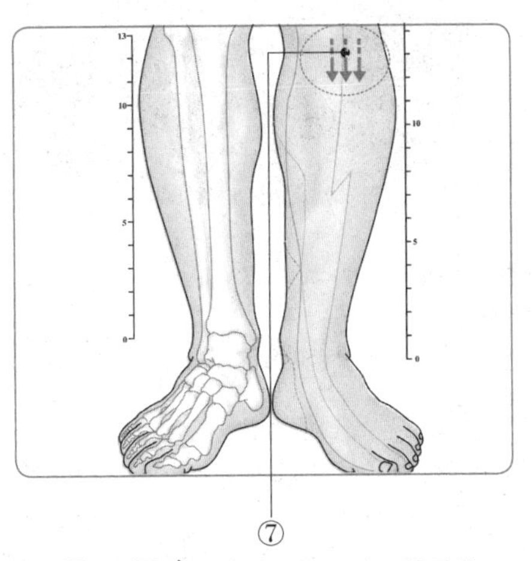

⑤ **脾俞穴:** 在背部，当第 11 胸椎棘突下，旁开 1.5 寸。

⑥ **胃俞穴:** 背部，第 12 胸椎棘突下，旁开 1.5 寸。

⑦ **足三里穴:** 外膝眼下 3 寸，胫骨前嵴外 1 横指，当胫骨前肌上即是。

专家提示

1. 胃下垂患者可选用黄芪、人参、党参、白术、山药、柴胡、猪肚、牛肚、土鸡、乌鸡等健脾补气的药材和食材。

2. 宜选用山楂、麦芽、神曲、鸡内金、苹果等助消化、减轻胃肠负担的药材和食材。

3. 饮食宜清淡，忌食肥甘厚味、辛辣刺激食品，忌烟酒。

4. 生活要有规律，避免因工作而废寝忘食，一日三餐应定时。

胃下垂的对症药膳

补胃牛肚汤

材料：

牛肚500克，鲜荷叶半张，白术、黄芪、升麻、神曲各10克，生姜片、肉桂、胡椒粉、料酒、盐、醋各适量

做法：

①牛肚用盐、醋反复搓洗干净，将鲜荷叶垫于锅底，放入牛肚；白术、黄芪、升麻、神曲洗净放入锅内，加水以大火烧沸，转中火炖30分钟，取出切小块后放入砂锅，加料酒和肉桂以小火煨2个小时。

②加盐、生姜片、胡椒粉，继续煨至牛肚熟烂即可。

功效：

本品健脾益气、升阳举陷，适合脾胃气虚所致的胃下垂患者食用。

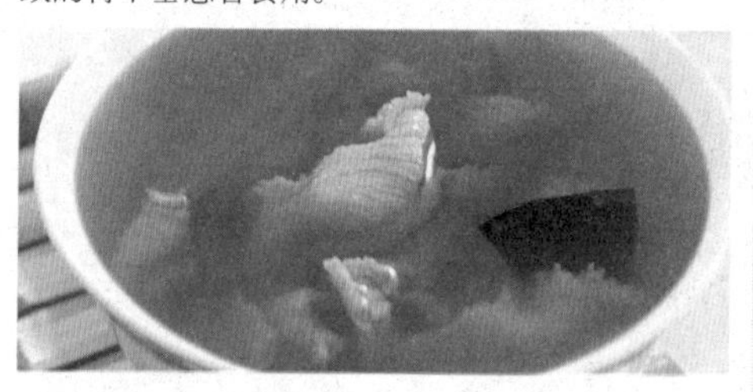

银耳海鲜汤

材料：

鲑鱼（即三文鱼）200克，虾仁10只，蚌肉、银鱼各100克，银耳15克，葱10克，盐、淀粉各3克

做法：

①银耳冲净，浸入清水中泡发后，捞起去蒂，撕小朵。

②鲑鱼洗净切丁；虾仁挑去泥肠洗净；葱洗净，切末。

③锅中加水，先下入银耳，煮沸后再加入鲑鱼、洗净的蚌肉、虾仁、银鱼，煮熟后加盐调味，再加入以水拌匀的淀粉和匀，撒上葱花即可。

功效：

本品具有健脾益气、滋阴生津的功效，适合中气下陷、胃阴亏虚型的胃下垂患者。

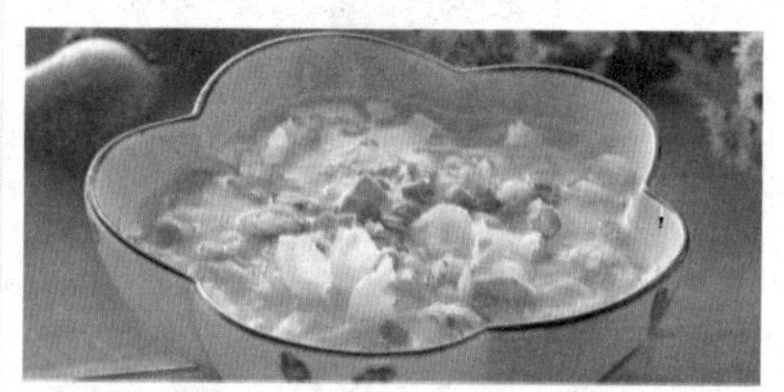

姜韭牛奶

材料：

韭菜250克，牛奶250毫升，生姜20克

做法：

① 将生姜、韭菜洗净，切碎。

②将生姜、韭菜一同放锅中，加少量水煮开，再倒入牛奶，煮沸即可。

功效：

本品具有暖胃温中的功效，适合体质虚弱、脾胃虚寒或脾阳不足引起胃下垂的患者食用。

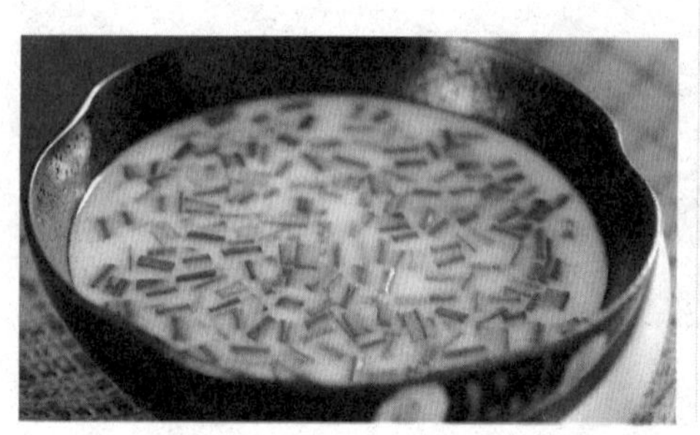

山楂肉丁汤

材料：

山楂15克，陈皮、枳壳各10克，猪瘦肉100克，盐适量

做法：

①先将猪肉洗净，切丁，用盐腌渍待用；陈皮、枳壳洗净备用。

②山楂、陈皮、枳壳入锅，加水煮30分钟。

③下入猪肉丁，煮至熟，调入盐即可。

功效：

本品具有疏肝理气、健脾和中、消食化积的功效，可有效减轻胃肠负担，缓解胃下垂症状。

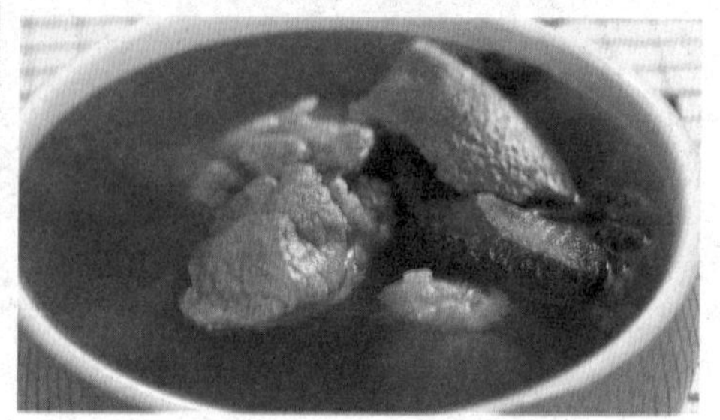

枣参茯苓粥

材料：

茯苓 20 克，人参、红枣各 10 克，大米 100 克，白糖 8 克

做法：

①大米泡发，洗净；人参洗净，切小块；茯苓洗净；红枣去核洗净，切开。

②锅置火上，注入清水后，放入大米，用大火煮至米粒开花，放入人参、茯苓、红枣同煮。

③改用小火煮至粥浓稠、可闻见香味时，放入白糖调味，即可食用。

功效：

此粥健脾和胃、益气补虚，适合脾胃气虚引起的胃下垂患者食用。

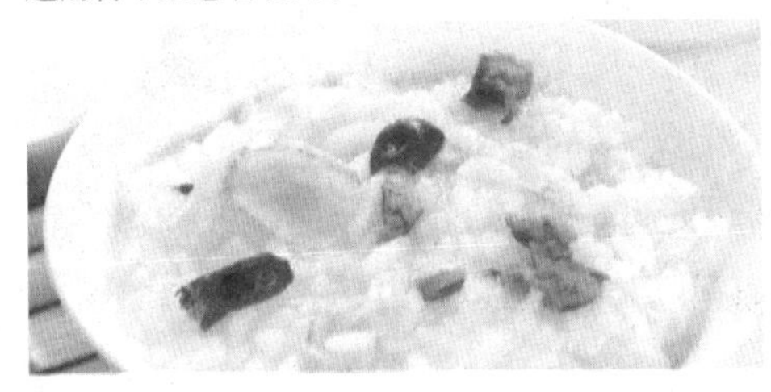

白术升麻猪肚粥

材料：

白术 20 克，升麻 10 克，猪肚 100 克，大米 80 克，盐 3 克，鸡精 2 克，葱花 5 克

做法：

①大米淘净，浸泡半小时后，捞起沥干水分；猪肚洗净，切成细条；白术、升麻洗净。

②大米入锅，加入适量清水，以大火烧沸，下入猪肚、白术、升麻，转中火熬煮。

③待米粒开花，改小火熬煮至粥浓稠，加盐、鸡精调味，撒上葱花即可。

功效：

此粥具有补脾益气、升阳举托的功效，适用于脾胃虚弱的胃下垂者。

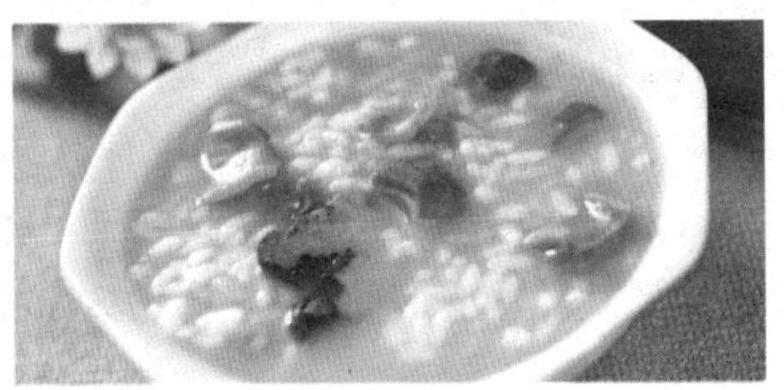

人参糯米鸡汤

材料：

人参片 15 克，糯米 100 克，鸡腿 1 只，红枣 6 颗，盐 2 克

做法：

①糯米淘净，以清水浸泡 1 个小时后沥干。

②鸡腿剁块、洗净，汆烫后捞起，再冲净 1 次。

③再将糯米、鸡腿及人参片、红枣盛入炖锅，加水后以大火煮开，再转小火炖至肉熟米烂，加盐调味即可。

功效：

本品具有大补元气、补虚生津的功效，适合中气下陷、胃阴亏虚的胃下垂患者。

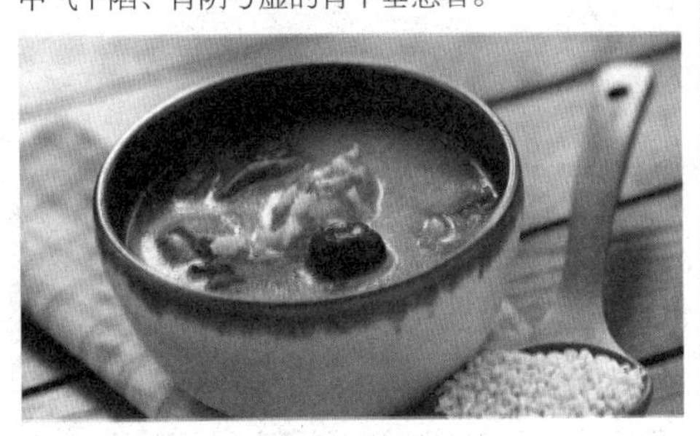

参片莲子鸡

材料：

莲子 40 克，鲜山药 80 克，人参片、红枣、冰糖各 10 克

做法：

①红枣洗净、去籽，再用水泡发 30 分钟；山药去皮，洗净切片；莲子洗净，泡发备用。

②莲子、红枣、山药片、人参片放入炖盅，加水至盖满材料（约 10 分钟），移入蒸笼内，转中火蒸煮 1 个小时。

③随后加入冰糖续蒸 20 分钟，取出即可食用。

功效：

本品具有健脾和胃的功效，适合中气下陷的胃下垂患者食用。

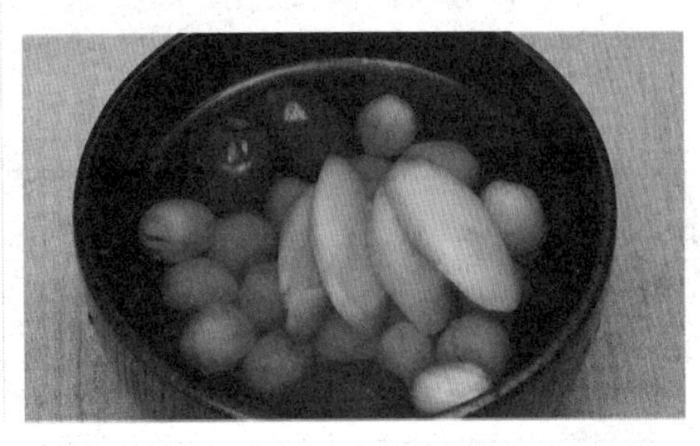

39 肾小球肾炎

高发人群

急性发病者以4～14岁儿童较多，男多于女

高发季节 春 夏 秋 冬

肾小球肾炎，俗称“腰子病”，是两侧肾脏弥漫性非化脓性炎症，是由溶血性链球菌或其他细菌感染所引起的变态反应。经常在上呼吸道感染、猩红热或化脓性皮肤病之后发生。

肾小球肾炎可分急性和慢性两种。急性者多见于儿童及青少年；慢性者多见于成人，以青壮年为主。大多数患者是一开始就呈慢性发展，只有少数患者是由急性期转变而来。肾小球肾炎，多由寒冷和潮湿所诱发，所以患者要注意保暖和保持环境干燥。

诊断

（1）水肿：疾病初发时，出现轻度水肿，特别是面部、眼睑及两下肢较多见。

（2）小便：小便发红，或呈酱色尿，尿量减少。有时会出现小便次数多，小便急痛。小便常规化验时，发现有蛋白质及比较多的红细胞。

（3）血压：血压升高，有时甚至出现剧烈头痛、恶心、呕吐、痉挛或神志不清等症状，发作持续时间不长，大约数分钟就停止，之后可以再发，称为“高血压性脑病”。

预防

1 加强身体锻炼，增强身体的抗病能力，以减少咽喉炎、扁桃体炎等上呼吸道感染的发生。

2 一旦发生咽炎、流行性感冒、脓疱疮性皮肤病等链球菌感染时，应立即加以彻底治疗。

3 糖尿病和高血压很容易并发肾炎，极易引起尿毒症。因此，平时一定要养成良好的生活习惯：纠正酗酒、吸烟等不良习惯；定期进行身体健康检查，以及早发现糖尿病和高血压，并有效地控制血糖和血压。

刮拭要点

背部： 脾俞穴、肾俞穴、命门穴

胸腹部： 上脘穴、中脘穴、气海穴、关元穴

下肢部： 三阴交穴、太溪穴

刮痧治疗

刮痧取穴

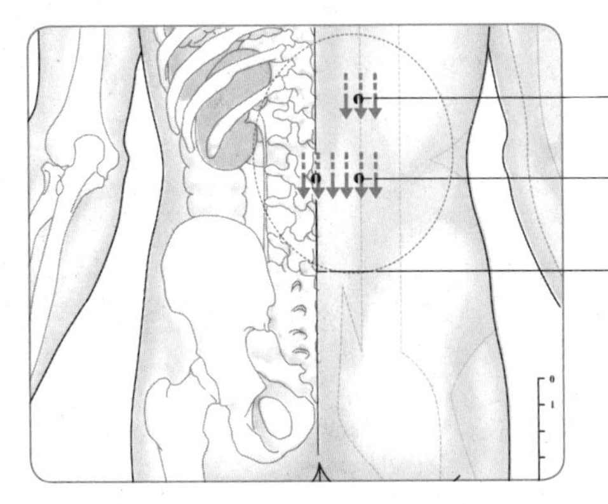

① **脾俞穴：**背部，当第 11 胸椎棘突下，旁开 1.5 寸。

② **肾俞穴：**腰部，当第 2 腰椎棘突下，旁开 1.5 寸。

③ **命门穴：**在第 2 腰椎棘突下，肚脐正后方处。

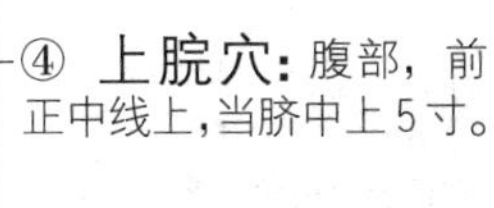

刮法	刺激程度	次数
推刮	适度	30

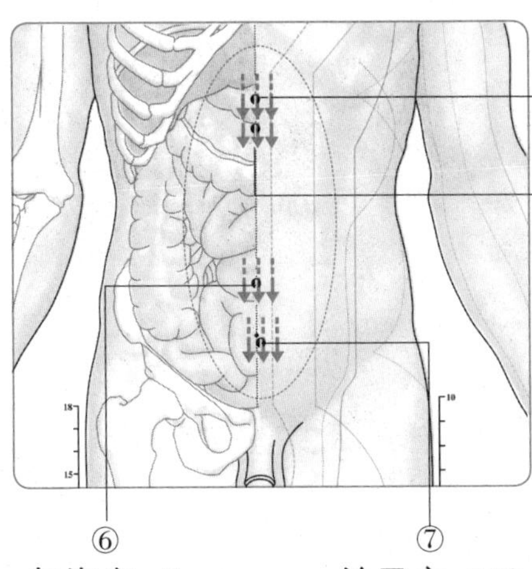

④ **上脘穴：**腹部，前正中线上，当脐中上 5 寸。

⑤ **中脘穴：**腹部，前正中线上，脐中上 4 寸。

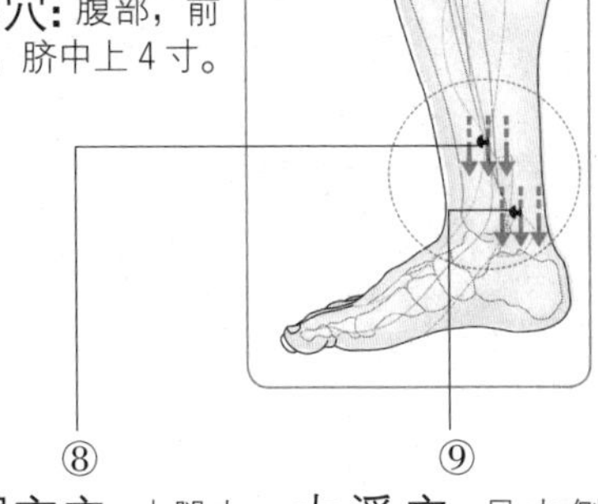

⑥ **气海穴：**前正中线上，脐下 1.5 寸。

⑦ **关元穴：**下腹部，前正中线上，当脐中下 3 寸。

⑧ **三阴交穴：**小腿内侧，足内踝尖上 3 寸，胫骨内侧缘后方。

⑨ **太溪穴：**足内侧，内踝后方与跟腱之间的凹陷处。

专家提示

1. 肾小球肾炎患者宜选择鲫鱼、茯苓、木通、泽泻、石韦、西瓜皮、竹笋、冬瓜皮、玉米须、车前子、薏苡仁等祛湿利尿的药材和食材

2. 宜选用茯苓、香菇、西红柿、蘑菇、白菜等能增强肾脏排钠能力的药材和食材。

3. 宜吃维生素含量高的食物，如苹果、草莓、芹菜、莴笋、葡萄、橙子等。

肾小球肾炎的对症药膳

玉米须鲫鱼煲

材料：

鲫鱼 450 克，玉米须 90 克，莲子 5 克，盐、味精各少许，葱段、姜片各 5 克

做法：

①将鲫鱼处理干净，在鱼身上打上几刀；玉米须洗净；莲子肉洗净备用。

②锅上火倒入油，将葱、姜炝香，下入鲫鱼略煎，倒入水，加入玉米须、莲子肉煲至熟，调入盐、味精即可。

功效：

本品具有健脾益气、利水消肿的功效，对肾炎水肿、少尿、血尿的患者有很好的食疗作用。

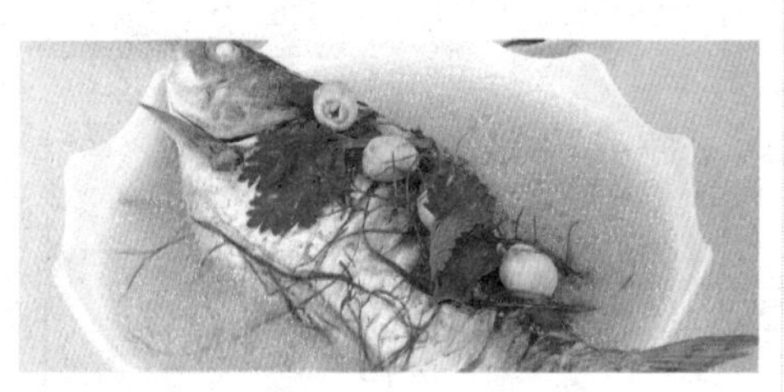

螺片玉米须黄瓜汤

材料：

海螺 2 个，黄瓜 100 克，玉米须 30 克，食用油 10 毫升，葱段、生姜片、鸡精各 3 克，香油 2 毫升，精盐、枸杞子各少许

做法：

①将海螺去壳洗净，切成大片；玉米须洗净；黄瓜洗净切丝备用。

②炒锅上火倒入油，将葱、生姜炝香，倒入水，下入黄瓜、玉米须、枸杞子、螺片，调入精盐、鸡精烧沸，淋入香油即可。

功效：

本品有清热利尿、滋阴生津的功效，适合肝肾阴虚型慢性肾炎患者食用。

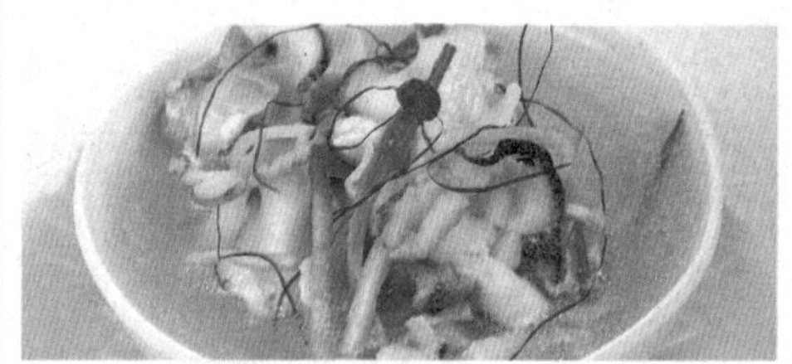

车前空心菜猪腰汤

材料：

车前子 150 克，猪腰 1 只，空心菜 100 克，生姜片少许，精盐 2 克，味精 3 克

做法：

①车前子洗净，加水 800 毫升，煎至 400 毫升。

②猪腰、空心菜洗净。猪腰切片；空心菜切段。

③再将猪腰、空心菜放入车前子水中，加入生姜片和精盐，继续煮至熟，调入味精即可。

功效：

本品具有补肾壮腰、利水通淋的功效，适合肾气亏虚的慢性肾炎患者食用。

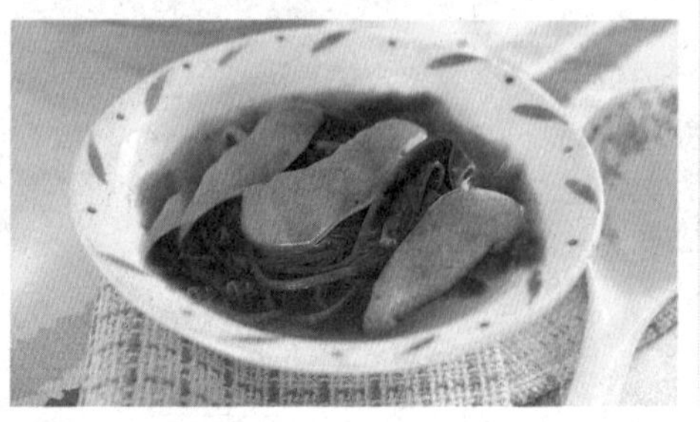

茯苓鸽子煲

材料：

鸽子 300 克，茯苓 30 克，精盐、葱花各 4 克，生姜片 2 克

做法：

① 将鸽子宰杀洗净，斩成块汆水；茯苓洗净备用。

②净锅上火倒入水，放入生姜片，下入鸽子、茯苓煲至熟，调入精盐调味，撒上葱花即可。

功效：

本品具有健脾益气、补肾助阳、利水消肿的功效，适合慢性肾炎伴脾气虚弱、食欲不振的患者食用。

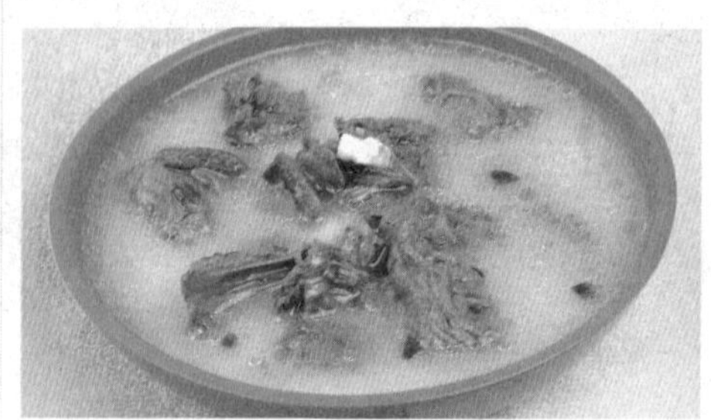

◉ 赤小豆炖鲫鱼

材料：

鲫鱼 1 条（约 350 克），赤小豆 500 克，车前子 10 克

做法：

①将鲫鱼处理干净；赤小豆、车前子洗净，备用。

②将鲫鱼、赤小豆、车前子放入锅内，加 2000 毫升水清炖。

③炖至鱼熟豆烂即可。

功效：

本品具有健脾渗湿、利水消肿作用，适合下肢水肿、脸面浮肿的肾小球肾炎患者食用。

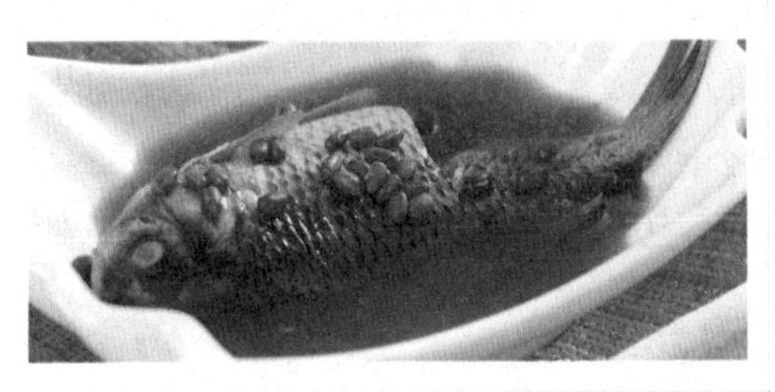

◉ 冬瓜竹笋汤

材料：

素肉块 35 克，冬瓜 200 克，竹笋 100 克，黄柏、知母各 10 克，精盐、香油各少许

做法：

①将素肉块洗净，放入清水中浸泡至软化，然后取出挤干水分备用；将冬瓜用清水洗净，切块备用；将竹笋用清水洗净，备用。

②黄柏、知母均用清水洗净，放入棉布袋中，和 600 毫升清水一起放入锅中，以小火煮沸。

③加入素肉块、冬瓜、竹笋混合煮沸，煮至熟后关火，取出棉布袋，加入盐、香油即可食用。

功效：

冬瓜和竹笋都属于高钾低钠食物，可排钠降压、利尿消肿，还有清热泻火的作用。此外，黄柏和知母具有清热解毒等功效。此汤很适合肾小球肾炎的患者食用。

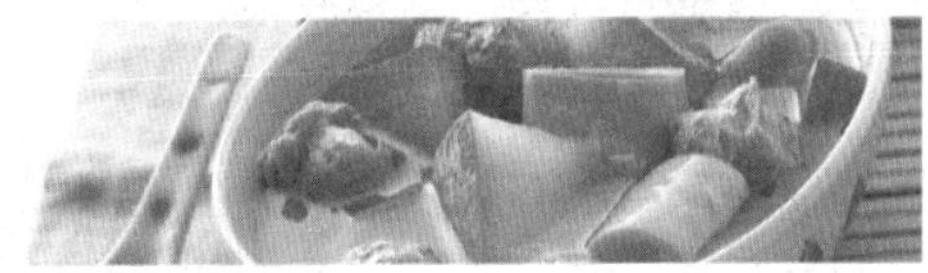

◉ 螺肉煲西葫芦

材料：

田螺肉 300 克，西葫芦 125 克，高汤、枸杞子各适量，精盐少许

做法：

①将田螺肉洗净；西葫芦洗净切方块备用。

②净锅上火倒入高汤，下入西葫芦、螺肉、精盐、枸杞子煲至熟即可。

功效：

本品具有滋阴解渴、利尿通淋、清热消肿的功效，适合肝肾阴虚型慢性肾小球肾炎患者食用。

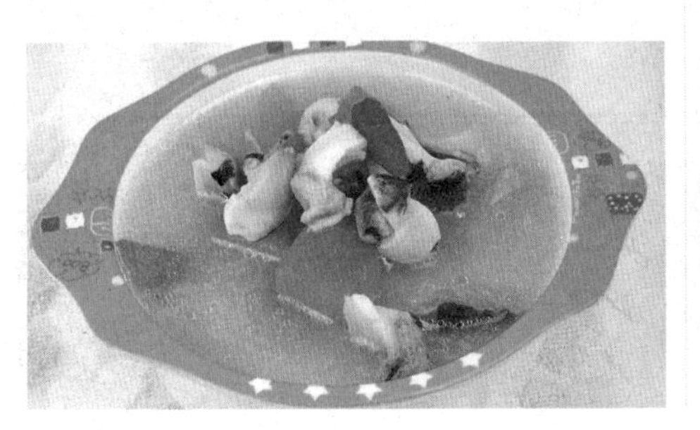

◉ 绿豆田鸡汤

材料：

田鸡 300 克，绿豆、海带各 50 克，精盐、鸡精各 2 克

做法：

①田鸡处理干净，去皮，切段，汆水；绿豆洗净，浸泡；海带洗净，切片，浸泡。

②锅中放入田鸡、绿豆、海带，加入清水，以小火慢炖。

③待绿豆熟烂之后，调入精盐和鸡精即可。

功效：

本品具有清热滋阴、利尿消肿的功效，适合肝肾阴虚型慢性肾炎患者食用。

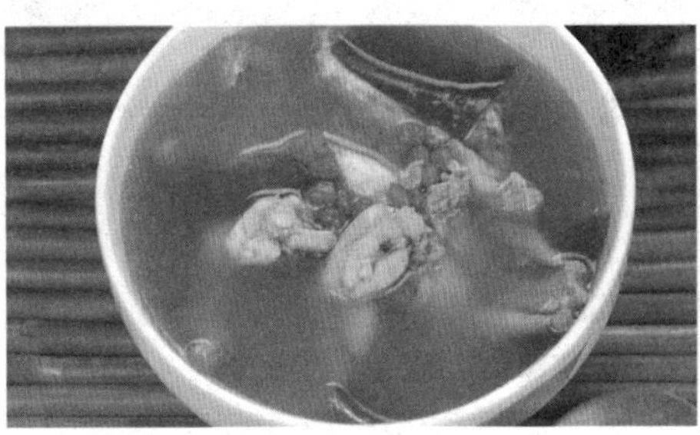

40 癫痫

高发人群
小儿、有家族病史者
高发季节 春 夏 秋 冬

癫痫，俗称“羊癫风”，是一种发作性神经异常的疾病。当此病发作时，患者的主要表现为：突然性的意识丧失，全身出现抽搐的症状。

诊断

（1）癫痫小发作：患者突然瞪目直视、呆立或呆坐，如果手中握有东西则会掉落，面色苍白。无跌扑和抽搐，数秒钟即恢复正常。

（2）癫痫大发作：突然发作，有时会大叫一声，随即意识丧失，全身抽搐，咬牙，皮肤紫绀，口吐白沫或因舌、唇被咬破而出现血沫，眼红，瞳孔散大，大小便失禁。这样持续数分钟后进入昏睡状态，经过半小时以上，神志才慢慢清醒。患者醒后感觉头痛，精神疲倦，浑身疼痛不适，对发病时的情况记忆不清。

（3）局限性癫痫：经常见于继发性癫痫，患者一般不会有意识障碍，仅一侧肢体或面部有麻木感或抽搐。

（4）癫痫持续状态：癫痫连续性发作，期间患者神志不清，必须马上抢救，否则很可能导致死亡。

预防

1 癫痫患者在选择婚配对象时，应避免与有癫痫家族史的人结婚。

2 对于高龄初产妇，如预计分娩过程不顺利，应及早剖腹取胎，这样可以避免因缺氧、窒息、产伤而导致婴儿日后患有癫痫。

3 对于各种颅内感染引起的癫痫，要积极地预防这些感染的发生。一旦发生了颅内感染性疾病，应及早诊断，正确治疗，以减轻脑组织损伤的程度。

4 高热惊厥患者以后约有15%会转变成癫痫，如对有复发可能的高热惊厥，应及早地采取预防措施。

刮拭要点

头部：百会穴、风府穴
背部：陶道穴、身柱穴
胸腹部：鸠尾穴
下肢部：丰隆穴、太冲穴

刮痧治疗

刮痧取穴

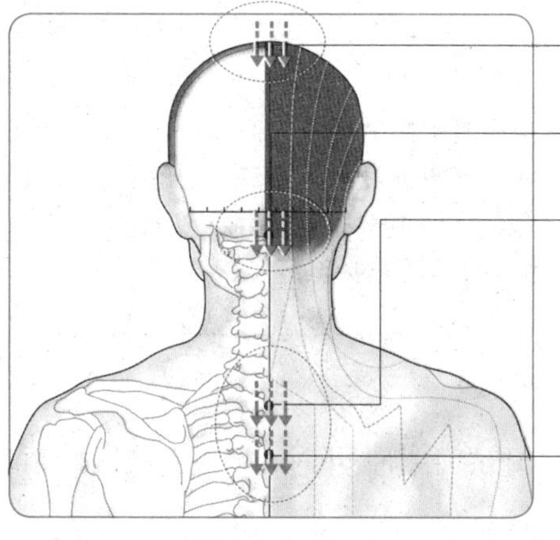

① 百会穴：头部，当前发际正中直上5寸或两耳尖连线中点处。

② 风府穴：后发际正中直上1寸，枕外隆突直下凹陷中。

③ 陶道穴：背部，当后正中线上，第1胸椎棘突下凹陷中。

④ 身柱穴：背部，当后正中线上，第3胸椎棘突下凹陷中。

刮法	刺激程度	次数
面刮	重度	30

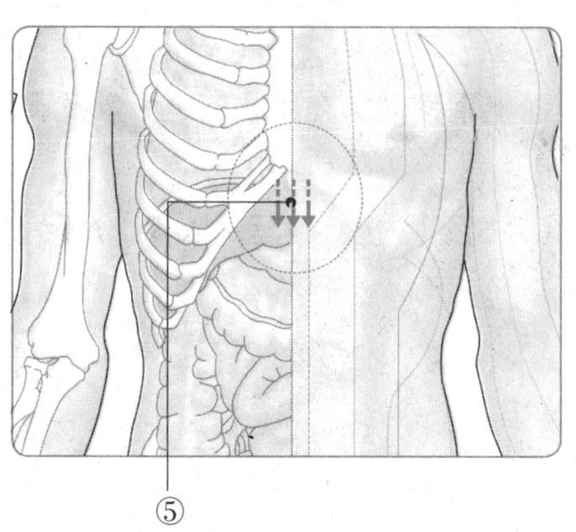

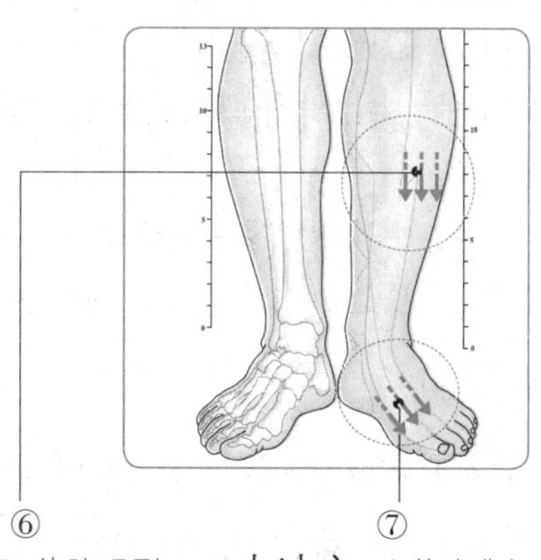

⑤ 鸠尾穴：位于脐上7寸，剑突下0.5寸。

⑥ 丰隆穴：外膝眼到外踝尖连线中点处。

⑦ 太冲穴：人体脚背部，第1、2跖骨结合部之前凹陷处。

食疗保健

橄榄糊

橄榄400克，白糖适量。先把橄榄放入锅内，加800毫升水用大火煮至水开后，滤汁备用；把橄榄捞起来，去核捣烂，再倒入锅里用小火熬成糊。每次食用15毫升，吃时可用白糖调味，以开水冲服，每天早晚各1次。

全蝎绿豆粉丝

全蝎3只，绿豆细粉丝50克，食用油少许。油入锅，待油热后将绿豆细粉丝放入热油锅中，炸成白色出锅；再把全蝎也放入油锅中，炸至酥脆，然后与粉丝一起装盘食用。每日3次，连服1周，也可间断服用。

41 甲状腺功能亢进

高发人群
20～40岁女性，有家族史、受到精神创伤者
高发季节 春 夏 秋 冬

甲状腺功能亢进的简称是甲亢，是由多种原因引起的甲状腺激素分泌过多所致的一组常见的内分泌疾病。主要临床表现为多食、消瘦、畏热、多汗、心悸、容易激动等高代谢症候群，神经和血管兴奋性增强，以及不同程度的甲状腺肿大和眼突、手颤、颈部血管杂音等为特征，严重的可出现甲状腺危象、昏迷甚至危及生命。

诊断

（1）神经过敏，容易发脾气，当双手伸直、手指张开时，有快而细微的颤动。常有心悸，劳动时气促，易出汗，体重减轻。

（2）眼球凸出。

（3）甲状腺常见肿大、质软，可随吞咽而上下移动。在甲状腺上可触及震颤，有杂音。

（4）甲状腺危象：脉搏增快，体温升高，剧烈呕吐、腹泻，尿少，烦躁不安和谵妄，昏迷，血压下降，周围循环衰竭。

预防

1 保持精神愉快、心情舒畅，适当地释放压力。

2 规律饮食，避免刺激性食物。

3 调节脾胃功能，增强体质，提高自身的免疫力和抗病能力。

4 起居有规律，不要过度疲劳，工作压力大的白领女性更要注意。

5 甲状腺功能亢进的患者要减少含碘食物的摄入，可预防病发。

刮拭要点

头颈部：承浆穴、廉泉穴、天突穴

上肢部：手三里穴

下肢部：阴陵泉穴、三阴交穴、太冲穴

刮痧治疗

刮痧取穴

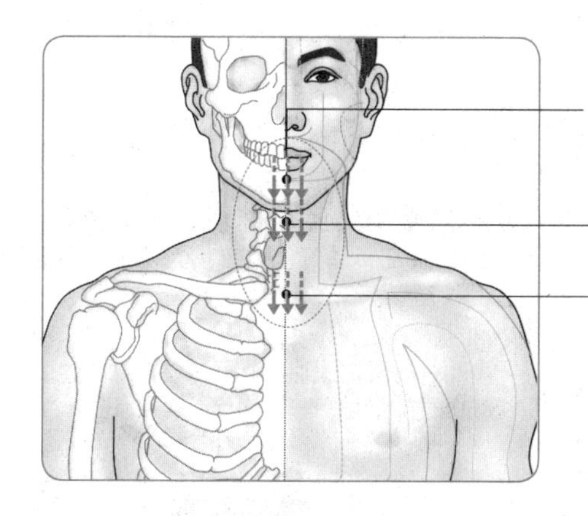

① **承浆穴：**面部，当颏唇沟的正中凹陷处

② **廉泉穴：**颈部，当前正中线上，喉结上方，舌骨上缘凹陷处。

③ **天突穴：**胸骨上窝中央。

刮法	刺激程度	次数
面刮、点按、平面按揉	适度	30

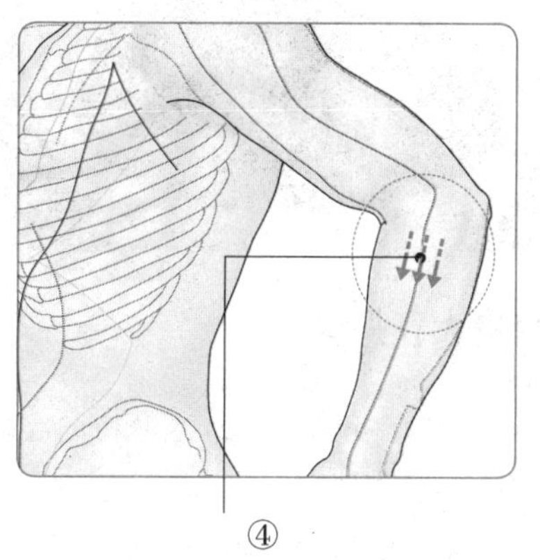

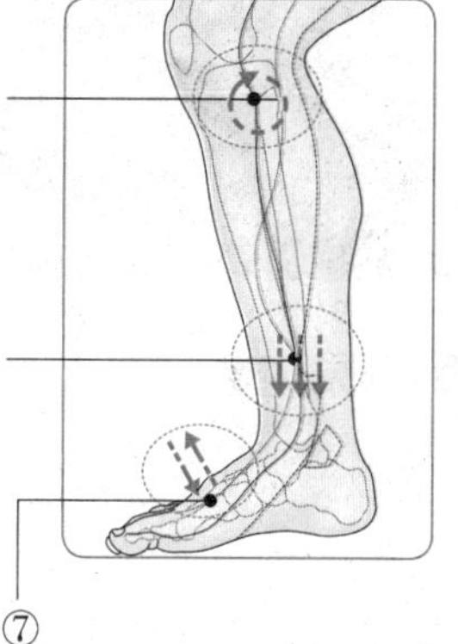

⑤ **阴陵泉穴：**小腿内侧，胫骨内侧髁后下方凹陷处。

⑥ **三阴交穴：**小腿内侧，足内踝尖上3寸，胫骨内侧缘后方。

④ **手三里穴：**前臂背面桡侧，当阳溪穴与曲池穴连线上，肘横纹下2寸。

⑦ **太冲穴：**人体脚背部，第1、2跖骨结合部之前凹陷处。

专家提示

1. 甲状腺功能亢进者宜少食多餐，不能暴饮暴食，宜高热量、高糖分、高蛋白、高B族维生素饮食。

2. 多进食富含钾、钙的食物，如豆类、芹菜、奶类。同时补充水分，每天饮水2500毫升左右。

3. 每日应给予足够的碳水化合物，以补充过度消耗的能量，每日能量供给3000~3500千卡，以满足过量的甲状腺素分泌所引起的代谢增加。

4. 忌含碘食物和药物，忌辛辣刺激性的食物，忌烟酒，忌咖啡、浓茶等兴奋性饮料。

甲状腺功能亢进的对症药膳

香菇枣仁鳖汤

材料：

鳖500克，香菇、腊肉、豆腐皮、上油菜各适量，酸枣仁10克，盐、鸡精、生姜各适量

做法：

①鳖处理干净，焯去血水；生姜洗净切片；酸枣仁、豆腐皮洗净；香菇洗净对半切；腊肉切片。

②将香菇、豆腐皮、油菜氽烫至熟后备用。

③将鳖放入瓦锅中，加生姜片、酸枣仁，煲至鳖熟烂，加盐、鸡精调味，将香菇、腊肉、豆腐皮、油菜摆盘。

功效：

本品软坚散结、养心安神，可调节中枢神经，改善甲状腺功能亢进患者的症状。

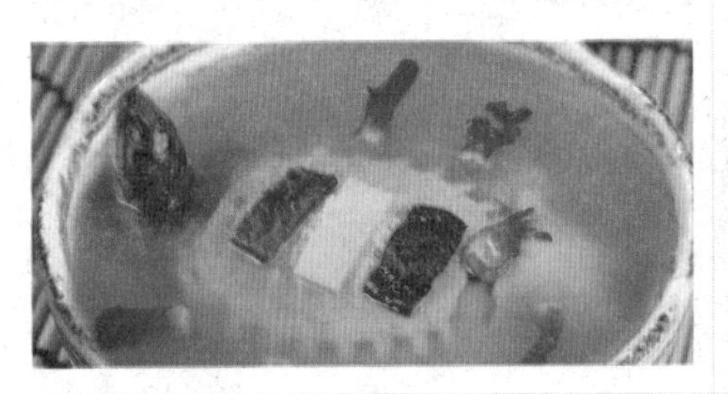

生地黄煲猪脊骨

材料：

猪脊骨500克，生地黄20克，生姜、盐、味精各适量

做法：

①猪脊骨洗净，斩成小段；生地黄洗净；生姜去皮，切成片。

②将猪脊骨放入炒锅中炒至快熟，捞出备用。

③取一炖盅，放入猪脊骨、生地黄、生姜片和适量清水，隔水炖60分钟，加盐、味精调味即可。

功效：

本品具有滋阴凉血、软坚散结的功效，适合甲状腺功能亢进患者食用。

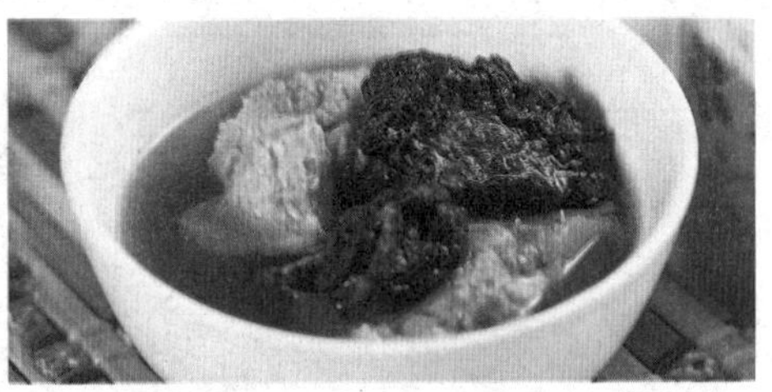

苹果炖鳖

材料：

苹果2个，鳖1只，猪肉100克，生姜、盐、香油各适量

做法：

①苹果洗净切瓣；猪肉洗净切块；生姜切丝。

②锅上火，加适量水，放入生姜以大火煮开，放入鳖焯烫后捞出，去内脏。

③砂锅上火，放入鳖、猪肉，大火炖开，转用小火炖约2个小时，调入盐，淋入少许香油即可。

功效：

本品益气养血、养阴润燥，适用于阴虚火旺以及气阴两虚型甲状腺功能亢进的患者食用。

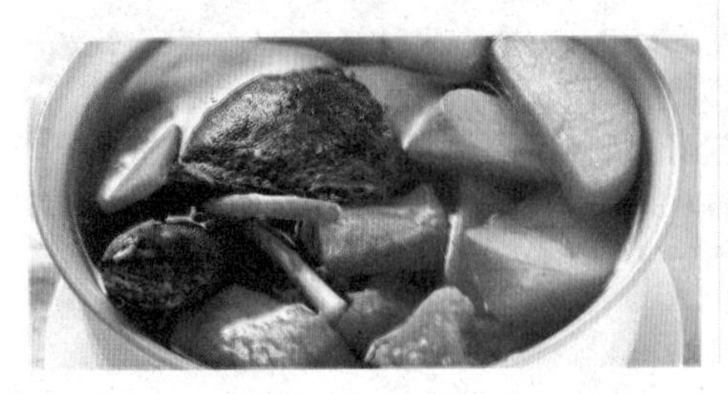

猪骨大豆丹参汤

材料：

猪骨300克，大豆50克，丹参20克，肉桂9克，盐、味精、料酒、鸡精各适量

做法：

①将猪骨洗净切块；大豆去杂质，洗净；丹参、肉桂用纱布袋包好备用。

②猪骨洗净，斩块，用刀背稍打裂，飞水。

③砂锅内加适量水煮开，放入猪骨、大豆、药袋小火煲煮2个小时，拣出药袋，加盐、味精、料酒、鸡精调味即可。

功效：

本品具有抑制甲状腺素合成的作用，对甲状腺功能亢进的患者有一定的食疗效果。

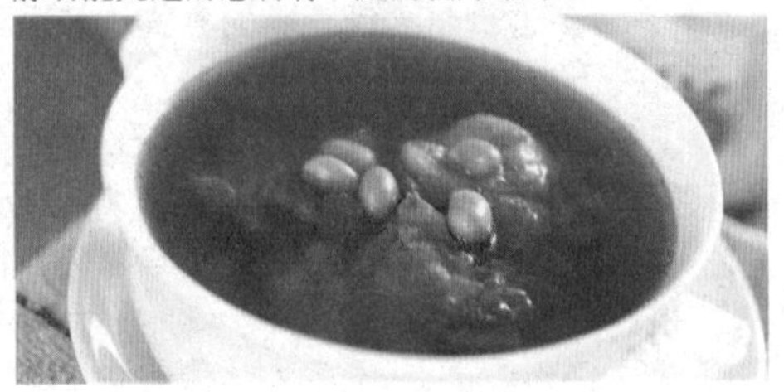

夏菇草猪脊骨汤

材料：

猪脊骨200克，夏枯草、红枣各适量，盐3克，鸡精2克

做法：

①夏枯草洗净略修；红枣洗净，切片。

②猪脊骨洗净，斩块，用刀背稍拍裂，飞水。

③将猪脊骨、红枣放入炖盅内，注入适量清水，以大火煲沸，下入夏枯草，改为小火煲煮2个小时，加盐、鸡精调味即可。

功效：

本品具有软坚散结、养血补虚的功效，对甲状腺功能亢进有一定的辅助治疗作用。

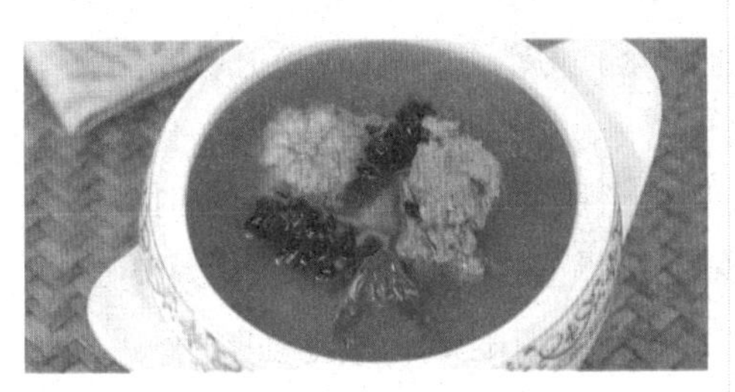

干贝瘦肉汤

材料：

猪瘦肉500克，干贝15克，新鲜山药200克，生姜2片，盐3克

做法：

①猪瘦肉洗净，切块，氽水；干贝洗净，切丁；山药、生姜洗净，去皮，切片。

②将猪瘦肉放入沸水中氽去血水。

③锅中注水，放入猪瘦肉、干贝、山药、生姜慢炖2个小时，加入盐调味即可。

功效：

本品具有滋阴润燥、益气补虚的功效，适合阴虚火旺、气阴两虚型甲状腺功能亢进者食用。

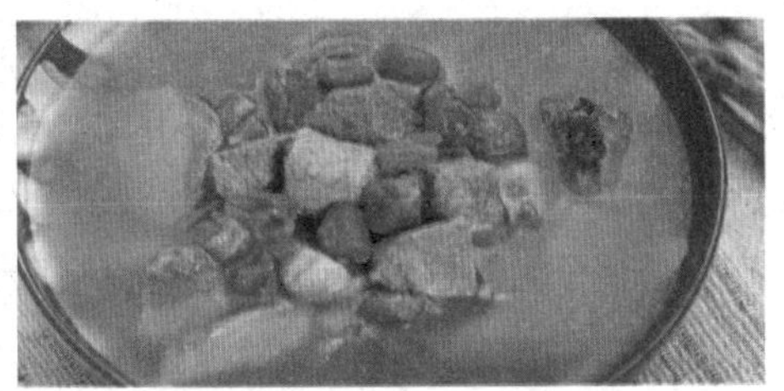

双色蛤蜊

材料：

白萝卜球30克，胡萝卜球30克，文蛤100克，芹菜末10克，肉苁蓉3克，当归15克，淀粉5克

做法：

①文蛤洗净，放入蒸笼蒸熟，取出蛤肉，留汤汁备用；肉苁蓉、当归煎取药汁备用。

②将胡萝卜球、白萝卜球入锅，加水焖煮20分钟，加入淀粉勾芡，放入蛤肉汁、蛤肉及芹菜末、药汁拌匀即可。

功效：

本品滋阴益气、化痰散结，适用于气阴两虚型的甲状腺功能亢进者。

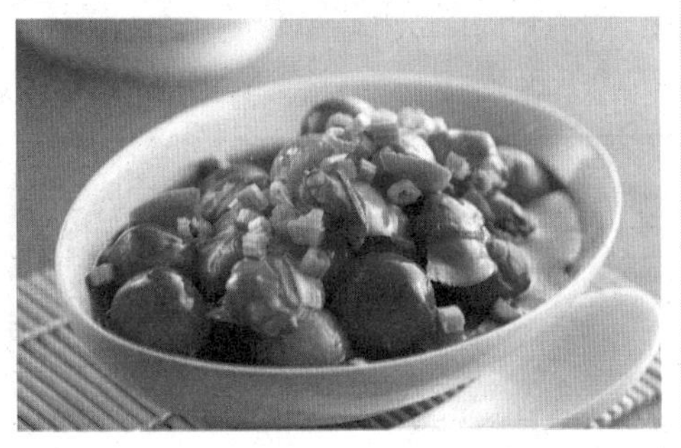

玫瑰夏枯草茶

材料：

玫瑰、夏枯草、蜂蜜各适量

做法：

①玫瑰、夏枯草洗净，放进杯中。

②往杯中注入开水冲泡。

③加入蜂蜜调味即可。

功效：

本品具有行气解郁、清肝明目的作用，可调节内分泌，缓解甲状腺功能亢进引起的情绪躁动、眼突眼干等症状。

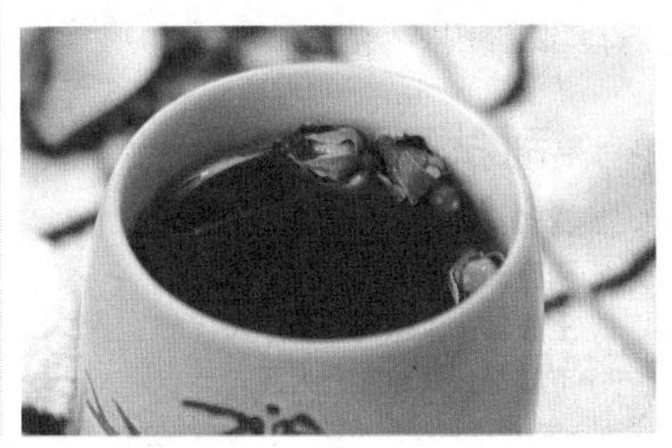

42 糖尿病

高发人群

有糖尿病家族史、长期精神紧张、身体肥胖，尤其是腹部肥胖者、脂肪代谢紊乱者

高发季节 春 夏 秋 冬

糖尿病，即尿中含糖的一种病症，它是一种以糖代谢紊乱为主的慢性内分泌疾病。当人体中促进糖代谢的胰岛素分泌过少时，糖的代谢速度变慢，从而使患者血糖上升，尿中含糖。严重者，还会出现酮症酸中毒性昏迷，有可能危及生命。

诊断

（1）此病的主要特征：多饮、多食、多尿、身体消瘦。

（2）皮肤容易反复感染，经常会生痈、疖。

（3）小便检查：尿糖呈阳性，空腹血糖大于或等于 7.0 毫摩每升，餐后 2 小时血糖大于或等于 11.1 毫摩每升。

（4）酮症酸中毒：如有厌食、恶心、呕吐、腹痛，或嗅到烂苹果味时，应考虑糖尿病酮症酸中毒的可能。患者呼吸急促，严重的还可出现昏迷，大口呼吸，血压下降，手足发冷，反射迟钝或消失。尿糖呈强阳性，尿酮呈强阳性。

预防

1 不暴饮暴食，生活有规律，吃饭要细嚼慢咽，多吃蔬菜，不要在短时间内吃含葡萄糖、蔗糖量高的食品，以免血糖在短时间内快速上升。

2 保持有规律的性生活，不要吃过量的抗生素，因为病毒感染和服用过量抗生素都会诱发糖尿病。

3 糖耐量不正常或有糖尿病家族史者可以每年吃3个月的烟酰胺片、维生素B_1片、维生素B_6片、甲钴胺片以增强胰腺功能；在季节更替时吃半个月的维生素C片、维生素E片，在最大限度内防止糖尿病的发生。

4 多锻炼身体，少熬夜。

刮拭要点

背部：大椎穴、肝俞穴、脾俞穴

胸腹部：中脘穴、关元穴

上肢部：太渊穴、鱼际穴

下肢部：太冲穴、太溪穴

刮痧治疗

刮痧取穴

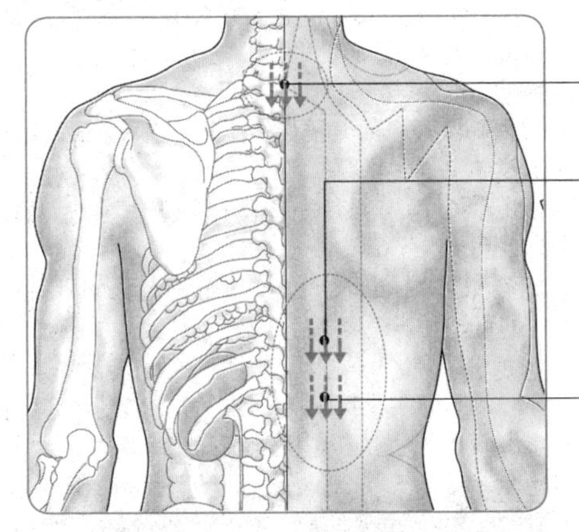

① **大椎穴：**人体的颈部下端，第 7 颈椎棘突下凹陷处。

② **肝俞穴：**背部，当第 9 胸椎棘突下，旁开 1.5 寸。

③ **脾俞穴：**背部，当第 11 胸椎棘突下，旁开 1.5 寸。

刮法	刺激程度	次数
推刮、按揉	适度	30

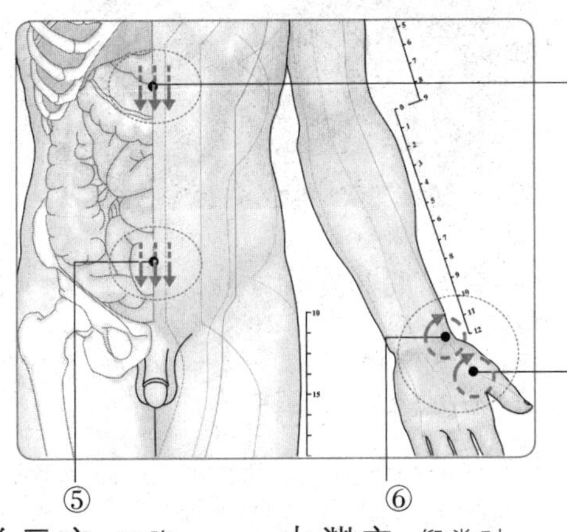

④ **中脘穴：**前正中线上，脐中上 4 寸。

⑤ **关元穴：**下腹部，前正中线上，当脐中下 3 寸。

⑥ **太渊穴：**仰掌时，腕横纹之桡侧，桡动脉的桡侧凹陷处。

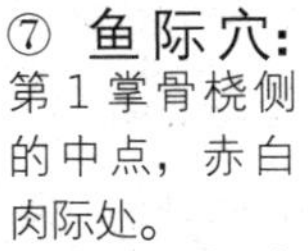

⑦ **鱼际穴：**第 1 掌骨桡侧的中点，赤白肉际处。

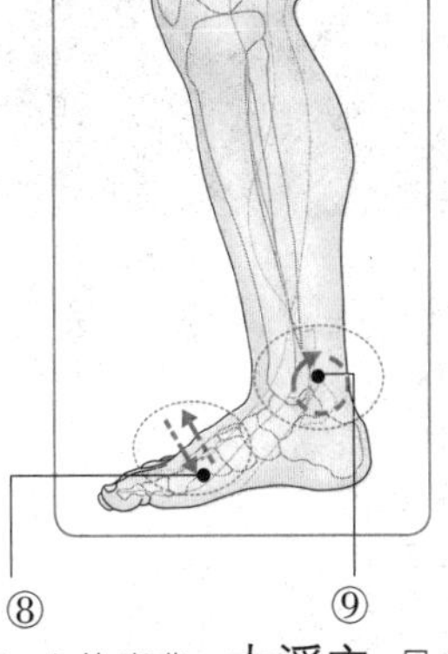

⑧ **太冲穴：**人体脚背部，第 1、2 跖骨结合部之前凹陷处。

⑨ **太溪穴：**足内侧，内踝后方与跟腱之间的凹陷处。

专家提示

1. 生活要有规律，可进行适当的运动，以促进碳水化合物的利用，减少胰岛素的需要量。注意个人卫生，预防感染。

2. 饮食上宜选用苦瓜、黄瓜、洋葱、南瓜、银耳、黑木耳、菜心、黄精、葛根、玉竹、枸杞子、白术、何首乌等能降低血糖浓度的食材和药材；宜选用熟地黄、桑叶、菇菌类、兔肉、乌鸡等对抗肾上腺素、促进胰岛素分泌的药材和食材。

糖尿病的对症药膳

手撕兔肉

材料：

兔肉300克，植物油6毫升，红椒、葱段、生姜片、盐、醋、熟芝麻各适量

做法：

①兔肉洗净，入水氽烫后捞出，洗去血沫；红椒洗净切圈。

②兔肉入高压锅，加盐、生姜片、大料、醋、适量清水，上火炖至软烂，取肉撕成丝。

③起油锅，爆香葱段、熟芝麻、红椒，盛出浇在兔肉上即可。

功效：

此菜滋阴凉血、益气补虚，适合各个证型的糖尿病患者食用。

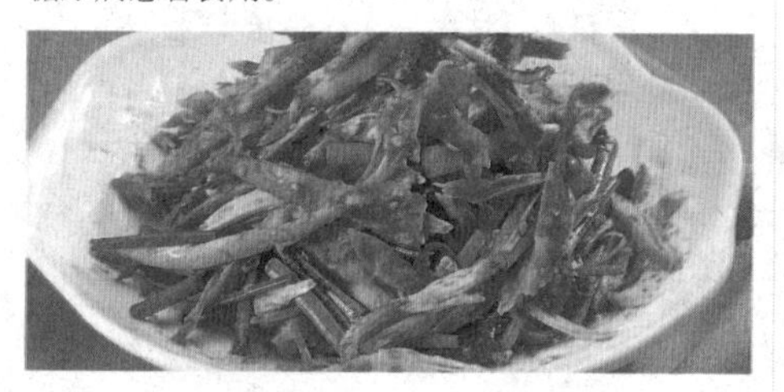

芹菜炖南瓜

材料：

南瓜200克，芹菜150克，生姜、葱段各5克，盐、味精、水淀粉各适量

做法：

①芹菜取茎洗净，切菱形片；南瓜去皮、去瓤，洗净，切菱形片。

②将芹菜片、南瓜片一起下开水锅中焯水，然后捞出，沥干水分。

③装入砂锅中，于中火上炖5分钟，下入调味料翻匀即可。

功效：

本品滋阴、利尿、止渴，适合肺热伤津、胃热炽盛以及肝肾阴虚型的糖尿病患者食用。

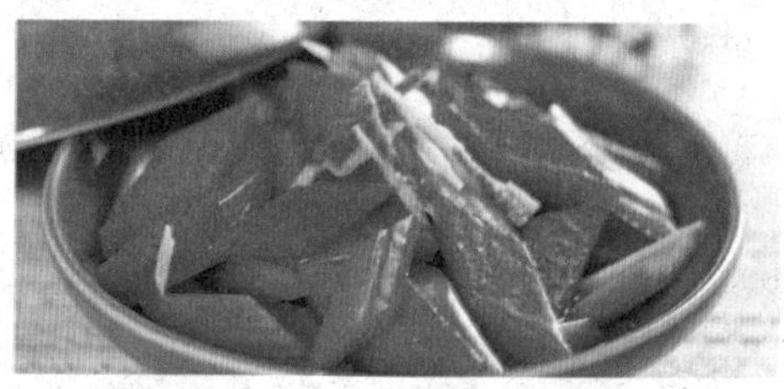

苦瓜海带瘦肉汤

材料：

苦瓜150克，海带100克，猪瘦肉150克，盐、味精各适量

做法：

①将苦瓜洗净，切成两半，挖去核，切块；海带浸泡1个小时，洗净切丝；猪瘦肉洗净切成小块。

②把苦瓜、猪瘦肉、海带放入砂锅中，加适量清水，煲至猪瘦肉熟烂。

③调入适量的盐、味精即可。

功效：

本品具有降糖降压、排毒瘦身、清热泻火的功效，适合糖尿病、高血压、肥胖症等患者食用。

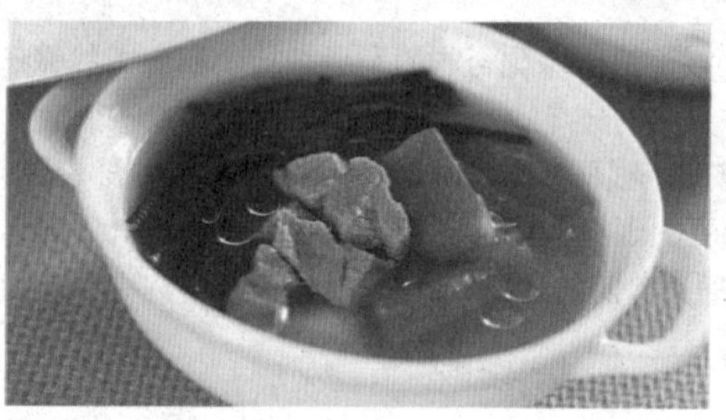

鲫鱼炖西蓝花

材料：

鲫鱼1条（约200克），西蓝花100克，枸杞子、植物油、生姜、盐各适量

做法：

①将鲫鱼宰杀，去鳞、鳃及内脏，洗净；西蓝花去粗梗洗净，掰成朵；生姜洗净切片。

②煎锅上火，下油烧热，用生姜炝锅，放入鲫鱼煎至两面呈金黄色。

③最后加入适量水，下西蓝花煮至熟，撒入适量的枸杞子，用适量盐调味即成。

功效：

此菜可降血糖、利水消肿、防癌抗癌，糖尿病患者常食，可改善全身不适症状。

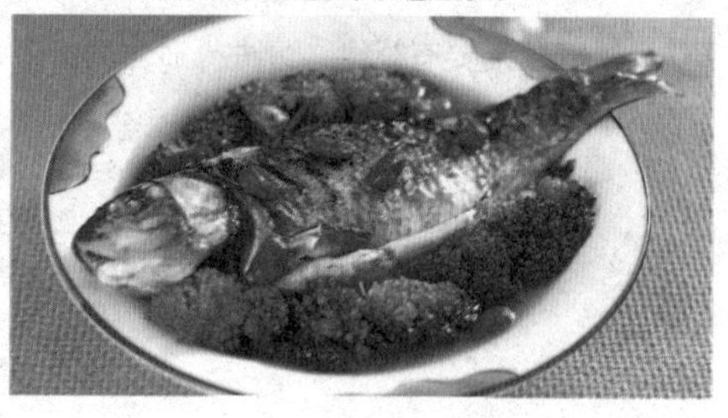

银耳枸杞子煲乌鸡

材料：

乌鸡300克，银耳100克，枸杞子10克，植物油、盐、味精、生姜各适量

做法：

①将乌鸡处理干净斩块，汆水备用；银耳洗净摘成小块备用；枸杞子浸泡洗净。

②净锅上火倒入植物油，下入生姜炝香，加入水，调入盐、味精，下入银耳、乌鸡、枸杞子煲至熟即可。

功效：

本品具有益气补虚、滋阴生津的功效，作为糖尿病患者的食疗最为合适。

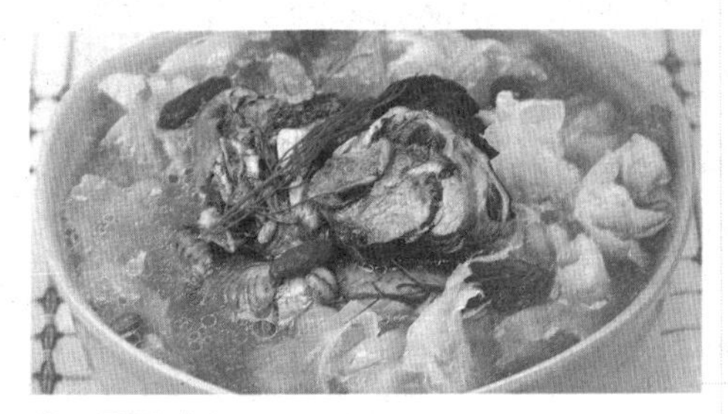

银耳西红柿汤

材料：

干银耳20克，西红柿150克

做法：

①将银耳用温水泡发，去杂质洗净，撕碎。

②西红柿洗净，切块。

③在锅内加适量水，以大火煮开，再放入银耳、西红柿块，煮熟即成。

功效：

本品具有清热生津、益气补虚的功效，适合糖尿病患者食用。

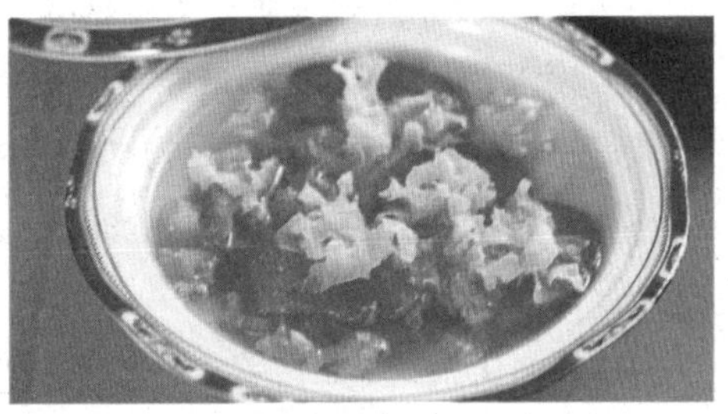

黑米饭

材料：

黑米60克，鸡蛋1个，卷心菜50克，葱花适量

做法：

①黑米淘净，浸泡好后放入电饭锅中，加适量清水；卷心菜洗净切丝，备用。

②将卷心菜放入黑米里和匀，打开开关煮饭。

③鸡蛋打匀，煎成蛋皮，切丝，待电饭锅开关跳起，继续闷10分钟，将饭菜和匀盛起，撒上蛋丝、葱花即成。

功效：

本品可以与牛奶一同食用，具有益气、生津、养血的功效，气血亏虚、津液不足、脾胃虚弱的糖尿病患者可经常食用。

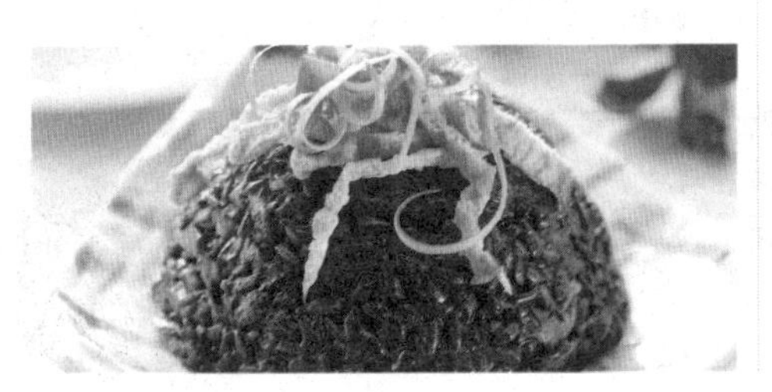

红豆黑米粥

材料：

黑米50克，红豆30克，猪腰30克，花生仁10克，白萝卜20克，盐、葱花各适量

做法：

①花生仁洗净；黑米、红豆洗净后泡1个小时；白萝卜洗净切块；猪腰洗干净，切成腰花。

②将泡好的黑米、红豆、猪腰同入锅，加水煮沸，下入花生仁、白萝卜，中火熬煮半小时。

③等黑米、红豆煮至开花，调入盐调味，撒上葱花即可。

功效：

本粥品具有补肾健脑、养肝明目、滋阴养血、促进新陈代谢的作用，比较适合糖尿病并发血管性疾病的患者食用，还能减少高血压的发病率。

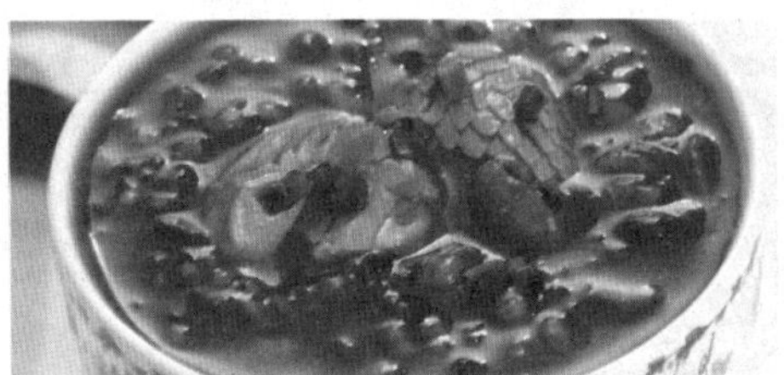

43 神经衰弱

高发人群
从事高度紧张的工作、心理压力较大的人和脑力劳动者，单亲家庭的儿童
高发季节 春 夏 秋 冬

神经衰弱，多见于青年人和中年人，其表现主要为：头痛，头晕，睡眠不好，记忆力减退，疲惫无力等。

神经衰弱的病因不明，但是通常认为是由于高级神经过度紧张后，神经活动处于相对疲乏的一种状态。

诊断

（1）神经系统：如头痛，头晕脑涨，耳鸣，眼花，记忆力减退，注意力不能集中，容易激动发脾气，工作或学习时提不起精神来，睡眠不好或整夜睡不着，白天容易疲劳，腰背酸痛，脚软无力和全身各部分含糊不清的、似有似无的感觉等。

（2）循环系统：如心跳加速、气急、胸痛和出汗等。以这些症状为主的称为心血管神经官能症。

（3）消化系统：如食欲不好、胃部胀痛、呕吐、胸闷、腹泻和便秘等。以这些症状为主的称为胃肠神经官能症。

（4）生殖系统：如阳痿、早泄和遗精等。以这些症状为主的称为性神经官能症。

预防

1 提高自己的心理素质，增强身体的防御能力。

2 保持良好的情绪，避免长期处于悲观失望、消极厌世、愁闷忧虑等消极情绪。

3 注意睡眠质量，保证睡眠时间充足、按时睡眠，克服不规律的睡眠习惯。

4 加强体育锻炼。

5 要注意劳逸结合。

刮拭要点

头部：百会穴、风池穴、天柱穴

背部：心俞穴、胆俞穴、脾俞穴、肾俞穴

下肢部：足三里穴、三阴交穴

刮痧治疗

刮痧取穴

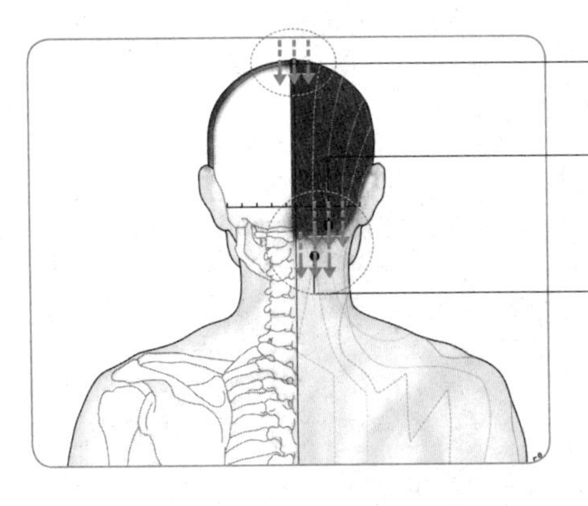

① **百会穴：** 头部，当前发际正中直上5寸，或两耳尖连线中点处。

② **风池穴：** 后颈部，后枕骨下，两条大筋外缘陷窝中，与耳垂齐平。

③ **天柱穴：** 斜方肌外缘的后发际凹陷处。

刮法	刺激程度	次数
面刮、平面按揉	轻度	30

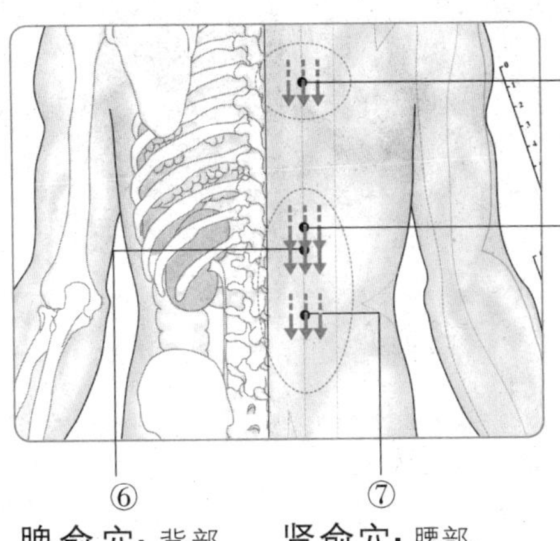

④ **心俞穴：** 背部，当第5胸椎棘突下，旁开1.5寸。

⑤ **胆俞穴：** 背部，第10胸椎棘突下，旁开1.5寸。

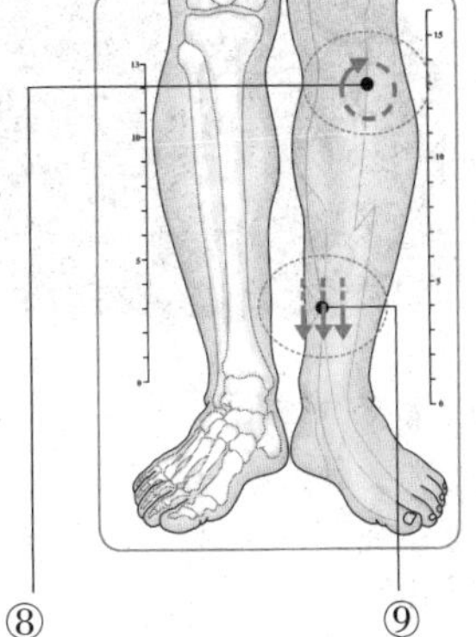

⑥ **脾俞穴：** 背部，当第11胸椎棘突下，旁开1.5寸。

⑦ **肾俞穴：** 腰部，当第2腰椎棘突下，旁开1.5寸。

⑧ **足三里穴：** 外膝眼下3寸，胫骨前嵴外1横指，当胫骨前肌上。

⑨ **三阴交穴：** 小腿内侧，足内踝尖上3寸，胫骨内侧缘后方。

专家提示

1. 饮食宜清淡，并做到营养均衡。多食富含维生素C的食物，多食对大脑有益的食物，如坚果类、豆类、贝类、鱼类、虾、奶类、蛋类、动物脑等。

2. 应减少浓茶和咖啡的摄入，尤其在睡前要绝对禁止，因为这些食物会影响睡眠质量。忌食辛辣刺激性食物，忌油炸食品，忌烟酒。忌吃肥腻、难消化的食物，如烤鸭、香肠、肥肉等。

神经衰弱的对症药膳

黄花木耳肉片

材料：

猪瘦肉片200克，干黄花菜100克，油菜1棵，干黑木耳20克，盐3克

做法：

①黄花菜去硬梗，打结，以清水泡软，捞起、沥干。

②黑木耳洗净，泡发至软，切粗丝；油菜洗净、切段。

③锅中加250毫升水煮沸后，下黄花菜、黑木耳、猪瘦肉片，待肉片熟后，续下油菜，加盐调味即成。

功效：

本品具有清热化痰、滋阴降火、交通心肾的功效，适合心肾不交型的神经衰弱患者食用。

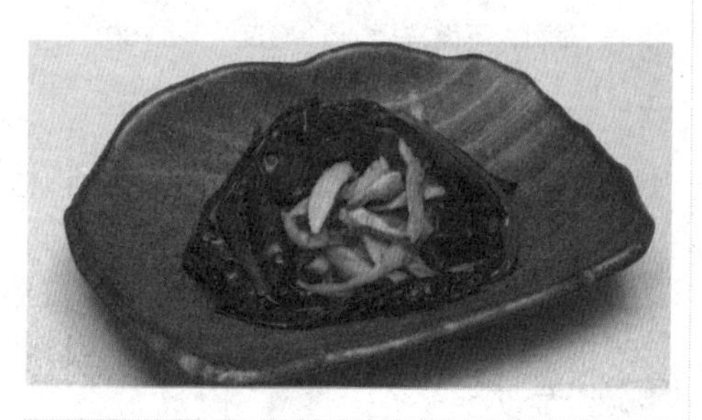

远志菖蒲鸡心汤

材料：

鸡心300克，胡萝卜50克，葱2根，远志15克，菖蒲15克，盐3克

做法：

① 将远志、菖蒲装入棉布袋内，扎紧。

②鸡心入开水中汆烫，捞出；葱洗净切段。

③胡萝卜洗净切片，与棉布袋一同下锅，加800毫升水，中火煮沸至剩500毫升水，加鸡心煮沸，下葱段、盐调味即可。

功效：

本品具有益气镇惊、安神定志、交通心肾的功效，适合心胆气虚、心肾不交型的神经衰弱患者食用。

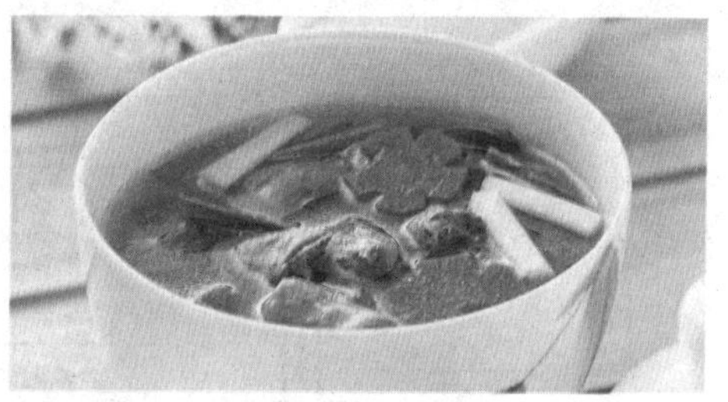

麦枣桂圆汤

材料：

小麦25克，葵花籽20克，红枣5颗，桂圆肉10克，冰糖适量

做法：

① 将红枣洗净，用温水稍浸泡。

②小麦、桂圆肉、葵花籽洗净。

③小麦、红枣、桂圆肉、葵花籽、冰糖同入锅中，加水煮汤即可。

功效：

本品具有补益心脾、养血安神的功效，适合心脾两虚型的神经衰弱患者食用。

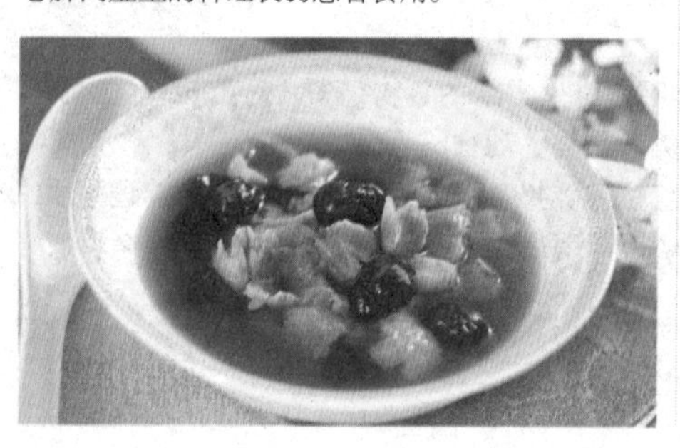

灵芝养心汤

材料：

鸡腿1只，灵芝3片，香菇2朵，杜仲5克，干山药10克，红枣6颗，丹参10克

做法：

①鸡腿洗净，以开水汆烫；香菇洗净。

②炖锅放入适量水烧开后，将材料全部下入锅中煮沸，再转小火炖约1个小时即可。

功效：

本品具有补益心脾、益气养血、安神的功效，适合心脾两虚型的神经衰弱患者食用。

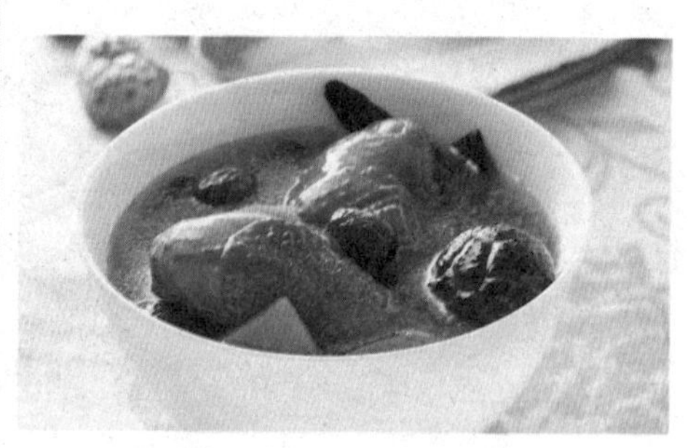

灯心草百合炒芦笋

材料：

新鲜百合150克，绿芦笋75克，白果50克，益智仁10克，灯心草5克，盐4克，色拉油5毫升

做法：

①将益智仁、灯心草水煎，取药汁备用。

②将百合洗净泡软；芦笋洗净，切斜段；白果洗净。

③炒锅内倒入色拉油加热，放入百合、芦笋、白果翻炒，倒入药汁煮约3分钟，加入盐调味即可食用。

功效：

本品滋阴降火、益气安神，适用于心肾不交、心胆气虚型的神经衰弱患者食用。

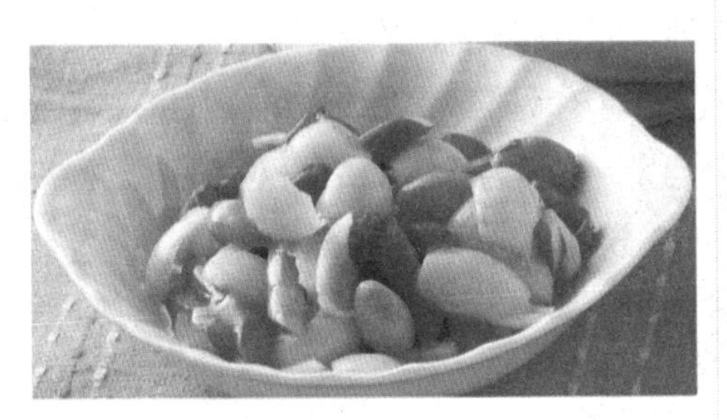

木耳竹茹汤

材料：

黑木耳15克，鸡血藤15克，竹茹10克，红枣8颗，冰糖适量

做法：

①将黑木耳和药材洗净。

②将所有材料放入锅中，加水以大火煮沸后，转小火煎至约1碗水的分量，加冰糖温热服食即可。

功效：

本品具有清热化痰、和中安神的功效，适合痰热扰心型的神经衰弱患者食用。

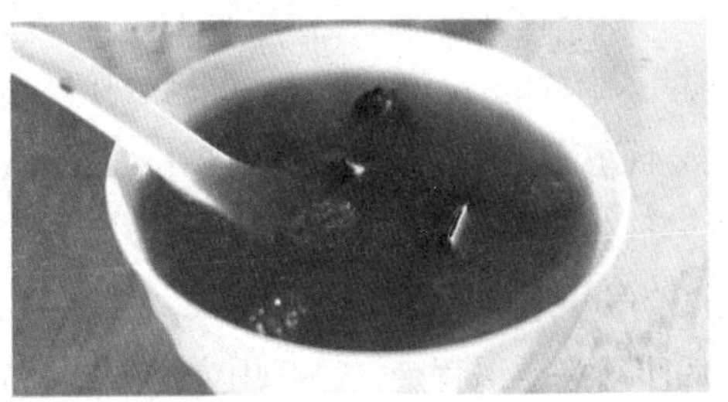

灵芝黄芪炖肉

材料：

灵芝10克，黄芪15克，猪瘦肉500克，料酒、葱、生姜、盐、胡椒粉各适量。

做法：

①黄芪洗净浸透切片；葱、生姜拍碎；猪瘦肉洗净后，放入沸水锅中氽烫，去血水捞出，再用清水洗净切成小方块。

②黄芪、猪瘦肉、葱、生姜、料酒同入碗内，注入适量清水，隔水炖煮。煮沸后，捞去浮沫，改用小火炖，炖至猪猪瘦肉熟烂，用盐、胡椒粉调味即成。

功效：

这道菜具有补中益气、补肺益肾、养心安神的功效，适合睡眠不好、心悸的神经衰弱者食用。

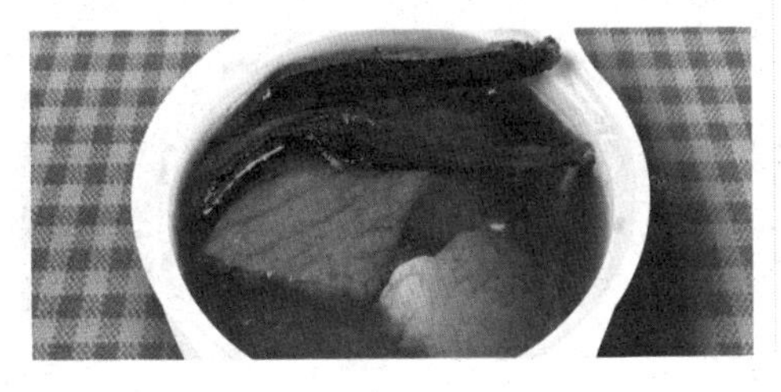

黄精蒸土鸡

材料：

黄精、党参、干山药各30克，土鸡1只（重约1000克），生姜、川椒、葱、盐、味精各适量

做法：

①将土鸡洗净剁成1寸见方的小块。放入沸水中烫3分钟后，装入汽锅内，加入葱、生姜、盐、川椒、味精。

②再加入黄精、党参、山药，盖好汽锅，放入蒸锅蒸3小时即成。

功效：

黄精具有补中益气、滋养心肺、强壮筋骨等功效，可治虚损、肺痨咯血、病后体虚羸瘦、筋骨软弱、神经衰弱等。

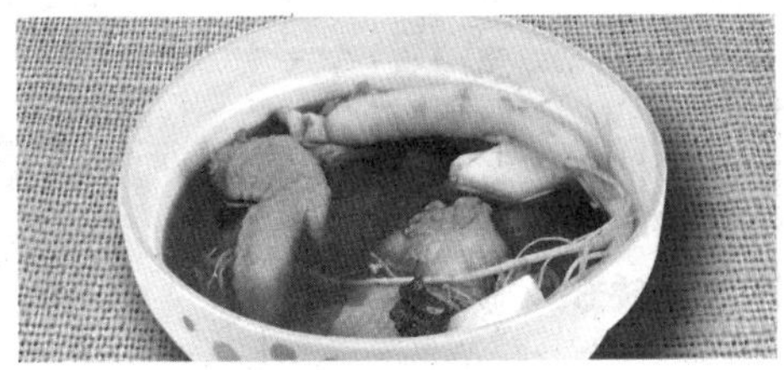

44 心绞痛

高发人群
高血压患者、高胆固醇血症患者、糖尿病患者、高脂血症患者、肥胖患者、嗜好吸烟者
高发季节 春 夏 秋 冬

心绞痛是冠状动脉供血不足所致的心肌急剧性、暂时性的缺血与缺氧，以发作性胸痛或胸部不适为主要表现的临床综合征。它的特点是阵发性的前胸压榨性疼痛，疼痛主要位于胸骨后方，可放射至心前区与左上肢；常发生于过度劳动或情绪激动时，每次发作3～5分钟，可数日1次，也可1日数次，休息后或用硝酸酯制剂后，症状可消失。

诊断

（1）心绞痛应是压榨紧缩性、压迫窒息性、沉重闷胀性的疼痛，其实也并非“绞痛”。少数患者有烧灼感、紧张感或呼吸短促，并伴有咽喉或气管上方的紧张感。疼痛或不适感开始时较轻，逐渐加剧，然后逐渐消失，很少为体位改变或深呼吸所影响。

（2）时限为1～15分钟，多数为3～5分钟，偶可达30分钟。

（3）诱发因素以身体劳累为主，其次为情绪激动。登楼、平地快步走、饱餐后步行、逆风行走，甚至用力排便或将臂高举过头部的轻微动作，暴露于寒冷环境、进食冷饮、身体其他部位的疼痛，以及恐怖、紧张、发怒、烦恼等情绪变化，都可诱发本病。但自发性心绞痛可在无任何明显诱因下发生。

预防

1 起居有常：早睡早起，避免熬夜工作，睡前不宜看紧张、恐怖的小说和电视节目。

2 身心愉快：应忌暴怒、惊恐、过度思虑以及过喜。

3 饮食调摄：饮食宜清淡，多食易消化的食物，每餐要有足够的蔬菜和水果，少食多餐，晚餐量要少。肥胖患者应控制摄食量，以减轻心脏负担。

4 戒烟少酒：应绝对戒烟。少量饮啤酒、黄酒、葡萄酒等低度酒，可促进血液循环及气血调和。不宜喝浓茶、咖啡。

5 劳逸结合：应避免重体力劳动，避免过度劳累。

刮拭要点

头部：太阳穴

胸腹部：膻中穴、中府穴

上肢部：内关穴、神门穴

刮痧治疗

刮痧取穴

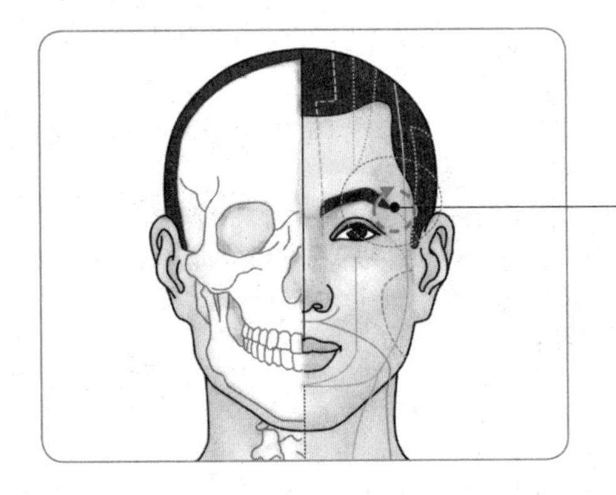

① **太阳穴：**在耳郭前面，前额两侧，外眼角延长线的上方，即两眉梢后凹陷处。

刮法	刺激程度	次数
面刮、平面按揉	适度	50

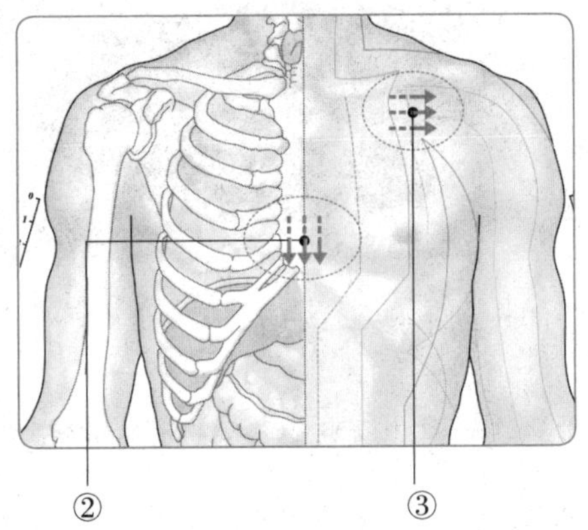

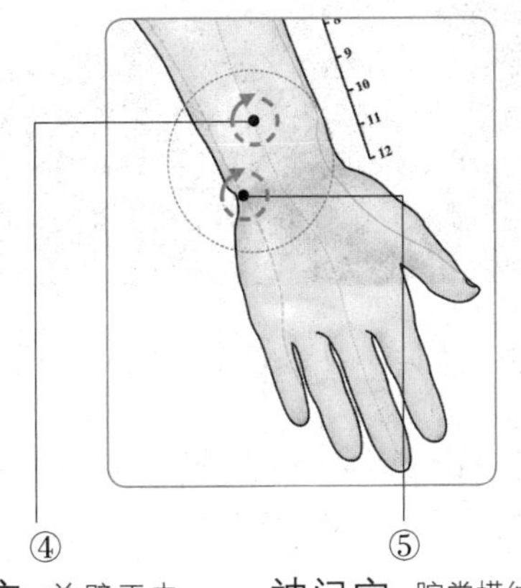

② **膻中穴：**胸部，当前正中线上，平第4肋间隙，两乳头连线的中点。

③ **中府穴：**胸前壁的外上方，云门穴下1寸，前正中线旁开6寸，平第1肋间隙处。

④ **内关穴：**前臂正中，腕横纹上2寸，在桡侧腕屈肌腱与掌长肌腱之间。

⑤ **神门穴：**腕掌横纹尺侧端的凹陷处。

专家提示

1. 心绞痛患者宜选择桂枝、丹参、地龙、西洋参、菊花、山楂、红枣、洋葱、猪心等能扩张冠脉血管的药材和食材。

2. 宜选择红花、三七、当归、益母草、香附、桃仁、黑木耳、大蒜等促进血液循环、预防血栓形成的药材和食材。

3. 同时应多吃脱脂牛奶、豆制品、芝麻、山药等抗氧化食物。

心绞痛的对症药膳

桂参大枣猪心汤

材料：

桂枝15克，党参10克，红枣6颗，猪心半个，盐2克

做法：

①猪心入沸水中氽烫，捞出，冲洗，切片。

②桂枝、党参、红枣洗净，盛入锅中，加300毫升水以大火煮开，转小火续煮30分钟。

③再以中火煮至汤汁沸腾，放入猪心片，待水再开，加盐调味即可。

功效：

本品具有温经散寒、益气养心的功效，适合寒凝心脉型心绞痛患者食用。

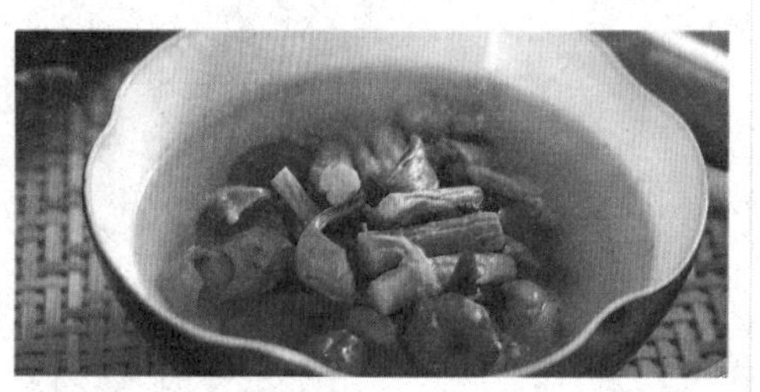

天麻地龙炖牛肉

材料：

牛肉500克，天麻、地龙各10克，盐、胡椒粉、味精、生姜片、酱油、料酒、香菜各适量

做法：

①牛肉洗净切块，入锅加水烧沸，捞出，牛肉汤待用。

②天麻、地龙洗净。

③油锅烧热，加生姜片煸香，加酱油、料酒和牛肉汤烧沸，调入盐、胡椒粉、味精，再放入牛肉、天麻、地龙同炖至肉烂，撒上香菜即可。

功效：

本品熄风止痉、通经活络，适合心绞痛、动脉硬化、中风偏瘫等患者食用。

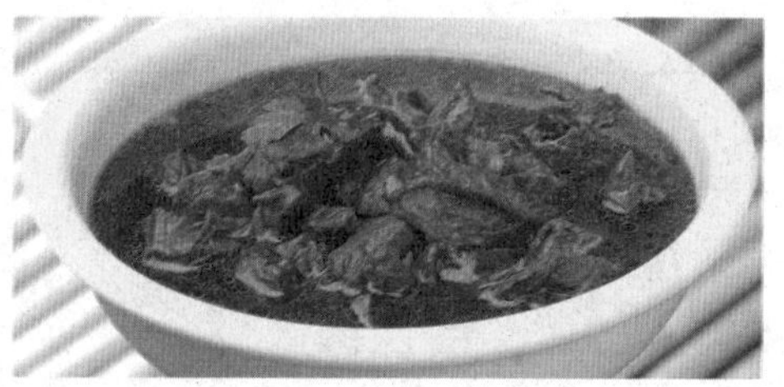

参归山药猪腰汤

材料：

猪腰1个，人参、当归各10克，鲜山药50克，香油、葱花、生姜丝各适量

做法：

①猪腰剖开去除筋膜，洗干净，在背面用刀划斜纹，切片备用；山药洗净去皮，切片备用；人参洗净，切片备用；当归洗净备用。

②人参、当归放入砂锅中，加清水煮沸10分钟。

③再加入猪腰片、山药，煮熟后加香油、葱花、生姜丝即可。

功效：

本品补肾壮腰、补中益气，适合心肾阳虚型心绞痛患者食用。

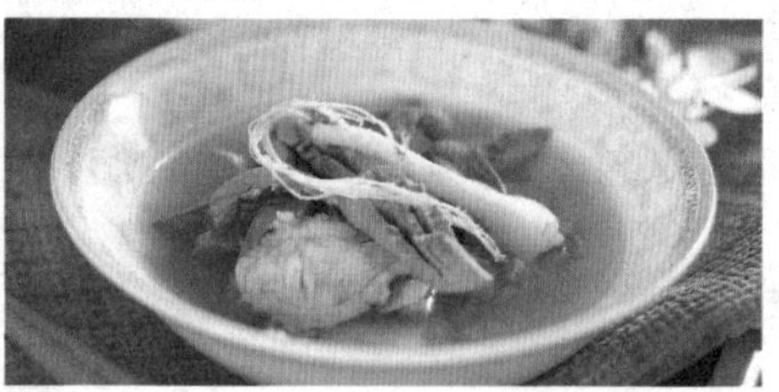

丹参山楂大米粥

材料：

丹参20克，干山楂30克，大米100克，冰糖5克，葱花少许

做法：

①大米洗净，放入水中浸泡；干山楂用温水泡后洗净。

②丹参洗净，用纱布袋装好，扎紧封口，放入锅中加清水熬汁。

③锅置火上，放入大米煮至七成熟，放入山楂，倒入丹参汁煮至粥将成，放冰糖调匀，撒葱花便可。

功效：

此粥活血化淤、降压降脂、消食化积，适合淤血痹阻型的心绞痛患者食用。

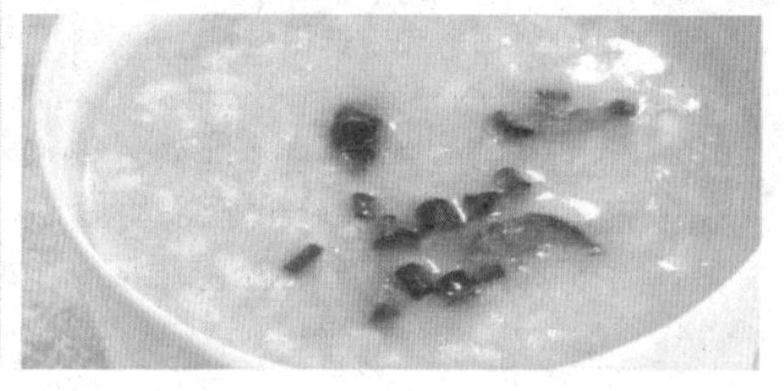

玫瑰柴胡香附茶

材料：

香附 10 克，玫瑰花、柴胡各 5 克，冰糖 5 克

做法：

①玫瑰花剥瓣，洗净，沥干。

②香附、柴胡以清水冲净，加 200 毫升水熬煮约 5 分钟，滤渣，留汁。

③将备好的药汁再煮热时，放入玫瑰花瓣，加入冰糖，搅拌均匀，待冰糖全部溶化，药汁变黏稠时，搅拌均匀即可。

功效：

此茶饮可理气解郁、活血散淤，适合肝郁气滞型心绞痛患者食用。

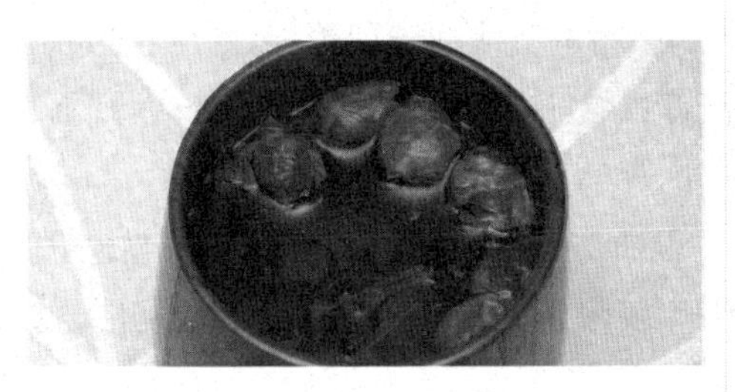

洋葱炒芦笋

材料：

洋葱 150 克，芦笋 200 克，盐 3 克，味精少许

做法：

①芦笋洗净，切成斜段；洋葱洗净，切成片。

②锅中加水烧开，下入芦笋段稍焯后捞出沥水。

③锅中加油烧热，下入洋葱爆炒香，再下入芦笋稍炒，下入盐和味精炒匀即可。

功效：

本品能抗动脉硬化、降压降脂，能作为心绞痛患者的辅助食疗。

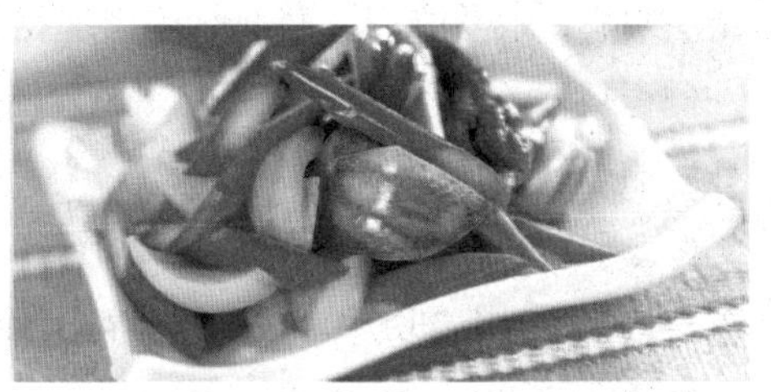

决明子苦丁茶

材料：

炒决明子、牛膝、苦丁茶各 5 克，白糖适量

做法：

①将炒决明子、牛膝、苦丁茶洗净，放进杯中。

②加入沸水冲泡 10 分钟。

③加入白糖调味即可。

功效：

本品可清热泻火、降压降脂，可预防高血压、高脂血症、脑血管硬化、心绞痛等。

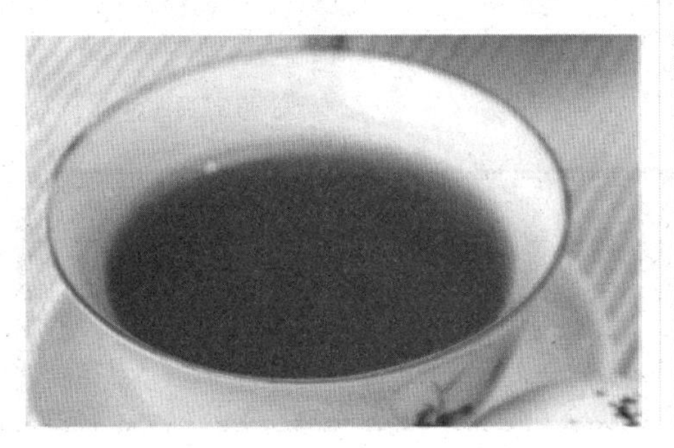

桃仁苦丁茶

材料：

苦丁茶 8 克，桃仁 6 克

做法：

①将苦丁茶清洗干净，放入容器内再倒入适量沸水。

②再放入洗净的桃仁，加盖闷 10 分钟左右即可。

③代茶频频饮用。

功效：

本品具有清肝泻火、活血通脉的功效，对高血压、高脂血症、脑血管硬化、心绞痛等病症有很好的食疗效果。

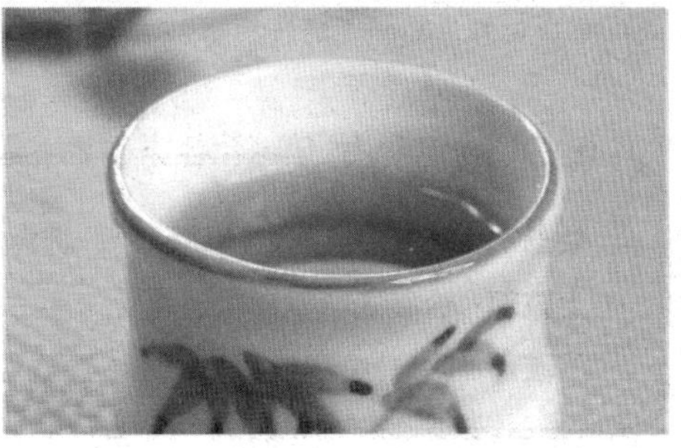

45 面神经瘫痪

高发人群
公安人员、财务人员、教师以及工作高度紧张、生活不规律的人
高发季节 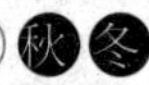

面神经瘫痪，即面神经受损，表现为面部肌肉运动障碍。通常患者很难或无法控制面部表情和动作。

此病主要是由其他疾病引起面神经受损所致，较为常见的致病因素是风湿入络或慢性中耳炎，有时，脑肿瘤、脑出血等也可引发本病。

诊断

（1）一般症状：发病较为突然，患者清晨醒来，即发现一侧眼睑不能闭合，无法皱眉，眼角流泪。面部肌肉出现松弛，鼻唇沟变浅或出现歪斜，口角向健康一侧歪斜，不能吹口哨，说话漏风，流涎，饮食不便。疾病刚发作时，在耳下、耳后部等处有疼痛感。

（2）特殊症状：因慢性中耳炎引起的面神经瘫痪，还有耳部症状，如外耳道流脓等。由脑部疾病引起的面神经瘫痪，仅限于面部肌肉瘫痪，眼睑能闭合，能皱眉，应和面神经瘫痪区别。

预防

1 注意保暖，应避开风寒对面部的直接侵袭，尤其是年老体弱、病后、过劳、酒后及患有高血压、关节炎、神经痛等慢性疾病者，尽量不要迎风行走。

2 遇到大风和寒冷的天气，出门时要轻拍或轻按面部、耳后、颈部的一些重要穴位，增加自己的御寒能力。

3 身体虚弱者要增强体质，提高抗病能力。

4 夏天即使再热也要避免因为贪凉而直接对着空调、电扇吹。

5 要以乐观平和的精神状态面对工作和生活，避免过度劳累。

刮拭要点

头部：太阳穴、睛明穴、阳白穴、听会穴、翳风穴、地仓穴、颊车穴

上肢部：合谷穴

下肢部：内庭穴

刮痧治疗

刮痧取穴

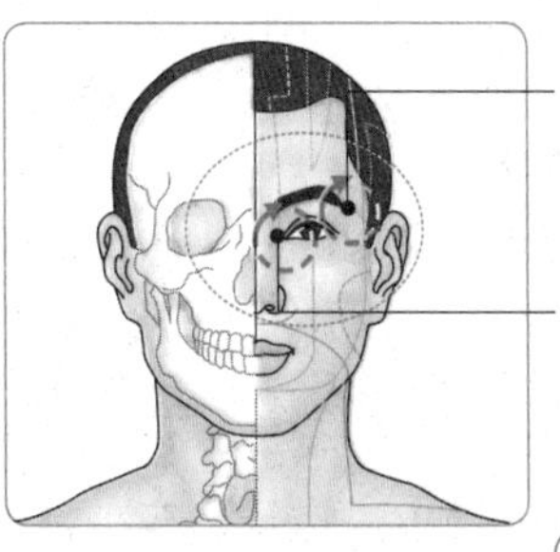

① **太阳穴：**在耳郭前面，前额两侧，外眼角延长线的上方，即两眉梢后凹陷处。

② **睛明穴：**面部，目内眦稍内上方凹陷处。

刮法	刺激程度	次数
平面按揉 垂直按揉	重度	50

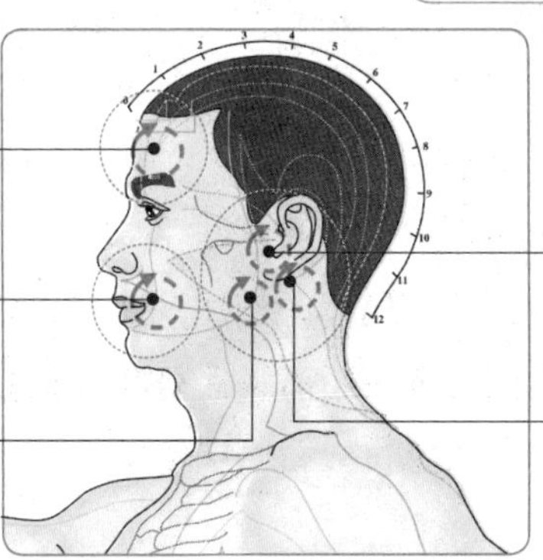

③ **阳白穴：**前额部，当瞳孔直上，眉上1寸。

④ **地仓穴：**人体的面部，口角外侧，上直对瞳孔处。

⑤ **颊车穴：**在面颊部，下颌骨前上方约1横指（中指）。

⑥ **听会穴：**耳屏间切迹的前方，下颌骨髁状突的后缘，张口有凹陷处。

⑦ **翳风穴：**耳垂后，乳突前下方凹陷处。

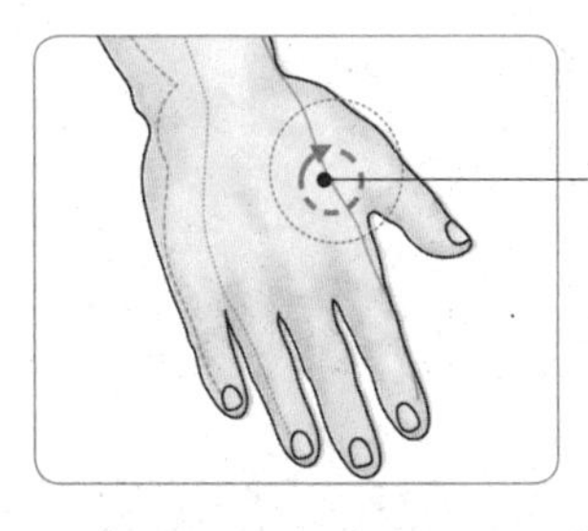

⑧ **合谷穴：**手背第1、2掌骨间，第2掌骨桡侧的中点处。

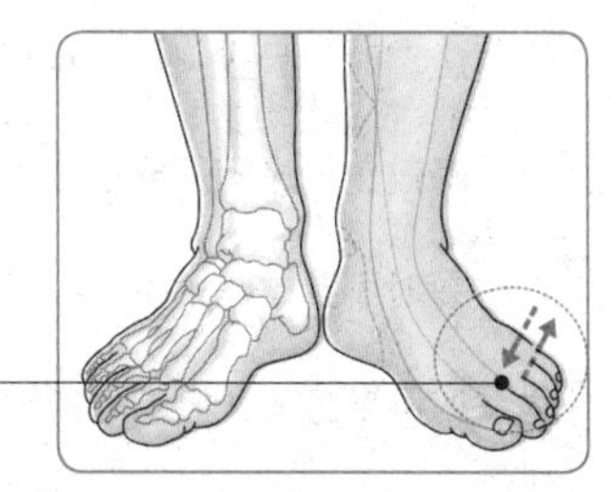

⑨ **内庭穴：**足背第2、3趾间缝纹端。

食疗保健

防风粥

防风15克，葱白1根，粳米60克。前2味水煎取汁，去渣。粳米煮粥，待粥将熟时加入药汁，煮成稀粥，温服。

川芎白芷水炖鱼头

川芎9克，白芷9克，鳙鱼头500克，葱、胡椒、生姜、盐各适量。上述材料加水以大火烧沸，再以小火炖半小时，分早、晚食鱼喝汤。

46 功能性消化不良

高发人群
饮食不节者、脾胃虚弱者、情志不畅者
高发季节 春 夏 秋 冬

功能性消化不良是包括上腹痛、上腹胀、早饱、嗳气、食欲不振、恶心、呕吐等症状一组临床综合征。患者经检查排除引起这些症状的器质性疾病,症状可持续或反复发作，病程一般为超过 1 个月或在 12 个月中发作时间累计超过 12 周。

诊断

（1）有上腹痛、腹胀、早饱、嗳气、恶心、呕吐等上腹不适症状，至少持续 4 周或 12 个月中累计超过 12 周。

（2）内镜检查未发现胃及十二指肠溃疡、糜烂、肿瘤等器质性病变，未发现食管炎，也无上述疾病的病史。

（3）检查排除肝、胆、胰疾病，无糖尿病、肾脏病、结缔组织病及精神病，无腹部手术史。对科研病例的选择还需将伴有肠易激综合征者除外，以免影响研究的可比性。经定期随访未发现新的器质性病变者，随访时间为 1 年以上。

预防

1 进餐应定时，且应保持轻松的心情，不要仓促进食、边走边食。

2 进餐时避免讨论问题或争吵。

3 在进餐时不要饮酒，不要在进餐后马上吸烟。

4 进餐时不要穿束紧腰部的衣裤。

5 避免大吃大喝，尤其是辛辣和高脂肪的饮食。有条件者可在2餐之间喝1杯牛奶，以避免胃酸分泌过多。

刮拭要点

背部：脾俞穴、胃俞穴

胸腹部：中脘穴、天枢穴

下肢部：足三里穴、三阴交穴

刮痧治疗

刮痧取穴

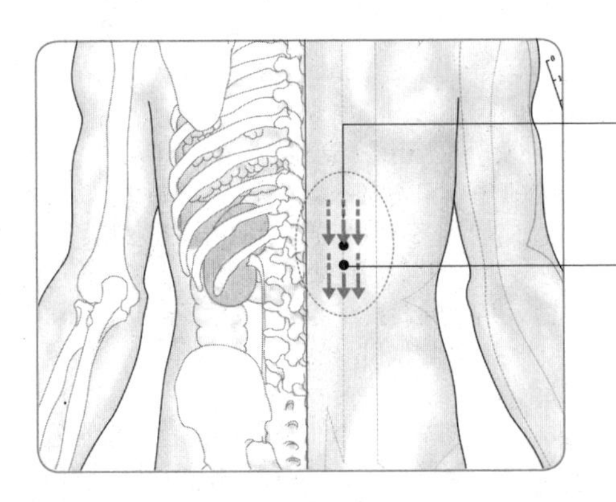

① **脾俞穴：**背部，当第 11 胸椎棘突下，旁开 1.5 寸。

② **胃俞穴：**背部，第 12 胸椎棘突下，旁开 1.5 寸。

刮法	刺激程度	次数
推刮、平面按揉	适度	30

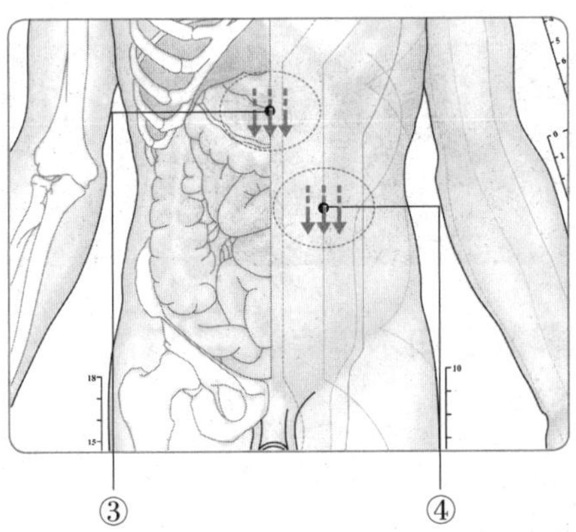

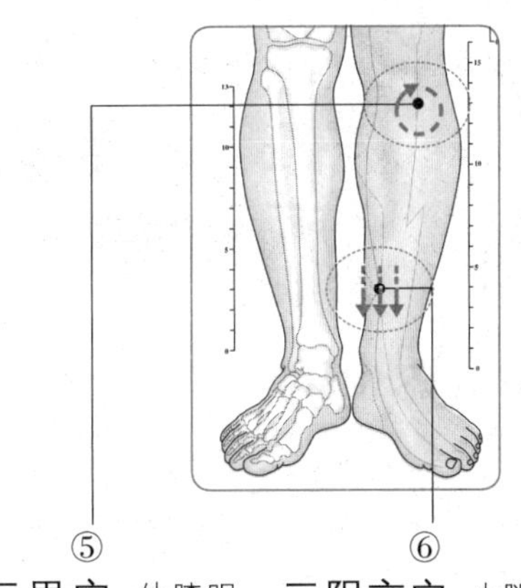

③ **中脘穴：**前正中线上，脐中上 4 寸。

④ **天枢穴：**中腹部，平脐中，距脐中 2 寸处。

⑤ **足三里穴：**外膝眼下 3 寸，胫骨前嵴外 1 横指，当胫骨前肌上。

⑥ **三阴交穴：**小腿内侧，足内踝尖上 3 寸，胫骨内侧缘后方。

专家提示

1. 功能性消化不良者可多吃莲子、白术、柴胡、甘草、黄芪、茯苓、山药等具有健脾益气功效的药材。

2. 消化不良时，可以多吃神曲、麦芽、谷芽、山楂、乌梅、话梅等有助于消化的药材和食物。

3. 忌食刺激性强食物，如咖啡、巧克力等。

4. 忌食过于生冷的食物，如冰镇饮料、冰淇淋等。

功能性消化不良的对症药膳

山药白扁豆粥

材料：

山药50克，白扁豆、莱菔子各20克，大米100克，盐2克，味精1克，香油5毫升，葱少许

做法：

①白扁豆、莱菔子洗净；山药去皮洗净，切小块；葱洗净，切成葱花；大米洗净，浸泡半小时。

②锅内注水，放入大米、白扁豆、莱菔子，用大火煮至米粒绽开，放入山药。

③改用小火煮至粥成、可闻见香味时，放入盐、味精、香油调味，撒上葱花即可食用。

功效：

此粥具有补脾和中、祛湿化痰的功效，可用于脾虚湿盛所致的症见嗳气、呕恶、食欲不振、腹胀的消化不良者。

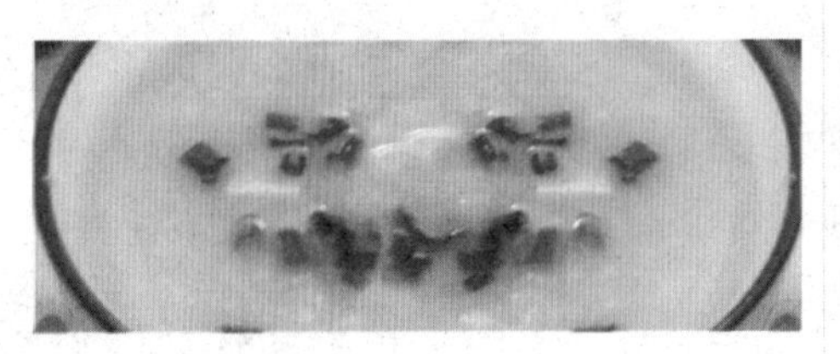

消脂金橘茶

材料：

山楂10克，决明子15克，红枣10克，金橘5颗，话梅2颗，红茶包1包，冰糖适量

做法：

①将决明子、山楂、话梅、红枣、金橘皆洗净备用。

②决明子、红枣加水，以大火煮开后，加入山楂、话梅、冰糖后煮15分钟，将所有药材捞起丢弃，放入红茶包稍微泡过拿起。

③将切半的金橘挤汁带皮丢入稍浸，捞起丢掉，装入壶中，饭后饮用。

功效：

本药膳具有消食健胃、行气散淤的功效，应用于治疗胃肠消化不良等症。其中金橘的药用价值很高，具有补脾健胃、化痰消气、通经活络的功效。

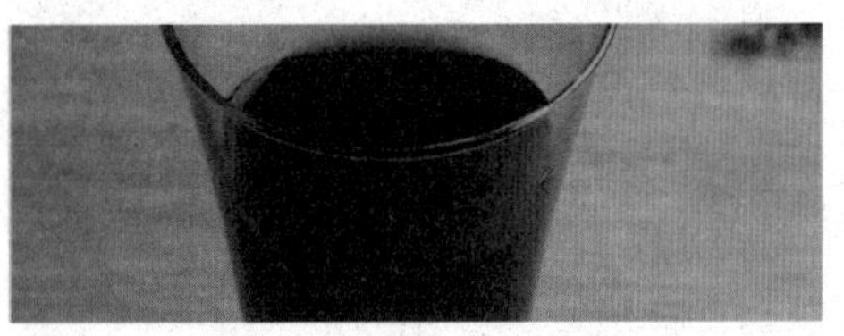

山药小虾球

材料：

芍药10克，当归5克，草莓3个，虾仁300克，鲜山药50克，莲藕粉5克，料酒3毫升

做法：

①芍药、当归洗净，加水煮滚，适时取汁备用；草莓去蒂洗净。

②虾仁洗净和料酒同腌20分钟，拭干，同去皮的山药一同剁碎，加盐调味，拍打成泥。

③用虾泥包裹草莓，炸至金黄色起锅备用，最后用准备好的莲藕汁勾芡即可。

功效：

当归养血和血，山药健脾益气，芍药行气疏肝。本品对肝郁气逆所致的上腹胀、嗳气、呕恶、食欲不振的功能性消化不良很有疗效。

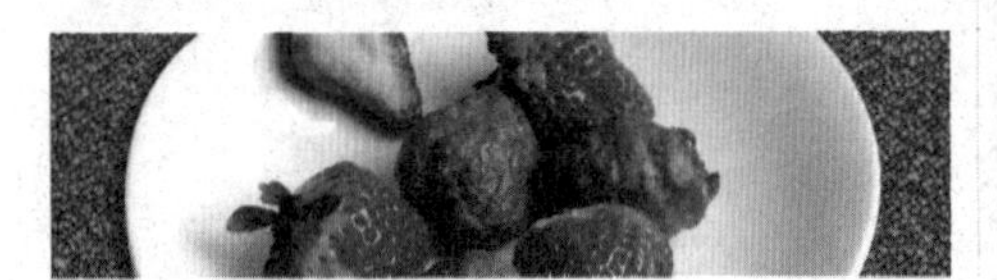

山药白术羊肉汤

材料：

羊肚250克，红枣、枸杞子各15克，鲜山药50克，白术20克，盐、鸡精各2克

做法：

①羊肚洗净，切块，汆水；鲜山药洗净，去皮，切块；白术洗净，切段；红枣、枸杞子洗净，浸泡。

②锅中烧水，放入羊肚、山药、白术、红枣、枸杞子，加盖。

③炖2个小时后调入盐和鸡精即可。

功效：

本品具有健脾益气、补虚养胃、温胃散寒的功效，适合脾胃气虚以及脾胃虚寒型消化不良的患者。羊肚有健脾补虚、益气健胃、固表止汗之功效，此外，羊肚对虚劳羸瘦、食欲不振、神疲乏力、消渴、自汗、盗汗、尿频、脾虚腹泻等症也有一定的食疗效果。

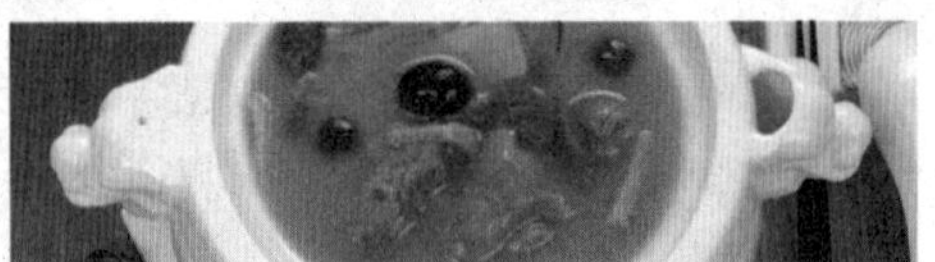

人参鹌鹑蛋

材料：

人参 7 克，黄精 10 克，鹌鹑蛋 12 个，盐、白糖、香油、味精、淀粉、高汤、酱油各适量

做法：

①将人参煨软后蒸 2 次，收取滤液，再将黄精煎 2 遍，取其浓缩液与人参液调匀。

②鹌鹑蛋煮熟去壳，一半与黄精、盐、味精腌渍 15 分钟；另一半用香油炸成金黄色备用。另用小碗把高汤、白糖、酱油、味精调成汁。

③将鹌鹑蛋和调好的汁一起下锅翻炒，最后连同汤汁一同起锅，再加入腌渍好的另一半鹌鹑蛋即可。

功效：

鹌鹑蛋对消化不良、神经衰弱、月经不调、高血压等疾病有调补作用，还可用于养颜、美肤。这道菜可健脾益胃、强壮身体，适合脾胃虚弱、中气不足、贫血、食欲不振、消化不良、四肢倦怠的人食用。

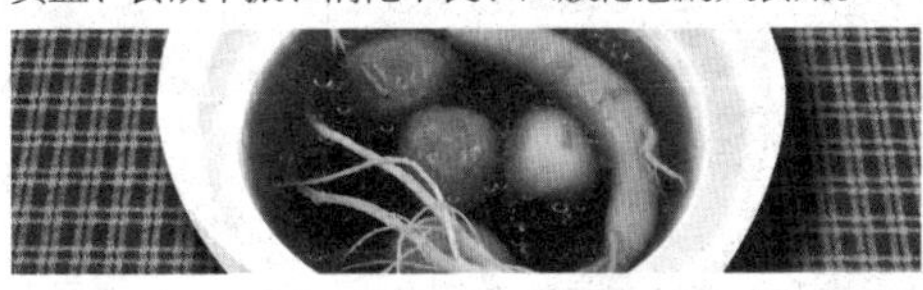

四神沙参猪肚汤

材料：

沙参 25 克，莲子 200 克，新鲜山药 200 克，茯苓 100 克，芡实 100 克，薏苡仁 100 克，猪肚半个，盐 3 克

做法：

①猪肚洗净汆烫，切成大块；芡实、薏苡仁淘洗干净，清水浸泡 1 个小时沥干；山药削皮、洗净，切块；莲子、沙参冲净。

②将除莲子和山药外的材料放入锅中，煮沸后再转小火炖 30 分钟。

③加入莲子和山药，再续炖 30 分钟，煮熟烂后加盐调味即可。

功效：

本药膳适合脾胃虚弱者服用，常服可以适当地改善体质、增加食欲。猪肚具有补虚损、健脾胃的良好功效，可以补充体力，改善消化功能。

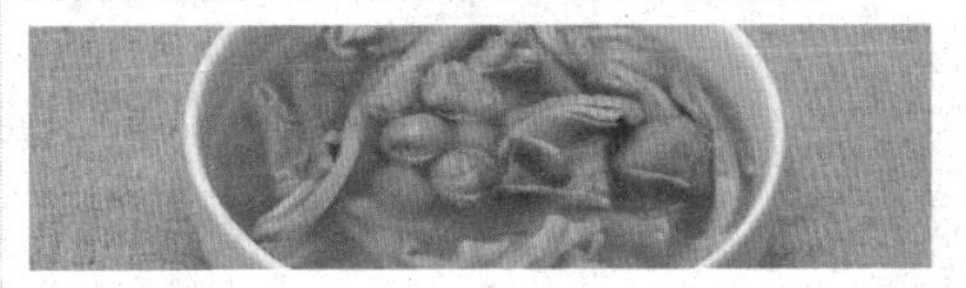

枸杞子佛手粥

材料：

枸杞子 10 克，佛手 15 克，大米 100 克，红糖 3 克，葱花少许

做法：

①大米洗净，下入冷水中浸泡半小时后，捞出沥干水分；佛手、枸杞子洗净，用温水泡至回软备用。

②锅置火上，倒入清水，放入大米，以大火煮开。

③加入佛手、枸杞子煮至粥呈浓稠状，调入红糖拌匀，撒上葱花即可。

功效：

此粥有疏肝理气、健脾开胃之功效，对于气滞腹痛、消化不良、食积等患者有很好的食疗功效。

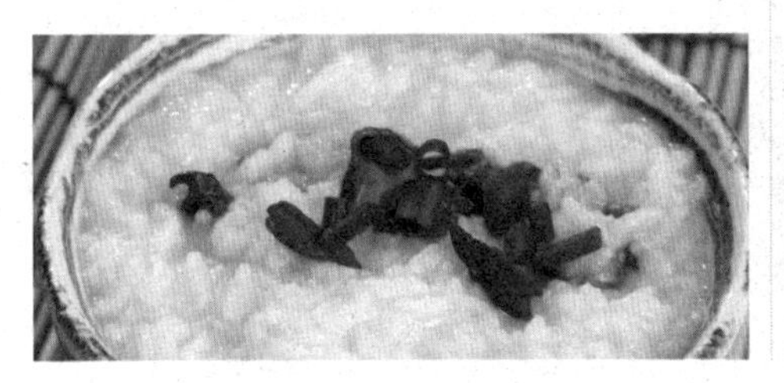

白果莲子乌鸡汤

材料：

新鲜莲子 150 克，罐头装白果 30 克，乌鸡腿 1 只，黄芪 10 克，盐 3 克

做法：

①鸡腿洗净、剁块，汆烫后捞起，用清水冲净。

②盛入锅中加水至盖过材料，以大火煮开转小火煮 20 分钟。

③莲子、黄芪洗净放入锅中续煮 15 分钟，再加入白果煮开，加盐调味即可。

功效：

莲子养心安神、补脾止泻，黄芪补中益气。本品对脾气亏虚所致的腹泻、腹胀、嗳气、饮食不化等消化不良者有很好的食疗效果。

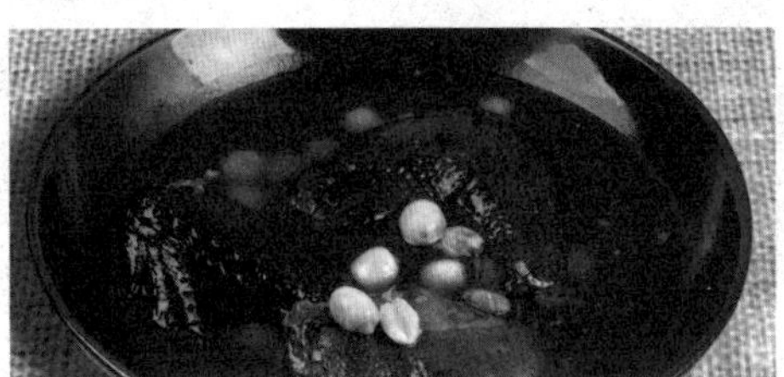

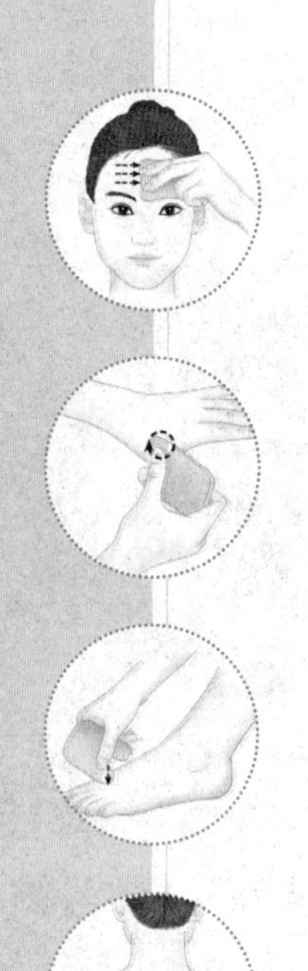

本章看点

- 颈椎病

  颈椎各种疾病的总称，刮拭风池等要穴

- 落枕

  颈背部运动障碍，刮拭风府等穴可达到治疗效果

- 肩周炎

  中老年人肩关节活动受限，可对大椎等穴进行刮拭

- 网球肘

  肘部外侧的肌腱发炎和疼痛，刮拭天井等要穴

- 急性腰肌扭伤

  腰部的软组织撕裂性损伤，刮拭风池等穴

- 痔疮

  肛周黏膜的静脉发生病变，刮痧肾俞等要穴

- 脱肛

  直肠与肛管等脱出肛门，刮拭百会等穴以达治疗效果

- 坐骨神经痛

  坐骨神经通路及分布区域的疼痛，可刮拭肝俞等穴

- 类风湿性关节炎

  慢性全身性炎症，可对大椎等穴进行刮拭治疗

- 胆道蛔虫病

  蛔虫误入胆道引发病症，刮拭胆俞等要穴

- 腰椎间盘突出症

  髓核突出压迫周围神经组织，可刮拭身柱等穴

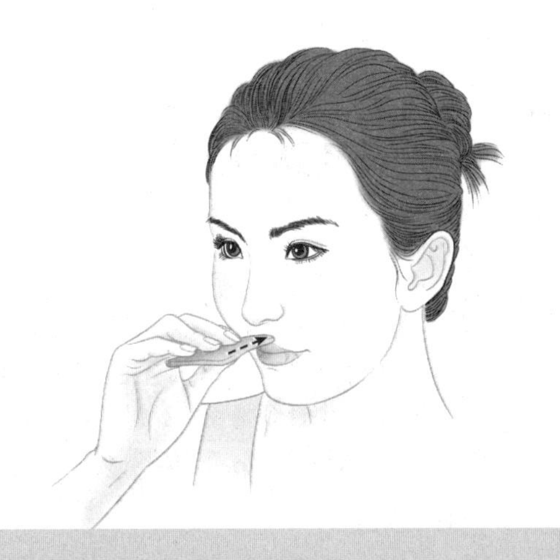

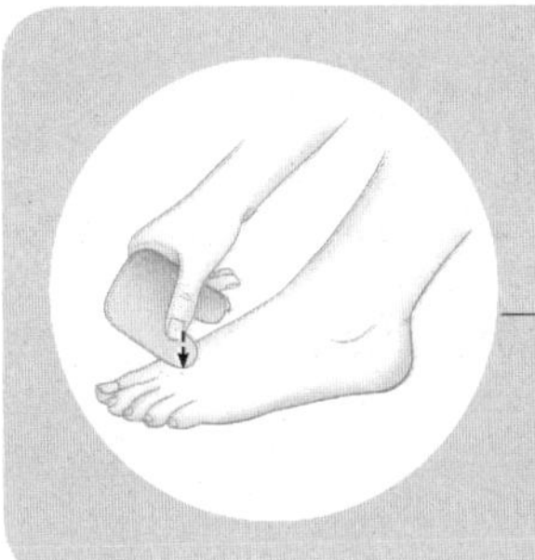

第七章
外科病症的刮痧疗法

本章主要介绍了颈椎病、落枕、肩周炎、网球肘、急性腰肌扭伤等11种常见外科病症的刮痧疗法。每节内容包括疾病的高发人群、高发季节、症状简介、疾病诊断、预防方法、刮痧治疗、食疗保健等。

47 颈椎病

高发人群

办公室工作人员、教师、计算机操作人员、刺绣女工、司机、刻字工

高发季节 春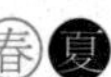

秋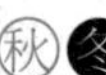

颈椎病又称颈椎综合征，是一种以退行性病理改变为基础的疾病，是颈椎骨性关节炎、增生性颈椎炎、颈神经根综合征、颈椎间盘突出症的总称。

诊断

（1）颈椎病的主要症状是头、颈、肩、背、手臂酸痛，颈项僵硬，活动受限。颈肩酸痛可累及头枕部和上肢，有的伴有头晕，重者伴有恶心呕吐。有的患者一侧面部发热，有时有出汗的异常表现。肩背部有沉重感，上肢无力，手指发麻，肢体皮肤感觉减退，手握物无力，有时不自觉的握物落地。部分患者下肢无力，行走不稳，双脚麻木，行走时有如踏棉花的感觉。

（2）当颈椎病累及交感神经时，可出现头晕、头痛、视力模糊，两眼发胀、发干，两眼张不开，耳鸣、耳聋，平衡失调，心跳过速，心悸，有的甚至出现胃肠胀气等症状。有少数患者出现大小便失控，性功能障碍，甚至四肢瘫痪。也可伴有吞咽困难、发音困难等症状。

预防

1 每天坚持做头部前倾、后仰、左右旋转的动作1～2次，坚持10分钟。

2 保持良好的睡眠姿势，枕头的高度应以10厘米左右为宜，最好采用质地柔软的“元宝”形枕头，以维持颈椎棘突向前的生理弧度。

3 平时工作的体位，应保持在既不抬头又不低头的舒适姿势。工作1个小时后要活动一下头颈部，适当休息颈韧带肌肉。

4 仰头看电视时，定时转动颈部，勿使颈部过度疲劳，电视机最好与眼睛保持在同一水平上。

刮拭要点

头部：风池穴

肩部：肩井穴

上肢部：外关穴

刮痧治疗

刮痧取穴

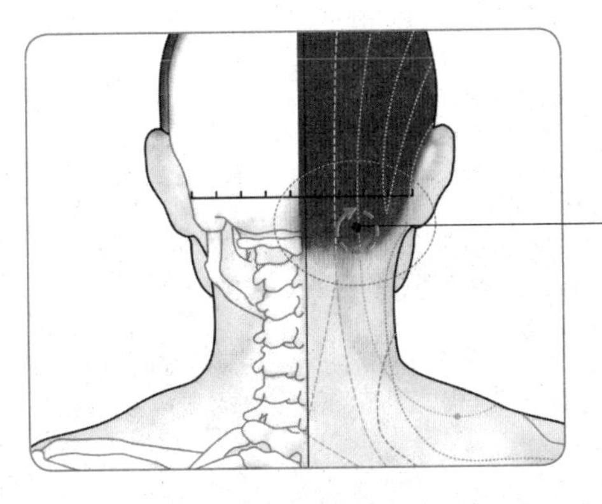

① **风池穴**：后枕骨下，两条大筋外缘陷窝中，与耳垂齐平。

刮法	刺激程度	次数
面刮、平面按揉	适度	50

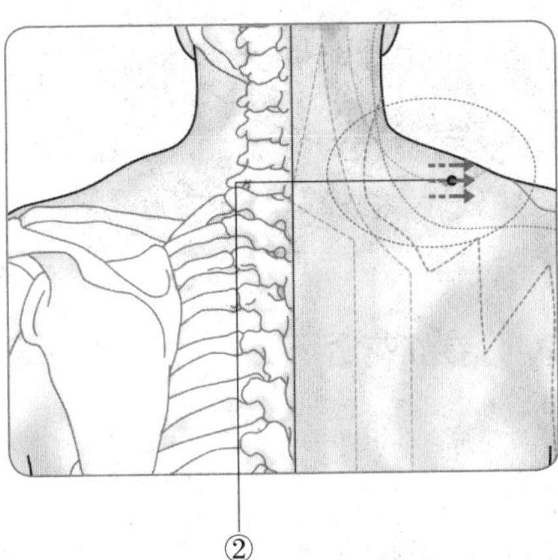

②

肩井穴：大椎穴与肩峰端连线的中点，即乳头正上方与肩线交接处。

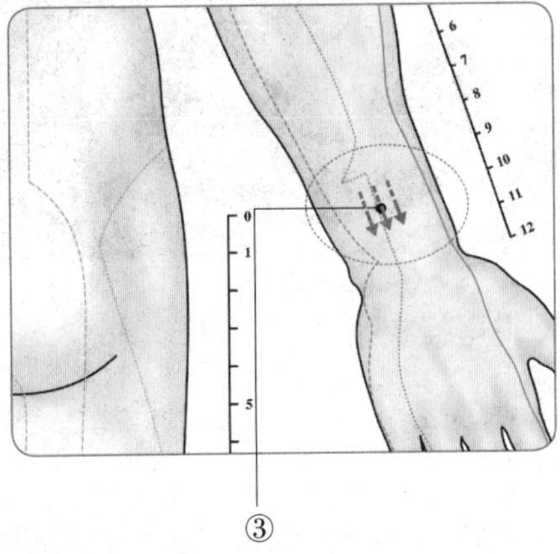

③

外关穴：在前臂背侧，当阳池穴与肘尖的连线上，腕背横纹上2寸，尺骨与桡骨之间。

专家提示

1. 颈椎病患者可选用补骨脂、桑寄生、川芎、延胡索、钩藤、鸡血藤、三七、红花等活血化淤药。

2. 因风寒湿邪侵袭而引起的颈椎病患者可选用羌活、白芷、细辛、藁本、川芎、桂枝、荆芥、蛇肉、地龙、鳝鱼等可除湿止痛的药材和食材。

3. 多食豆类、奶类、排骨汤等含钙高的食物。

颈椎病的对症药膳

排骨桂枝板栗汤

材料：

排骨350克，桂枝20克，板栗20克，盐少许，味精3克，高汤、枸杞子适量

做法：

①将排骨洗净，切块，氽水。

②桂枝洗净，备用；板栗去壳备用。

③净锅上火倒入高汤，调入盐、味精，放入排骨、桂枝、板栗、枸杞子煲至熟即可。

功效：

本品具有温经散寒、行气活血的功效，适合寒凝血淤型颈椎病患者食用。

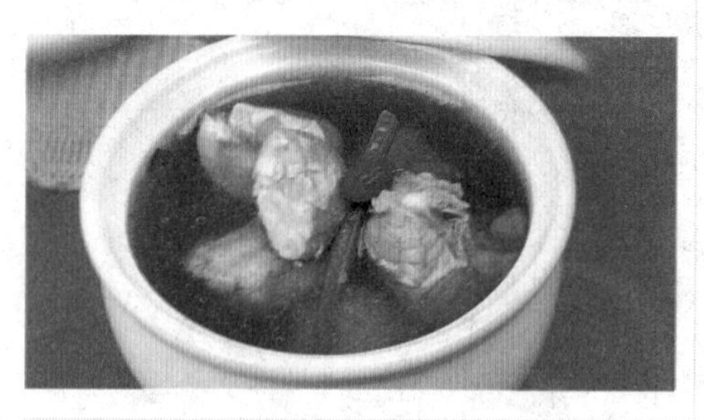

山药鳝鱼汤

材料：

鳝鱼2条，鲜山药50克，枸杞子5克，补骨脂10克，盐4克，葱段、生姜片各2克

做法：

①将鳝鱼处理干净，切段，氽水。

②山药去皮，洗净，切片；补骨脂、枸杞子洗净，备用。

③净锅上火，调入盐、葱段、生姜片，下入鳝鱼、山药、补骨脂、枸杞子煲至熟即可。

功效：

本品具有温肾助阳、祛风除湿的功效，适合风寒湿邪侵袭颈部经络所致的颈椎病患者食用。

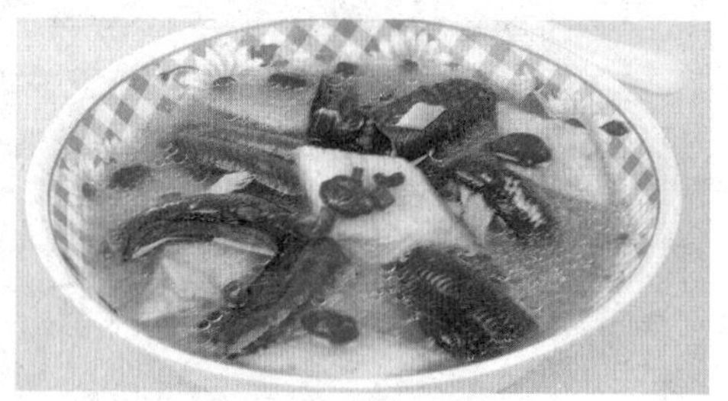

川芎桂枝茶

材料：

川芎、丝瓜络各10克，桂枝8克，冰糖适量

做法：

①将川芎、桂枝、丝瓜络洗净，一起放入锅中。

②往锅里加入适量水，煲20分钟，加入冰糖煮至溶化即可。

功效：

本品具有行气活血、温经散寒的功效，适合风寒侵袭经络所致的颈部冷痛、转侧不利的颈椎病患者食用。

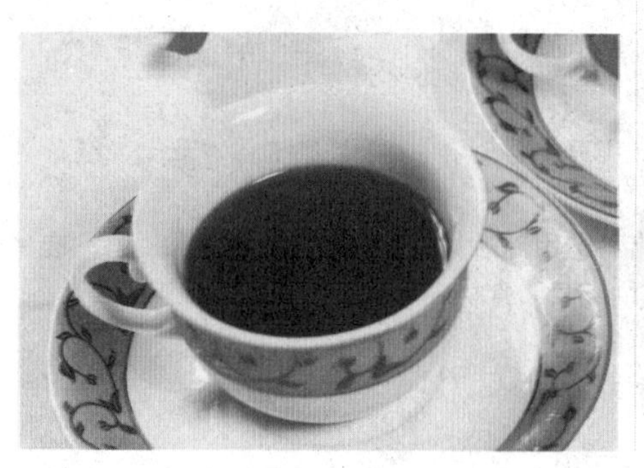

丹参红花酒

材料：

丹参30克，红花20克，白酒800毫升

做法：

①将丹参、红花洗净，泡入白酒中。

②泡约7天后即可服用。

③每次20毫升左右，饭前服，酌量饮用。

功效：

本品具有活血化淤、通脉止痛的功效，适合气滞血淤型颈椎病患者食用，症见颈部疼痛固定、得热则舒、颈部活动受限、日久不愈等。

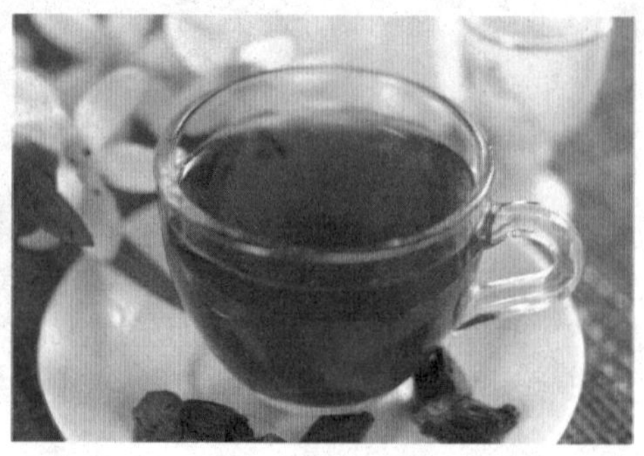

桑寄生连翘鸡爪汤

材料：

桑寄生 30 克，连翘 15 克，鸡爪 400 克，蜜枣 2 颗，盐 4 克

做法：

①桑寄生、连翘、蜜枣洗净。

②鸡爪洗净，去爪甲，斩件，入沸水中汆烫。

③将 1000 毫升清水放入瓦锅内，煮沸后加入桑寄生、连翘、蜜枣、鸡爪，大火煮开后，改用小火煲 2 个小时，加盐调味即可。

功效：

本品具有补肝肾、强筋骨、祛风湿的功效，对适合肝肾不足型颈椎病患者食用。

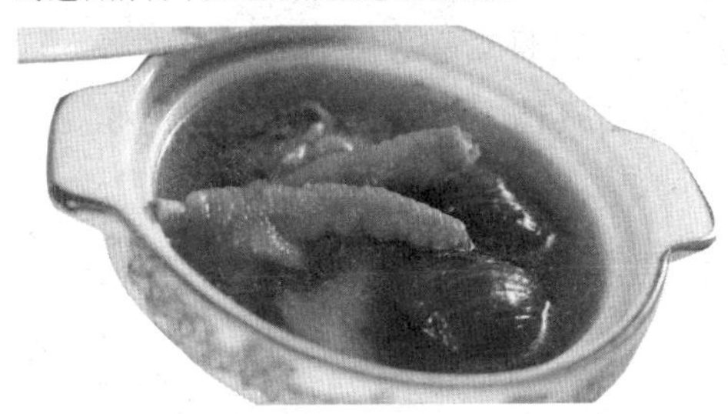

钩藤川芎饮

材料：

钩藤 50 克，白术 30 克，川芎 10 克，冰糖 10 克

做法：

①钩藤洗净；白术、川芎洗净，加水 300 毫升，小火煎半小时。

②加入钩藤，再煎煮 10 分钟。

③加入冰糖调匀后即可饮用。

功效：

本品具有平肝潜阳、健脾化湿、祛风解痉的功效，适合颈部肌肉强直不舒、活动受限，肩颈部沉重无力的颈椎病患者饮用。

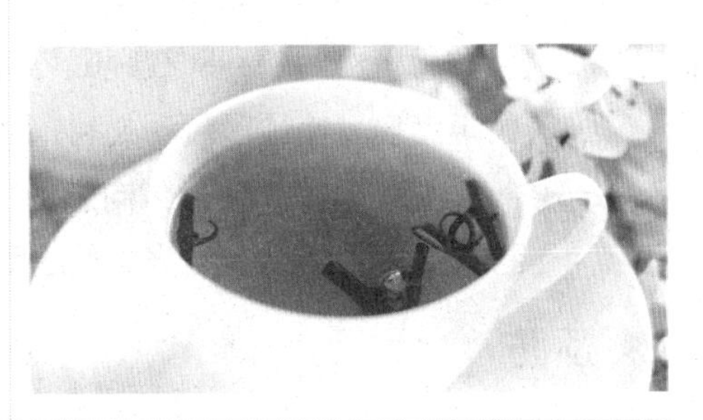

杜仲板栗鸽汤

材料：

乳鸽 400 克，板栗 150 克，杜仲 50 克，盐 3 克

做法：

①乳鸽切块；板栗入开水中煮 5 分钟，捞起后剥去外膜。

②乳鸽块入沸水中汆烫，捞起冲净后沥干。

③将乳鸽块、板栗和杜仲放入锅中，加 1000 毫升水后用大火煮开，再转小火慢煮 30 分钟，加盐调味即成。

功效：

杜仲具有补肝肾、强筋骨、安胎气等功效；鸽肉具有补肾安胎、益气养血之功效；板栗可补益肾气。三者配伍同用，对肾气亏虚、肾精不足引起的颈椎退行性病变、腰痛、腰膝酸软等症有很好的疗效。

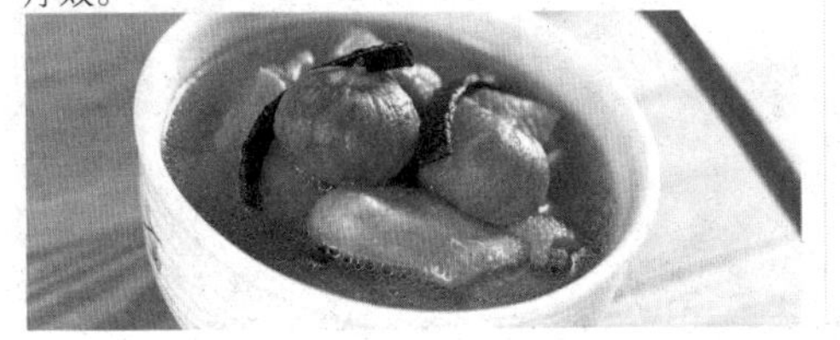

板栗猪腰汤

材料：

板栗 50 克，猪腰 100 克，红枣、生姜、大豆各适量，盐 2 克，鸡精适量

做法：

①将猪腰洗净，切开，除去白色筋膜，入沸水汆去表面血水，倒出洗净。

②板栗洗净剥开；红枣、大豆洗净；生姜洗净，去皮切片。

③用瓦锅装水，在大火上煮开后放入猪腰、板栗、生姜片、红枣、大豆，以小火煲 2 个小时，调入盐、鸡精即可。

功效：

板栗可补肾壮骨、健脾养胃；猪腰可补肾气、消积滞、止消渴。此品对肾虚所致的腰酸、腰部冷痛、耳鸣、颈椎骨质增生等症有很好的食疗效果。

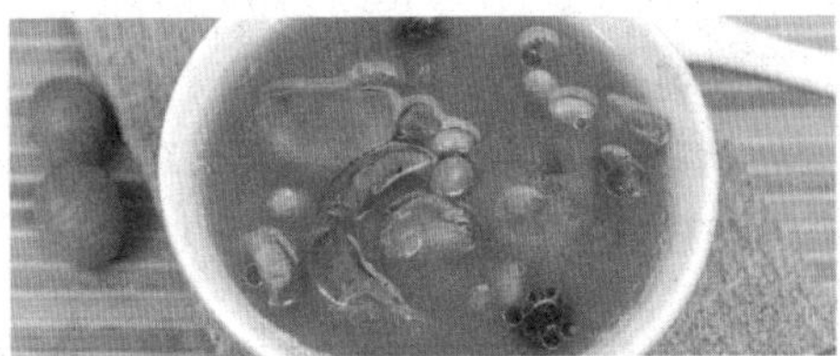

48 落枕

高发人群

青壮年

高发季节 春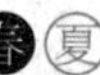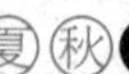冬

落枕又称失枕，是一种常见病，常发于青壮年，以冬春季多见。落枕的常见发病过程是入睡前并无任何症状，晨起后却感到项背部明显酸痛，颈部活动受限。这说明病起于睡眠之后，与睡枕及睡眠姿势有密切关系。

诊断

（1）落枕的临床表现为晨起后突感颈后部、上背部疼痛不适，以一侧为多，或有两侧俱痛者，或一侧重，一侧轻。

（2）多数患者可回想到昨夜睡眠姿势欠佳，或有受凉等因素。

（3）由于疼痛，使颈项活动欠利，不能自由旋转，严重者俯仰也有困难，甚至头部强直于异常位置，使头偏向患侧。

（4）检查时颈部肌肉有触痛，浅层肌肉有痉挛、僵硬，摸起来有“条索感”。

预防

1 要选择有益于健康的枕头。

2 要注意避免不良的睡眠姿势，如俯卧、把头颈歪向一侧；避免在极度疲劳时还没有卧正位置就熟睡过去，或者头颈部位置不正、过度屈曲或伸展等。

3 避免受凉、吹风和淋雨，晚上睡觉时一定要盖好被子，尤其是两边肩颈部的被子要塞紧，或是用毛衣围好两边，防止熟睡时风寒邪气侵袭颈肩而发病。

4 坚持做适当的运动锻炼，尤其是颈椎的活动操，如做“米”字操。

刮拭要点

头部：风府穴、风池穴

肩背部：肩井穴、大椎穴、天宗穴

下肢部：光明穴、悬钟穴

刮痧治疗

刮痧取穴

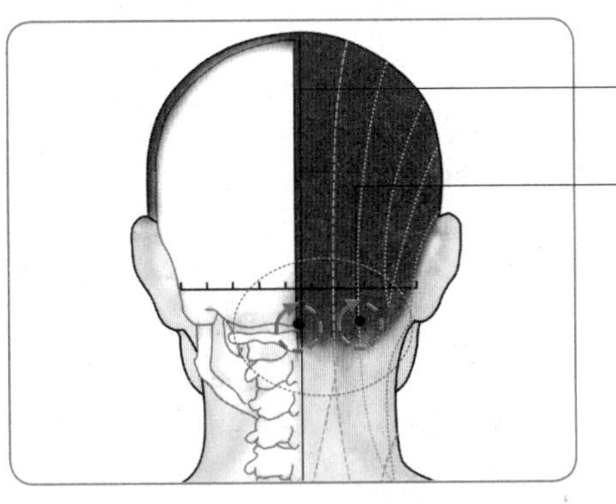

① 风府穴：后发际正中直上 1 寸，枕外隆突直下凹陷中。

② 风池穴：后枕骨下，两条大筋外缘陷窝中，与耳垂齐平。

刮法	刺激程度	次数
面刮、平面按揉	轻度	30

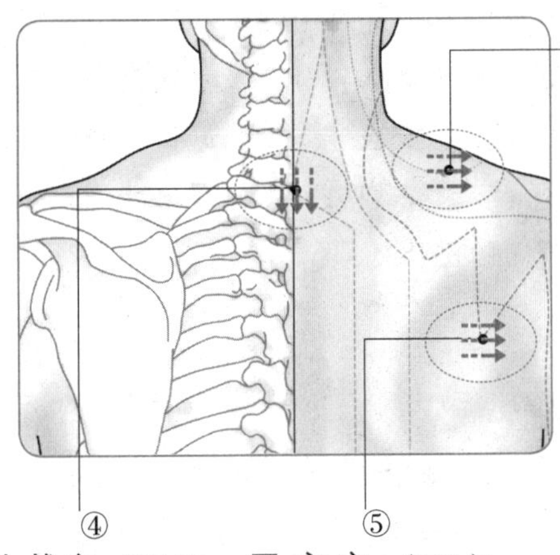

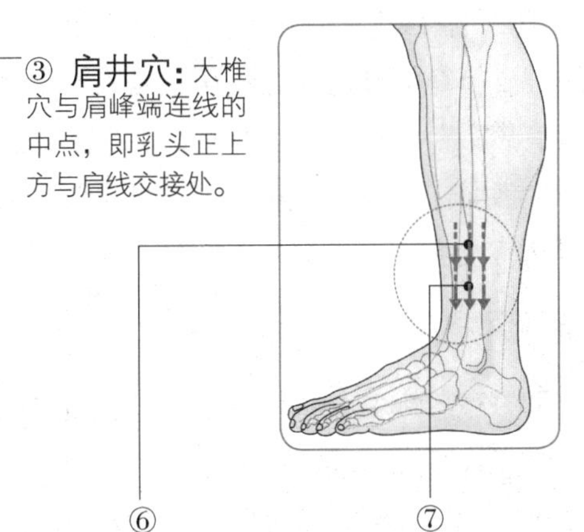

③ 肩井穴：大椎穴与肩峰端连线的中点，即乳头正上方与肩线交接处。

④ 大椎穴：第 7 颈椎棘突下凹陷中。

⑤ 天宗穴：肩胛部，当冈下窝中央凹陷处，与第 4 胸椎相平。

⑥ 光明穴：小腿外侧，当外踝尖上 5 寸，腓骨前缘。

⑦ 悬钟穴：在外踝高点上 3 寸，腓骨后缘。

食疗保健

枸杞子茶

枸杞子20克。将枸杞子加沸水300毫升闷20分钟，滤渣即可饮用。

红糖姜汤

老姜1块，红糖10克。老姜洗净后磨成泥备用；用中火将300毫升的水煮沸，加入红糖略加搅拌；待红糖完全溶化，加入姜泥拌匀，沸腾后熄火，趁温热饮用。

49 肩周炎

高发人群
50岁左右的中老年人、厨师、教师、作家、画家、会计、司机和某些办公室工作人员
高发季节 春 夏 秋 冬

肩周炎，又称漏肩风，全称为肩关节周围炎，本病好发于50岁左右的中老年人，故又称“五十肩”。因患病以后，肩关节不能运动自如，仿佛被冻结或凝固一般，故又称“冻结肩”“肩凝症”。

诊断

（1）本病患者多为中老年人，左侧多于右侧，亦可两侧先后发病。好发肩周炎的年龄与肩关节发生严重退行性改变的年龄相一致。

（2）肩部疼痛是本病最明显的症状。开始时，肩部某一处出现疼痛，并与动作、姿势有明显关系。随病程延长，疼痛范围逐渐扩大，并累及上臂中段，同时伴有肩关节活动受限。严重时患肢不能进行梳头、洗脸等动作。这种疼痛可引起持续性肌肉痉挛，疼痛与肌肉痉挛可局限在肩关节，也可向上延至后头部，向下可达腕及手指，也有的向后延至肩胛骨，向前到胸部。

预防

1 在日常生活中注意防寒保暖，特别是避免肩部受凉。

2 经常伏案、双肩经常处于外展位工作的人，应注意调整姿势，避免长期的不良姿势造成慢性劳损或积累性损伤。

3 有糖尿病、颈椎病、肩部和上肢损伤、胸部外科手术以及神经系统疾病的人，要密切观察其是否有肩部疼痛的症状，肩关节活动范围是否减小；并应多进行肩关节的主动运动和被动运动，以保持肩关节的活动度。

4 防止持续过久地吹风。尤其是夏天，天气炎热，出汗过多。出汗后，在肩部外露的情况下，若在风扇下或阴凉通风处吹风过久，很容易导致肩周炎的发生。因此要避免在温暖或炎热的季节持续性过久地吹风。

刮拭要点

肩背部：大椎穴、肩井穴、身柱穴、天宗穴

上肢部：合谷穴、中渚穴

下肢部：阳陵泉穴

刮痧治疗

刮痧取穴

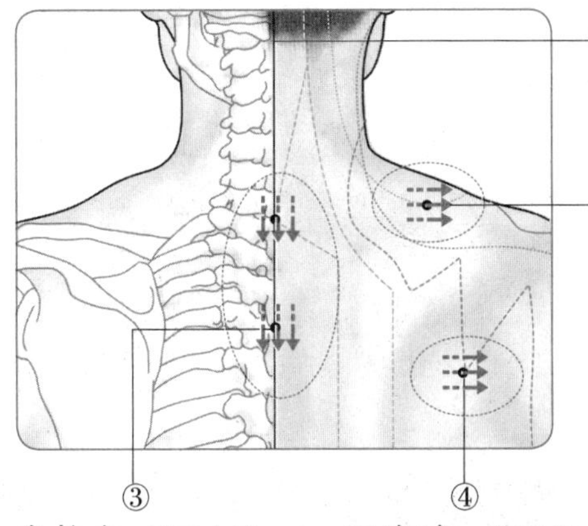

① **大椎穴：** 第 7 颈椎棘突下凹陷中。

② **肩井穴：** 大椎穴与肩峰端连线的中点，即乳头正上方与肩线交接处。

刮法	刺激程度	次数
面刮、平面按揉	轻度	30

③ **身柱穴：** 后正中线上，3 胸椎棘突下凹陷中。

④ **天宗穴：** 肩胛部，当冈下窝中央凹陷处，与第 4 胸椎相平。

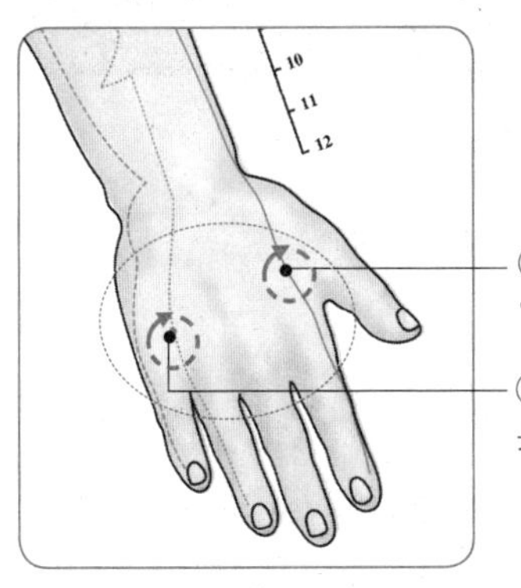

⑦ **阳陵泉穴：** 人体的膝盖斜下方，小腿外侧之腓骨小头稍前凹陷中。

⑤ **合谷穴：** 手背第 1、2 掌骨间，第 2 掌骨桡侧的中点处。

⑥ **中渚穴：** 在第 4、5 掌骨小头的后方凹陷处。

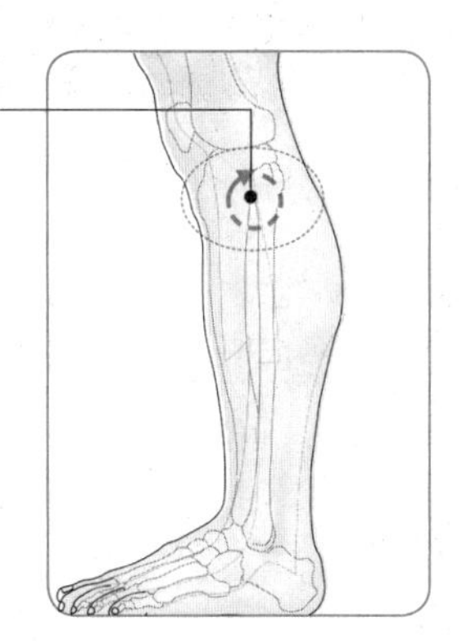

专家提示

1. 肩周炎患者在发病期宜选择附子、当归、桑枝、川芎、羌活、蕲蛇、川乌、肉桂、桂枝、胡椒、羊肉、狗肉、黄鳝、生姜等具有温经镇痛、散寒除湿作用的药材和食材。

2. 静养期间则宜吃杜仲、猪腰、桑寄生、当归、桑葚、板栗、牛肝、红枣、猪骨、阿胶等益气血、补肝肾的药材和食材。

肩周炎的对症药膳

◉ 败毒排骨汤

材料：

羌活、独活、川芎、细辛各15克，党参12克，柴胡10克，茯苓、甘草、枳壳、干姜各5克，排骨250克，盐4克

做法：

①将所有药材洗净，煎取药汁备用。

②排骨斩成块，入沸水中汆烫，捞起冲净，放入炖锅，加入熬好的药汁，再加水至盖过材料，以大火煮开，转小火炖约30分钟。

③最后加盐调味即可。

功效：

本品祛湿散寒、理气止痛，适合肩周炎、颈椎病、风湿性关节炎患者食用。

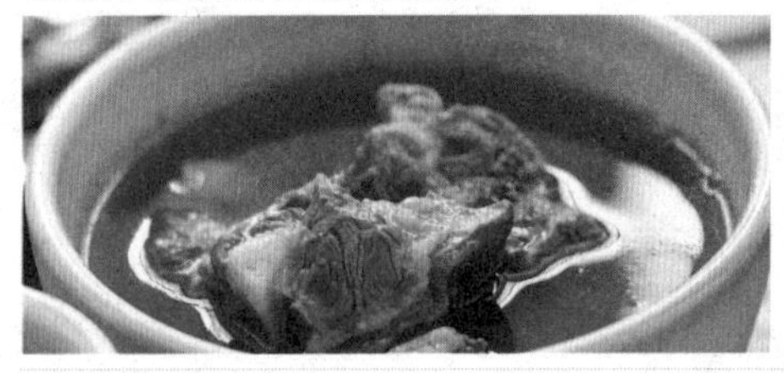

◉ 川乌粥

材料：

制川乌、桂枝各10克，肉桂5克，葱白2根，粳米100克，红糖适量

做法：

①先将制川乌洗净，煎煮90分钟。

②下入洗净的桂枝、肉桂、葱白，再煎40分钟。

③取汁与洗净的粳米一同煮粥，粥熟后调入红糖稍煮即成。

功效：

本品具有活血通络、祛风除湿的功效，可辅助治疗手足痹痛、肩周炎、风湿性关节炎等属寒证者。

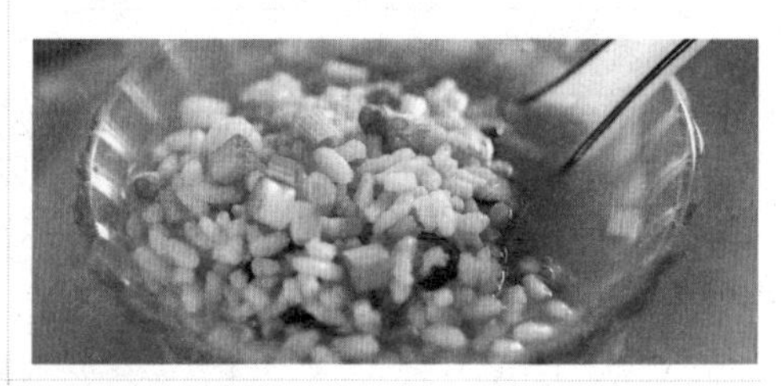

◉ 炒蛇片

材料：

干蕲蛇50克，干辣椒、生姜、花椒粉各5克，大蒜6克，盐4克，食用油5毫升

做法：

①将干蕲蛇用水泡开，切成片状;生姜去皮，洗净，切丝；大蒜洗净，切片，备用。

②把油加入锅内烧热，下入生姜丝、大蒜片、干辣椒炒香。

③再下入蕲蛇片爆炒，加盐、花椒粉和水稍焖即可。

功效：

本品具有祛风除湿、通络强筋的功效，适合肩周炎、风湿性关节炎、坐骨神经痛等患者食用。

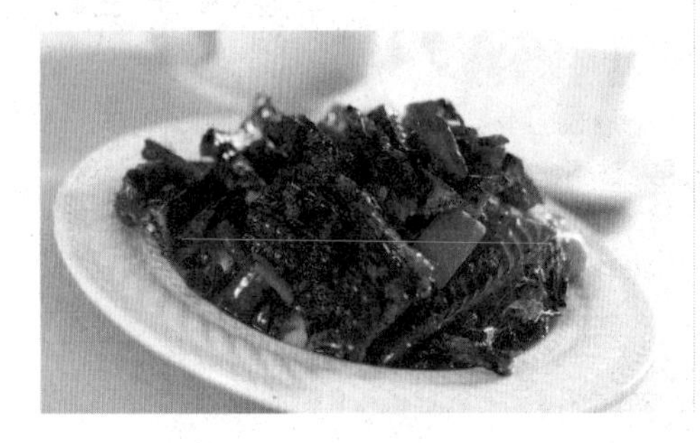

◉ 桑枝鸡汤

材料：

桑枝60克，老母鸡1只，盐少许

做法：

①将桑枝洗净。

②母鸡宰杀，去内脏，洗净，斩件，放入沸水中焯烫，去血水。

③将桑枝与鸡共煮至肉熟烂汤浓，加盐调味即可。

功效：

本品具有祛风湿、通经络、补气血的功效，对肩周炎有较好的食疗作用。

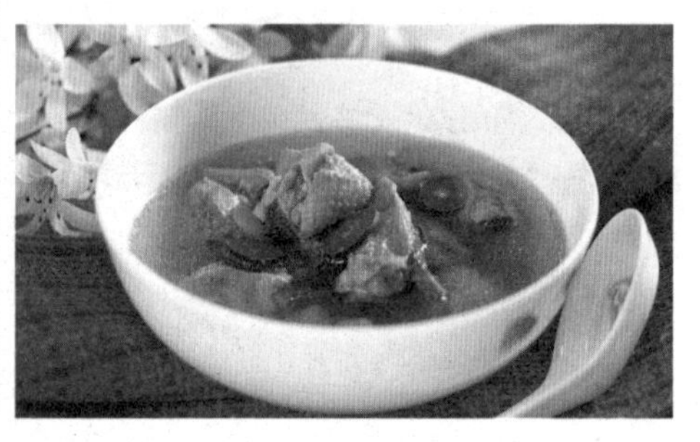

当归虫草羊肉汤

材料：

当归、虫草花各10克，生姜20克，羊肉100克，盐适量

做法：

①将羊肉洗净后切成方块；当归、虫草花、生姜洗净备用。

②羊肉入锅，加适量水、虫草花、当归、生姜同炖至羊肉熟透。

③加入盐调味即可。

功效：

本品具有散寒除湿、活血化淤、益气补阳的功效，适合寒湿凝滞型肩周炎患者食用。

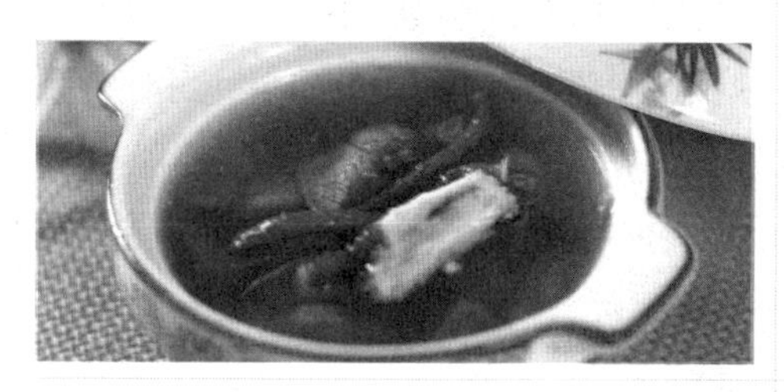

鸡胗肉桂粥

材料：

肉桂5克，鸡胗150克，大米80克，盐、葱花各适量

做法：

①将肉桂洗净，熬煮取汁；鸡胗清洗干净，切成小片；大米淘洗干净。

②将适量清水倒入锅中，下入大米以大火煮沸，放入鸡胗，倒入肉桂汁，转中火熬煮至米粒开花。

③改用小火将粥熬煮至浓稠，加盐调味，撒入葱花即可。

功效：

本品具有补虚强身的功效，适合腰膝冷痛、肩周炎、风湿性关节炎、四肢发冷、胃寒冷痛、食欲不振的患者食用。

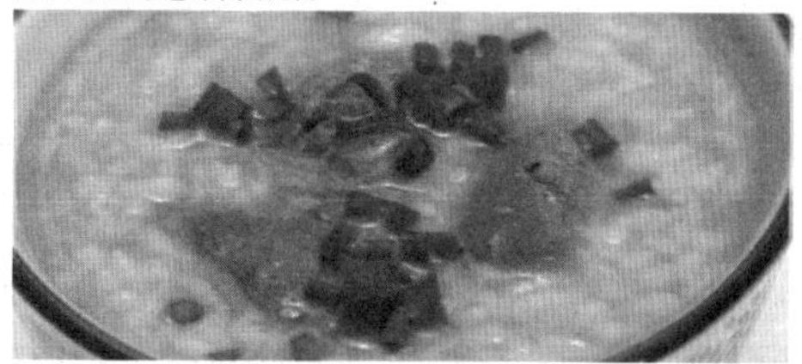

当归山楂川芎茶

材料：

当归15克，山楂、枸杞子各10克，川芎6克，红糖适量，红枣5颗

做法：

①将当归、山楂、川芎分别用清水洗净，装入棉布袋中扎紧袋口；枸杞子、红枣洗净。

②锅洗净，置于火上，将棉布袋同枸杞子、红枣一起放入锅中，加水后煲20分钟，去除药袋。

③将煮好的药茶倒入壶中，调入红糖即可饮用。

功效：

本品具有行气活血、化淤止痛的功效，可用于气滞血淤型肩周炎、颈椎病，以及女性月经不调、痛经、闭经等病症。

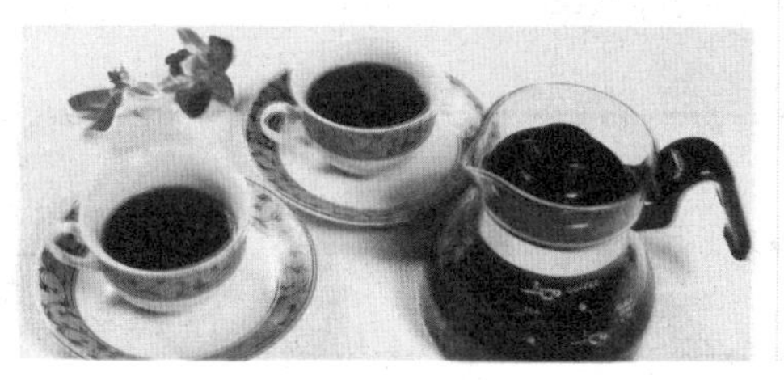

丹皮三七炖乌鸡

材料：

乌鸡1只，牡丹皮30克，三七10克，盐3克，生姜丝适量，味精2克

做法：

①乌鸡收拾干净，切块，放入沸水中汆烫，去血污，捞起沥干水分，备用;牡丹皮、三七分别用清水洗净。

②将三七、牡丹皮一起装入纱布袋中，扎紧袋口。

③布袋与乌鸡一同放入砂锅中，加600毫升清水，烧开后，加入生姜丝和盐，小火炖1个小时，调入味精即可。

功效：

本品具有益气补血、活血化淤、凉血止血的功效，可用于淤血阻滞型肩周炎以及各种血淤型出血性病症、女性崩漏、跌打损伤等。

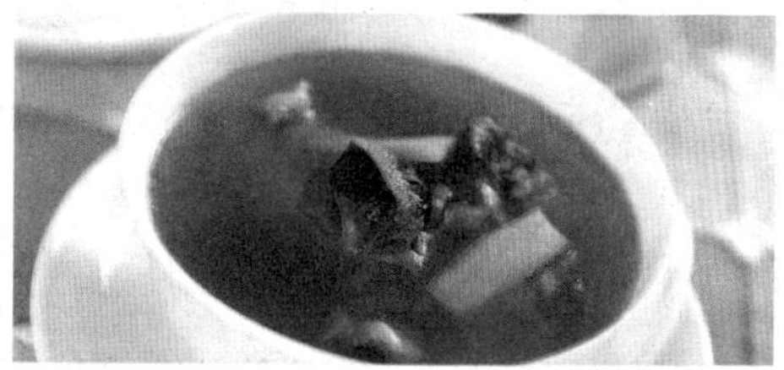

50 网球肘

高发人群
理发师、运动员、机械修理师、电脑操作者、砖瓦工、木工
高发季节 春夏秋冬

网球肘，是指手肘外侧的肌腱发炎疼痛。疼痛的产生是由于负责手腕及手指背向伸展的肌肉重复用力而引起的。患者会在用力抓握或提举物体时感到肘部外侧疼痛。网球肘是过劳性综合征的典型例子。

诊断

（1）本病多数发病缓慢，患者自觉肘关节外上方活动时疼痛，有时可向上或向下放射，感觉酸胀不适，不愿活动。

（2）手不能用力握物，握锹、提壶、拧毛巾、打毛衣等动作都可使疼痛加重。

（3）一般在肱骨外上髁处有局限性压痛点，有时压痛可向下放射，有时甚至在伸肌腱上也有轻度压痛及活动痛。

（4）局部无红肿，肘关节屈伸不受影响，但前臂做旋转活动时会出现疼痛。严重者做手指伸直、伸腕或执筷动作时即可引起疼痛。患肢在屈肘、前臂旋后位时伸肌群处于松弛状态，因而疼痛会有所缓解。

（5）有少数患者在阴雨天时自觉疼痛加重。

预防

1 加强手臂、手的力量练习和柔韧度练习。运动的强度要合理，不可使手臂过度疲劳。

2 平时用电脑打字、料理家务前，要做好充分的热身运动，尤其是手臂和手腕的内旋、外旋、背伸练习。

3 每次运动后，要进行放松练习。最好是按摩手臂，使肌肉柔软不僵硬，可减少网球肘的发生。

4 在混凝土球场上打球会加大手臂的负荷，应该选择柔软的场地。

5 球拍线的张力越大，球拍越重，肘部的作用力就越大。所以要选择钛合金或碳素的球拍，并调整到合适的张力，这样就可以减少肘部受伤的概率。

刮拭要点

上肢部：天井穴、小海穴、外关穴、后溪穴、尺泽穴、肘髎穴、曲池穴

刮痧治疗

刮痧取穴

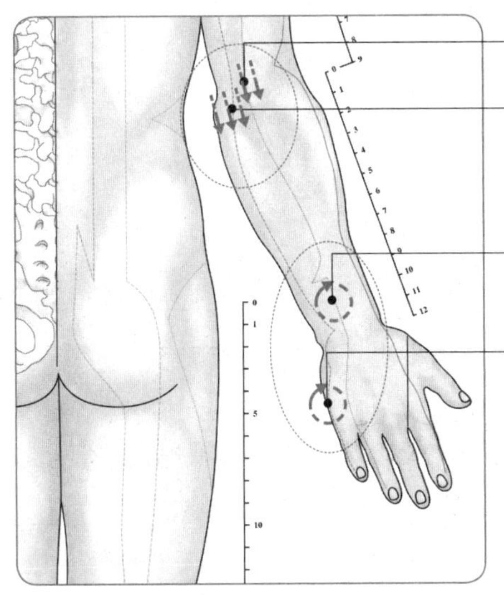

① 天井穴：垂臂微屈肘、肘尖上1寸凹陷处。

② 少海穴：肘内侧，肘横纹内侧端与肱骨内上髁连线的中点处。

③ 外关穴：前臂背侧，当阳池穴与肘尖的连线上，腕背横纹上2寸，尺骨与桡骨之间。

④ 后溪穴：微握拳，第5掌指关节后外侧，在手掌感情线的横纹尽头，赤白肉际处。

刮法	刺激程度	次数
平面按揉	轻度	60

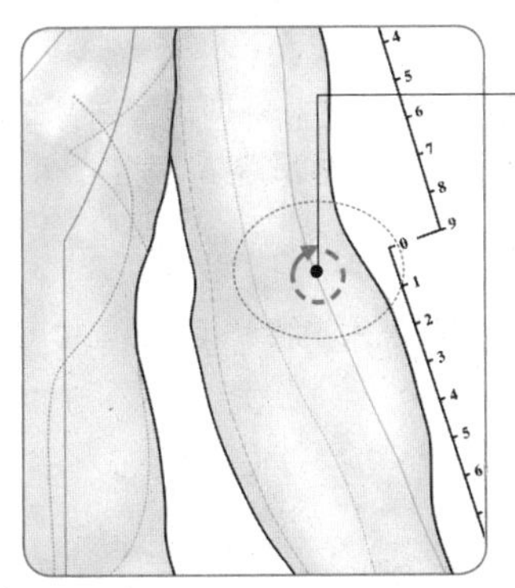

⑤ 尺泽穴：手肘内侧，肱二头肌腱桡侧凹陷处。

⑥ 肘髎穴：臂外侧，屈肘，曲池穴外上方1寸，当肱骨边缘处。

⑦ 曲池穴：屈肘成直角，在肘横纹外侧端与肱骨外上髁连线中点处。

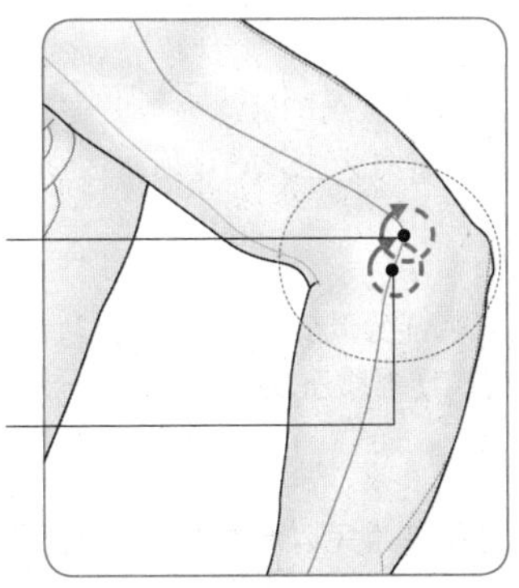

食疗保健

桑叶饮

桑叶50克，冰糖15克。将桑叶洗净，放入锅中，加500毫升清水，放入适量冰糖，先用大火煎煮至沸腾5分钟后，改用小火煎30分钟，滤渣取汁，分次饮用，每日2次。

木瓜酒

木瓜90克，白酒500毫升。木瓜洗净切块后，与白酒分别放入坛中，封口并扎紧。浸泡半月后即可饮用。

51 急性腰肌扭伤

高发人群
青壮年体力劳动者，男多于女
高发季节 春 夏 秋 冬

急性腰肌扭伤是腰部肌肉、筋膜、韧带等软组织，因外力作用，突然受到过度牵拉而引起的急性撕裂伤，常发生于搬抬重物、腰部肌肉强力收缩时。急性腰肌扭伤可使腰骶部肌肉的附着点、骨膜、筋膜和韧带等组织撕裂。

诊断

（1）在患此病之前，患者往往曾搬抬重物，有的患者甚至能听到清脆的响声。

（2）轻者尚能工作，但休息后或次日疼痛加重，甚至不能起床。

（3）伤后重者疼痛剧烈，当即不能活动。

（4）检查时可见患者腰部僵硬，腰前凸消失，脊柱侧弯及骶棘肌痉挛。

（5）在损伤部位可找到明显压痛点。

预防

1 掌握正确的劳动姿势，在扛、抬重物时要尽量使胸、腰部挺直，髋膝部屈曲，起身要以下肢用力为主，站稳后再迈步。搬、提重物时，应采用半蹲位，让物体尽量贴近身体。

2 加强劳动保护，在进行扛、抬、搬、提等重体力劳动时，尽量使用护腰带，来协助稳定腰部，增强腹压及肌力。

3 尽量避免以弯腰性强迫姿势工作过长时间。

4 在寒冷潮湿的环境中工作后，最好洗热水澡以祛除寒湿，消除疲劳。

刮拭要点

头部： 风池穴

背部： 肾俞穴、大肠俞穴、志室穴

下肢部： 委中穴、承山穴

刮痧治疗

刮痧取穴

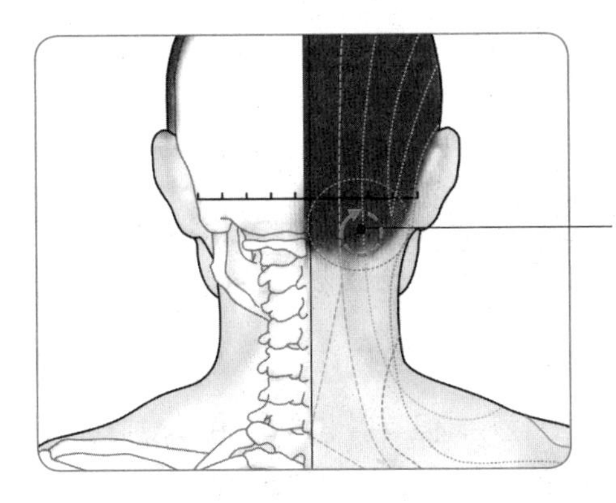

① **风池穴：**后枕骨下，两条大筋外缘陷窝中，与耳垂齐平。

刮法	刺激程度	次数
推刮、平面按揉	适度	60

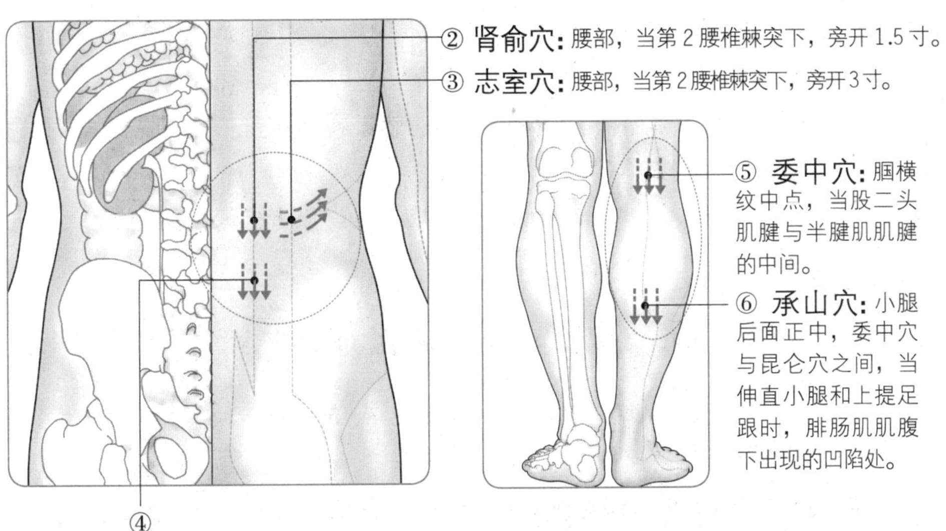

② **肾俞穴：**腰部，当第2腰椎棘突下，旁开1.5寸。

③ **志室穴：**腰部，当第2腰椎棘突下，旁开3寸。

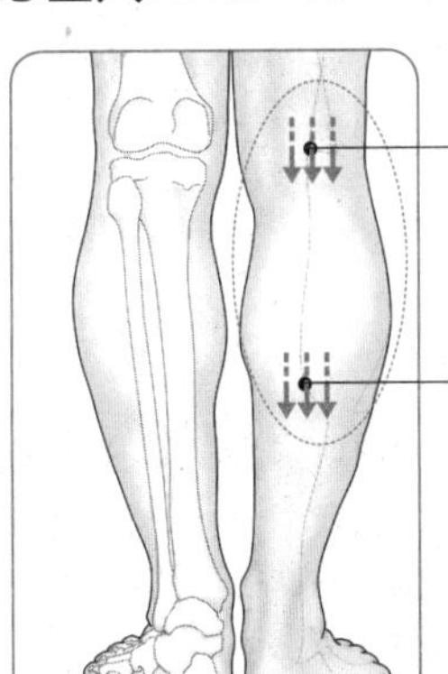

⑤ **委中穴：**腘横纹中点，当股二头肌腱与半腱肌肌腱的中间。

⑥ **承山穴：**小腿后面正中，委中穴与昆仑穴之间，当伸直小腿和上提足跟时，腓肠肌肌腹下出现的凹陷处。

④ **大肠俞穴：**腰部，当第4腰椎棘突下，旁开3寸。

食疗保健

车前草红枣汤

车前草30克，红枣15颗。将车前草洗净，红枣切开去核，加水1500毫升，以大火煮滚后改小火煮20分钟，滤渣即可。

金线莲茶

干品金线莲10克。将金线莲洗净，放入杯中以400毫升沸水冲泡20分钟，即可饮用。

52 痔疮

高发人群

办公族、司机、孕妇

高发季节 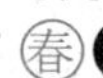 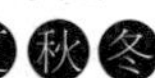

痔疮，是由肛门直肠底部及肛门黏膜的静脉丛发生曲张，而形成的一个或多个柔软的静脉团的一种慢性疾病。通常当排便时持续用力，就易造成此处静脉内压力反复升高，而使静脉扩张。痔疮包括内痔、外痔和混合痔：内痔是长在肛管起始处的痔。如果膨胀的静脉位于肛管下方，几乎是在肛管口上，这种就叫外痔。无论内痔还是外痔，都可能形成血栓。在形成血栓时，痔中的血液凝结成块，就会引起肛周疼痛。

诊断

（1）便时出血，血色鲜红，出血量一般不大，但有时也可较大量出血。便后出血自行停止。粪便干硬、饮酒及进食刺激性食物等都是引发便血的诱因。

（2）痔发展到一定程度即能脱出肛门外，痔块由小变大，由可以自行回复变为须用手推回肛门内。

（3）肛门沉重、疼痛，常与排便不尽的感觉同时存在。痔块脱出、嵌顿，出现水肿，感染时，局部疼痛剧烈。

（4）肛门周围痛痒，甚至出现皮肤湿疹，常使患者极为难受。

预防

1 应经常保持肛门周围的清洁，勤换内裤，可起到预防痔疮的作用。

2 注意生活规律，保证睡眠充足，避免久坐久立。坐45分钟就要起来活动5分钟，可以有效地预防痔疮或减轻疼痛感。

3 养成定时排便的习惯，每次排便超过 3 分钟者，应逐渐控制在 3 分钟以内。

4 司机、孕妇和办公室工作人员在每天上午和下午各做10次提肛动作。

5 习惯性大便干燥者，在每天晚饭后（隔1个小时）生吃白菜心200~300克。

刮拭要点

头部： 百会穴

背部： 膈俞穴、肾俞穴、关元俞穴、长强穴

下肢部： 承山穴

刮痧治疗

刮痧取穴

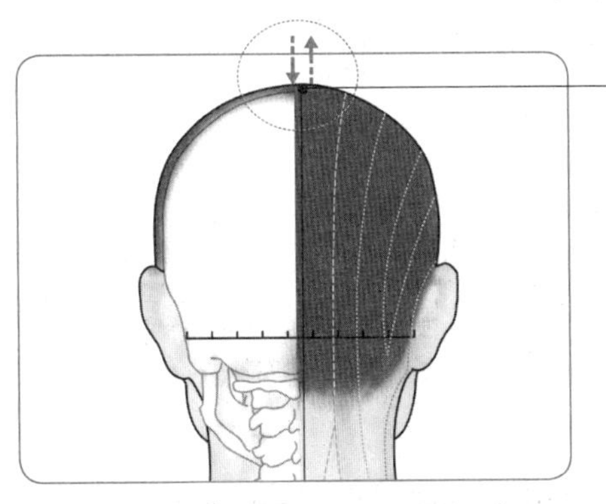

① **百会穴：**在头顶正中线与两耳尖端连线的交点处。

刮法	刺激程度	次数
角刮、厉刮	轻度	50

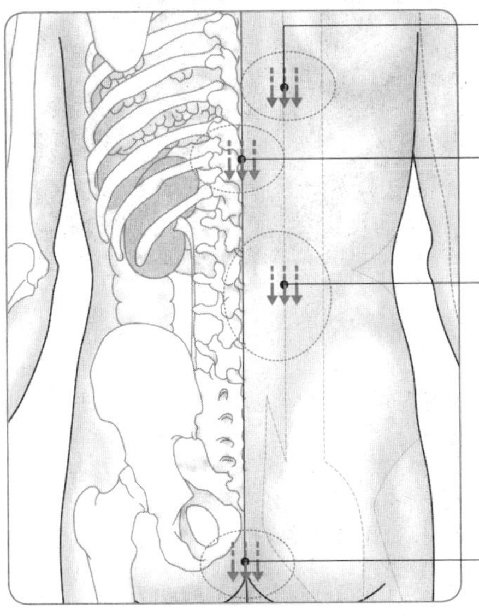

② **膈俞穴：**背部，当第 7 胸椎棘突下，旁开 1.5 寸。

③ **肾俞穴：**腰部，当第 2 腰椎棘突下，旁开 1.5 寸。

④ **关元俞穴：**第 5 腰椎棘突下，左右旁开 2 指宽处。

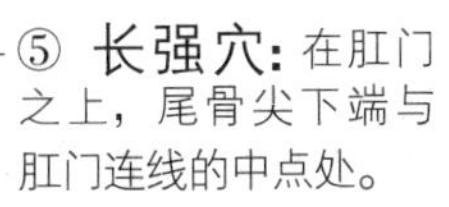

⑤ **长强穴：**在肛门之上，尾骨尖下端与肛门连线的中点处。

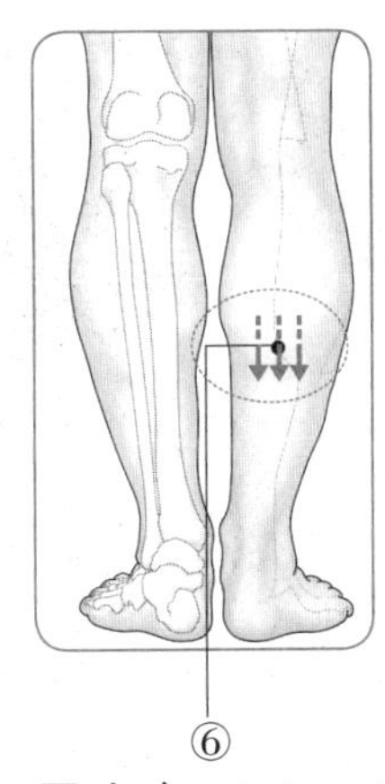

⑥

承山穴：在小腿后面正中，委中穴与昆仑穴之间，当伸直小腿或上提足跟时，腓肠肌肌腹下出现尖角凹陷处。

专家提示

1. 痔疮患者宜选择生地黄、赤小豆、槐花、丹参、白芷、川芎、红枣、麦冬、当归、牛蒡根、决明子、韭菜、绿茶、苹果、香蕉等具有改善血液循环作用的、含纤维素多的有助于促进肠道蠕动的药材和食材。

2. 应选择具有清热利湿、凉血消肿、润肠通便作用的食物，如苦瓜、马齿苋、黄瓜、西红柿、绿豆、荷叶、火麻仁、郁李仁等。

痔疮的对症药膳

生地黄绿茶饮

材料：

绿茶叶 6 克，生地黄 5 克

做法：

①将绿茶叶、生地黄放入保温杯。

②先冲入沸水，第 1 遍水用来冲洗茶叶，约 1 分钟后将水倒掉。

③再冲入沸水，泡 20 分钟后即可饮用。

功效：

本品具有清热解毒、润肠通便、改善微循环的功效，适合便秘、痔疮、癌症及心脑血管疾病患者食用。

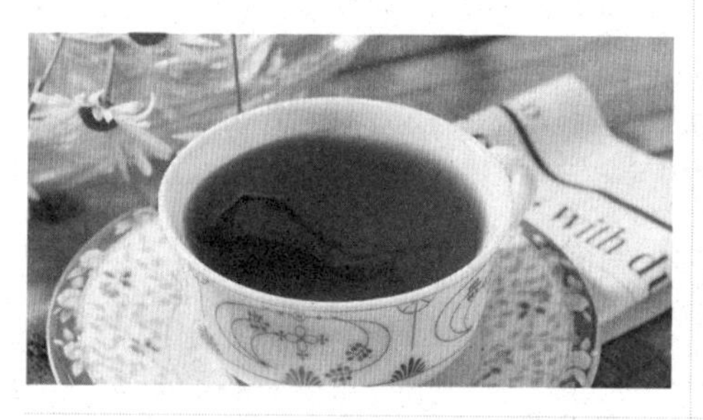

鱼肚甜汤

材料：

赤小豆 100 克，鱼肚 200 克，白糖 10 克

做法：

①将鱼肚洗净，备用。

②赤小豆洗净，备用。

③将鱼肚、赤小豆、白糖一同放在砂锅内，加适量清水，以大火煮开，转中火炖至熟烂即可。

功效：

此汤具有清热解毒、止血消肿的功效，适合痔疮、肠炎等患者食用。

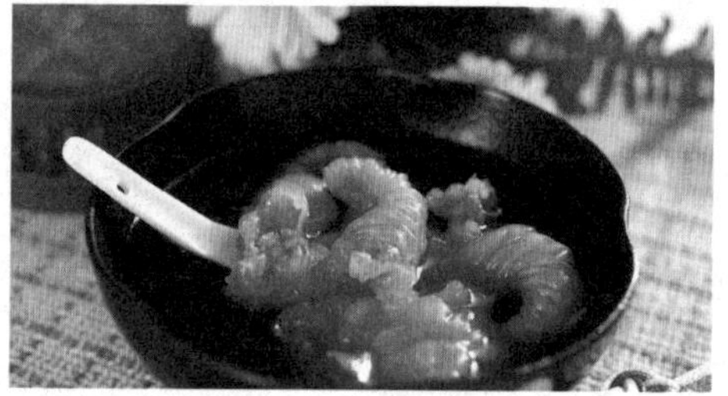

核桃仁拌韭菜

材料：

核桃仁 300 克，韭菜 150 克，白糖 10 克，醋 3 毫升，盐 3 克，香油 5 毫升

做法：

①韭菜洗净，焯熟，切段。

②锅内放入油，待油烧至五成热，下入核桃仁炸成浅黄色捞出。

③在另 1 只碗中放入韭菜、白糖、醋、盐、香油拌匀，和核桃仁一起装盘即成。

功效：

核桃仁润肠通便，韭菜纤维素含量高，可促进肠道蠕动，对于缓解痔疮症状很有疗效。

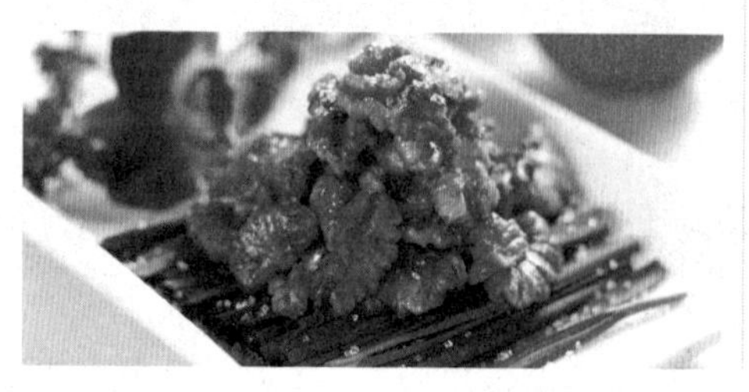

槐花大米粥

材料：

槐花适量，大米 80 克，牛蒡子 15 克，白糖 3 克

做法：

①大米淘洗干净，置于冷水中泡发半小时后，捞出沥干水分；槐花、牛蒡子洗净，装入纱布袋，下入锅中，加适量水熬取汁备用。

②锅置火上，倒入清水，放入大米，以大火煮至米粒开花。

③加入槐花牛蒡汁煮至粥呈浓稠状，调入白糖拌匀即可。

功效：

此粥清热润肠、凉血止血，适合痔疮、便血等患者食用。

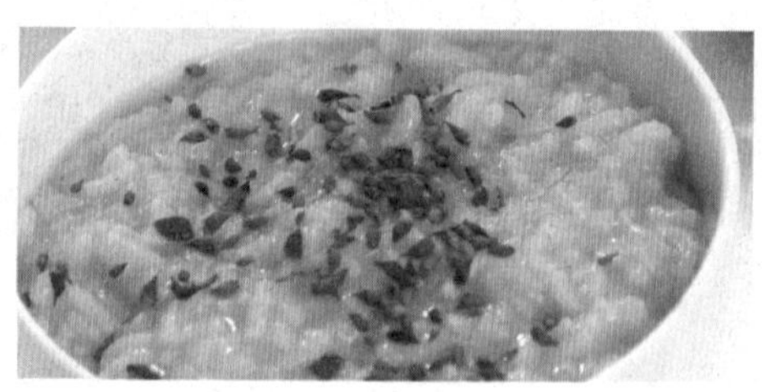

核桃乌鸡汤

材料：

乌鸡200克，核桃100克，大米80克，枸杞子30克，生姜末、清汤、盐、葱花各适量

做法：

①核桃去壳，取肉；大米淘净；枸杞洗净；乌鸡肉洗净，切块。

②油锅烧热，爆香生姜末，下乌鸡过油，倒入清汤，放入大米煮沸，下核桃仁和枸杞子，熬煮。

③小火将粥焖煮好，调入盐调味，撒上葱花即可。

功效：

本品具有清热滋阴、润肠通便的功效，适合大便秘结的痔疮患者。

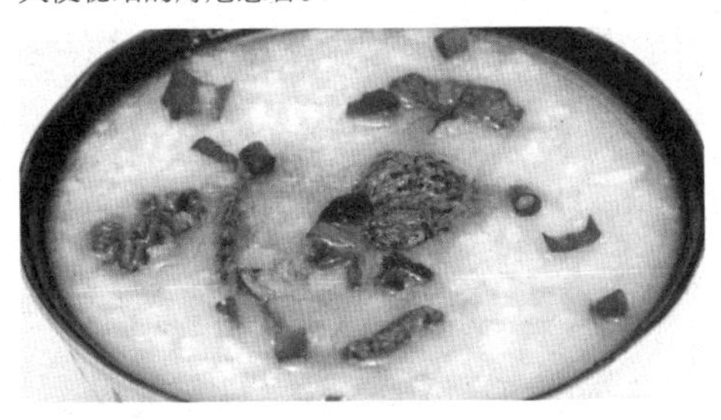

丹皮银花决明饮

材料：

牡丹皮、金银花、决明子各10克

做法：

①牡丹皮、金银花、决明子分别用清水洗净备用。

②将牡丹皮、金银花、决明子放入壶中，加入适量沸水冲泡。

③滤渣取汁饮即可。

功效：

本品具有清热凉血、润肠通便的功效，适合淤毒内阻型的痔疮患者饮用。

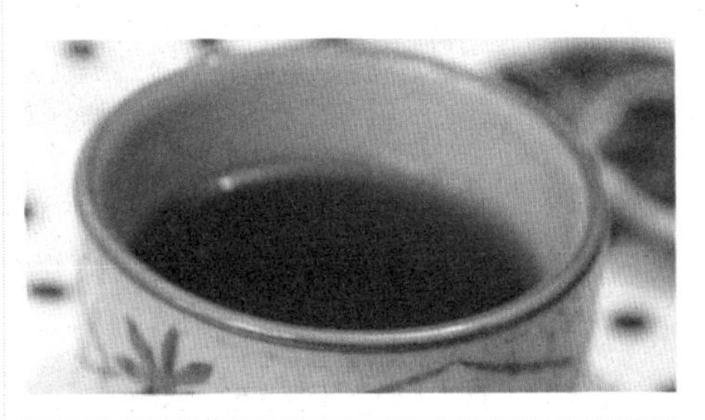

猴头菇螺片汤

材料：

螺肉、猴头菇各50克，干山药、五味子、豆蔻仁、鱼腥草、黄芪、桂圆肉各10克，玉竹、盐各4克，猪瘦肉100克

做法：

①先将猴头菇用水浸泡20分钟，挤干水分；猪瘦肉洗净，切块。

②螺肉用盐搓洗干净。

③将所有的药材装入纱布袋扎紧，与猪瘦肉一起放入锅内，加适量水，大火煮沸，转小火煮2个小时，汤成后取出纱布袋即可。

功效：

本品具有清热利尿、润肠通便、滋阴养血的功效，适合大便干燥、口干口渴、小便不利的痔疮患者。

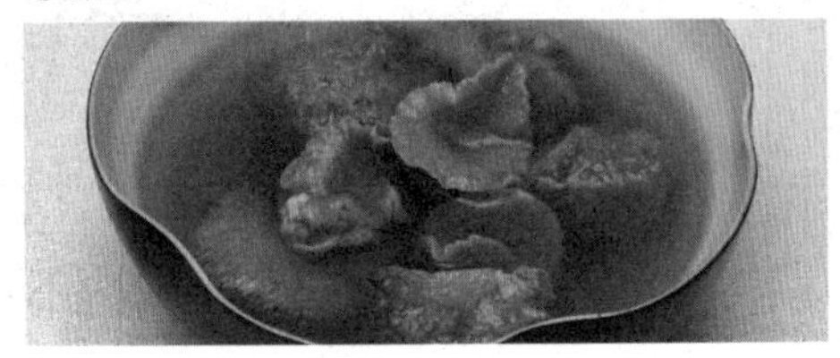

生地黄乌鸡汤

材料：

生地黄12克，牡丹皮10克，红枣6颗，午餐肉100克，乌鸡1只（约重1000克），生姜、盐、味精、料酒、清汤各适量

做法：

①将生地黄洗净，切成薄片；红枣、牡丹皮洗净；午餐肉切片。

②乌鸡去内脏及爪尖，切成方块，入开水中汆去血水。

③将清汤倒入净锅中，放入所有材料，炖至鸡肉熟烂即可。

功效：

此汤具有滋阴生津、凉血止血的功效，对痔疮出血有一定的疗效。

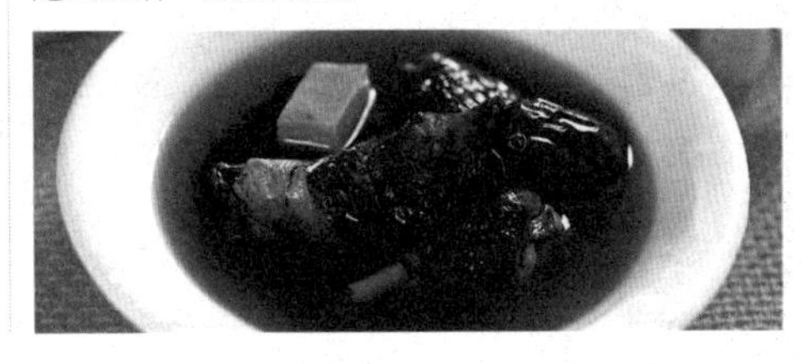

53 脱肛

高发人群
婴幼儿、老年人、身体瘦弱者
高发季节 春 夏 秋 

脱肛又称肛管直肠脱垂，是直肠黏膜、肛管、直肠全层和部分乙状结肠向下移位，脱出肛门外的一种疾病，多见于体质虚弱的小儿和老年人，身体瘦弱者也易发生。女性因骨盆下口较大，多次分娩，可使骨盆底筋膜和肌肉松弛，故女性发病率高于男性。在临床上按脱垂程度的轻重分成三度：一度为直肠黏膜脱出，二度为直肠全层脱出，三度为直肠及乙状结肠脱出。

诊断

（1）早期便后有黏膜自肛门脱出，并可自行回缩；以后渐渐不能自行回复，需用手上托方能复位，常有少许黏液自肛门流出，排便后有下坠感和排便不尽感，排便次数增多。

（2）脱出后局部有发胀感，也可感到腰骶部胀痛，脱出的黏膜有黏液分泌；黏膜受刺激后可发生充血、水肿、糜烂和溃疡，分泌物可夹杂血性黏液，并刺激肛周皮肤，引起瘙痒。

（3）未脱出时，体检可见肛口呈散开状，指检往往可发现肛门括约肌松弛，收缩力减弱。可嘱患者下蹲用力，等肛管全部脱出后，再行检查，以确诊为部分脱垂或完全脱垂。

预防

1 养成每日定时排便的好习惯，切忌蹲厕或坐厕时间过长。

2 便秘者平时应多喝水、多吃富含纤维素的食物。

3 有咳嗽及反复腹泻的患者，应积极治疗原发病，预防脱肛的发生。

4 及时治疗腹泻以及感染性肠炎，对小儿腹泻及痢疾要尤其重视。

5 经常做提肛运动，以增强肛门括约肌的功能。

刮拭要点

头部： 百会穴

背部： 肾俞穴、大肠俞穴、长强穴

胸腹部： 神阙穴、气海穴

刮痧治疗

刮痧取穴

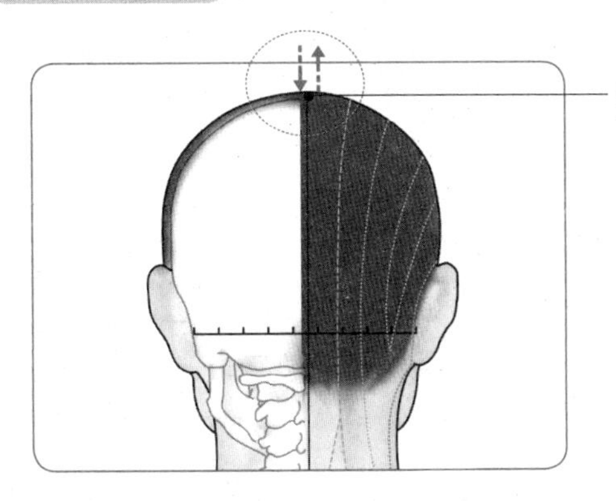

① **百会穴**：在头顶正中线与两耳尖端连线的交点处。

刮法	刺激程度	次数
角刮、厉刮	适度	60

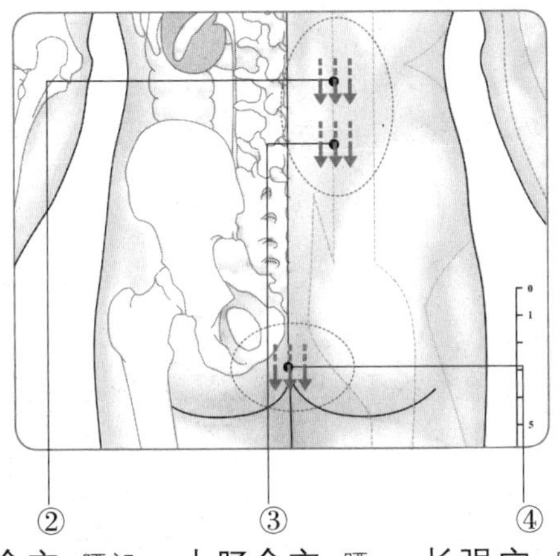

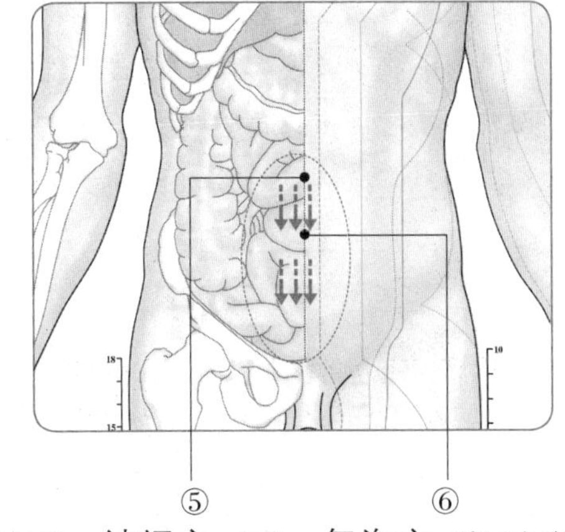

② **肾俞穴**：腰部，当第2腰椎棘突下，旁开1.5寸。

③ **大肠俞穴**：腰部，当第4腰椎棘突下，旁开1.5寸。

④ **长强穴**：尾骨端下，当尾骨端与肛门连线的中点处。

⑤ **神阙穴**：中腹部，脐中央。

⑥ **气海穴**：前正中线上，脐下1.5寸。

专家提示

1. 脱肛患者宜选择清淡、容易消化的食物，以免排便次数增多，加重脱肛的程度。

2. 便秘和腹泻都是引发脱肛的重要原因，所以，脱肛患者还要注意饮食的调节，以防发生便秘或腹泻，宜多食维生素和纤维素丰富的新鲜蔬果。

3. 应多选择具有补中益气、升阳举陷作用、性味甘平或甘温的食材，如黄芪、升麻、柴胡、猪骨、土豆、山药等。

54 坐骨神经痛

高发人群

IT人士、文秘、媒体编辑、久坐工作者

高发季节 春 夏 秋 冬

坐骨神经痛，是指坐骨神经通路及其分布区域内的疼痛。此病痛主要是由其他疾病所引发，如：坐骨神经炎、腰椎间盘突出症、椎管内肿瘤、子宫附件炎、糖尿病等。

诊断

（1）体态：站立时，身体略向健康一侧倾斜，患病一侧的下肢在髋、膝关节微屈而足跟不着地。睡时，向健侧侧卧，患侧下肢髋、膝关节呈微屈姿势。仰卧坐起时，患侧膝关节即弯曲。

（2）肌肉情况：患病一侧常有轻度的肌张力减弱，严重患者可有肌肉消瘦、肌肉松弛，并有压痛现象，以腓肠肌最为明显。

（3）疼痛：一般多由臀部或髋部开始，向下沿大腿后侧、腘窝、小腿外侧，向足背外侧放射。表现为持续性钝痛或发作性加剧；剧痛时呈刀刺样疼痛，往往在夜间更甚；疼痛常在咳嗽、用力、弯腰、震动时加剧。

预防

1 长时间不正确的坐姿和缺乏运动是造成坐骨神经痛的重要原因。所以要注意纠正坐姿，最好在办公椅上放1个小靠垫。每工作1小时后应该站起来走动一下，以放松颈椎和腰椎。

2 操作电脑时，确保坐时整个脚掌着地，不要经常跷二郎腿，这样会增加背部肌肉和韧带的负荷。平时还要多进行体育运动，多锻炼腰背肌，比如游泳。

3 注意保持正确的站姿、坐姿、睡姿以及合理的劳动姿势。高跟鞋鞋跟高度限制在4厘米以下，切忌穿着高跟鞋快跑、跳舞。

刮拭要点

背部：肝俞穴、肾俞穴、秩边穴

下肢部：风市穴、委中穴、承山穴

刮痧治疗

刮痧取穴

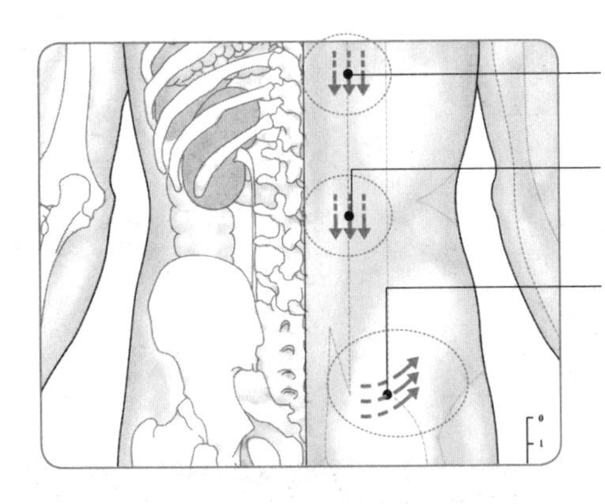

① **肝俞穴：**第9胸椎棘突下，旁开1.5寸。

② **肾俞穴：**腰部，当第2腰椎棘突下，旁开1.5寸。

③ **秩边穴：**后正中线旁开3寸，平第4骶后孔。

刮法	刺激程度	次数
推刮	轻度	60

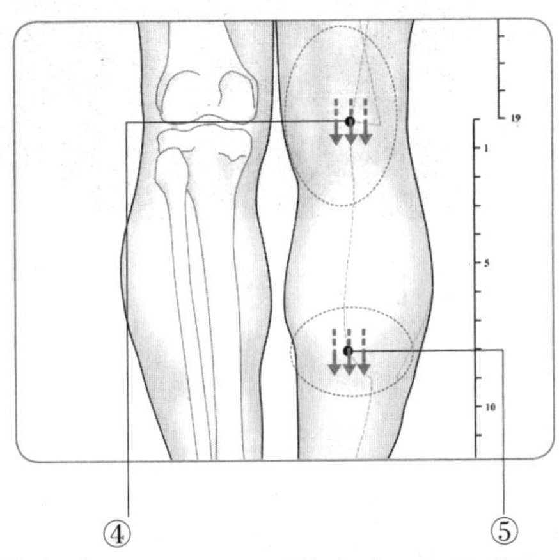

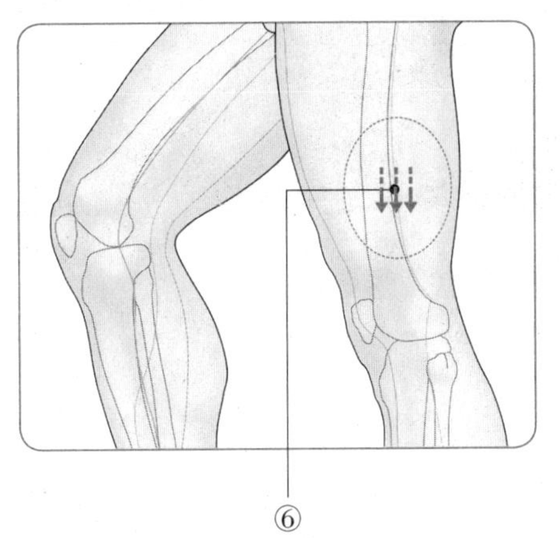

④ **委中穴：**腘横纹中点，当股二头肌腱与半腱肌肌腱的中间。

⑤ **承山穴：**小腿后面正中，委中穴与昆仑穴之间，当伸直小腿或上提足跟时，腓肠肌肌腹下出现的尖角凹陷处。

⑥ **风市穴：**在大腿外侧的中线上，当腘横纹上7寸处。

专家提示

1. 坐骨神经痛患者宜选择延胡索、桂枝、桑寄生、丹参、杜仲、牛膝等活血止痛、强筋壮骨的药材。

2. 可多食用花椒、羊肉、狗肉、肉桂、干姜、小茴香等散寒、除湿的食材和药材。

3. 平时注意腰部保暖，可用川芎、红花、羌活、独活等中药加水煎煮，熏洗腰部和浸泡双足，可起活血通络、祛风除湿的功效。

坐骨神经痛的对症药膳

花椒猪脚冻

材料：

花椒10克，猪脚500克，盐3克

做法：

①猪脚剔去骨头，洗净，切小块，放入锅中，加入花椒。

②加水至盖过材料，以大火煮开，加盐调味，转小火慢煮约1个小时，至汤汁浓稠。

③倒入方形容器内，待冷却即成冻，切块食用即可。

功效：

本品具有温中健胃、祛寒保暖的功效，适合坐骨神经痛、长冻疮、畏寒怕冷、四肢冰凉的患者食用。

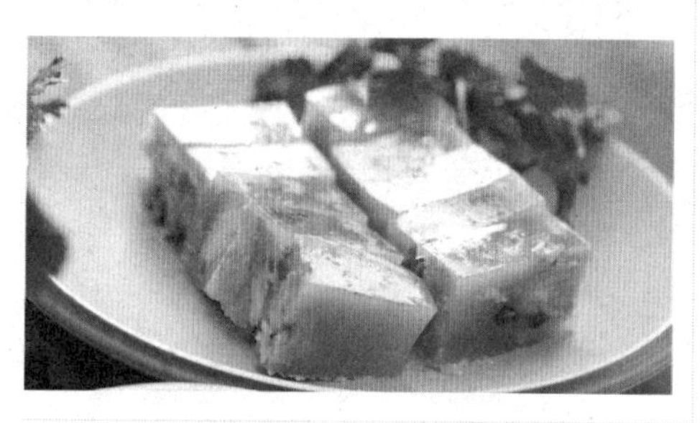

附子蒸羊肉

材料：

鲜羊肉500克，附子15克，葱段、生姜丝、料酒、清汤、盐、熟猪油、味精、胡椒粉各适量

做法：

①将羊肉洗净切片，氽去血水；附子洗净。

②取1个大碗依次放入羊肉、附子、葱段、生姜丝、料酒、清汤、盐、熟猪油、味精、胡椒粉，拌匀。

③再放入沸水锅中隔水蒸熟即可。

功效：

本品温肾强腰、祛寒除湿，适用于畏寒怕冷、腰背部冷痛、腰部转侧不利的坐骨神经痛患者食用。

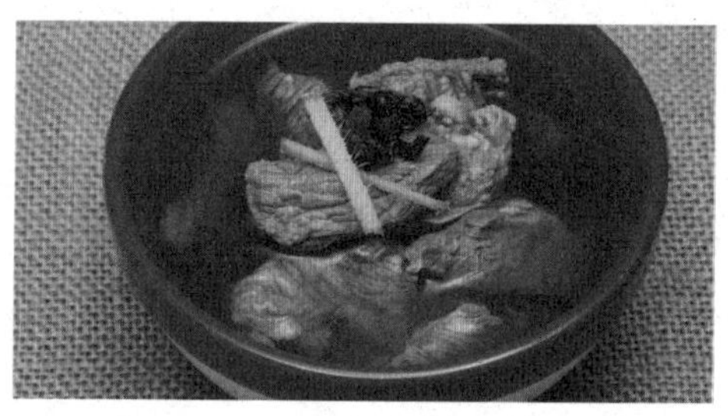

三七煮鸡蛋

材料：

三七10克，鸡蛋2个，盐、葱花各少许

做法：

①将三七用清水洗净，备用。

②锅洗净，置于火上，将三七放入锅中，加入适量清水，煮片刻。

③最后打入鸡蛋，煮至熟，再调入盐，撒上葱花即可。

功效：

本品具有活血化淤、止血止痛的功效，可治疗淤血阻滞型的坐骨神经痛，症见患部刺痛，夜间尤甚，腰部活动受限等。

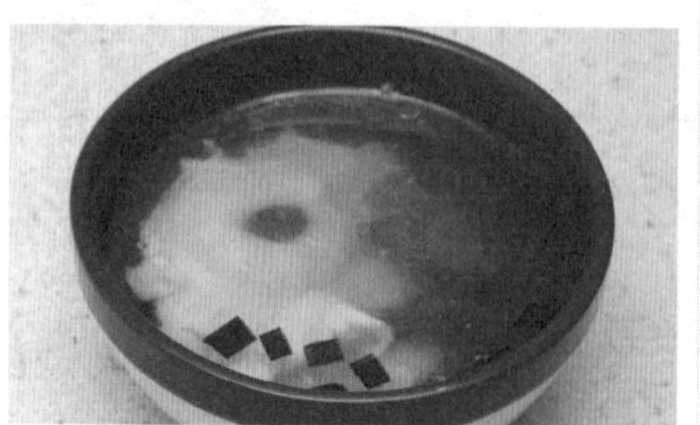

龟板杜仲猪尾汤

材料：

龟板25克，炒杜仲30克，猪尾600克，盐4克

做法：

①猪尾剁段洗净，氽烫捞起，再冲净1次。

②龟板、炒杜仲冲净。

③将上述材料盛入炖锅，加800毫升水以大火煮开，转小火炖40分钟，加盐调味。

功效：

本品具有补肾健骨、壮腰强筋的功效，适合腰膝酸痛、腰部肌肉松弛、身体消瘦的坐骨神经痛患者食用。

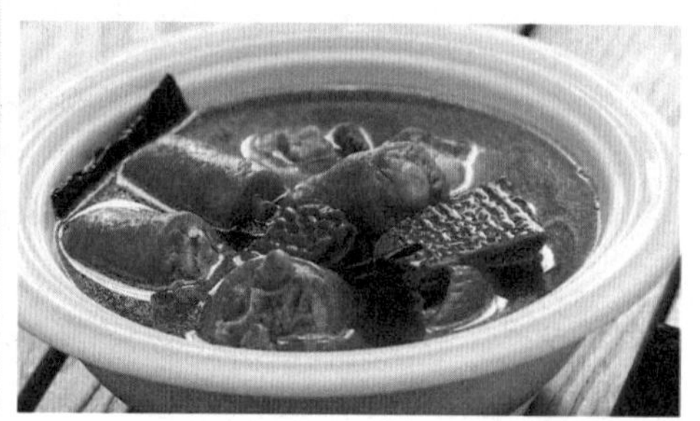

独活羊肉汤

材料：

鲜山药200克，独活10克，桂枝10克，羊肉125克，胡萝卜75克，葱花、清汤各适量，盐3克

做法：

①将独活、桂枝洗净，放入纱布袋中，扎紧。

②将山药去皮洗净切块；羊肉洗净切块汆水；胡萝卜去皮洗净切块备用。

③锅上火倒入清汤，下入以上材料，调入盐，煲至熟后将纱布袋取出，撒上葱花即可。

功效：

本品温经散寒，胜湿止痛，对因风寒湿邪引起的坐骨神经痛有很好的疗效。

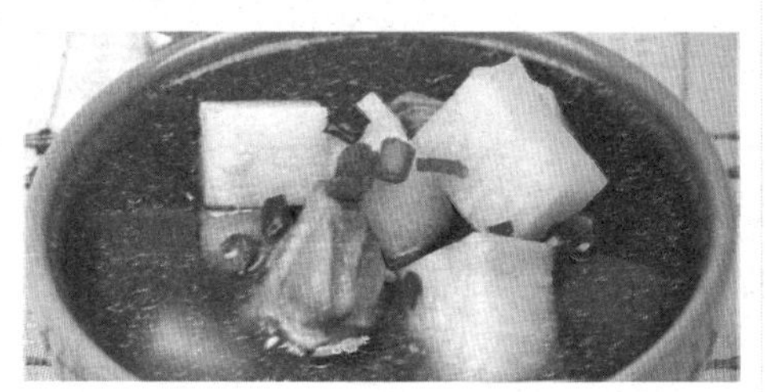

鸡血藤鸡肉粥

材料：

鸡肉200克，鸡血藤、生姜、川芎各20克，盐4克

做法：

①鸡肉洗净，切片、汆水；生姜洗净切片；鸡血藤、川芎洗净，放入锅中，加水煎煮，留取药汁备用。

②将汆水后的鸡肉、生姜放入锅中，以大火煮开，转小火炖煮1个小时，再倒入药汁煮沸。

③加入盐调味即可食用。

功效：

川芎能行气止痛、活血化淤，鸡血藤能活血化淤、通经活络。二者配伍，祛淤能力倍增，对气滞血淤所致的腹痛、痛经、坐骨神经痛均有很好的疗效。

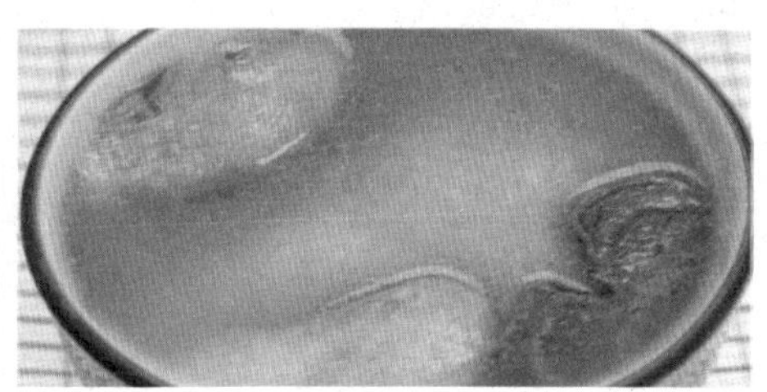

强筋党参牛尾汤

材料：

牛尾1条，牛肉250克，牛筋100克，红枣10克，党参、黄芪各20克，当归、枸杞子各15克，盐适量

做法：

①将牛筋、牛肉洗净，切块；牛尾洗净，斩成段；红枣、黄芪、党参、当归、枸杞子洗净备用。

②将所有材料放入锅中，加适量水至盖过所有的材料。

③用大火煮沸后，转小火煮2个小时至熟透后即可。

功效：

本品补肾益气、强筋壮骨，适于肾气虚弱所致的腰膝酸软疼痛或腰膝无力的坐骨神经痛患者食用。

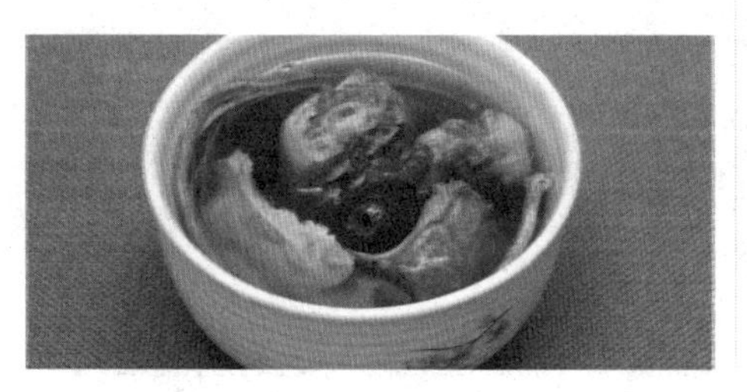

菊花山楂赤芍饮

材料：

红茶包1包，菊花10克，山楂15克，赤芍10克，白糖少许

做法：

①菊花、山楂、赤芍用水洗净。

②锅洗净，倒入适量清水，烧开后，加入菊花、山楂、赤芍煮10分钟。

③加入红茶包，待红茶入味后，用滤网将茶汁里的药渣滤出，起锅前加入白糖搅拌均匀即可。

功效：

本品可疏通经络、清肝明目、活血化淤，常食可预防高血压、脑血管硬化、冠心病、高脂血症、坐骨神经痛等病症的发生。

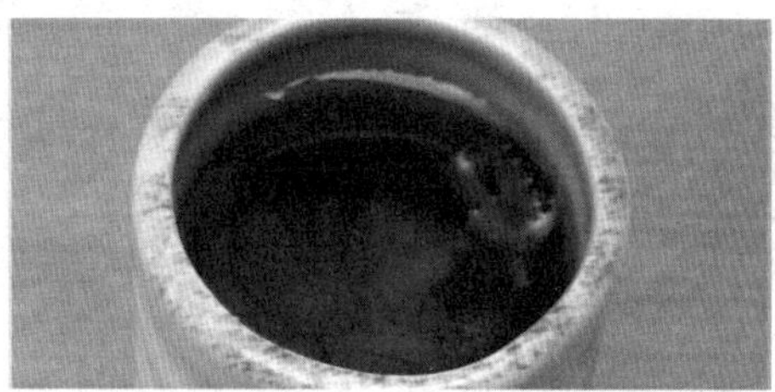

55 类风湿性关节炎

高发人群
20～45岁的青壮年，女性居多
高发季节 春 夏 秋 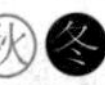

类风湿性关节炎，俗称“类风湿”，是一种病因尚未明了的慢性全身性炎症性疾病。类风湿性关节炎可能与患者自身内分泌、代谢、营养、居处、职业、心理和社会环境的差异、细菌和病毒感染及遗传因素等方面有关系。

诊断

（1）其突出的临床表现为：反复发作的、对称性的、多发性小关节炎，以手部掌指、腕、足趾等关节最常见。

（2）早期呈现红、肿、热、痛和功能障碍，晚期关节可出现不同程度的僵硬和畸形，并有骨骼肌萎缩，是一种致残率较高的疾病。

（3）从病理改变的角度看，类风湿性关节炎是一种主要累及关节滑膜，其次为浆膜、心、肺及眼等结缔组织的广泛性炎症性疾病。因此患者除了有以上关节炎的表现外，还可有其他全身性表现，如发热、疲乏无力、体重减轻、心包炎、胸膜炎、眼病变、动脉炎等。

预防

1 保证合理饮食，摄取足量均衡的营养，多吃猪瘦肉、鱼、鸡蛋、豆制品以及新鲜蔬菜和水果，提高身体免疫力。

2 养成健康的生活习惯，避免淋雨，出汗后不要立即用凉水冲洗，也不要立即吹电风扇，应及时换洗汗湿的衣服。

3 避免久居低洼、潮湿的环境，房间要保持通风，衣服、毛巾、被单要保持洁净干爽，衣物应多晒太阳。

刮拭要点

背部：大椎穴、肾俞穴、腰眼穴

上肢部：曲泽穴

下肢部：阳辅穴、内庭穴

刮痧治疗

刮痧取穴

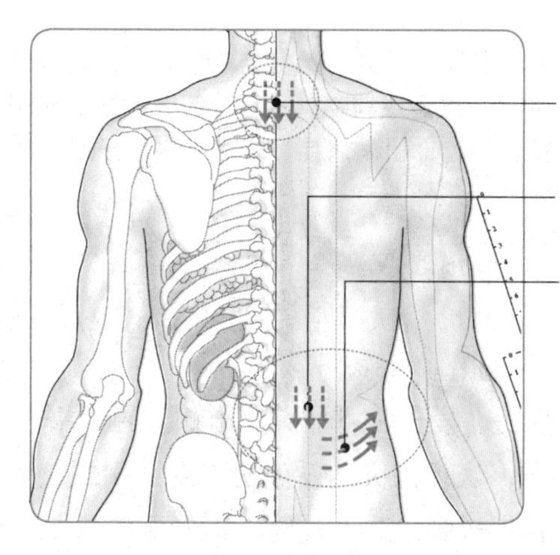

① **大椎穴**：第 7 颈椎棘突下凹陷中。

② **肾俞穴**：腰部，当第 2 腰椎棘突下，旁开 1.5 寸。

③ **腰眼穴**：第 4 腰椎棘突下，旁开约 3.5 寸的凹陷中。

刮法	刺激程度	次数
推刮、垂直按揉	适度	60

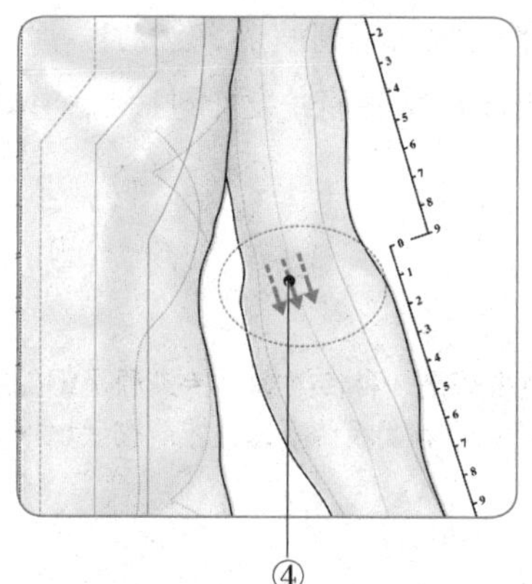

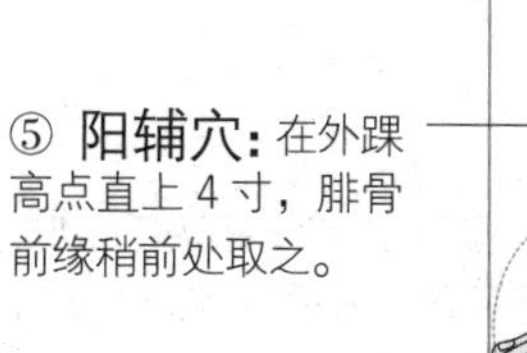

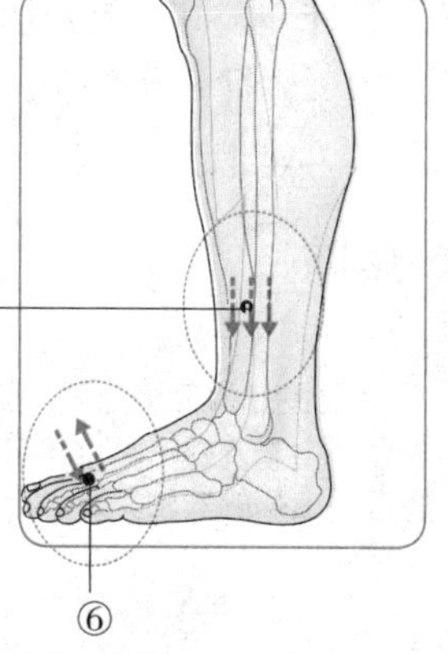

⑤ **阳辅穴**：在外踝高点直上 4 寸，腓骨前缘稍前处取之。

④ **曲泽穴**：仰掌屈肘，在肘横纹，肱二头肌腱尺侧凹陷中。

⑥ **内庭穴**：足背，当第 2、3 趾间，趾蹼缘后方赤白肉际处。

食疗保健

黑豆粥

食用油20毫升，白糖20克，黑豆200克，大米100克，生姜少许。把黑豆泡发，用食用油炸透。把大米加水煮成粥，放入黑豆，加白糖、生姜拌匀即可。可佐餐食用。

薏苡仁干姜粥

薏苡仁150克，干姜9克，白糖5克，大米80克。把薏苡仁、干姜、大米加水煮成粥，加白糖拌匀即可。每日1次，连服1个月。

56 胆道蛔虫病

高发人群
6~8岁学龄儿童、青年、孕妇
高发季节 春 夏 秋 冬

胆道蛔虫病，是指患者体内蛔虫因钻进胆道而引发的各种病症。患者肠道内的蛔虫会因环境改变而乱动，如发热、胃酸分泌减少、腹泻或药物刺激等原因。如果此时胆道下端的括约肌收缩能力减弱，蛔虫就会钻进胆道，引发病症。蛔虫钻进胆道后，还可并发胆道感染、胆结石、胰腺炎。

诊断

本病的主要特征是腹痛剧烈，体征较轻微。

（1）病史：患者可能有肠道蛔虫病病史，发作时可能有吐出蛔虫的现象。

（2）腹痛：位于上腹部剑突的右下方，表现为突然发生的阵发性剧烈绞痛，有“钻顶”的特殊感觉。发作时，患者屈背转侧，手捧上腹，坐卧不安，满头大汗，常伴有呕吐。发作之后，患者腹痛可完全消失，并感到疲倦、乏力。

（3）体征：发作时，剑突右下方会有轻度压痛和反跳痛；发作过后，则体征减轻，甚至消失。

预防

1 养成良好的卫生习惯，饭前便后要勤洗手。肠道蛔虫病是一种传染病，传染源是蛔虫患者或带虫者。感染性虫卵可通过人体口腔进入肠道，所以只有切断传播途径才能彻底地根除肠道蛔虫病的发生。

2 肠道有蛔虫的患者，驱虫治疗要彻底，否则蛔虫因轻度中毒而运动活跃，到处乱窜，就极有可能钻入胆道而引发胆道蛔虫病。

刮拭要点

背部：胆俞穴

腹部：期门穴、日月穴

下肢部：阳陵泉穴

刮痧治疗

刮痧取穴

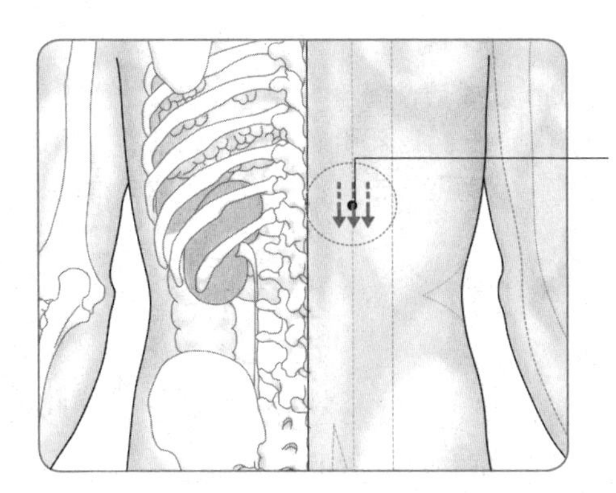

① **胆俞穴：**背部，第 10 胸椎棘突下，旁开 1.5 寸。

刮法	刺激程度	次数
面刮、平面按揉	轻度	50

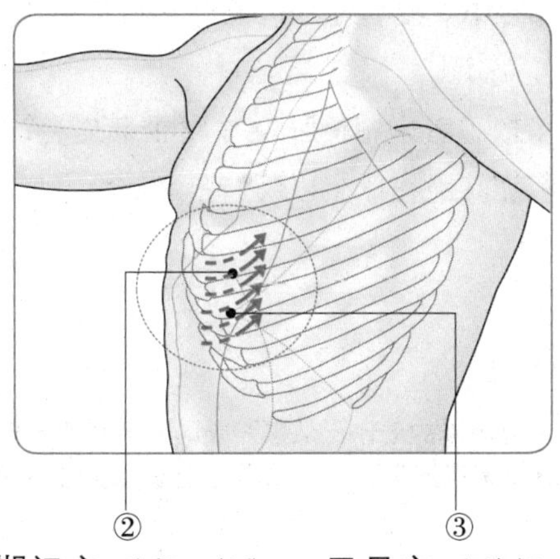

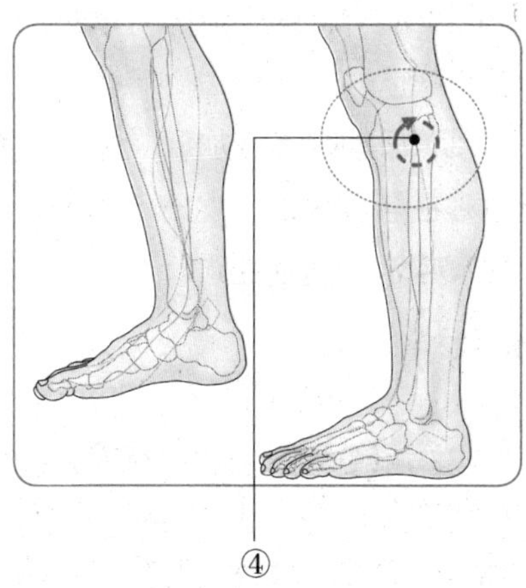

② **期门穴：**胸部，当乳头直下，第 6 肋间隙，前正中线旁开 4 寸。

③ **日月穴：**上腹部，乳头直下，第 7 肋间隙中。

④ **阳陵泉穴：**人体的膝盖斜下方，小腿外侧的腓骨小头稍前凹陷中。

食疗保健

瓜仁丸

黑色丝瓜子适量。将丝瓜子去皮取仁，空腹用温水服下。每日1次，儿童每次服30颗，成人每次服50颗。

菜椒散

胡萝卜籽5克，菜椒末5克。先将胡萝卜籽略炒一下，研为末，再与菜椒末一起拌匀，空腹服用，每日2次。

57 腰椎间盘突出症

高发人群
工作姿势不良者，产前、产后或更年期的女性
高发季节 春夏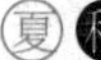

腰椎间盘突出症，亦称髓核突出（或脱出）症或腰椎间盘纤维环破裂症。腰椎间盘突出症系指由于腰椎间盘髓核突出压迫其周围神经组织而引起的一系列症状。根据髓核突出的方向可分为单侧型腰椎间盘突出症、双侧型腰椎间盘突出症和中央型腰椎间盘突出症。

诊断

（1）放射痛沿坐骨神经传导，直达小腿外侧、足背或足趾，如第 3 ～ 4 腰椎间隙突出，第 4 腰椎神经根受压迫，就会产生向大腿前方的放射痛。

（2）所有使脑脊液压力增高的动作，如咳嗽、打喷嚏和排便等都可加重腰痛和放射痛。

（3）活动时疼痛加剧，休息后减轻。多数患者采用侧卧位并屈曲患肢；个别严重者在各种体位下均出现疼痛，只能屈髋屈膝跪在床上以缓解症状，合并腰椎管狭窄者常有间歇性跛行。

预防

1 纠正工作姿势，注意劳逸结合。避免长期做反复单调的动作，从事需长时间弯腰或长期伏案工作的人员，可以通过调整座椅和桌面的高度来纠正坐姿。建议坐位工作45分钟后起立活动15分钟，使疲劳的肌肉得以恢复。

2 坚持做一些体育运动，如游泳、健美操等。纠正俯卧位时，头、下肢和手臂都尽量往上抬高，一起一落为1个节拍，每次锻炼4个8拍，每天1～2次。

3 要养成良好的生活、工作方式，起居饮食都要有规律，切忌熬夜通宵，尤其是不可坐在电脑前通宵工作或玩游戏。

刮拭要点

背部：身柱穴、肝俞穴、脾俞穴、肾俞穴

下肢部：殷门穴、风市穴、阳陵泉穴

刮痧治疗

刮痧取穴

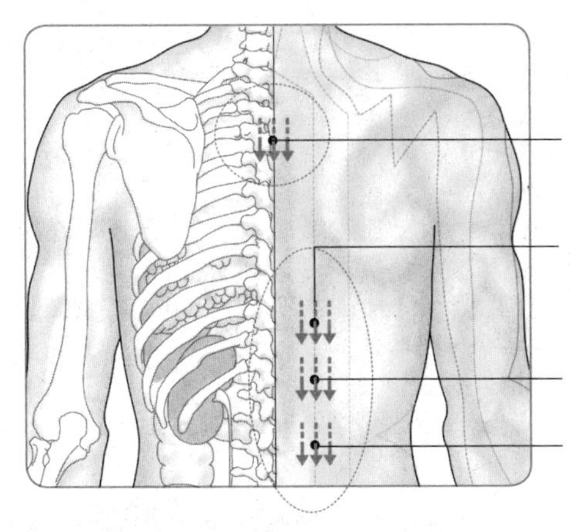

① **身柱穴：**在第3胸椎棘突下凹陷中。

② **肝俞穴：**背部，当第9胸椎棘突下，旁开1.5寸。

③ **脾俞穴：**背部，当第11胸椎棘突下，旁开1.5寸。

④ **肾俞穴：**腰部，当第2腰椎棘突下，旁开1.5寸。

刮法	刺激程度	次数
面刮、平面按揉	轻度	30

⑤ **殷门穴：**大腿后面，当承扶穴与委中穴的连线上，承扶穴下6寸处。

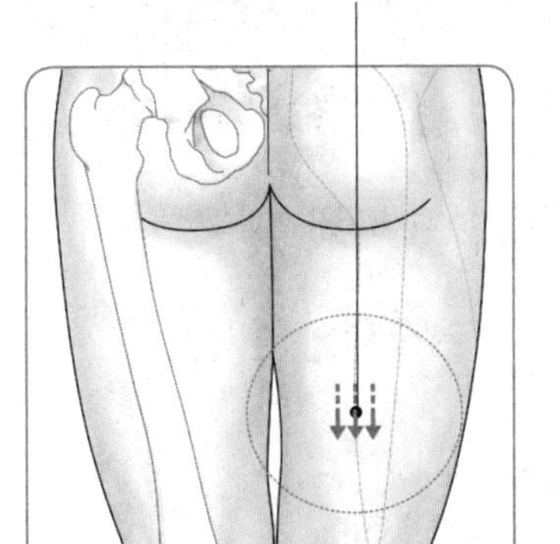

⑥ **风市穴：**大腿外侧中线上，当直立垂手时，中指指尖处。

⑦ **阳陵泉穴：**小腿外侧，当腓骨小头前下方凹陷处。

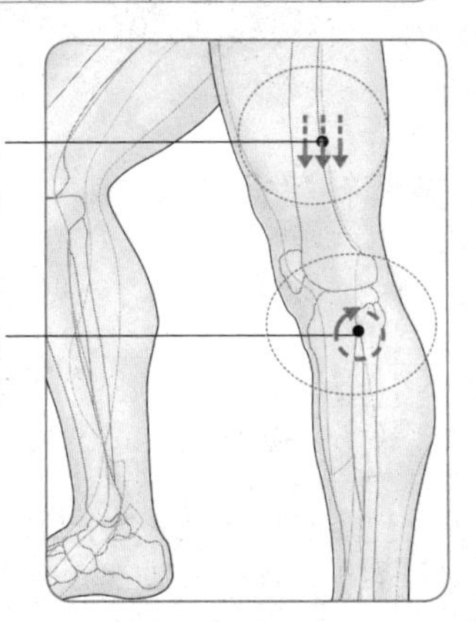

专家提示

1. 腰椎间盘突出症患者宜常食板栗、猪骨、骨碎补、补骨脂、续断、党参、杜仲、何首乌、熟地黄、猪腰等增强脊椎功能的药材和食材。

2. 可选用黑豆、黑木耳、黑芝麻、核桃等滋补肾气的食物。

3. 可选用牛膝、丹参、延胡索、红花、桃仁等活血止痛的药材。

腰椎间盘突出症的对症药膳

板栗排骨汤

材料：

板栗、排骨各150克，胡萝卜1根，人参片少许，苏木15克，盐3克

做法：

①板栗加水煮约5分钟，剥膜；排骨剁块入沸水中氽烫，冲洗干净；胡萝卜削皮，洗净，切块；人参片、苏木均洗净，备用。

②将所有的材料放入锅中，加水至盖过材料，以大火煮开，转小火续煮约30分钟。

③最后加盐调味即成。

功效：

本品补肾强腰、强筋壮骨，适合腰椎间盘突出症、坐骨神经痛等患者食用。

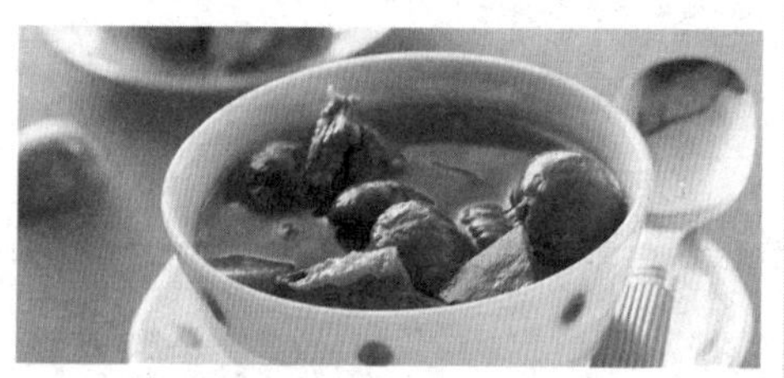

板栗桂圆粥

材料：

板栗、桂圆肉、玉竹各20克，大米90克，白糖20克

做法：

①板栗去壳，去膜，洗净，切碎；桂圆肉、玉竹洗净；大米泡发，洗净。

②锅置火上，注入清水，放入大米，用大火煮至米粒开花。

③放入板栗、桂圆肉、玉竹，用中火煮至熟后，放入白糖调味即可。

功效：

此粥补肾强骨、养血安神，适合腰椎间盘突出症的患者食用。

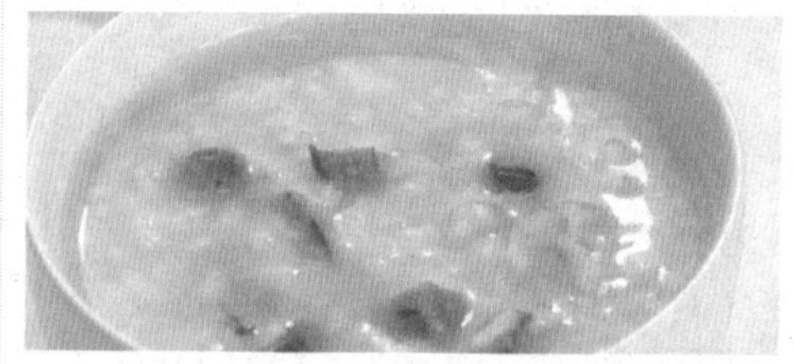

骨碎补猪脊骨汤

材料：

骨碎补15克，猪脊骨500克，红枣4颗，盐5克

做法：

①骨碎补洗净，浸泡1个小时；红枣洗净。

②猪脊骨斩件，洗净，氽水。

③将1000毫升清水放入瓦锅内，煮沸后加入骨碎补、猪脊骨、红枣，以大火煲开后，改用小火煲3个小时，再加盐调味即可。

功效：

本品具有补肝肾、续筋骨、壮腰膝的功效，适合腰椎间盘突出症以及淤血凝滞之骨折患者食用。

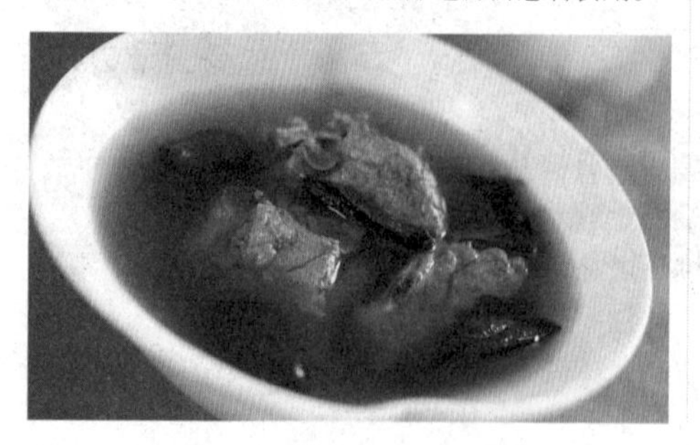

腰果核桃牛肉汤

材料：

核桃仁50克，牛肉200克，腰果30克，盐2克，鸡精2克，葱8克

做法：

①将牛肉洗净，切块，氽水。

②核桃仁、腰果洗净备用。

③汤锅置火上，倒入水，下入牛肉、核桃仁、腰果，调入盐、鸡精，煲至熟，撒入葱即可。

功效：

本品具有健脾补肾、益气养血、强壮筋骨的功效，适合腰椎间盘突出症的患者食用。

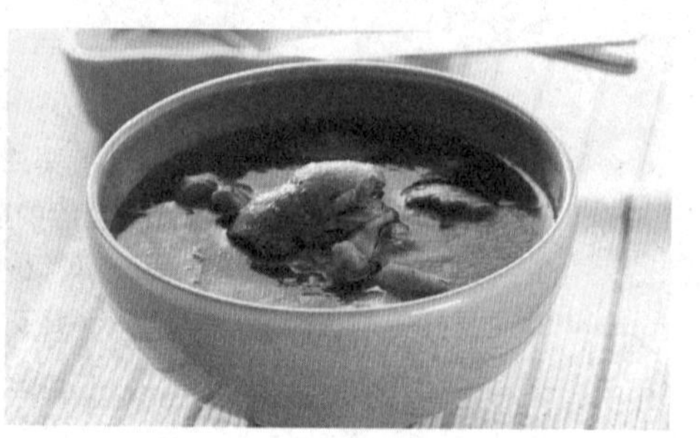

牛大力杜仲汤

材料：

牛大力、杜仲、肉苁蓉、牛膝各10克，巴戟天、狗脊各8克，黑豆20克，猪脊骨250克，盐适量

做法：

①猪脊骨洗净，放于沸水中汆3分钟，盛起待用。

②黑豆洗净，用清水浸30分钟。

③牛大力、杜仲、肉苁蓉、牛膝、巴戟天、狗脊洗净，放入锅中，加入猪脊骨、黑豆及1000毫升清水，小火煲1个小时，加盐调味即可。

功效：

本品补肝肾、强筋骨、壮腰膝，适合腰椎间盘突出症患者食用。

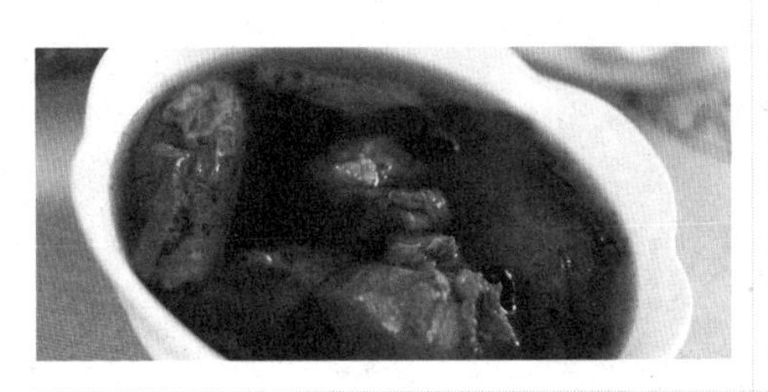

杜仲核桃兔肉汤

材料：

兔肉200克，杜仲、核桃仁各30克，生姜2片，盐5克

做法：

①兔肉洗净，斩件。

②杜仲、生姜洗净；核桃仁用开水烫去外皮。

③把兔肉、杜仲、核桃仁放入锅内，加清水适量，放入生姜，大火煮沸后转小火煲2～3个小时，调入盐即可。

功效：

本品具有健脾补肾、益气养血、强壮筋骨的功效，适合腰椎间盘突出症的患者食用。

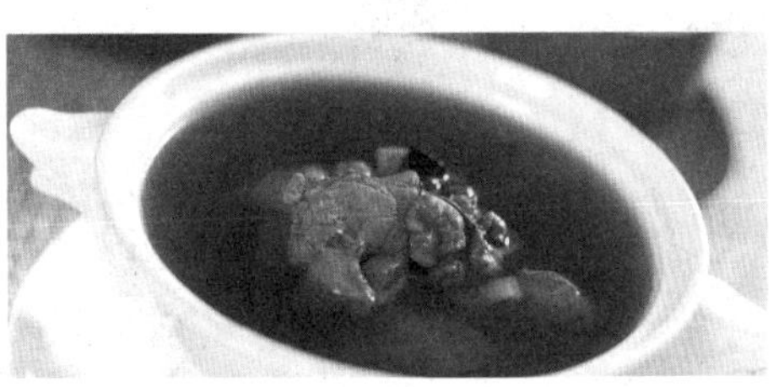

猪蹄炖牛膝

材料：

猪蹄1只，牛膝15克，大西红柿1个，盐4克

做法：

①猪蹄剁成块，放入沸水汆烫，捞起冲净。

②大西红柿洗净，在表皮轻划数刀，放入沸水中烫到皮翻开，捞起去皮，切块。

③将备好的材料和牛膝一起盛入锅中，加1000毫升水以大火煮开，转小火续煮30分钟，加盐调味即可。

功效：

本品具有活血调经、祛淤疗伤的功效，可以改善腰部扭伤、肌肉拉伤、腰部疼痛等症状。猪蹄可调补气血，牛膝可行气活血，还能补肾强腰，对腰椎间盘突出症的患者有一定的食疗功效。

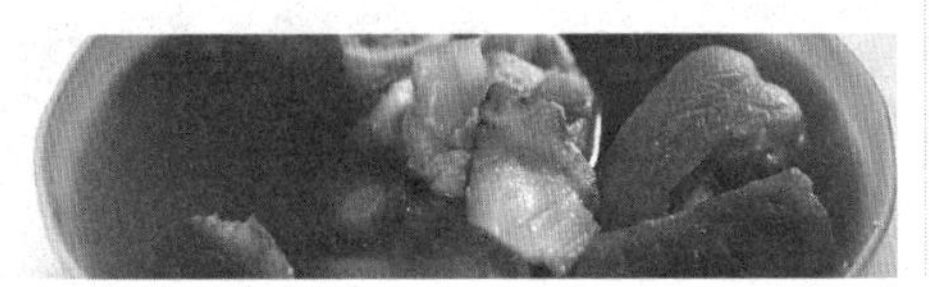

三仙烩猪腰

材料：

当归、党参、干山药各10克，猪腰500克，酱油、葱丝、大蒜末、醋、生姜丝、香油各适量

做法：

①将猪腰洗净切开，去除筋膜和白线，处理干净放入锅中，加当归、党参、山药，再加适量清水直到盖过所有材料。

②将猪腰炖煮至熟透为止，捞出猪腰，待冷却后切成薄片，摆放在盘中。

③在猪腰中浇上酱油、醋、葱丝、生姜丝、大蒜末、香油等制成的调味料调味即可。

功效：

本药膳中当归、党参、山药都是补气养血的药材，三味合用有很好的益气补肾的作用。再加上猪腰的补肾强腰的作用，对治疗肾虚引起的腰膝酸软无力、腰部疼痛、腰椎间盘突出等有很好的效果。

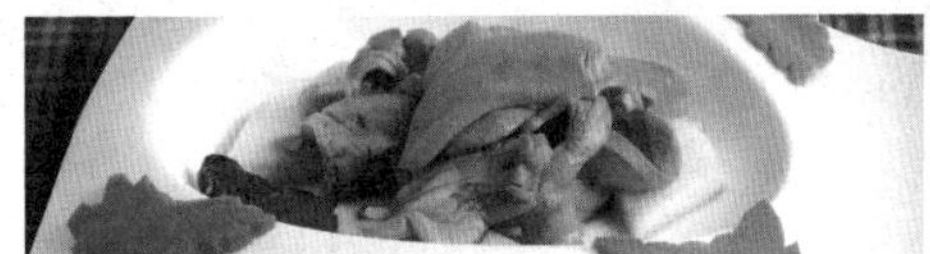

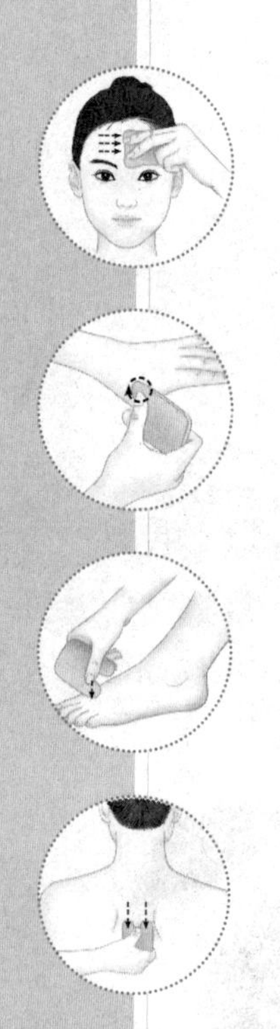

本章看点

- 阳痿

  男性在行房事时的性功能障碍，刮痧肾俞等要穴

- 遗精

  男性非正常性精液外泄，刮拭肾俞等穴以治疗

- 早泄

  男性在行房事时，低于正常标准时间的射精，可刮拭肾俞等穴位

- 前列腺炎

  前列腺的炎症，肾俞、水道等穴是刮拭重点

- 前列腺增生症

  增生的组织压迫膀胱颈部，刮拭肾俞等穴以达治疗效果

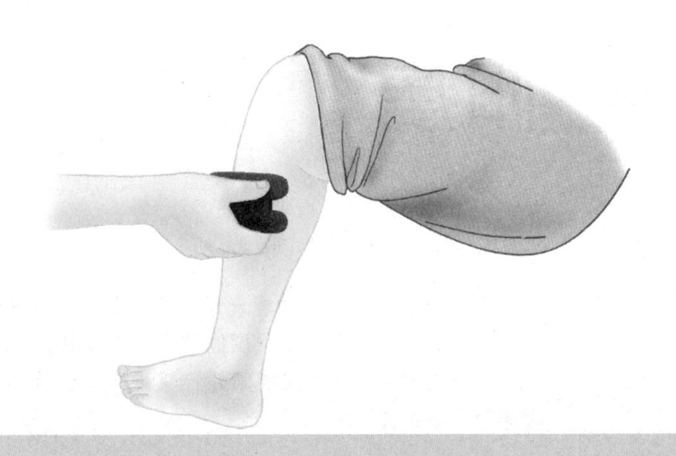

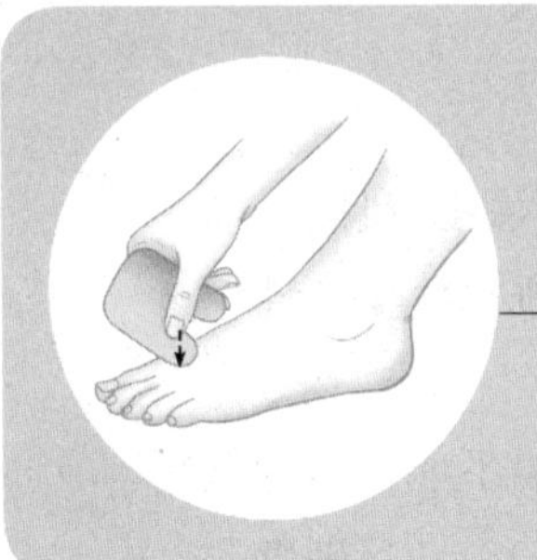

第八章 男科病症的刮痧疗法

本章主要介绍了阳痿、遗精、早泄、前列腺炎、前列腺增生症5种常见男科病症的刮痧疗法。每节内容包括疾病的高发人群、高发季节、症状简介、疾病诊断、预防方法、刮痧治疗、食疗保健等。

58 阳痿

高发人群

心脏病患者、高血压患者、糖尿病患者、抑郁症患者、慢性肾功能不全者

高发季节 春 夏 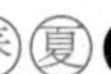 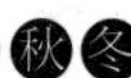

阳痿是指在未到性功能衰退时期，男子在有性欲要求时，阴茎不能勃起或勃起不坚；虽然有勃起也有一定程度的硬度，但不能保持足够时间的性交。阴茎完全不能勃起叫完全性阳痿，阴茎虽能勃起但其硬度不够称不完全性阳痿，从发育开始后就发生阳痿者称原发性阳痿。

诊断

（1）轻度阳痿：行房事时阴茎勃起有时不能持续，有时不能顺利插入阴道；勃起的角度尚可达到90°，但硬度不理想；较以前性交频率减少，性快感还算可以。

（2）中度阳痿：行房事时阴茎经常不能勃起或经常有勃起但不能持续的状况。阴茎在行房事时经常不能顺利插入阴道；勃起角度达不到90°，且硬度非常差；性交频率显著减少，性快感明显减退。

（3）重度阳痿：房事时没有阴茎勃起，完全不能插入阴道进行性交；没有勃起角度和硬度；性交活动基本停止，也没有性交快感。

预防

1 不要因为一两次性交失败而自卑担忧。性交时思想要集中，特别是在达到性快感高峰即将射精时，更要思想集中。

2 避免房事过度、频繁手淫。夫妻分床一段时间，避免各类性刺激，使中枢神经和性器官得到充分休息，实践证明这样可以有效防治阳痿。

3 多吃壮阳的食物，如狗肉、羊肉、麻雀、核桃、牛鞭、羊腰等；多吃含精氨酸的食物，如山药、银杏、冻豆腐、鳝鱼、海参、墨鱼、章鱼等，都有助于提高性功能。

刮拭要点

背部：肾俞穴、次髎穴

胸腹部：神阙穴、关元穴

下肢部：三阴交穴、复溜穴

刮痧治疗

刮痧取穴

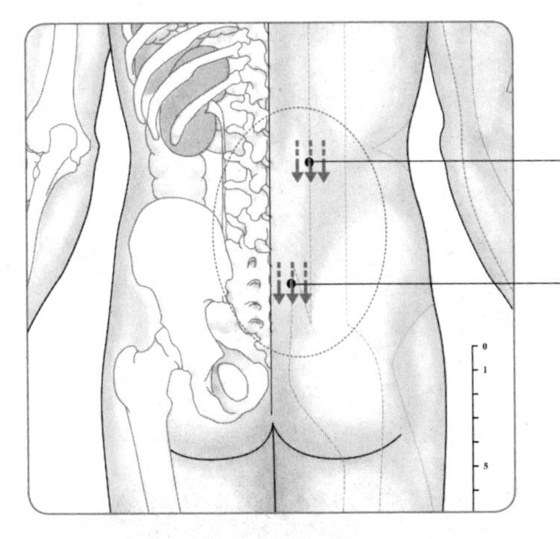

① **肾俞穴：**腰部，当第2腰椎棘突下，旁开1.5寸。

② **次髎穴：**在骶部，当髂后上棘内下方，适对第2骶后孔处。

刮法	刺激程度	次数
推刮、角刮	轻度	40

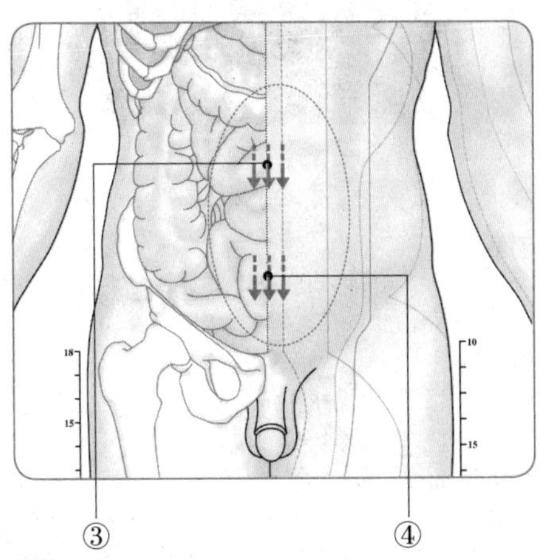

③ **神阙穴：**中腹部，脐中央。

④ **关元穴：**下腹部，前正中线上，当脐中下3寸。

⑤ **三阴交** 小腿内侧，足内踝尖上3寸，胫骨内侧缘后方即是。

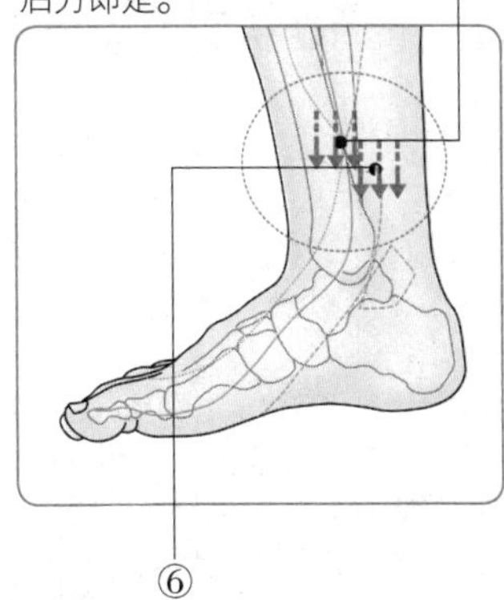

⑥ **复溜穴：**太溪穴上2寸，跟腱前缘。

专家提示

1.阳痿患者宜选择具有提高性欲的药材和食材，如淫羊藿、羊鞭、肉苁蓉、肉桂、人参、韭菜、泥鳅等。

2.宜选用具有增强性功能的中药材，如鹿茸、冬虫夏草、杜仲、狗脊、巴戟天、菟丝子等。

阳痿的对症药膳

三参炖三鞭

材料：

牛鞭、鹿鞭、羊鞭各200克，花旗参、人参、枸杞子、沙参各5克，老母鸡1只，盐2克，味精3克

做法：

① 将各种鞭削去尿管，洗净切成片。

② 各种参洗干净；老母鸡洗净。

③ 用小火将老母鸡、三参、三鞭、枸杞子一起煲3个小时，调入盐和味精调味即可。

功效：

牛鞭、鹿鞭、羊鞭均是补肾壮阳的良药，人参、花旗参、沙参可益气补虚、滋阴润燥，可有效改善阳痿症状。

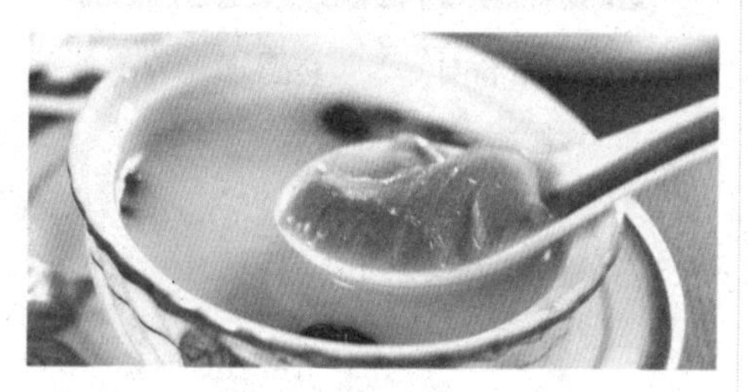

牛鞭汤

材料：

牛鞭1根，生姜1块，盐适量

做法：

①牛鞭切段，放入沸水中氽烫，捞出洗净备用；生姜洗净，切片。

②锅洗净，置于火上，将牛鞭、生姜片一起放入锅中，加水至盖过所有材料，以大火煮开后转小火慢炖约30分钟后关火。

③起锅前加盐调味即成。

功效：

本品具有改善心理性性功能障碍的功效，适合心理紧张引起的阳痿、早泄等患者食用，但不宜多食，成年男性1天最多食1根牛鞭。

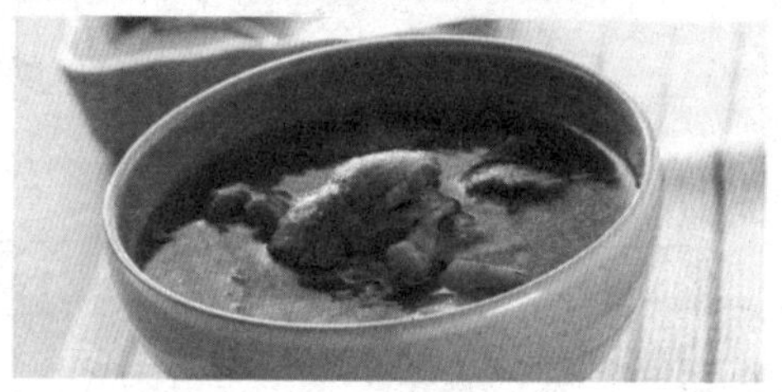

葱烧海参

材料：

水发海参1个，葱段、黄瓜、圣女果各适量；盐、花椒、料酒、胡椒粉、鸡精、食用油各适量

做法：

① 黄瓜洗净，切片；圣女果洗净，对半切；海参洗净切段，锅中注水烧热，下海参，加料酒以小火煨20分钟，捞出。

② 起油锅，下花椒，放葱段、海参、盐、料酒、胡椒粉、水，以小火烧至入味。放鸡精调味后装盘，再将黄瓜、圣女果摆盘即可。

功效：

海参是上等滋补佳品，具有补肾壮阳、益精养血的功效，对肾阳亏虚引起的阳痿遗精、虚劳瘦弱等均有很好的疗效。

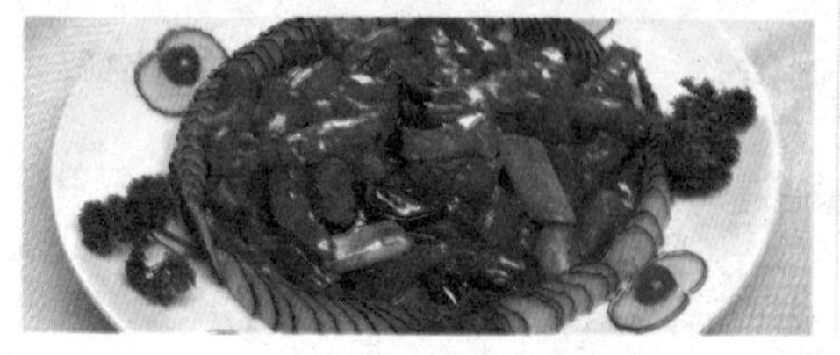

鹿茸黄芪煲鸡汤

材料：

鸡500克，猪瘦肉300克，鹿茸8克，黄芪20克，生姜10克，盐2克，味精3克

做法：

①将鹿茸片放置清水中洗净；黄芪洗净；生姜去皮，切片；猪瘦肉洗净切成厚块。

②将鸡洗净，斩成块，放入沸水中焯去血水后，捞出。

③锅内注入适量水，下入所有材料以大火煲沸后，再改小火煲3个小时，调入调味料即可。

功效：

鹿茸、黄芪两者合用，对肾阳不足、脾胃虚弱、精血亏虚所致的阳痿早泄、尿频遗尿、腰膝酸软、筋骨无力等症均有较好的效果。

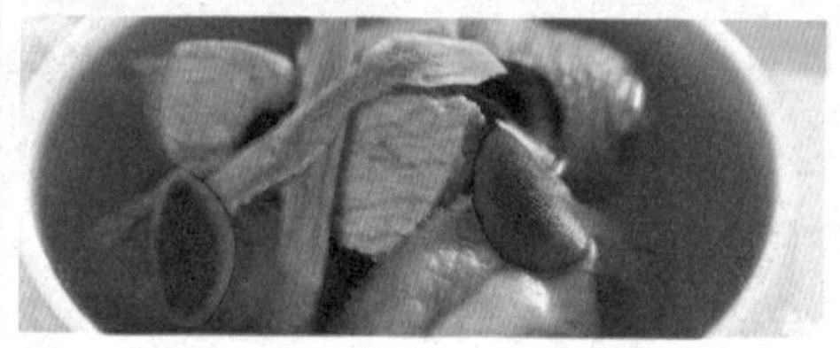

当归牛尾虫草汤

材料：

当归 30 克，冬虫夏草 8 克，牛尾 1 条，猪瘦肉 100 克，盐适量

做法：

①猪瘦肉洗净，切大块；当归用水略冲；冬虫夏草洗净。

②牛尾去毛，洗净，切成段。

③将以上所有材料一起放入砂锅内，加适量清水煮，待猪瘦肉煮熟，调入盐即可。

功效：

此汤具有填精补髓、补肾壮阳的作用，适合阳痿的患者食用。

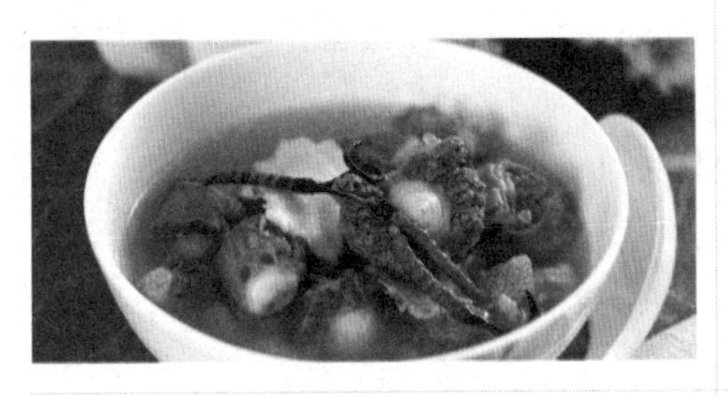

枸杞子韭菜炒虾仁

材料：

枸杞子 10 克，虾 200 克，韭菜 250 克，盐 2 克，味精 2 克，料酒、食用油、淀粉各适量

做法：

①将虾去壳洗净；韭菜洗净切段；枸杞子洗净泡发。

②将虾抽去泥肠，放入淀粉、盐、料酒，腌渍 5 分钟。

③锅置火上放油烧热，下入虾仁、韭菜、枸杞子炒至熟，调入盐和味精即可。

功效：

本品具有益肾固精、提升性欲的功效，十分适合肾虚阳痿、早泄滑精、腰酸胀痛等病症者食用。

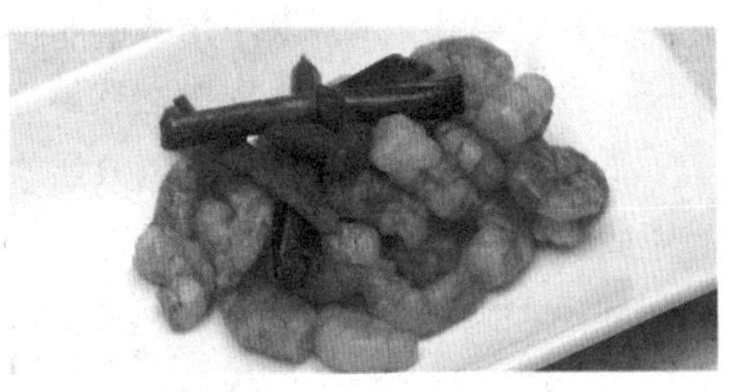

红枣鹿茸羊肉汤

材料：

羊肉 300 克，鹿茸 5 克，红枣 5 颗，葱末少许，盐 4 克

做法：

①将羊肉洗净，切块。

②鹿茸、红枣洗净备用。

③净锅上火倒入水，调入盐，下入羊肉、鹿茸、红枣，煲至熟，撒上葱末即可。

功效：

本品具有补肾壮阳、强身健体的功效，适合肾阳虚型阳痿、遗精、精冷不育者食用。

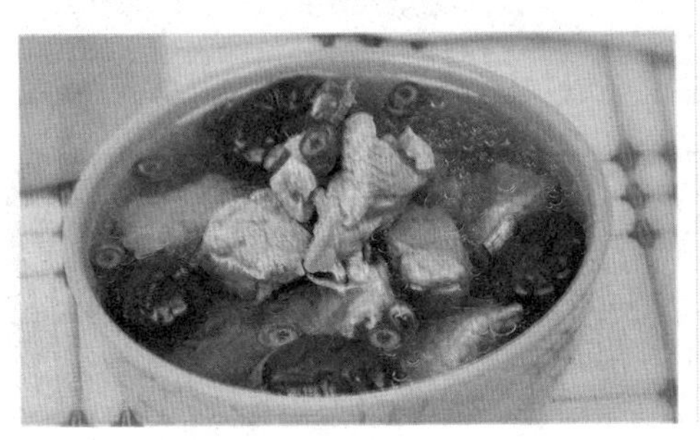

杜仲狗肉煲

材料：

狗肉 500 克，杜仲 10 克，盐、料酒各适量，生姜片、香菜段各 5 克

做法：

①狗肉洗净，斩块，氽熟；杜仲洗净浸透。

②将狗肉、杜仲、生姜片放入锅中，加入清水、料酒煲 2 个小时。

③调入盐，撒上香菜段即可。

功效：

本品具有温肾壮阳、滋补肝肾的功效，适合肾虚腰膝酸软、阳痿早泄、精冷不育的患者食用。

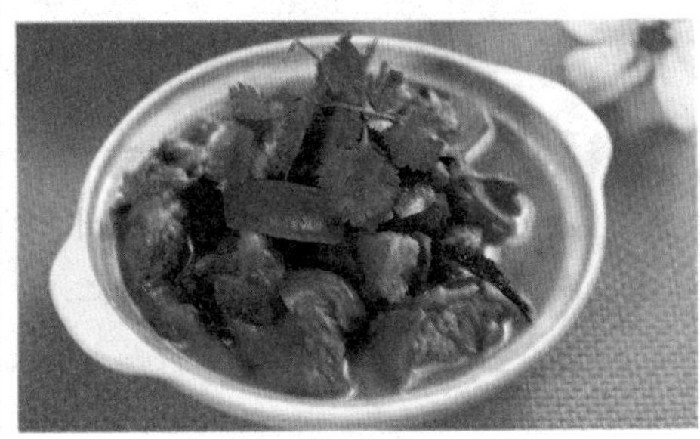

59 遗精

高发人群
青春期男子
高发季节 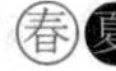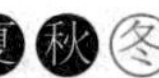

遗精是指不因性生活而精液遗泄的病症。多是因为神经衰弱、劳神心疲，或者性交过频、肾虚不固，以及色欲过度等所致，并有头晕、神疲乏力、腰酸腿软、多梦、盗汗、烦热等症状。根据临床可分为生理性遗精和病理性遗精。

诊断

（1）已婚男子不因性生活而精液自出，有时在睡眠中发生，有时在清醒时发生，每周超过1次以上。

（2）未婚男子频繁发生精液遗泄，每周超过2次以上，常常伴有耳鸣、健忘、头晕、失眠、疲倦乏力、腰膝酸软等症状，并持续1个月以上。

（3）成年未婚或者婚后夫妻分居的男子，1个月遗精1～2次，第2天并没有不适感觉或其他症状，这种情况是溢精，属于正常生理现象，并非病态。

（4）早泄是指没有性交而精液自行流出。早泄是在性交刚开始时精液泄出，甚至在交接之前，精液就提前泄出，导致不能进行正常的性生活。

（5）精浊是尿道口流出米泔样或者糊状浊物，茎中有疼痛感，痛如刀割，而遗精是从尿道口流出精液，并无疼痛。

预防

1 注意精神调养，排除杂念。

2 适当参加体力劳动或运动。

3 注意生活起居，节制性欲，戒除手淫。

4 晚餐不要过饱，不要用过厚的被褥，不要穿过紧的内裤。

5 少食辛辣刺激性食物，如烟、酒、咖啡等。

刮拭要点

背部：肾俞穴、八髎穴

胸腹部：神阙穴、关元穴

下肢部：三阴交穴、太溪穴

刮痧治疗

刮痧取穴

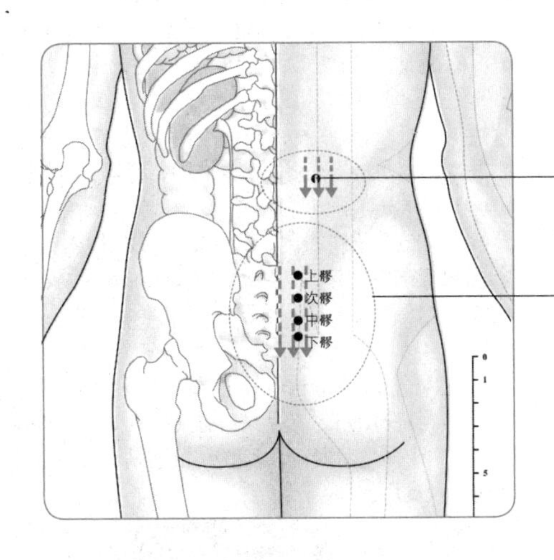

① **肾俞穴：**腰部，当第2腰椎棘突下，旁开1.5寸。

② **八髎穴：**左右共8个穴位，分别在第1、2、3、4骶后孔中，合称“八髎”。

刮法	刺激程度	次数
面刮、平面按揉	适度	40

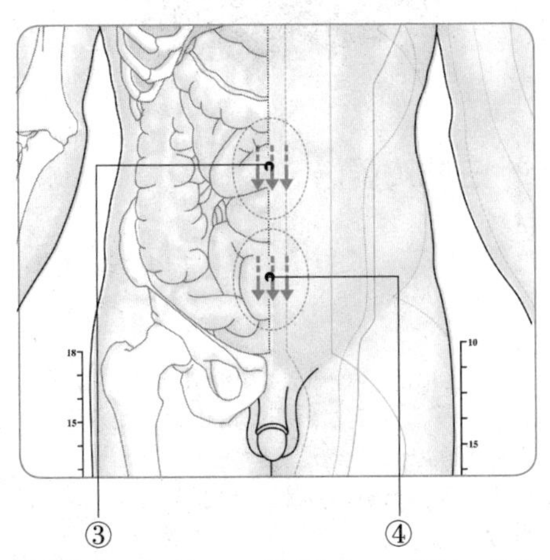

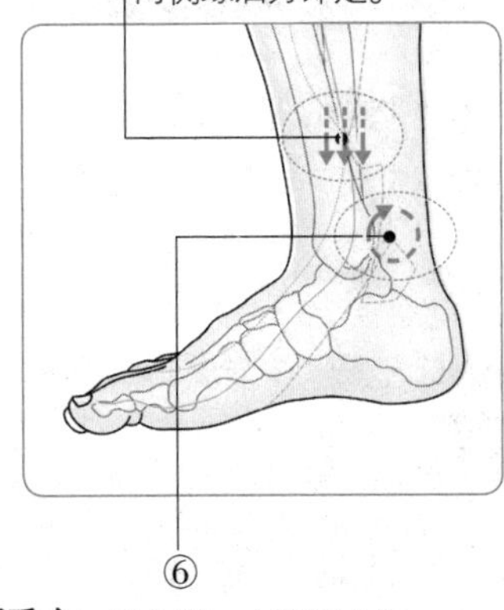

⑤ **三阴交** 小腿内侧，足内踝尖上3寸，胫骨内侧缘后方即是。

③ **神阙穴：**中腹部，脐中央。

④ **关元穴：**下腹部，前正中线上，当脐中下3寸。

⑥ **太溪穴：**足内侧，内踝后方与跟腱之间的凹陷处。

专家提示

1.遗精患者宜选用具有固精止遗功能的药材和食材，如芡实、龙骨、山茱萸、莲子、牡蛎、羊肉、猪腰、山药、枸杞子、核桃等。

2.宜选用具有稳定中枢神经功能的药材和食材，如鳖、柏子仁、酸枣仁、朱砂、远志、合欢皮等。

遗精的对症药膳

金锁固精鸭汤

材料：

鸭肉600克，龙骨、牡蛎、蒺藜子各10克，芡实50克，莲须、鲜莲子各50克，盐3克

做法：

① 鸭肉洗净切块氽烫；将莲子、芡实冲净，沥干。

② 药材洗净，放入纱布袋中，扎紧袋口。

③ 将莲子、芡实、鸭肉及纱布袋放入锅中，加水至没过材料，以大火煮沸，再转小火续炖40分钟左右，加盐调味即可。

功效：

龙骨能敛汗固精、止血涩肠、生肌敛疮；芡实可收敛固精。本品有补肾固精、温阳涩精的功效，适用于阳痿早泄、自汗盗汗、遗精等，对于男性不育症等也有很好的疗效。

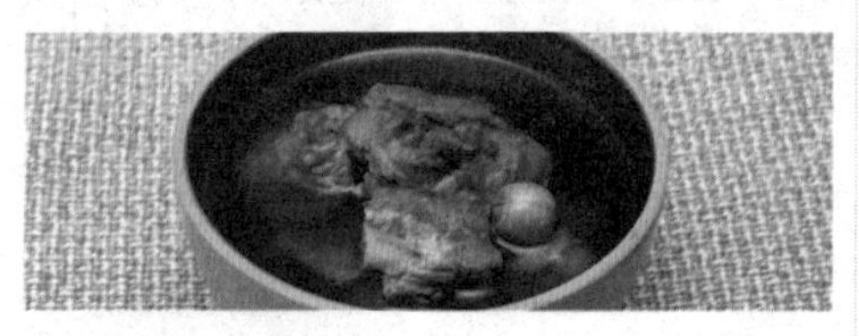

五子下水汤

材料：

鸡内脏（鸡心、鸡肝、鸡胗）1份，茺蔚子、蒺藜子、覆盆子、车前子、菟丝子各10克，生姜2片，葱5克，盐4克

做法：

① 将鸡内脏洗净，切片；生姜洗净，切丝；葱洗净，切丝；药材洗净。

② 将药材放入棉布袋内，放入锅中，加水煎汁。

③ 捞起棉布袋丢弃，转中火，放入鸡内脏、生姜丝、葱丝煮至熟，加盐调味即可。

功效：

覆盆子可补肝益肾、固精缩尿；菟丝子可补肾益精、养肝明目。本品具有益肾固精、提升性欲的功效，十分适合肾虚阳痿、早泄遗精、腰酸膝痛等病症者食用。

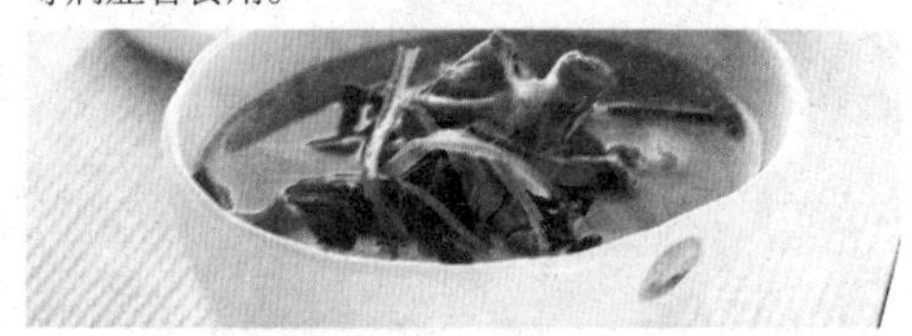

杜仲黄精炖白鸽

材料：

枸杞子20克，黄精30克，杜仲10克，白鸽1只，盐、料酒、味精各适量

做法：

①将白鸽清理干净，斩成小块；枸杞子、黄精、杜仲泡发洗净。

②锅中加水烧沸，下入鸽块氽去血水。

③鸽块放入锅中，加水，再加入黄精、枸杞子、杜仲、料酒、盐、味精，煮至熟即可。

功效：

本品具有补肝养肾、益气填精的功效，适用于肝肾亏虚的患者，症见双目干涩、腰膝酸痛、肾虚尿频、遗精阳痿、眩晕耳鸣等。

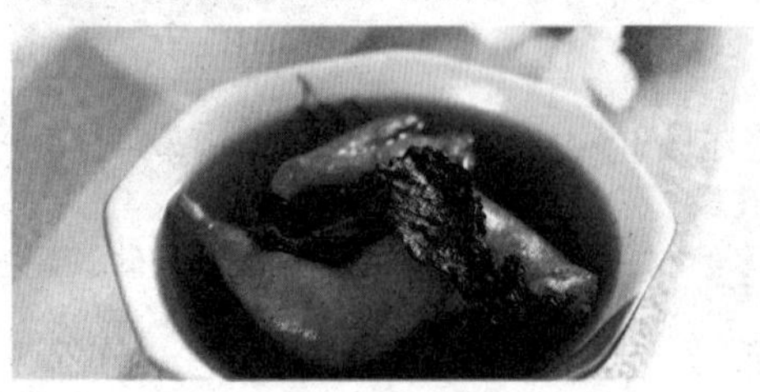

三味鸡蛋汤

材料：

鸡蛋1个，去心莲子、芡实、干山药各15克，冰糖适量

做法：

① 芡实、山药、莲子分别用清水洗净，备用。

② 将莲子、芡实、山药放入锅中，加入适量清水熬成药汤。

③ 加入鸡蛋煮熟，再加入冰糖即可。

功效：

莲子可止泻固精、益肾健脾；芡实收敛固精；山药补脾养胃、生津益肺、补肾涩精。本品具有补脾益肾、固精安神的功效，可治疗遗精、早泄、心悸失眠、烦躁、盗汗等症。

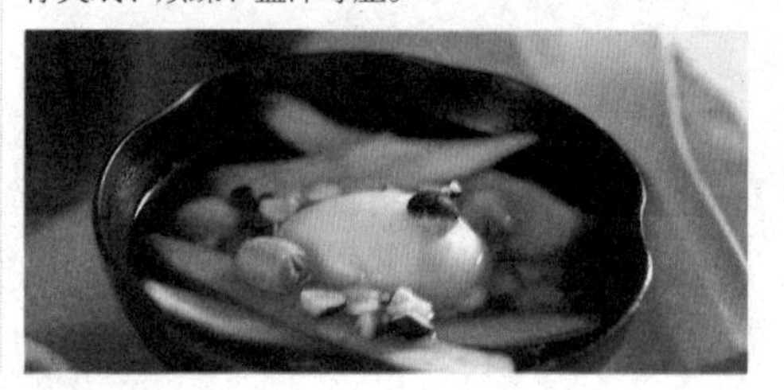

黄芪枸杞子炖乳鸽

材料：

黄芪 30 克，枸杞子 30 克，乳鸽 200 克，盐适量

做法：

①先将乳鸽去毛及内脏，洗净，斩件；黄芪、枸杞子洗净，备用。

②将乳鸽与黄芪、枸杞子同放炖盅内，加适量水，隔水炖熟。

③加盐调味即可。

功效：

本品具有补心益脾、固摄精气的功效，适合尿频、遗精、早泄、腰膝酸软等患者食用。

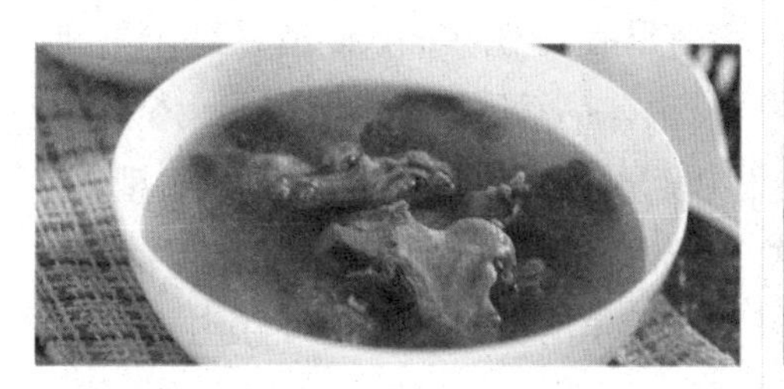

虫草杏仁鹌鹑汤

材料：

冬虫夏草 6 克，杏仁 15 克，鹌鹑 1 只，蜜枣 3 颗，盐 4 克

做法：

①冬虫夏草洗净，浸泡。

②杏仁用温水浸泡，去皮、尖，洗净。

③鹌鹑去内脏，洗净，斩件，汆水；蜜枣洗净。

④将以上材料放入炖盅内，注入沸水 800 毫升，加盖，隔水炖 4 个小时，加盐调味即可。

功效：

冬虫夏草具有补虚损、益精气、止咳喘、补肺肾之功效。本品适合肺肾两虚、咳嗽气短、自汗盗汗、腰膝酸软、病后虚弱、遗精等患者食用。

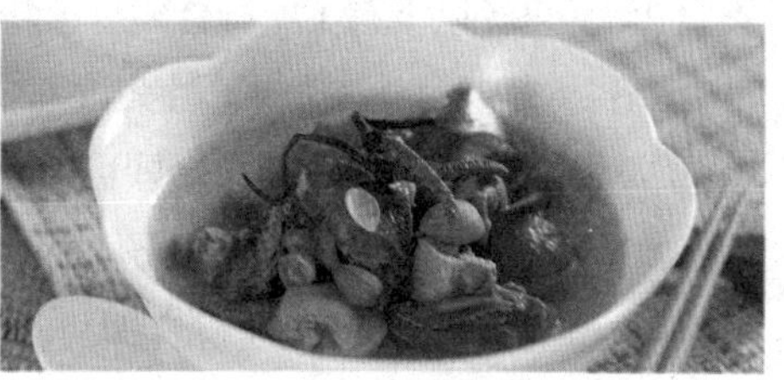

红枣柏子小米粥

材料：

小米 100 克，红枣 10 颗，柏子仁 15 克，白糖少许

做法：

①红枣、小米洗净，分别放入碗内泡发；柏子仁洗净备用。

②砂锅洗净，置于火上，将红枣、柏子仁放入锅内，加水煮开后转小火。

③最后加入小米共煮成粥，至粥浓稠时加白糖搅拌即可。

功效：

本品具有健脾养心、益气安神的功效，适合心神不宁、失眠多梦的梦遗患者食用。

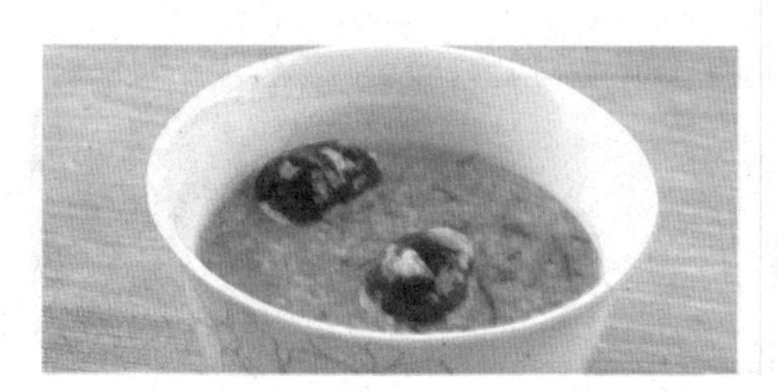

莲子芡实猪尾汤

材料：

猪尾 100 克，芡实、莲子各适量，盐 3 克

做法：

① 将猪尾洗净，剁成块；芡实洗净；莲子去皮，去莲心，洗净。

② 热锅注水烧开，将猪尾的血水汆去，捞起洗净。

③ 把猪尾、芡实、莲子放入炖盅，注入清水，以大火烧开，改小火煲 2 个小时，加盐调味即可。

功效：

莲子可止泻固精、益肾健脾；芡实具有收敛固精的功效。此品适宜由肾虚引起的遗精、早泄、阳痿等患者食用。

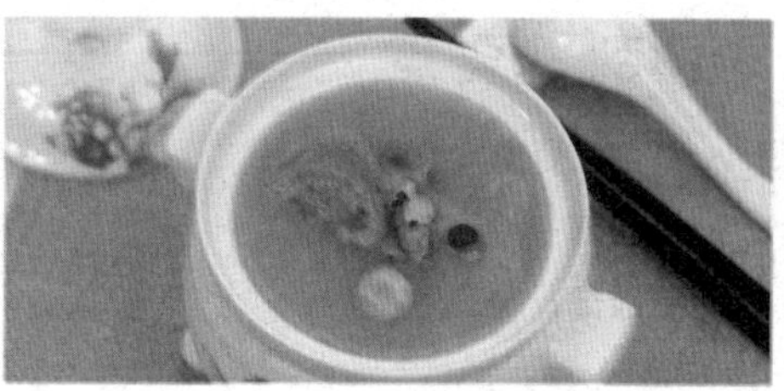

60 早泄

高发人群
手淫过度的青年人、生活压力过大的中年人
高发季节 春 夏 秋 冬

早泄是指阴茎插入阴道后，在女性尚未达到性高潮，性交时间短于2分钟时，男子提早射精出现的性交障碍。临床上把阴茎勃起而未进入阴道即射精诊断为早泄，而能进入阴道进行性交者，如果没有抽动几下就很快射精，也叫做早泄。早泄患者通常还伴有腰膝酸软、体倦乏力、头晕耳鸣、夜尿频多、白天无神、夜间无力、畏寒怕冷、神疲形瘦等症状。

诊断

（1）正常：阴茎插入阴道时间超过20分钟，10次性爱中有7次以上能配合伴侣随意控制射精。

（2）轻度（以下有1项符合即可诊断为轻度早泄）：阴茎插入阴道后到射精，时间在6分钟以上不足15分钟。性爱过程中，10次有6次不能配合伴侣控制射精。

（3）中度（以下有1项符合即可诊断为中度早泄）：阴茎插入阴道后到射精，时间在2分钟以上不足6分钟。性爱过程中，10次有8次不能配合伴侣控制射精。

（4）重度（以下有1项符合即可诊断为重度早泄）：阴茎未插入阴道或刚插入阴道就射精。阴茎插入阴道后射精，时间不足2分钟。10次性爱过程中均不能配合伴侣控制射精。

预防

1 不要纵欲，不要疲劳后行房，也不要勉强行房。

2 多吃牡蛎、核桃仁、芡实、板栗、鳖、文蛤、鸽蛋、猪腰等具有补肾固精作用的食物。

3 禁止手淫，节制房事，防止剧烈的性欲冲动，不要用重复性交的方式来延长性交时间。

4 用右手拇指、食指和中指抓住左手中指，从指根部往指尖方向拉伸，直到皮肤红赤为止；或用右手的3个手指按压左手无名指和小指之间的骨头处，使皮肤红赤为止。

刮拭要点

背部：肾俞穴、命门穴

胸腹部：关元穴、中极穴

下肢部：足三里穴

刮痧治疗

刮痧取穴

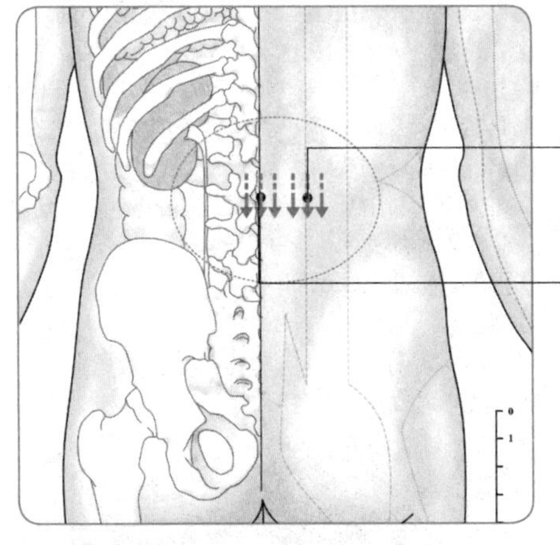

① **肾俞穴：**腰部，当第2腰椎棘突下，旁开1.5寸。

② **命门穴：**第2腰椎棘突下凹陷处，肚脐正后方处。

刮法	刺激程度	次数
面刮	轻度	50

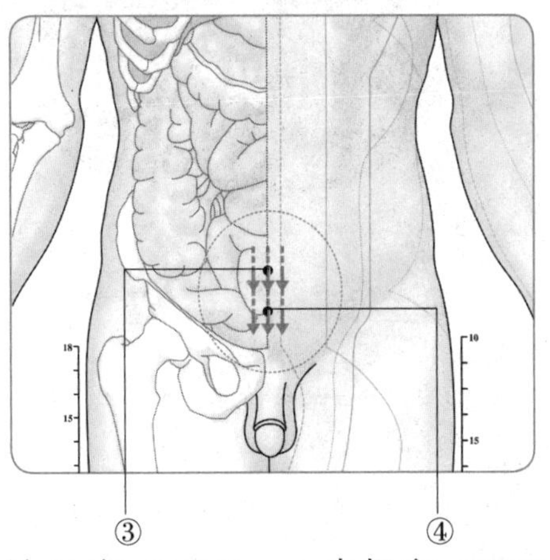

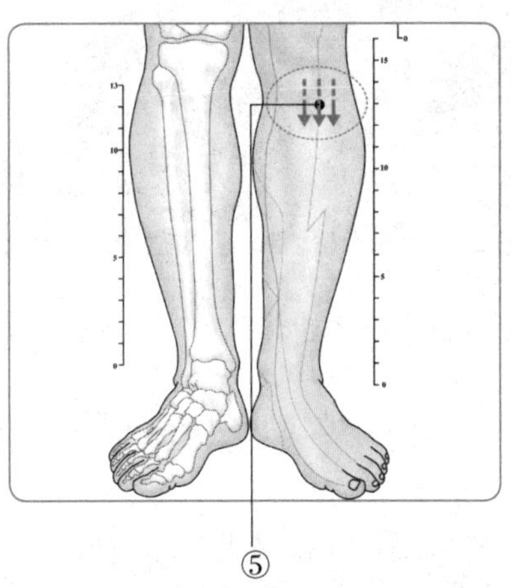

③ **关元穴：**下腹部，前正中线上，当脐中下3寸。

④ **中极穴：**下腹部，前正中线上，当脐中下4寸。

⑤ **足三里穴：**外膝眼下3寸，胫骨前嵴外1横指，当胫骨前肌上。

专家提示

1. 早泄患者宜选用有助于增强肾功能、壮阳益精的中药材和食材，如巴戟天、淫羊藿、菟丝子、杜仲、龙骨、海马、狗肉、羊腰、猪腰、牡蛎、鹿鞭、牛鞭、狗脊等。

2. 宜选用能抑制精液过早排出的药材和食材，如桑螵蛸、海螵蛸、覆盆子、金樱子、芡实、五味子、莲子等。

早泄的对症药膳

莲子百合芡实排骨汤

材料：

排骨200克，莲子、芡实、百合各适量，盐3克

做法：

① 排骨洗净，斩件，氽去血渍；莲子去皮，去莲心，洗净；芡实洗净；百合洗净泡发。

② 将排骨、莲子、芡实、百合放入砂锅，注入清水，大火烧沸。

③ 改为小火煲2个小时，加盐调味即可。

功效：

莲子可止泻固精、益肾健脾；芡实具有收敛固精的功效。此品适宜由肾虚引起的早泄、阳痿等患者食用。

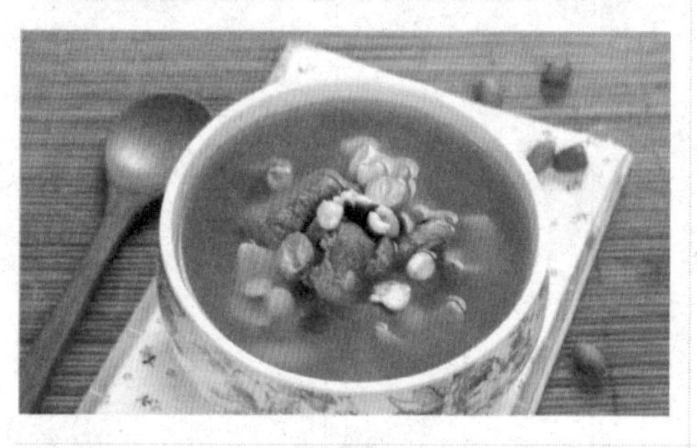

豆蔻山药炖乌鸡

材料：

乌鸡500克，肉豆蔻、山茱萸、干山药各10克，葱白、生姜、盐、味精各适量

做法：

①乌鸡洗净，除去内脏，斩件；肉豆蔻、山茱萸、山药、葱白分别洗净，备用。

②将肉豆蔻、山茱萸、山药、葱白、生姜、乌鸡放入砂锅内，加清水炖至肉熟烂。

③再加适量盐、味精即可。

功效：

本品温补肾阳、固精止遗，适合肾阳亏虚型的早泄患者食用。

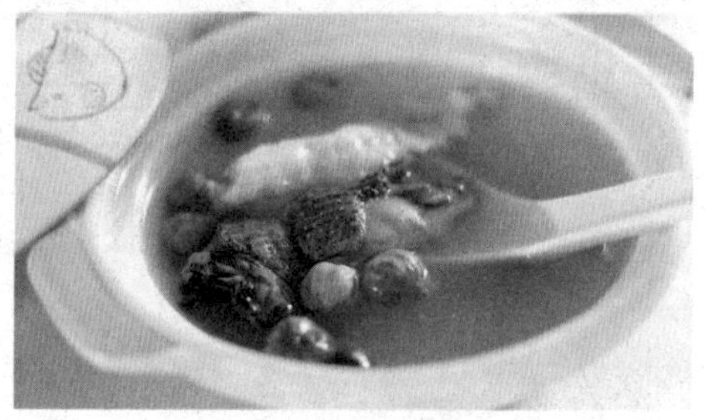

枸杞子水蛇汤

材料：

水蛇250克，枸杞子30克，油菜30克，高汤适量，盐4克

做法：

① 将水蛇洗净切片，氽水待用；枸杞子洗净；油菜洗净。

② 净锅上火，倒入高汤，下入水蛇、枸杞子，煲至熟时下入油菜稍煮。

③ 最后加入盐调味即可。

功效：

枸杞子能滋补肝肾、益精明目，可治肝肾亏虚、头晕目眩、目视不清、腰膝酸软、阳痿遗精、虚劳咳嗽、消渴引饮等症。

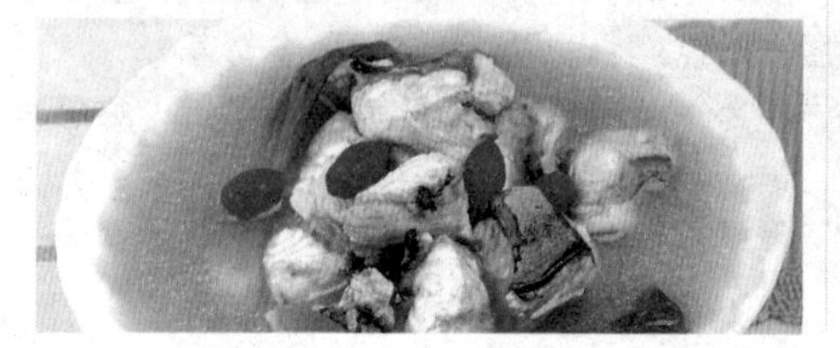

海马龙骨汤

材料：

龙骨220克，海马2只，胡萝卜50克，鸡精2克，盐3克

做法：

① 将龙骨斩件，洗净氽水；胡萝卜洗净去皮，切块；海马洗净。

② 将龙骨、海马、胡萝卜放入炖盅内，加适量清水炖2个小时。

③ 最后放入盐、鸡精调味即可。

功效：

海马具有强身健体、补肾壮阳、舒筋活络等功效；龙骨能敛汗固精、止血涩肠、生肌敛疮。此品对早泄患者有很好的食疗功效。

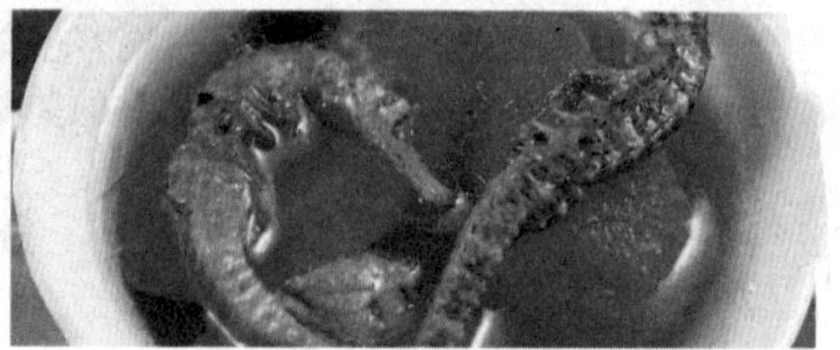

板栗猪腰汤

材料：

板栗、大豆各50克，猪腰100克，红枣、生姜各适量，盐3克，鸡精适量

做法：

①将猪腰洗净，切开，除去白色筋膜，入沸水汆去表面血水，倒出洗净。

②板栗洗净剥开；大豆、红枣洗净；生姜洗净，去皮切片。

③用瓦锅装水，在大火上煮开后放入猪腰、板栗、生姜片、红枣、大豆，以小火煲2个小时，调入盐、鸡精即可。

功效：

板栗可补肾强骨、健脾养胃；猪腰可补肾气、利膀胱、消积滞、止消渴。此品对肾虚所致的腰膝酸痛、肾虚遗精、耳鸣、耳聋、水肿、小便不利等有很好的疗效。

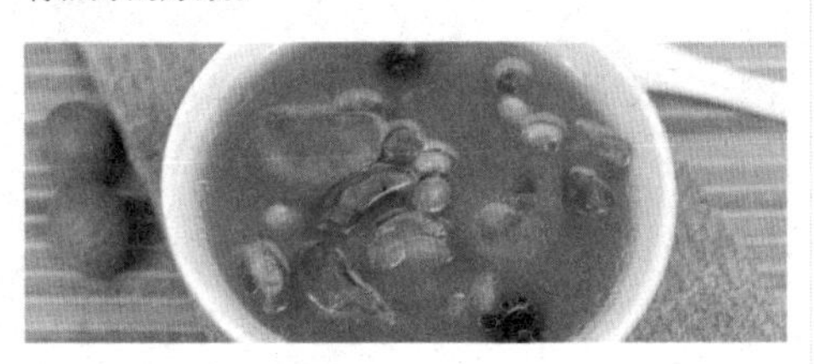

山茱萸覆盆子奶酪

材料：

山茱萸、覆盆子各10克，果酱、吉利丁片各15克，鲜奶350毫升，鲜奶油150毫升，冰糖15克

做法：

①山茱萸、覆盆子洗净，加水煮至熟后滤汤；吉利丁片泡软沥水。

②鲜奶和鲜奶油入锅加热，入吉利丁片拌匀，冷却至将凝，倒入模型中，入冰箱中凝固定型。

③将备好的汤汁和果酱、冰糖煮匀后熄火，分别淋在奶酪上，冷却至冰凉后即可食用。

功效：

山茱萸能补益肝肾，涩精止遗；覆盆子涩精固脱。本品适用于肝肾亏虚、阳痿、早泄、遗精、不孕不育等患者食用。

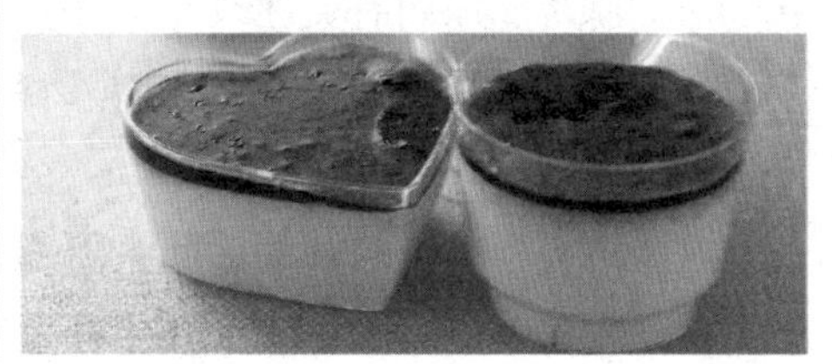

羊肉锁阳粥

材料：

锁阳15克，羊肉100克，大米80克，料酒8毫升，酱油5毫升，生姜末10克，盐3克，味精1克，葱花少许

做法：

①羊肉洗净切片，用料酒、酱油腌渍；大米淘洗好；锁阳洗净。

②锅入加水和大米以大火煮开，下羊肉、锁阳、生姜末，转中火熬至米粒软烂。

③转小火熬成粥，加盐、味精调味，撒入葱花即可。

功效：

本品具有补肾壮阳的功效，适合肾阳亏虚所致的腰膝酸软、畏寒怕冷、遗精早泄等患者食用。

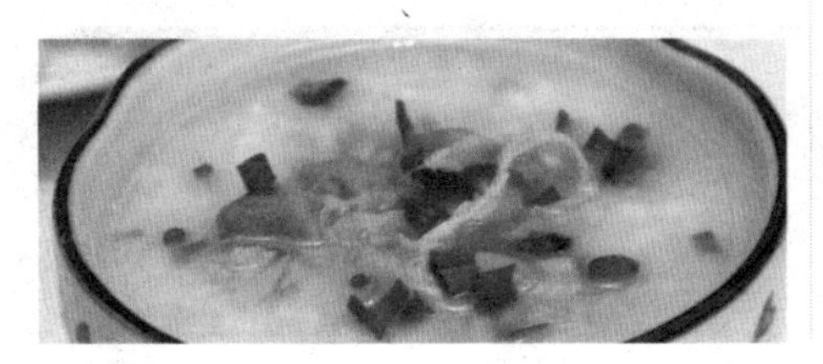

杜仲鹌鹑汤

材料：

鹌鹑1只，杜仲20克，鲜山药100克，枸杞子25克，红枣6颗，生姜5片，盐2克，味精3克

做法：

①鹌鹑洗净去内脏，剁成块。

②杜仲、枸杞子、山药、红枣、生姜洗净，山药去皮，切块。

③把以上材料放入锅内，加水适量，大火煮开后，改小火煲3个小时，再调入盐、味精即可。

功效：

本品具有补肾壮阳、强腰壮骨的功效，对肾虚阳痿、腰膝酸软、遗精早泄的患者有很好的食疗作用。

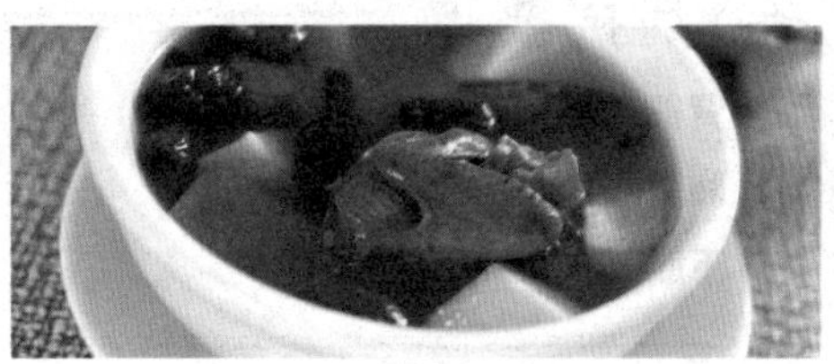

61 前列腺炎

高发人群

20～49岁青壮年

高发季节 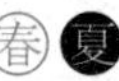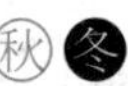

前列腺炎常伴有尿急、尿频、尿时会阴部疼痛，余尿不尽，尿白浊，并有炎性分泌物从尿道排出，及神疲乏力、腰膝怕冷等症状。并经常并发急性膀胱炎等。急性炎症病变严重或未经彻底治疗，往往会转为慢性前列腺炎。性生活不正常、长时间骑自行车、骑马或久坐，前列腺按摩过重或过于频繁造成前列腺充血也会引发前列腺炎。尿液刺激、淋球菌、非淋球菌等病原微生物感染等原因也可能导致前列腺炎。

诊断

（1）血常规：血白细胞计数和中性粒细胞计数升高。

（2）尿常规：血行感染引起的急性前列腺炎，尿常规可正常；尿路感染引起的前列腺炎，尿内有炎性改变。

（3）前列腺液检查：卵磷脂减少或消失，脓细胞、白细胞高倍视野 10 个以上。

（4）对前列腺炎的辅助诊断主要靠按摩前列腺采集到的前列腺液化验，如果发现其中的卵磷脂小体减少并伴有大量白细胞或脓细胞，即可确诊。

预防

1 注意生活方式，不要长期疲劳驾驶车辆。

2 一旦出现尿频、尿急等症状，要及早去医院就诊，争取在急性期内一次性治愈。

3 生活规律，起居有常，坚持适当的体育锻炼，如打太极拳、短跑或饭后散步等，不仅能有效改善血液循环，增强身体的抵抗力和免疫功能，也能有效预防前列腺炎。

4 平时要保持大便通畅，多饮水，多排尿。因为尿液经常冲洗尿道有助于前列腺分泌物的排出，也有利于预防重复感染。

刮拭要点

背部： 肾俞穴、膀胱俞穴

胸腹部： 水道穴、归来穴

下肢部： 复溜穴、太溪穴

刮痧治疗

刮痧取穴

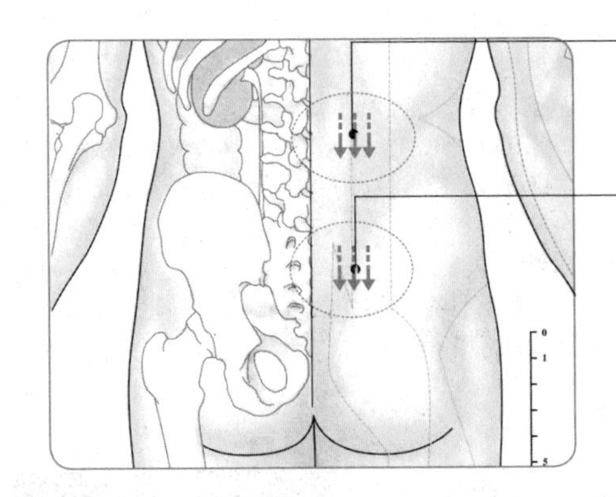

① 肾俞穴：腰部，当第2腰椎棘突下，旁开1.5寸。

② 膀胱俞穴：第2骶椎棘突下，旁开1.5寸，平第2骶后孔。

刮法	刺激程度	次数
面刮、平面按揉	适度	50

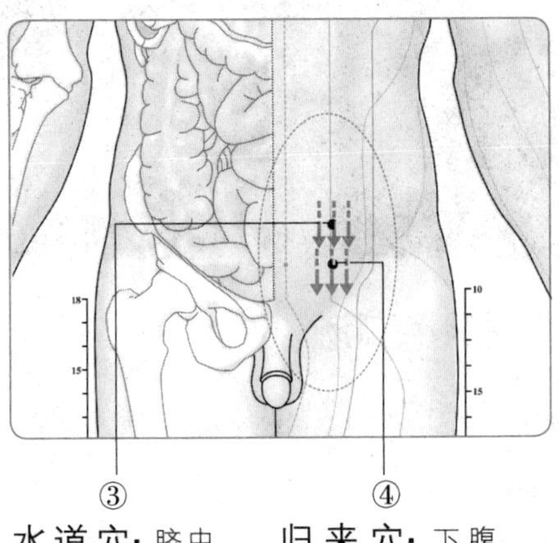

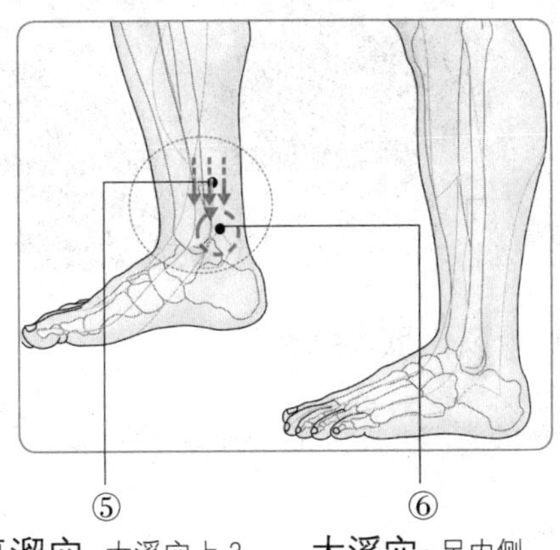

③ 水道穴：脐中下3寸，距前正中线2寸。

④ 归来穴：下腹部，当脐中下4寸，距前正中线2寸。

⑤ 复溜穴：太溪穴上2寸，跟腱前缘。

⑥ 太溪穴：足内侧，内踝后方与跟腱之间的凹陷处。

专家提示

1. 前列腺炎患者宜选用具有增加人体锌含量功能的药材和食材，如桑葚、枸杞子、熟地黄、杜仲、鱼类、贝类、猕猴桃、牛奶、西红柿等。

2. 宜选用白茅根、竹叶、荸荠、绿豆、大蒜等食物，以杀菌、利尿。

3. 宜食坚果、豆类、牛肉、禽蛋等含脂肪酸多的食物。

前列腺炎的对症药膳

竹叶茅根饮

材料：

鲜竹叶、白茅根各 15 克

做法：

①鲜竹叶、白茅根洗净。

②将鲜竹叶、白茅根放入锅中，加水 500 毫升，煮开后改小火煮 20 分钟。

③滤渣取汁饮用。

功效：

本品具有凉血止血、清热利尿的功效，可用于小便涩痛、排出不畅、或尿血伴腰酸胀痛等症及前列腺炎的食疗。

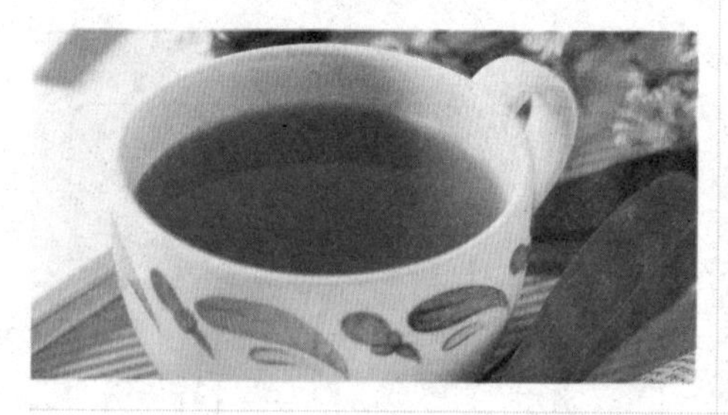

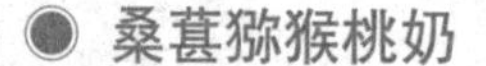

桑葚猕猴桃奶

材料：

桑葚 80 克，猕猴桃 1 个，牛奶 150 毫升

做法：

①将桑葚洗干净。

②猕猴桃洗干净，去掉外皮，切成大小适中的块。

③将桑葚、猕猴桃放入果汁机内，加入牛奶，搅拌均匀即可。

功效：

本品具有增加锌含量、利尿生津的功效，适合前列腺患者饮用。

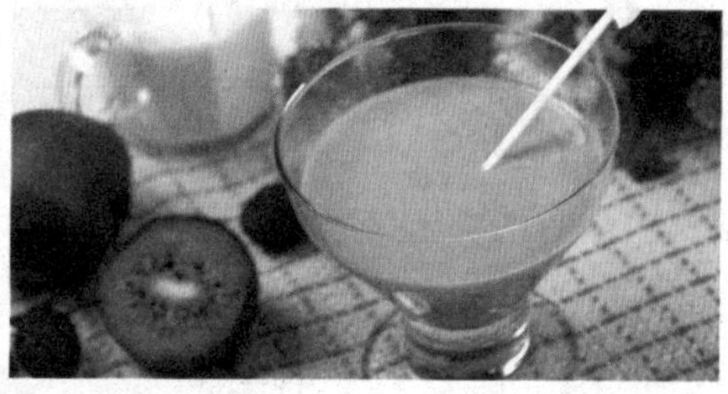

薏苡仁瓜皮鲫鱼汤

材料：

鲫鱼 250 克，冬瓜皮 60 克，薏苡仁 30 克，生姜 3 片，盐少许

做法：

①将鲫鱼剖洗干净，去内脏，去鳃；冬瓜皮、薏苡仁分别洗净。

②将鲫鱼、冬瓜皮、薏苡仁、生姜放进汤锅内，加适量清水，盖上锅盖。

③用中火烧开，转小火再煲 1 个小时，加盐调味即可。

功效：

本品清热解毒、利水消肿，可用于湿热下注所引起的前列腺炎、尿路感染、肾性水肿等症的食疗。

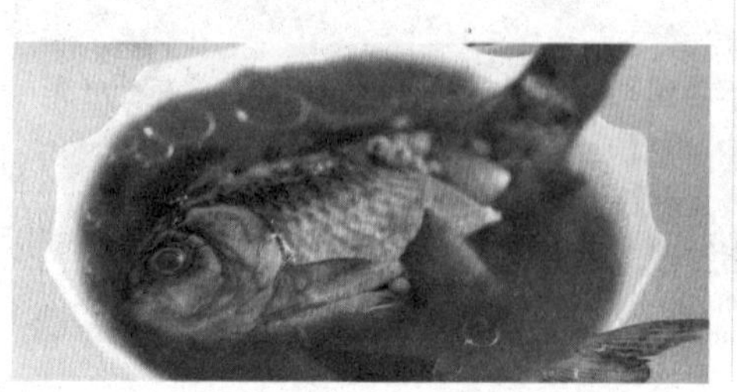

茯苓西瓜汤

材料：

西瓜、冬瓜各 500 克，茯苓 15 克，蜜枣 5 颗，盐适量

做法：

① 将冬瓜皮、西瓜皮洗净，切成块；蜜枣洗净。

②茯苓洗净，备用。

③将清水注入锅内，煮沸后加入冬瓜皮、西瓜皮、茯苓，以大火煲开后，改用小火煲 3 个小时，加盐调味即可。

功效：

本品具有补肾强腰、利尿通淋的功效，适合慢性前列腺患者食用，可减轻前列腺肿大、小便不利等症状。

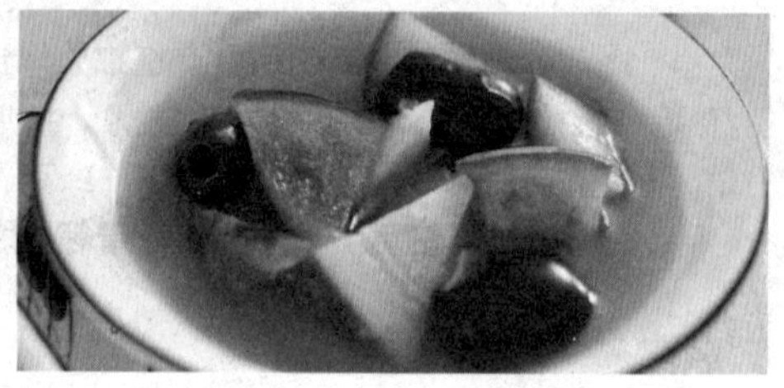

马齿苋荠菜汁

材料：

鲜马齿苋、鲜荠菜各 100 克

做法：

①把鲜马齿苋、鲜荠菜去杂洗净，在温开水中浸泡 30 分钟，取出后连根切碎，放到榨汁机中，榨成汁。

②把榨后的马齿苋、荠菜渣用适量温开水浸泡 10 分钟，重复绞榨取汁，合并 2 次的汁，用纱布过滤。

③把滤后的马齿苋荠菜汁放入锅里，用小火煮沸即可。

功效：

此汤可清热解毒、利湿通淋，对急性前列腺炎、尿路感染等症均有疗效。

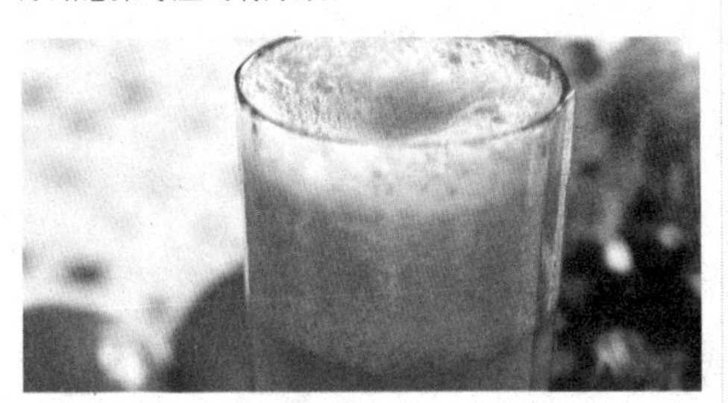

腰果糯米甜粥

材料：

腰果 20 克，糯米 80 克，白糖 3 克，葱 8 克

做法：

① 糯米泡发洗净；腰果洗净；葱洗净，切花。

② 锅置火上，倒入清水，放入糯米煮至米粒开花。

③ 加入腰果同煮至粥呈浓稠状，调入白糖拌匀，撒上葱花即可。

功效：

腰果含有丰富的锌，能补脑养血、补肾健脾，对前列腺炎患者有很好的食疗作用。经常食用腰果，可提高身体抗病能力，增进食欲。

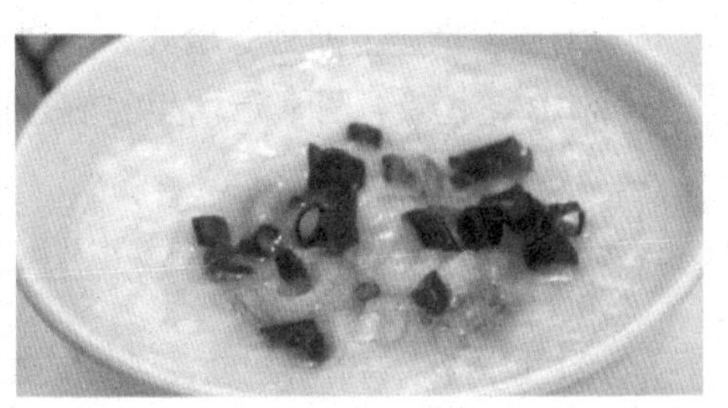

白菜薏苡仁粥

材料：

大米、薏苡仁各 50 克，芹菜、白菜各适量，盐少许

做法：

①大米、薏苡仁均泡发洗净，芹菜、白菜均洗净，切碎。

②锅置火上，倒入清水，放入大米、薏苡仁煮至米粒开花。

③加入芹菜、白菜煮至粥稠时，调入盐拌匀即可。

功效：

薏苡仁具有利水消肿、健脾祛湿、舒筋除痹、清热排脓的功效。本品可清热利水、解毒排脓，患有前列腺炎、前列腺增生的男性可经常食用。

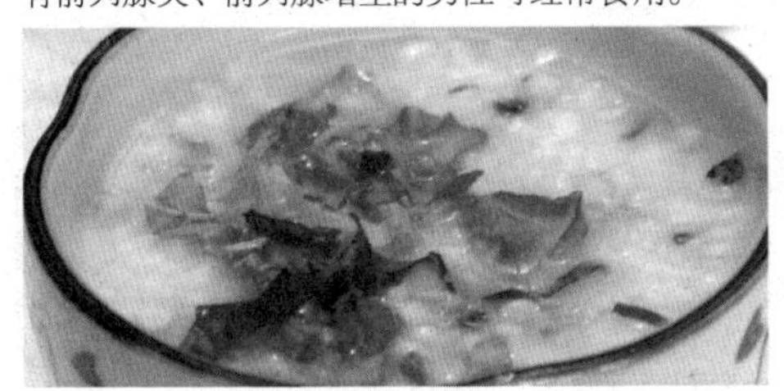

花生松子粥

材料：

花生仁 30 克，松子仁 20 克，大米 80 克，盐 2 克，葱 8 克

做法：

①大米泡发洗净；松子仁、花生仁均洗净；葱洗净，切花。

②锅置火上，倒入清水，放入大米煮开。

③加入松子仁、花生仁同煮至浓稠状，调入盐拌匀，撒上葱花即可。

功效：

松子可补阳强骨、润肠通便；花生富含多种不饱和脂肪酸，可加强前列腺功能，对男性前列腺炎、前列腺增生均有一定的食疗作用。

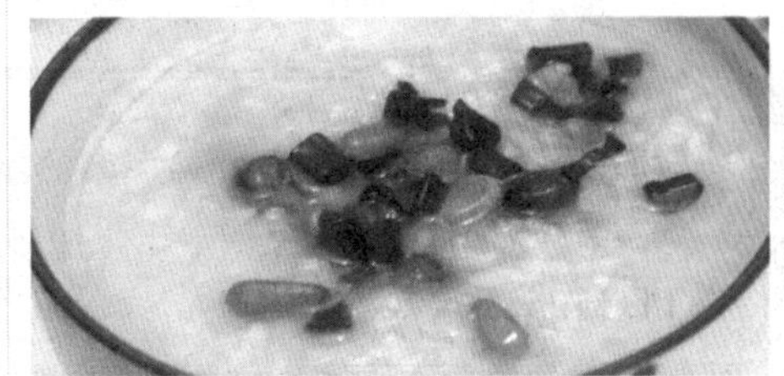

62 前列腺增生症

高发人群
50～70岁的老年男性
高发季节 春 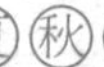

冬

前列腺可分为五叶，即前叶、中叶、后叶和两侧叶。中叶和两侧叶同前列腺增生症关系密切。中叶增生常突入膀胱颈部，阻塞尿道内口导致排尿困难。两侧叶紧贴尿道侧壁，其增生会压迫、延长、扭曲尿道，最终造成排尿困难。

诊断

（1）早期表现为尿频、夜尿增多、排尿困难、排尿无力；晚期表现为严重的尿频、尿急、排尿困难，甚至点滴不通，小腹胀满，可触及充盈的膀胱。

（2）直肠指诊：前列腺增大，质地较硬，表面光滑，中央沟消失。

（3）B 超检查，可显示增生的前列腺。

预防

1 饮食应以清淡、易消化者为宜，多吃蔬菜瓜果，少食辛辣刺激及肥甘厚味之品，戒酒，慎用壮阳的食品与药品。

2 忌长时间憋尿，以免损害尿道括约肌功能。

3 每天晚上睡觉前，按摩涌泉、会阴、关元、中极等穴位，并反复做提肛运动。

4 平时多饮水，多饮水不仅可以稀释血液，还有效稀释尿液的浓度，减轻炎症。

刮拭要点

背部：肾俞穴、膀胱俞穴

胸腹部：气海穴、中极穴

下肢部：三阴交穴、太溪穴

刮痧治疗

刮痧取穴

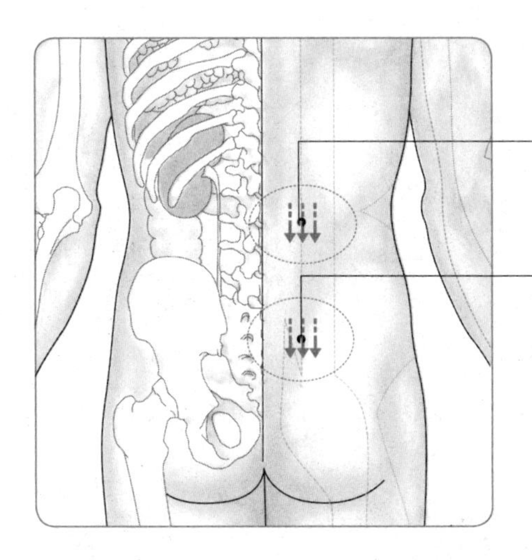

刮法	刺激程度	次数
面刮、平面按揉	轻度	40

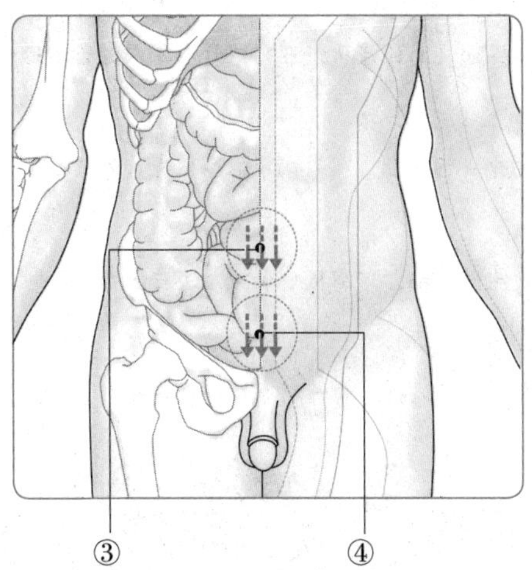

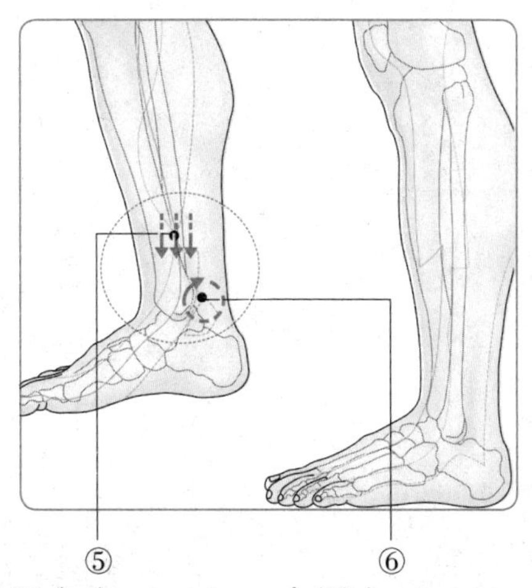

③ **气海穴**：位于前正中线，脐下 1.5 寸。

④ **中极穴**：下腹部，前正中线上，当脐中下 4 寸。

⑤ **三阴交穴**：小腿内侧，足内踝尖上 3 寸，胫骨内侧缘后方即是。

⑥ **太溪穴**：足内侧，内踝后方与跟腱之间的凹陷处。

食疗保健

苁蓉羊肉粥

肉苁蓉15克，羊肉10克，粳米60克，葱花少许，生姜3片，盐少许。肉苁蓉、羊肉洗净切细；先水煎肉苁蓉以取汁，去渣；放羊肉、生姜片、粳米煮成粥，加入葱花、盐调味即可食用。

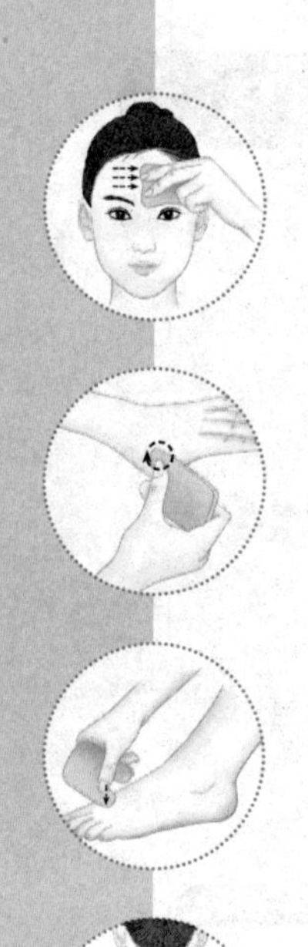

本章看点

- 月经不调

  女性月经周期或提前或延后，治疗要穴为肝俞穴、脾俞穴

- 痛经

  女性月经期出现的不良反应，可对肾俞等穴进行刮拭

- 闭经

  女性月经不至或至而复止的症状，可刮拭肝俞等穴进行治疗

- 带下病

  女性生殖系统的分泌物异常，可刮拭肾俞等穴进行治疗

- 盆腔炎

  女性生殖系统发生的炎症，可刮拭心俞等穴进行治疗

- 更年期综合征

  女性生理功能或下降或亢进，四神聪等穴是刮痧要穴

- 子宫脱垂

  子宫脱出于阴道口之外，刮拭百会等穴有显著效果

- 产后缺乳

  女性产后乳汁分泌不足，刮拭脾俞等穴位进行治疗

- 乳腺炎

  产后女性乳腺发生炎症，刮痧要穴为肝俞、脾俞等穴

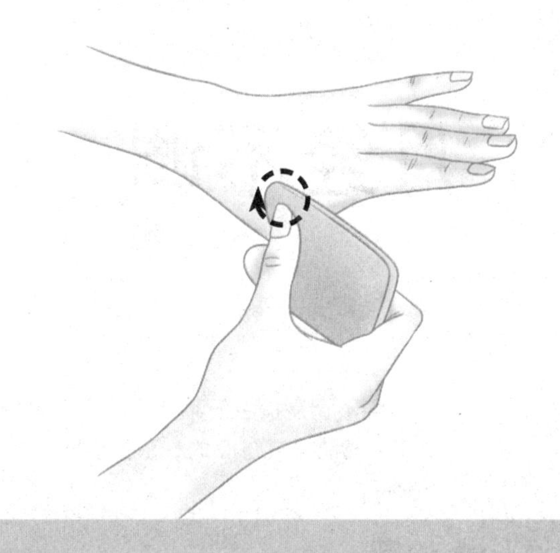

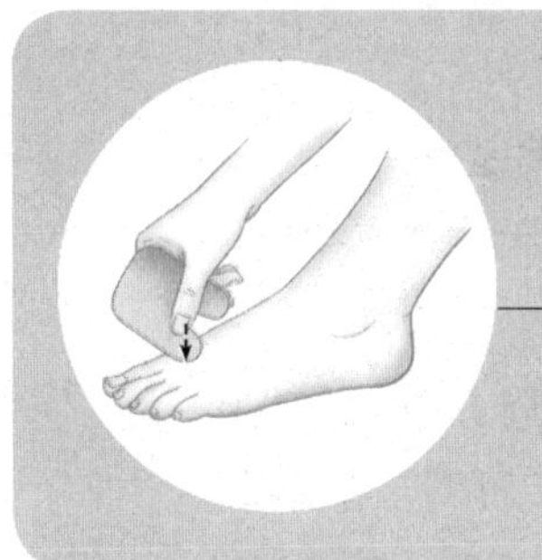

第九章 妇科病症的刮痧疗法

本章主要介绍了月经不调、痛经、闭经、带下病、盆腔炎、更年期综合征、子宫脱垂、产后缺乳、乳腺炎9种常见妇科病症的刮痧疗法。每节内容包括疾病的高发人群、高发季节、症状简介、疾病诊断、预防方法、刮痧治疗、食疗保健等。

63 月经不调

高发人群

经常减肥的女性、频繁做人工流产的女性、便秘的女性

高发季节 春 夏 秋 冬

月经不调是指由于卵巢功能不正常所引起的月经周期提前或延后，行经日期的紊乱或者经量过多或过少的一系列症状。如果出现月经不调，应当及时治疗，不能忽视。

诊断

（1）经期提前：月经周期短于 21 天，而且连续出现 2 个周期以上。

（2）经期延迟：月经周期错后 7 天以上，甚至错后 40 ~ 50 天，并连续出现 2 个周期以上。

（3）经期延长：周期正常，经期延长超过 7 天以上，甚至 2 周方净。有炎症的女性平时小腹疼痛、经期加重，平素白带量多，色黄或黄白、质稠、有异味。黄体萎缩不全者月经量较多；子宫内膜修复延长者在正常月经结束后，仍有少量持续性阴道出血。

（4）月经失调：月经先后不定期、月经提前或延迟，周期短于 21 天或长于 35 天。

预防

1 注意经期保暖，防止寒邪侵袭。

2 劳逸结合，加强锻炼，增强体质。

3 保持心情舒畅，避免强烈的精神刺激，保持乐观向上的心态。

4 房事有度，经期绝对禁止性生活。

5 经期不要吃生冷寒凉或辛辣干燥的食物。

刮拭要点

背部： 肝俞穴、脾俞穴

胸腹部： 天枢穴、归来穴

下肢部： 太冲穴

刮痧治疗

刮痧取穴

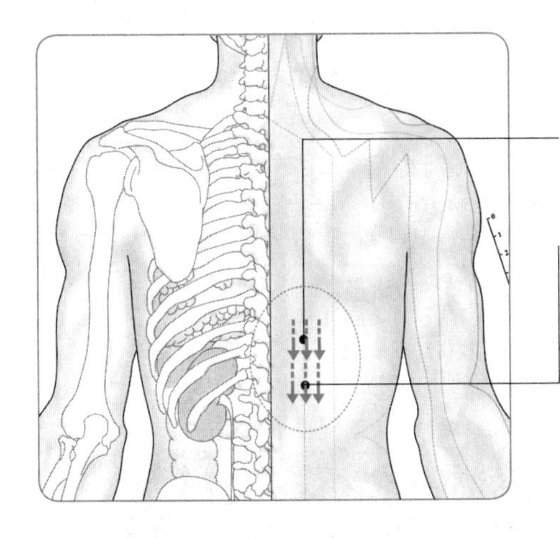

① **肝俞穴：**背部，当第 9 胸椎棘突下，旁开 1.5 寸。

② **脾俞穴：**背部，当第 11 胸椎棘突下，旁开 1.5 寸。

刮法	刺激程度	次数
面刮、垂直按揉	轻度	40

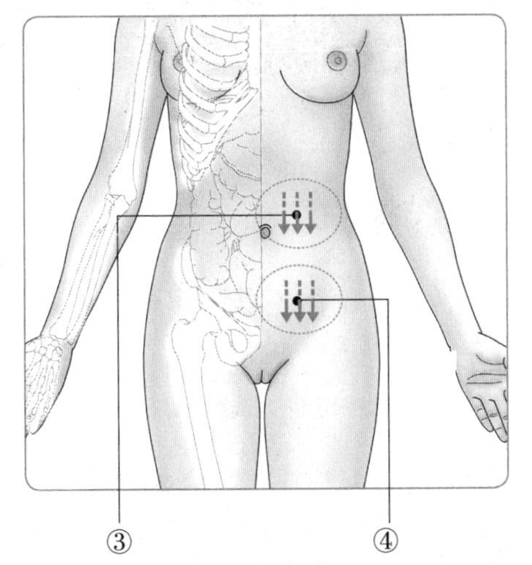

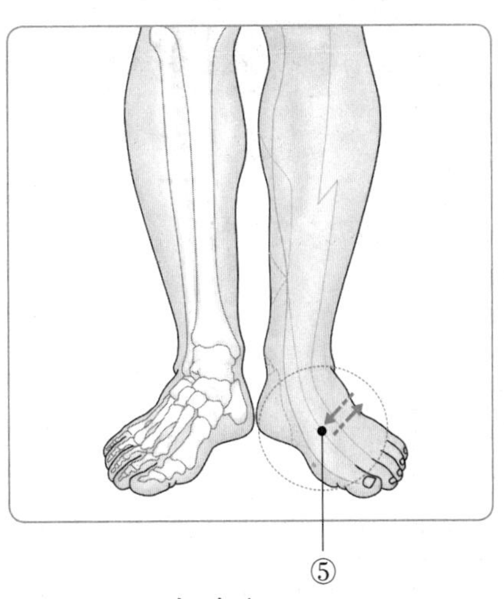

③ **天枢穴：**平脐中，距脐中 2 寸处。

④ **归来穴：**下腹部，当脐中下 4 寸，距前正中线 2 寸。

⑤ **太冲穴：**脚背部，第 1、2 跖骨结合部之前凹陷处。

专家提示

1. 月经不调的患者宜选用益母草、乌鸡、韭菜、杏仁、薏苡仁、核桃等具有松弛子宫肌肉作用的药材和食材。

2. 月经提前、月经量多及痛经患者宜选用艾叶、当归、白芷、延胡索、川芎、红花、细辛、黑豆等具有止痛、止血功能的药材和食材。

月经不调的对症药膳

益母草炖鸡汤

材料：

人参片15克，鸡腿1只，红枣8颗，益母草10克，盐4克

做法：

①将人参片、红枣、益母草均洗净；鸡腿剁块，入沸水汆烫后捞出，洗净。

②鸡腿和人参片、红枣、益母草放入锅中，加800毫升水，以大火煮开，转小火续炖25分钟。

③起锅前加盐调味即成。

功效：

此汤活血化淤、调经止痛、益气养血，适合月经不调、经色淡、量少，并伴神疲乏力、面色苍白的患者食用。

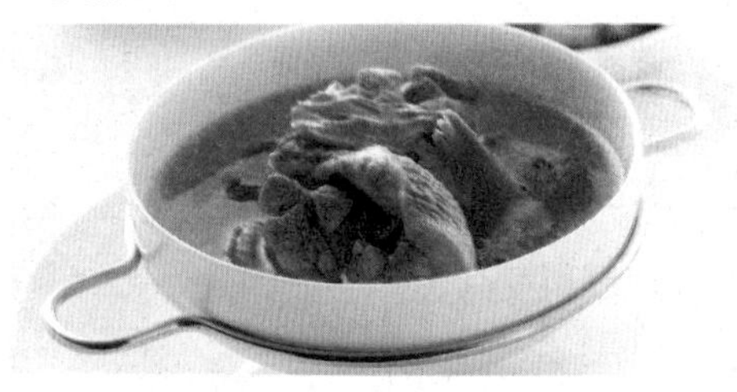

调经乌鸡汤

材料：

乌鸡腿2只，熟地黄、党参、黄芪各15克，当归、桂枝、枸杞子各10克，川芎、白术、茯苓、甘草各5克，红枣6颗，盐适量

做法：

①乌鸡腿洗净剁块，汆烫后捞起洗净。

②将所有药材均洗净，盛入炖锅，加入鸡腿块，加水至盖过材料，以大火煮开，转小火慢炖50分钟。

③最后加盐调味即可。

功效：

此汤活血养血、调经止痛，适合气血亏虚型月经不调的患者食用。

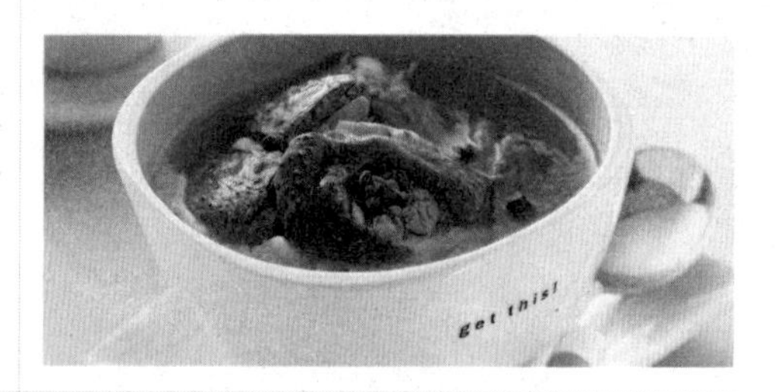

当归芍药多味排骨

材料：

排骨500克，当归、熟地黄、芍药、丹参、川芎各15克，三七粉10克，料酒10毫升，盐适量

做法：

①将排骨洗净，汆烫去腥，捞起备用。

②将洗净的当归、芍药、熟地黄、丹参、川芎入锅加水煮沸，下排骨，加料酒，待水煮开，转小火续煮30分钟。

③加入三七粉拌匀，最后加盐调味即可。

功效：

本品既补血，又活血，女性月经不调、血虚经闭、胎产诸症均可食用。

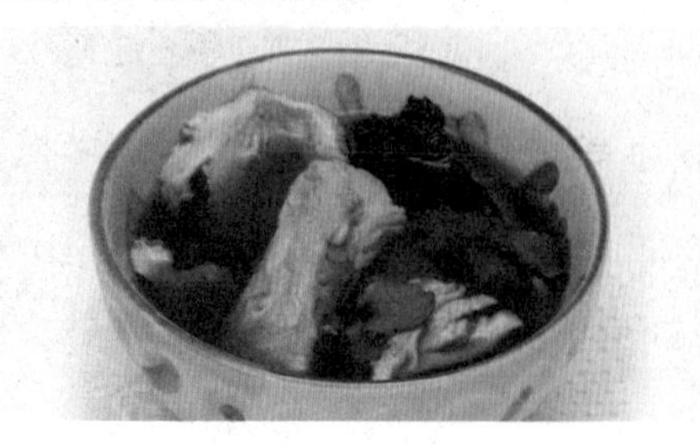

赤芍桃仁饮

材料：

桃仁、赤芍各10克，绞股蓝、红花各5克，蜂蜜适量

做法：

①将所有药材分别用清水洗净，备用。

②先将桃仁、赤芍一起放入锅中，注入适量清水，大火煮沸后加入绞股蓝、红花续煮5分钟即可。

③最后加入适量蜂蜜调味。

功效：

本品有凉血活血、化淤止痛的功效，适合月经不调、痛经、闭经的患者饮用。

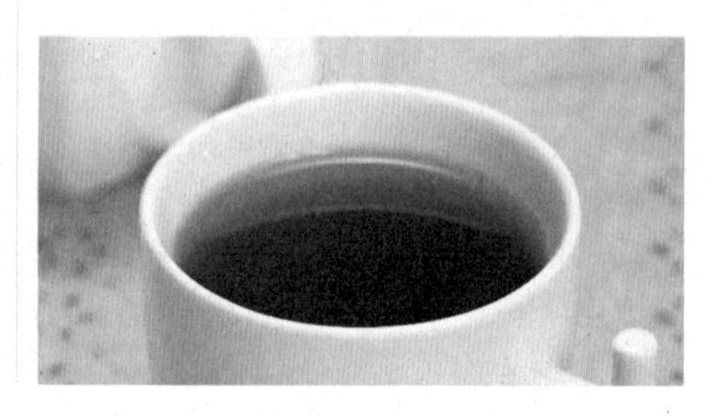

◉ 丹参桃红乌鸡汤

材料：

丹参15克，红枣10颗，红花3克，桃仁5克，乌鸡腿1只，盐5克

做法：

① 将红花、桃仁装在棉布袋内，扎紧；将鸡腿洗净剁块，汆烫后捞出；将红枣、丹参冲净。

②将所有材料盛入锅中，加800毫升水煮沸，转小火炖约20分钟，待鸡肉熟烂，加盐调味即成。

功效：

本品可疏肝解郁、活血化淤、益气补虚，对气滞血淤型胸闷不畅、月经量少、经色暗、月经不调者有很好的食疗作用。

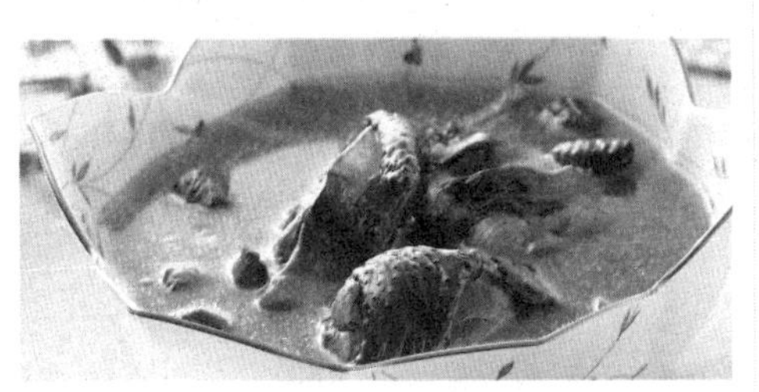

◉ 郁金菊花枸杞子茶

材料：

枸杞子10克，菊花、郁金各5克，绿茶包1袋

做法：

①将枸杞子、郁金、菊花与绿茶包一起放入保温杯。

②冲入沸水500毫升，加盖闷15分钟，滤渣即可饮用。

功效：

枸杞子养肝明目，菊花疏散风热，绿茶提神清心，郁金疏肝解郁、行气止痛。常饮此茶可安心除烦、疏肝止痛，对月经不调、痛经及更年期障碍的女性患者有一定的食疗作用。

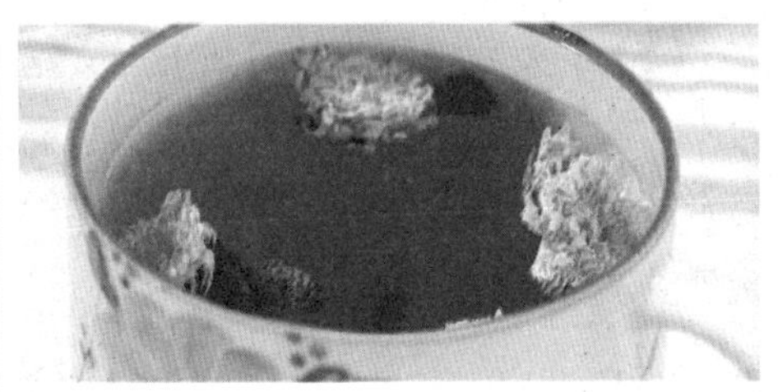

◉ 红花煮鸡蛋

材料：

红花10克，鸡蛋2个，盐少许

做法：

①将红花洗净，加水煎煮。

②往红花水中打入鸡蛋煮至蛋熟。

③蛋熟后加入盐，继续煮片刻便可。

功效：

本品具有活血化淤、益气养血、通经止痛的功效，适合气滞血淤以及气虚血淤型月经不调、痛经、闭经患者食用。

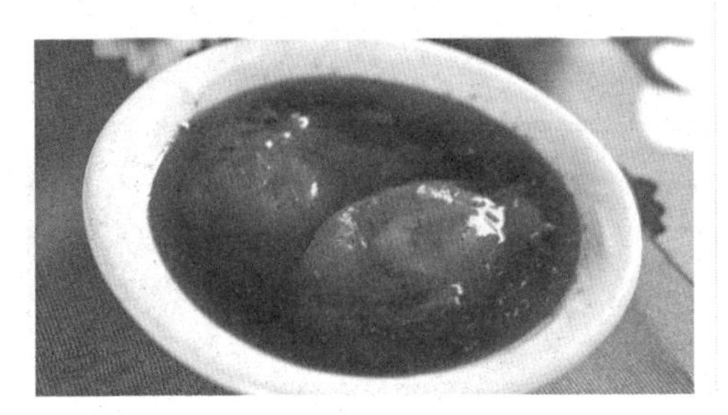

◉ 补气人参茄红面

材料：

人参须5克，麦冬15克，五味子15克，面条90克，西红柿150克，秋葵100克，火腿肉60克，高汤800毫升，盐3克，香油2毫升，胡椒粉3克

做法：

①将药材洗净，与高汤同煮，制成药膳高汤；西红柿洗净切片、秋葵洗净切片、火腿肉切丝备用。

②面条放入滚水中煮熟，捞出放在面碗中，加入盐、香油、胡椒粉调味。

③药膳高汤加热，加入西红柿、秋葵煮熟，倒入面碗中，搭配火腿丝即可。

功效：

本药膳适合气血不足而引起月经不调的女性食用。西红柿中含有番茄红素，加热后食用能有效预防宫颈癌。秋葵营养丰富，含有各种微量元素，如钾、镁、叶酸等，可以帮助消化。与人参须、麦冬、五味子搭配食用，可增强人体免疫力。

64 痛经

高发人群

子宫内膜异位症患者、生育较晚的女性、有人工流产史的女性

高发季节 春 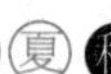 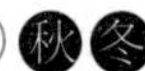 冬

痛经是指经期前后或行经期间，出现下腹部痉挛性疼痛、恶心呕吐、全身不适的现象。痛经分为原发性痛经和继发性痛经两种。

诊断

（1）原发性痛经的诊断：①初潮后 1 ~ 2 年内发病；②在出现月经或在此之前几个小时开始腹痛，疼痛持续时间不超过 48 ~ 72 个小时；③疼痛性质属痉挛性疼痛或类似分娩产痛；④妇科双合诊或肛诊阴性，即可得出原发性痛经的诊断。

（2）继发性痛经的诊断：①有反复盆腔炎症发作史、月经周期不规则、月经过多、放置宫腔节育器、不孕等病史有助于继发性痛经的诊断；②通过双合诊及三合诊，可发现一些导致痛经的病因，如子宫畸形、子宫肌瘤、卵巢肿瘤、盆腔炎性肿块等。

预防

1 在经期应防止寒邪侵袭。在月经期，不要冒雨涉水、坐卧湿地、下水游泳等。注意腹部保暖，双脚勿下冷水，有利于防治痛经。

2 应尽量控制剧烈的情绪波动。情绪波动、思想负担、忧郁沮丧都会刺激中枢神经系统，使子宫过度收缩，伴随子宫血流量减少，可能引起痛经或使痛经症状加重。

3 平时注意房事卫生和经期卫生。痛经发作时，应卧床休息，绝对禁止性生活。

4 腹痛畏寒的女性可以做腹部热敷，或注意下腹保暖，有利于缓解痛经。

刮拭要点

背部：肾俞穴、八髎穴

胸腹部：水道穴、归来穴

上肢部：太溪穴

刮痧治疗

刮痧取穴

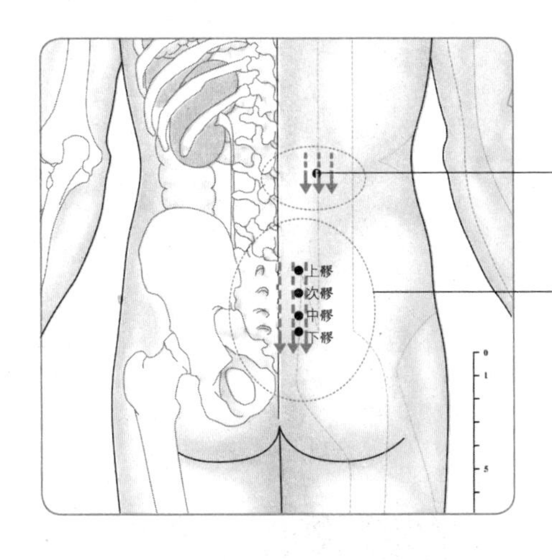

① **肾俞穴**：腰部，当第2腰椎棘突下，旁开1.5寸。

② **八髎穴**：左右共8个穴位，分别在第1、2、3、4骶后孔中，合称"八髎"。

刮法	刺激程度	次数
面刮、平面按揉	轻度	40

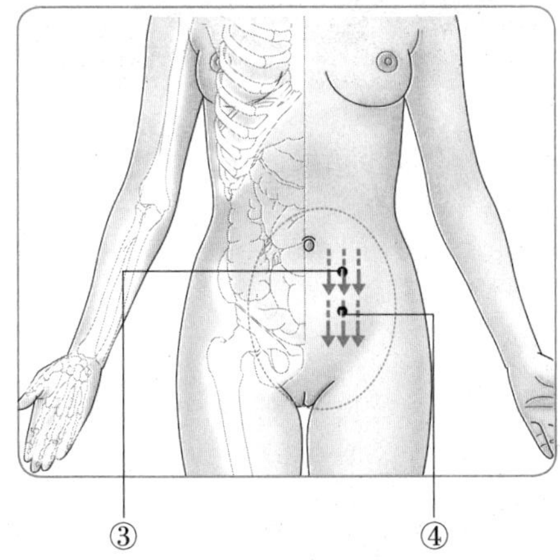

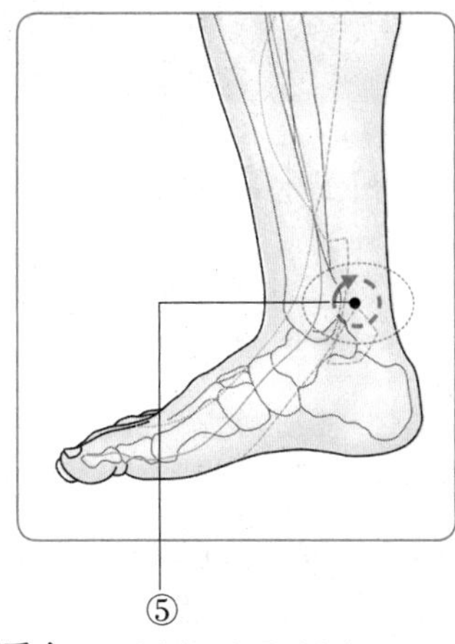

③ **水道穴**：脐中下3寸，距前正中线2寸。

④ **归来穴**：下腹部，当脐中下4寸，距前正中线2寸。

⑤ **太溪穴**：足内侧，内踝后方与跟腱之间的凹陷处。

专家提示

寒凝胞宫型痛经患者应选择具有散寒除湿、温经通脉功效的药材和食物，如干姜、艾叶、肉桂、吴茱萸、桂枝、茴香、花椒、大葱、韭菜、洋葱、羊肉、狗肉、荔枝、桂圆肉、榴莲、桃子等。

痛经的对症药膳

归参炖母鸡

材料：

当归15克，党参20克，母鸡1只，葱、生姜片、料酒、盐各适量

做法：

①将母鸡宰杀后，去毛，去内脏，洗净。

②将剁好的鸡块放入沸水中焯去血水。

③把当归、党参、鸡肉放入砂锅中，砂锅放在大火上，加清水烧沸，然后再用小火炖至鸡肉熟烂，调入葱、生姜片、料酒、盐调味即成。

功效：

当归补血活血、调经止痛，为补血调经第一药，凡血虚、血淤、气血不和、冲任不调等引起的月经不调、痛经、闭经诸症者，皆可服用。加上党参益气补虚；母鸡大补元气。三者搭配炖汤食用，对气血虚弱型痛经有很好的调养效果。

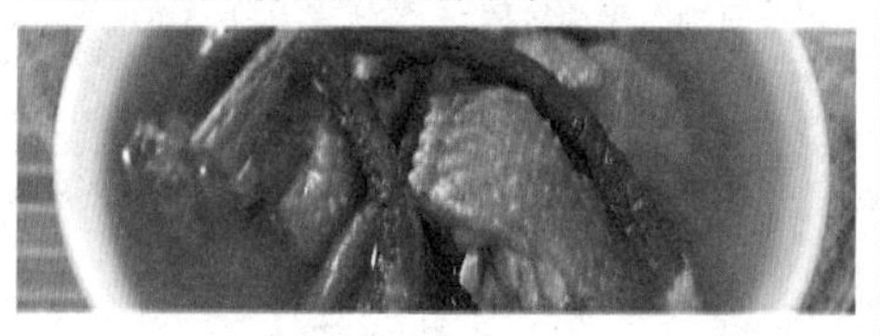

上汤益母草

材料：

益母草300克，大蒜10克，猪瘦肉15克，红椒1个，盐2克，鸡精3克

做法：

①益母草去根洗净；大蒜去皮；红椒洗净切块。

②猪瘦肉洗净剁碎；大蒜炸香；益母草入沸水中氽烫，捞出装盘。

③猪瘦肉炒香，下入大蒜、红椒、清汤、盐、鸡精，拌匀后淋在益母草上即可。

功效：

益母草具有活血化淤、调经止痛的功效，对女性月经不调、痛经、闭经等均有较好的疗效；大蒜可解毒、杀菌、增强抵抗力；猪瘦肉益气补虚。三者配伍同用，可加强补虚调经的效果。

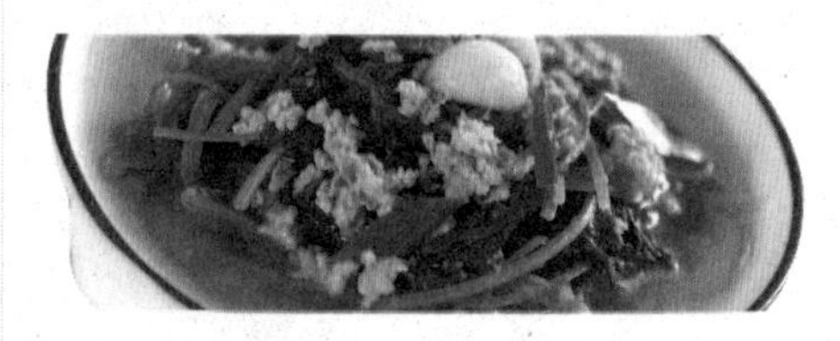

当归三七乌鸡汤

材料：

当归20克，三七8克，乌鸡肉250克，盐3克，葱末少许，味精3克，酱油2毫升

做法：

①把当归、三七用水洗干净，然后用刀剁碎。

②把乌鸡肉用水洗干净，用刀剁成块，放入开水中煮5分钟，再取出过冷水。

③把所有的材料放入炖盅中，加水，以小火炖3个小时，最后调味，撒上葱末即可。

功效：

乌鸡和当归、三七搭配，有养血补气之作用。适用于改善气血不足、产后出血、产后体虚等症，特别适合血虚有淤引起的月经不调、痛经等女性食用。

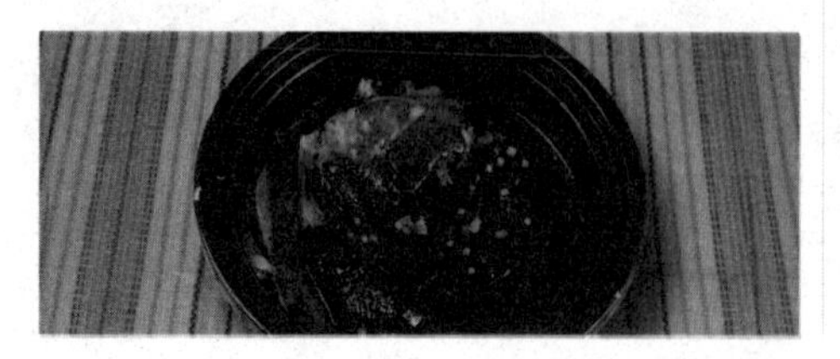

何首乌炒猪肝

材料：

何首乌20克，猪肝300克，韭菜花250克，淀粉、盐、香油各适量

做法：

①猪肝洗净切片，入开水中氽烫，捞出沥干。

②韭菜花洗净切小段；将何首乌放入清水中煮沸，转小火续煮10分钟后熄火，滤取药汁与淀粉混合拌匀。

③起油锅，放入沥干的猪肝、韭菜花拌炒片刻，加入盐和香油拌炒均匀，淋上药汁勾芡即可。

功效：

何首乌滋补肝肾、滋阴养血；猪肝补血；韭菜补肾。三者合用，对肝肾阴虚引起的痛经有较好的补益作用。

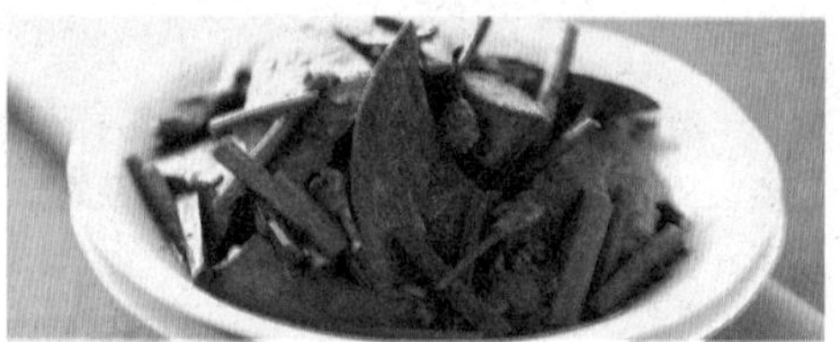

艾叶煮鸡蛋

材料：

鸡蛋2个，艾叶10克

做法：

①生鸡蛋用清水冲洗干净，备用；将艾叶洗净，加水熬煮至出色。

②将洗净的鸡蛋放入艾水中一起炖煮，约5分钟。

③待鸡蛋壳变色，将其捞出，即可食用。

功效：

艾叶有理气血、逐寒湿、温经止血、安胎的作用，可治月经不调、痛经、心腹冷痛、久痢、吐衄、便血等症，尤其擅长治疗寒凝胞宫所致的痛经、月经不调、胎动不安等症。

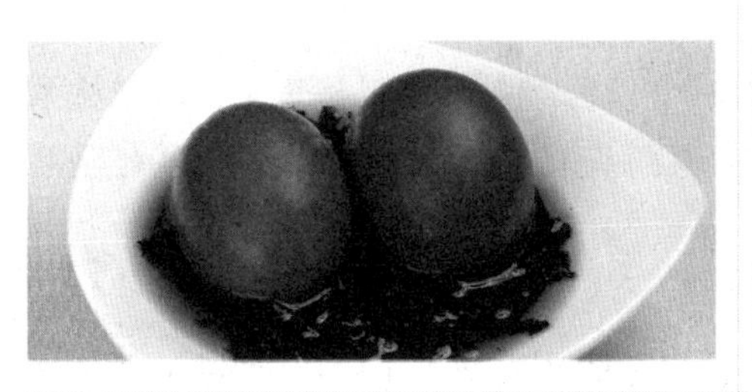

枸杞子茉莉花粥

材料：

枸杞子、茉莉花各适量，青菜20克，大米80克，盐2克

做法：

①大米洗净，浸泡30分钟后捞出沥水；枸杞子、青菜、茉莉花洗净。

②锅置火上，倒入清水，放入大米，用大火烧开。

③加入枸杞子、青菜同煮片刻，转小火煮至粥稠，撒上茉莉花，加盐拌匀即可。

功效：

枸杞子、茉莉花、青菜、大米混煮成粥食用，可使人心神安宁，亦可缓解经期疼痛、焦虑等症状，对痛经患者有一定的食疗作用。

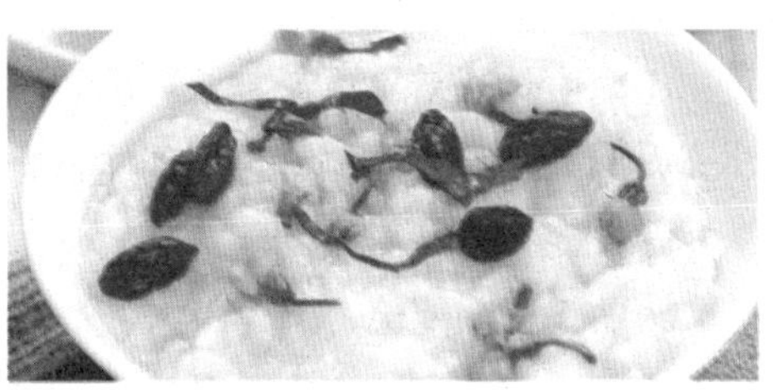

乌药木香粥

材料：

乌药、白芍、红花、当归各10克，沙参15克，川芎、木香各6克，粳米100克

做法：

①将药材洗净，放入棉布袋内，扎紧，加水后先用大火煮开，再用小火煎取药汁。

②再取药渣煎1次，合2次药汁为一，加入洗净的粳米，煮成粥即可。

功效：

本品具有疏肝理气、活血化淤、散寒止痛等功效，适合气滞血淤、寒湿凝滞以及气虚血淤型的痛经患者食用。

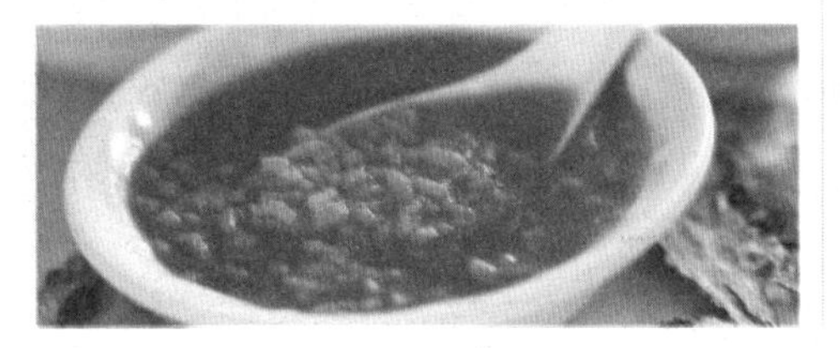

川芎蛋花汤

材料：

川芎10克，鸡蛋1个，料酒10毫升

做法：

①川芎洗净，浸泡于清水约20分钟。鸡蛋打入碗内，拌匀，备用。

②起锅，倒入适量清水，以大火煮滚后，加入川芎，倒入鸡蛋，蛋熟后加入料酒即可。

功效：

川芎具有活血调经、祛风止痛之效，料酒尚有温经活血之效。本品可用于治疗气血淤滞、气滞寒凝所致的经期疼痛、子宫冷痛、腹部冷痛等症。

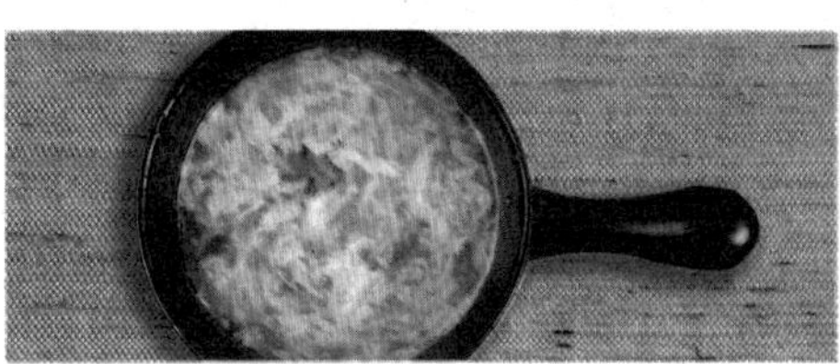

65 闭经

高发人群
起居无度者、过度节食者、嗜好酒烟者、情绪异常者
高发季节 春 夏 秋 冬

闭经是指女子年满 18 岁，而月经尚未初潮，或已来月经又中断达 3 个月以上的病症。气血亏虚者月经来潮后闭止，伴头晕耳鸣、腰膝酸软；阴虚内热者月经量逐渐变少，最后闭经，伴五心烦热、潮热盗汗；气滞血淤型闭经者还会伴有胸胁及小腹胀痛。

诊断

（1）子宫检查

①宫腔镜检查；②腹腔镜检查；③子宫输卵管碘油造影；④药物试验检查。

（2）卵巢功能检查

①阴道黏液结晶检查：了解雌激素水平；②宫颈黏液结晶检查：了解雌激素水平及有无孕激素影响；③基础体温测定：了解有无排卵及黄体功能；④雌孕激素水平测定：了解卵巢功能。

（3）垂体功能检查

①测定血中促卵泡生成激素（FSH）、促黄体生成激素（LH）含量；②垂体兴奋试验；③血中催乳素（PRL）测定；④蝶鞍 X 线片、核磁共振等检查。

预防

1 经期要注意保暖，腰部以下尤其要注意，注意双足不要受寒，不要涉冷水，禁食生冷瓜果。经期身体抵抗力弱，所以要避免重体力劳动，注意劳逸结合，以协调冲任气血。

2 加强营养，注意调理脾胃，可多食肉类、禽蛋类、牛奶以及新鲜蔬菜，忌食辛辣刺激性食品。

3 哺乳不宜过久，忌行人工流产术，正确掌握口服避孕药的方法。

4 肥胖者应适当调节饮食及减少盐的摄入。

刮拭要点

背部：肝俞穴、肾俞穴

胸腹部：神阙穴、中极穴

下肢部：太冲穴、行间穴

刮痧治疗

刮痧取穴

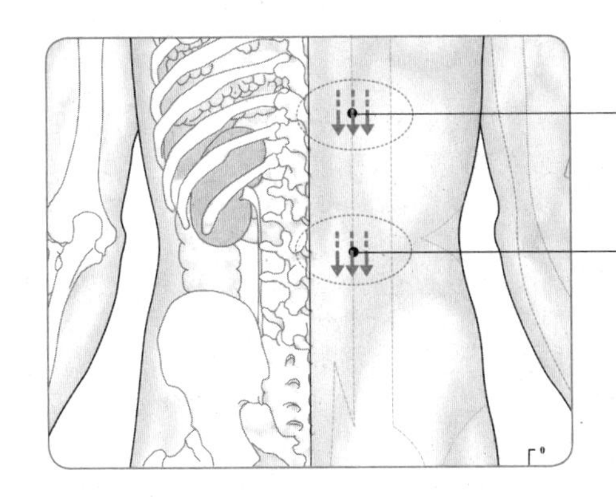

① 肝俞穴：背部，当第 9 胸椎棘突下，旁开 1.5 寸。

② 肾俞穴：腰部，当第 2 腰椎棘突下，旁开 1.5 寸。

刮法	刺激程度	次数
角刮、垂直按揉	轻度	40

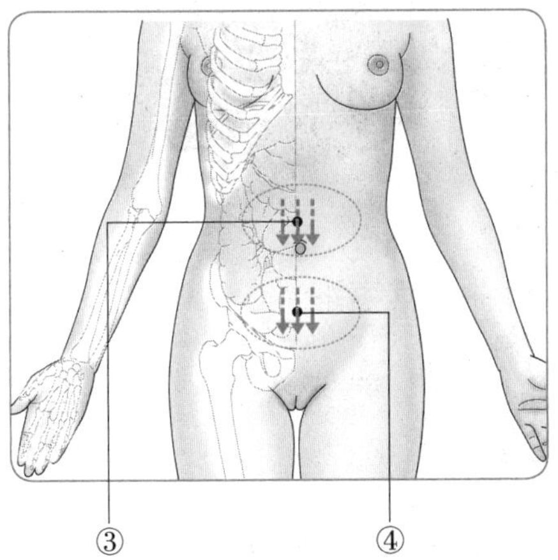

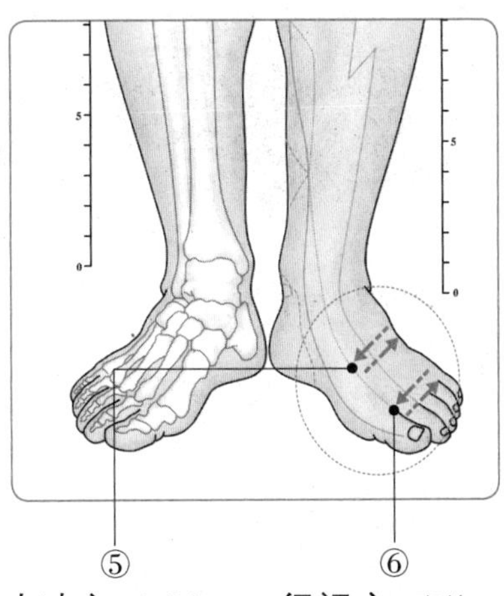

③ 神阙穴：中腹部，脐中央。

④ 中极穴：下腹部，前正中线上，当脐中下 4 寸。

⑤ 太冲穴：脚背部，第 1、2 跖骨结合部之前凹陷处。

⑥ 行间穴：脚第 1、2 趾间趾缝后方赤白肉际的凹陷中。

专家提示

1. 多食高蛋白、高维生素的食物。

2.注意补血，可常食有补血作用的食物，如红枣、黑木耳、黑豆、何首乌、当归、动物血等。

3.忌暴饮暴食。暴饮暴食会损伤脾胃的功能，使气血运行不畅，冲任血少而导致闭经。

闭经的对症药膳

当归熟地烧羊肉

材料：

当归、熟地黄各 20 克，羊肉 500 克，干姜 10 克，盐、料酒、酱油各适量

做法：

①将羊肉用清水冲洗，洗去血水。切成块状，放入砂锅中。

②放入当归、熟地黄、干姜、酱油、盐、料酒等调味料，加入适量清水，没过材料即可。

③以大火煮沸，再改用小火煮至肉熟烂即可。

功效：

当归既补血又活血，对血淤或血虚引起的闭经均有疗效；熟地黄补血、养肝、补肾；羊肉温经祛寒，可改善寒凝血淤引起的闭经。

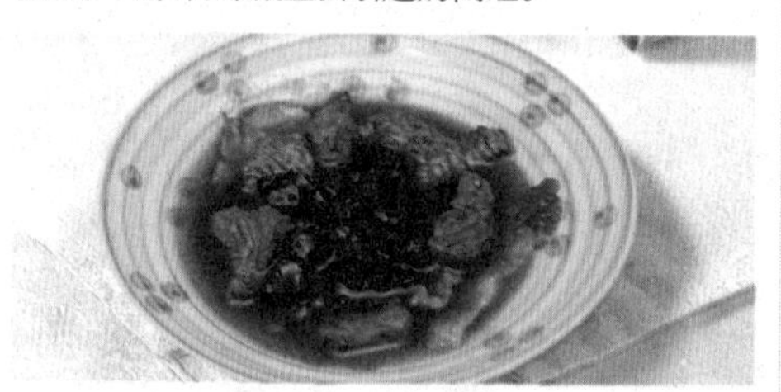

玫瑰调经茶

材料：

玫瑰花 8 朵，益母草 10 克

做法：

①将玫瑰花、益母草略洗，去除杂质。

②将玫瑰花及益母草放入锅中，加水 400 毫升，大火煮开后再煮 5 分钟。

③关火后倒入杯中即可饮用。

功效：

玫瑰具有疏肝解郁、活血通经的功效，对心情抑郁而造成中枢神经系统功能受抑制，致卵巢功能紊乱而致闭经的患者有一定的食疗效果。益母草活血通经，可改善气滞血淤引起的月经紊乱、闭经、乳房胀痛等症状。

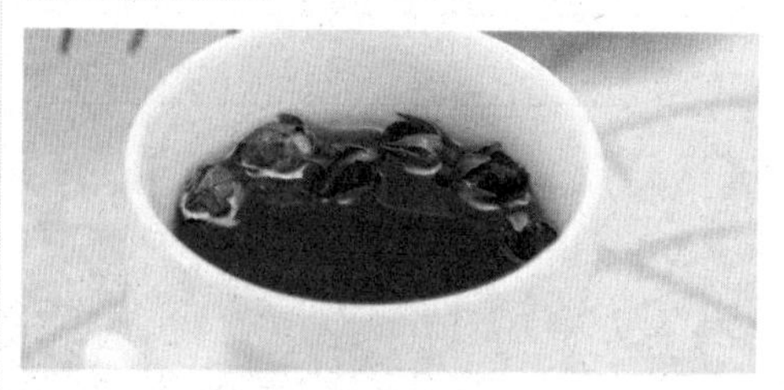

川芎桃仁青皮饮

材料：

川芎、香附、桃仁、吴茱萸、生地黄、白芍各 15 克，红花、青皮各 8 克

做法：

①将所有材料洗净，先将川芎、生地黄、桃仁、白芍、吴茱萸放入锅中，加水 700 毫升。

②以大火煮开，转小火煮至药汁剩 400 毫升，再放入青皮、红花、香附续煮 5 分钟即可关火。

③再煎煮 1 次，滤去药渣，将 2 次的药汁合并，分 2 次服用，每日 1 剂。

功效：

川芎、香附均能活血化淤、行气止痛；吴茱萸暖宫行气；白芍有较好的缓急止痛效果；桃仁、红花活血化淤；青皮破气逐淤。本品适合闭经的患者饮用。

牛奶红枣粥

材料：

红枣 20 颗，大米 100 克、鲜牛奶 150 毫升，白糖适量

做法：

①将白米、红枣分别洗净，泡发 1 个小时。

②起锅入水，将红枣和大米加水同煮，先用大火煮沸，再改用小火续熬，大概 1 个小时。

③鲜牛奶另起锅加热，煮沸即熄火，再将煮沸的牛奶缓缓调入之前煮好的红枣大米粥里，加入白糖拌匀，待煮沸后适当搅拌，即可熄火。

功效：

牛奶红枣粥易于消化，能开胃健脾，且营养丰富，常食对气血两虚型闭经大有益处。需要注意的是，加入牛奶后不可长时间煮沸，否则会破坏其中的维生素和蛋白质。

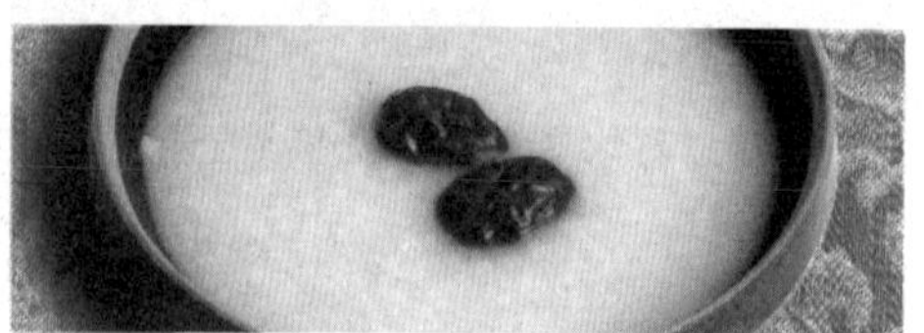

参归枣鸡汤

材料：

党参15克，当归15克，红枣8颗，鸡腿1只，盐2克

做法：

①鸡腿剁块，放入沸水中汆烫，捞起冲净。

②鸡肉、党参、当归、红枣一起入锅，加800毫升水以大火煮开，转小火续煮30分钟。

③起锅前加盐调味即可。

功效：

本品有补血活血、防治贫血并调经止痛的作用，可改善因贫血造成的闭经，月经稀发、量少等症状。

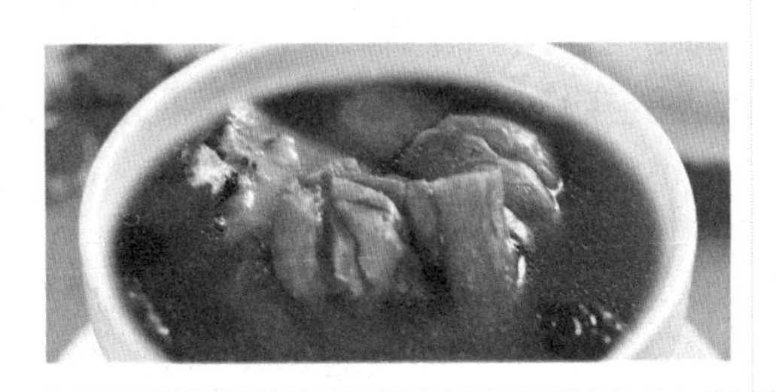

益母草茉莉花饮

材料：

益母草30克，茉莉花20克

做法：

①益母草洗净，放入沸水中煮开，取其汁，备用。

②将茉莉花用热开水浸泡后再冲净，然后放入壶中，冲入沸水，浸泡约3分钟。

③把益母草汁与茉莉花茶混合即可。

功效：

本品能活血化淤、理气和血、疏肝解郁。适合月经不调、痛经、闭经的患者，下痢腹痛、目赤肿痛、疮疡肿毒、肝郁胁痛等患者也可饮用。

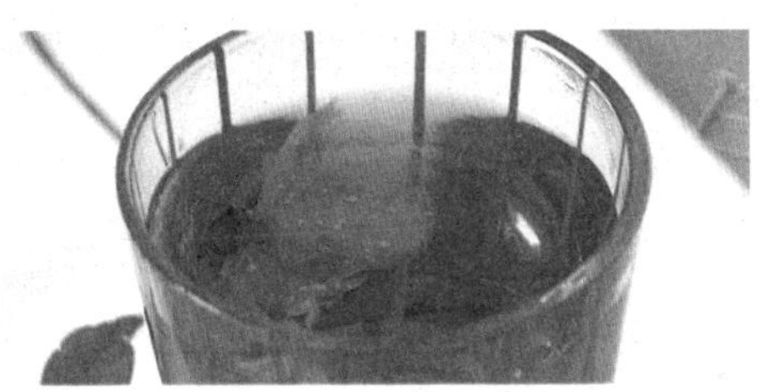

黄芪猪肝汤

材料：

山楂、当归各10克，黄芪15克，丹参、生地黄各20克，生姜5片，料酒10毫升，香油2毫升，猪肝200克，盐3克

做法：

①当归、黄芪、丹参、生地黄洗净，加200毫升水，熬取药汁备用。

②香油加生姜片爆香后，放入洗净的猪肝炒至半熟，盛起备用。

③将料酒、药汁、山楂入锅煮开，再放入猪肝煮开，接着放入盐调味即可。

功效：

此汤有补益气血、养肝明目等功效。当归补血养血；黄芪补气；丹参活血；生地黄清热凉血；猪肝补血。本品能用于治疗气血不足所致的闭经、经量稀少等症。

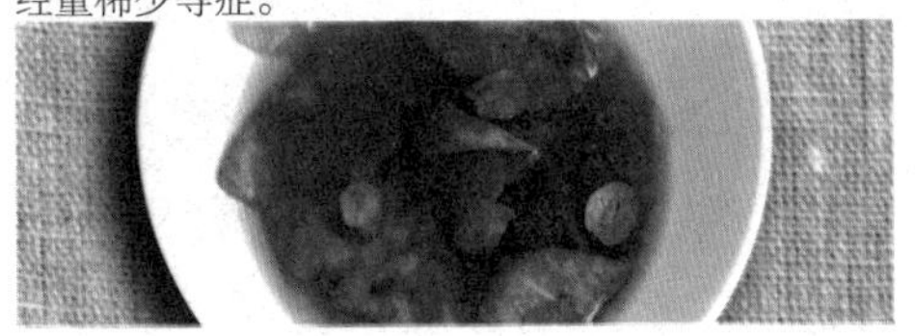

百合炒红腰豆

材料：

百合250克，红腰豆100克，葱油、生姜汁、盐、味精、鸡精、淀粉适量

做法：

①把所有的调味料放好备用；百合洗净。

②百合、红腰豆放入沸水中汆烫，另起锅加入葱油、生姜汁烧热后，再放入百合、红腰豆翻炒。

③加入盐、味精、鸡精炒匀，用淀粉勾芡。盛出装盘即可。

功效：

红腰豆含有丰富的维生素、铁和钾等矿物质，有补血生血、增强免疫力、帮助细胞修复及抗衰老的功效。百合清心安神，与红腰豆合用，就有安神、补血、养血之效，适合气血不足型的闭经患者食用。

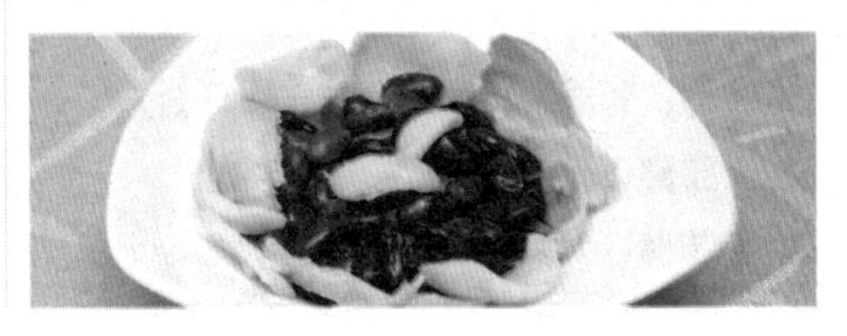

66 带下病

高发人群
青春期女性、脾肾虚衰者
高发季节 春 夏 秋 冬

白带是指女性阴道内白色或淡黄色的分泌物。在青春期、月经期、妊娠期时，白带可能增多，这些都属正常现象。如果白带比平时增多，颜色异常，有特别的腥臭味，并且伴有阴部瘙痒的症状，则是带下病。

诊断

（1）由滴虫性阴道炎引起的带下病症状为：黄白色泡沫状白带，有酸臭味，大多伴有外阴瘙痒或刺痛，有爬虫感，白带多。做阴道检查时可发现阴道壁充血，有时可有红点，在显微镜下白带中可找到滴虫。

（2）由霉菌性阴道炎引起的带下病症状为：乳白色凝块状白带，有时外阴剧痒或刺痛，白带多。做阴道检查时可发现阴道壁上有一层白膜，不易擦去，擦去后可见阴道壁充血，在显微镜下白带中可找到霉菌。

（3）由慢性宫颈炎引起的带下病症状为：黏稠、黄脓样分泌物，有时有赤带。做阴道检查时可发现患者下腹部胀痛不适，腰酸或无症状，宫颈有不同程度的糜烂或增生肥厚，有小囊肿、息肉。

（4）由老年性阴道炎引起的带下病症状为：常带血性，外阴部及阴道灼热不适，白带多。做阴道检查时可发现患者阴道萎缩，皱襞消失，穹窿部狭窄，阴道黏膜微红，有小出血点。

预防

1 要节制房事。一般以每周1～2次为度。

2 要调摄情志。理智地控制自己的感情，避免情志不舒、肝郁化火而导致赤带。

3 要夫妻同治。丈夫生殖器及尿道中存留的滴虫及霉菌，可能通过性交进入妻子的阴道，从而引发滴虫性、霉菌性带下病，所以夫妻的内衣应常换洗。另外每次性交前，双方应先冲洗生殖器。

刮拭要点

背部：肾俞穴、膀胱俞穴、白环俞穴

上肢部：间使穴

下肢部：太溪穴

刮痧治疗

刮痧取穴

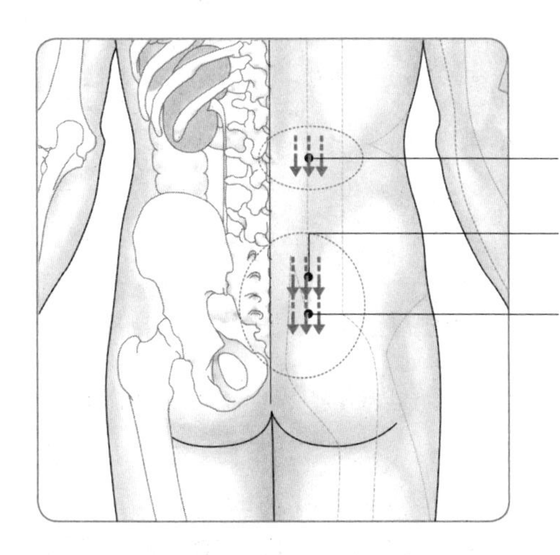

① **肾俞穴：**腰部，当第2腰椎棘突下，旁开1.5寸。

② **膀胱俞穴：**后正中线旁开1.5寸，平第2骶后孔。

③ **白环俞穴：**后正中线旁开1.5寸，平第4骶后孔。

刮法	刺激程度	次数
面刮、平面按揉	轻度	40

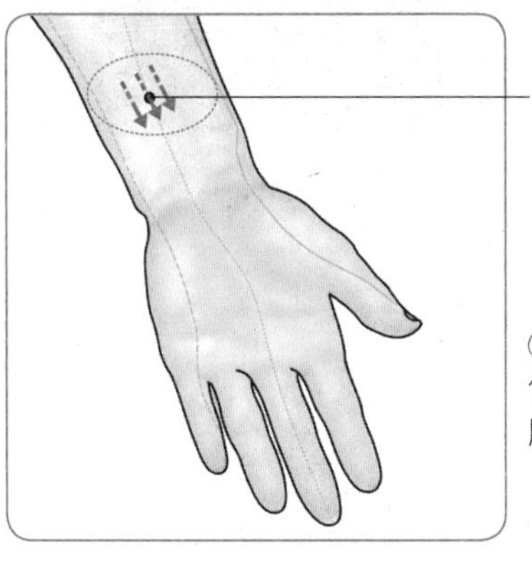

④ **间使穴：**腕横纹上3寸，掌长肌腱与桡侧腕屈肌腱之间。

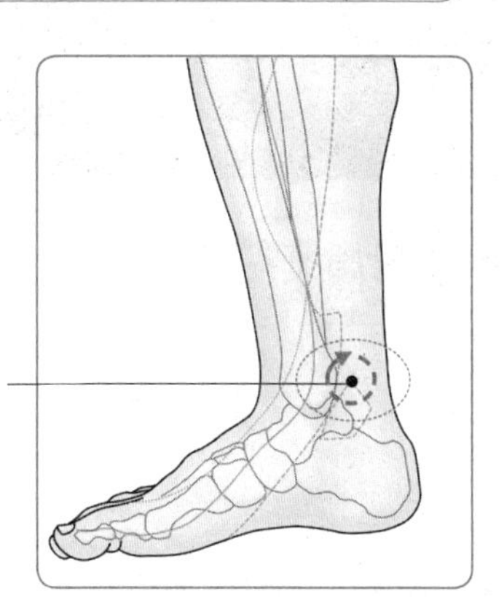

⑤ **太溪穴：**足内侧，内踝后方与跟腱之间的凹陷处。

专家提示

1. 带下过多的患者应多进食具有健脾温肾、培元止带作用之物，如白扁豆、蚕豆、豇豆、山药、板栗、莲子、榛子、芡实、核桃肉、白果、薏苡仁等。

2.不宜过度食用生冷寒凉之物，否则会致使痰湿困脾，水湿不化而成带下，如河蚌、蛤蜊、田螺、蛏子等。

3.患者应少食辛辣刺激性食物，少吃燥热伤阴的食物，如花椒、肉桂、茴香、羊肉、辣椒等。

带下病的对症药膳

芡实莲子薏苡仁汤

材料：

芡实 50 克，茯苓 30 克，干山药 50 克，薏苡仁 80 克，猪小肠 400 克，干品莲子 50 克，盐 3 克，料酒 5 毫升

做法：

①将猪小肠处理干净，放入沸水中氽烫，捞出剪成小段。

②将芡实、茯苓、山药、莲子、薏苡仁洗净，与猪小肠一起入锅，加水至盖过所有材料，煮沸后用小火炖约 30 分钟，快熟时加盐调味，淋上料酒即可。

功效：

芡实药性平和，为药食两用佳品，能益肾健脾、收敛固涩、除湿止带；茯苓、山药、莲子、薏苡仁均可健脾祛湿止带。以上几味配伍，对脾虚或肾虚型带下过多者有较好的食疗作用。

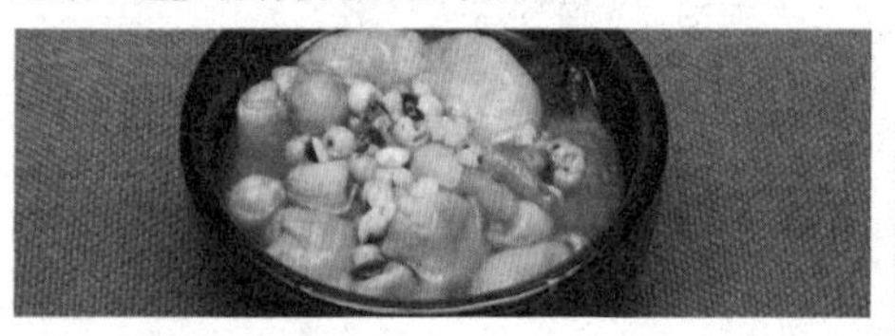

白果煲猪肚

材料：

猪肚 300 克，白果 30 克，葱 10 克，生姜 5 克，高汤 600 毫升，盐 3 克，料酒 5 毫升，淀粉 20 克

做法：

①猪肚用盐和淀粉抓洗干净，重复 2~3 次后冲洗干净切条；葱切段，生姜去皮切片。

②将猪肚和白果放入锅中，加入适量水煮 20 分钟至熟，捞出沥干水分。

③将所有材料一同放入瓦罐内，加入高汤及料酒，小火煮至猪肚条软烂时，加入调味料即可。

功效：

猪肚补气健脾、利湿止带；白果收涩而固下焦，能除湿化浊、收涩止带，为治疗带下白浊之常用药。两者配伍同用，对脾虚型带下量多、质稀、绵绵不断，小腹空坠者有较好的食疗效果。

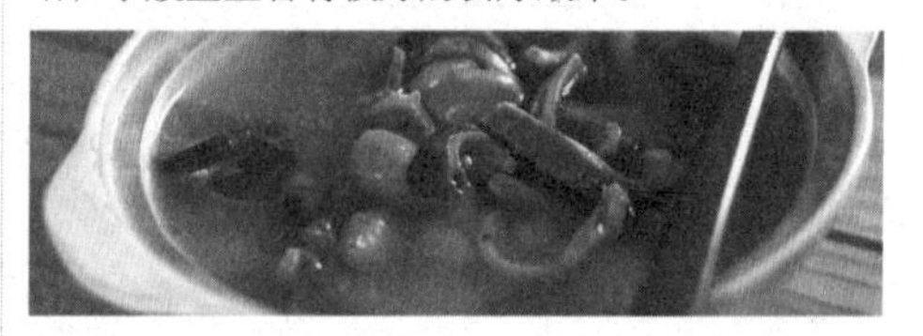

补骨脂芡实鸭汤

材料：

鸭肉 300 克，补骨脂 15 克，芡实 30 克，盐 3 克

做法：

①鸭肉洗净，放入沸水中氽烫，去掉血水，捞出；芡实淘洗干净。

②将芡实与补骨脂、鸭肉一起盛入锅中，加入 700 毫升水，大约盖过所有的材料。

③用大火将汤煮开，再转用小火续炖约 30 分钟，调入盐即可。

功效：

本品具有涩精止遗、固肾止带的功效，适合肾虚遗精、腰膝冷痛、尿频遗尿、带下增多等患者食用。

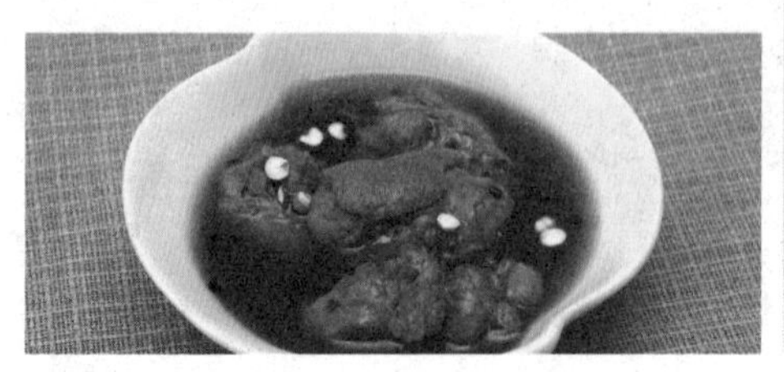

山药益智仁扁豆粥

材料：

鲜山药 50 克，扁豆 15 克，大米 100 克，益智仁 10 克，冰糖 10 克

做法：

①大米、益智仁均泡发洗净；扁豆洗净，切段；山药去皮，洗净切块。

②锅置火上，注水后放入大米、山药、益智仁用大火煮至米粒开花。

③再放入扁豆，改用小火煮至粥成，放入冰糖煮至溶化后即可食用。

功效：

益智仁有很好的收涩作用，与山药、大米同用，可有效改善带下过多等症状。

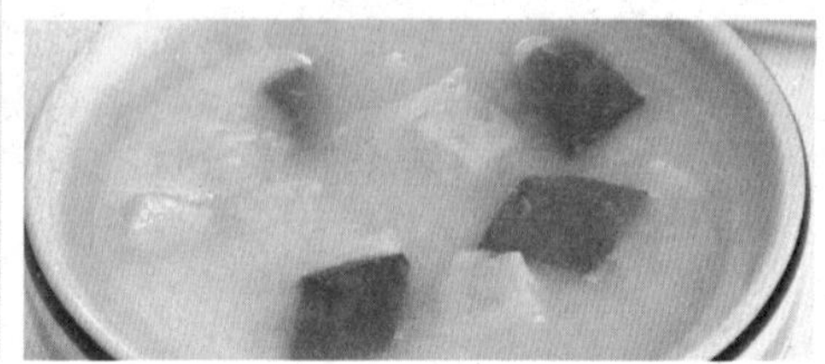

绿豆苋菜枸杞子粥

材料：

大米、绿豆各40克，苋菜100克，枸杞子5克，冰糖10克

做法：

①大米、绿豆均泡发洗净；苋菜洗净，切碎；枸杞子洗净，备用。

②锅置火上，倒入清水，放入大米、绿豆、枸杞子煮至水开。

③待煮至浓稠状时，加入苋菜、冰糖稍煮即可。

功效：

绿豆清热解毒、利尿通淋，可辅助治疗阴道炎、阴道瘙痒以及尿频、尿急、尿痛等尿路感染症状；苋菜可清热利湿、凉血止血。对湿热下注引起的带下过多、阴道炎、阴道瘙痒等均有较好的食疗作用。

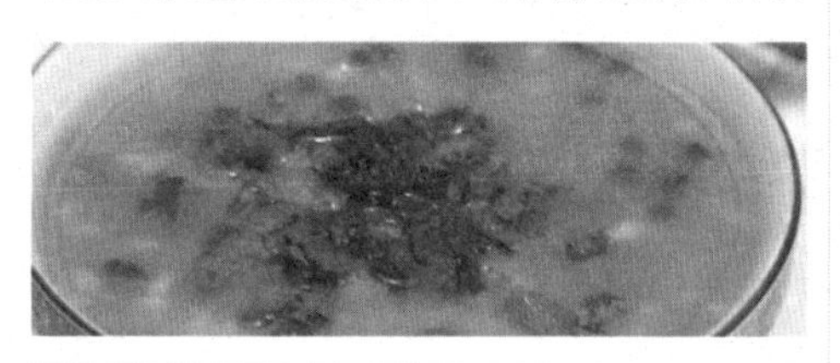

莲子山药甜汤

材料：

银耳100克，莲子80克，百合30克，红枣5颗，鲜山药50克，冰糖适量

做法：

①银耳洗净泡开备用；红枣上划几个刀口。

②银耳、莲子、百合、红枣同时入锅加水煮约20分钟，待莲子、银耳软了，即将已去皮切块的山药放入一起煮。

③最后放入冰糖调味即可。

功效：

本品具有涩精止遗、固肾止带的功效，尚有健补脾胃之功，适合思虑过度、劳心失眠、肾虚带下、尿频等患者食用。

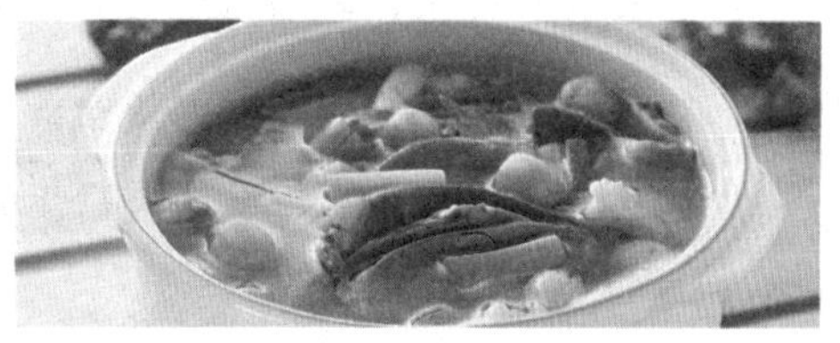

芡实鳖汤

材料：

芡实20克，枸杞子5克，红枣4颗，鳖300克，盐3克，生姜片2克

做法：

①将鳖洗净，斩块，汆水。

②芡实、枸杞子、红枣洗净备用。

③净锅上火倒入水，放入盐、生姜片，下入鳖、芡实、枸杞子、红枣煲至熟即可。

功效：

本品具有滋阴补虚、固肾止带的功效，适合阴虚盗汗、遗精滑泄、五心烦热、带下量多的患者食用。

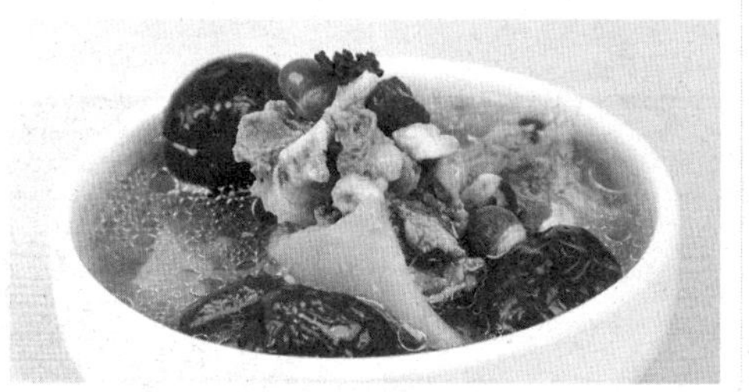

山药糯米粥

材料：

鲜山药50克，糯米50克，红糖适量

做法：

①山药去皮，洗净，备用。

②先将糯米洗净，沥干，略炒，与山药共煮成粥。

③粥将熟时，加红糖，再稍煮即可。

功效：

山药、糯米均有健补脾胃之功，糯米尚有收涩之性。本品适合慢性腹泻、脾胃虚弱、营养不良、带下清稀过多者食用。

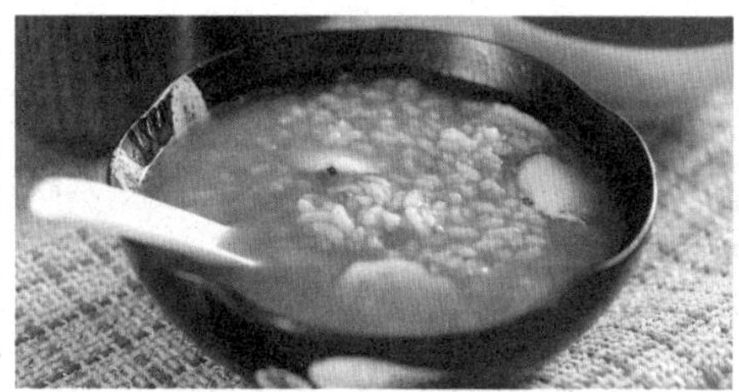

67 盆腔炎

高发人群

30～50岁的中年女性，尤其是白领。

高发季节 春 夏 秋 冬

盆腔炎是妇科的常见疾病，它是指子宫、输卵管、卵巢、盆腔腹膜及盆腔结缔组织的炎性病变。盆腔炎多发生在有性生活、有月经的妇女，初潮前、绝经后或未婚者很少发生盆腔炎。盆腔炎也往往是邻近器官炎症的扩散。盆腔炎可以在某一部分或几个部分同时发生，临床上往往难以区分，故统称为盆腔炎。盆腔炎可分为急性盆腔炎和慢性盆腔炎两种。

诊断

（1）阴道分泌物增多。

（2）最近有分娩或流产病史。

（3）有怕冷、发热、头痛等症状。

（4）下腹部疼痛，有压痛及反跳痛。

（5）阴道检查：子宫颈有触痛，子宫体有压痛，一侧或双侧附件增厚或有肿块，有压痛。

预防

1 杜绝各种感染途径，保持阴部清洁，每晚用清水清洗外阴，做到专人专盆。

2 月经期、人工流产术后以及妇科手术后，一定要禁止性生活，禁止游泳、坐浴。从而避免病菌乘机而入，造成感染。

3 注意观察白带的量、质、色、味。白带量多、色黄质稠、有臭秽味者，说明病情较重；如白带量由多变少，由黄转白，气味正常，则说明病情好转。

刮拭要点

背部：心俞穴、脾俞穴、肾俞穴、八髎穴

上肢部：内关穴

下肢部：血海穴

刮痧治疗

刮痧取穴

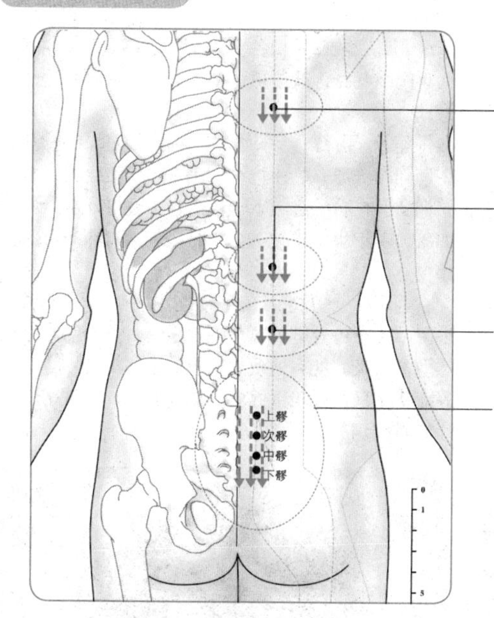

① **心俞穴：**背部，当第5胸椎棘突下，旁开1.5寸。

② **脾俞穴：**背部，当第11胸椎棘突下，旁开1.5寸。

③ **肾俞穴：**腰部，当第2腰椎棘突下，旁开1.5寸。

④ **八髎穴：**左右共8个穴位，分别在1、2、3、4骶后孔中，合称“八髎”。

刮法	刺激程度	次数
面刮、平面按揉	轻度	40

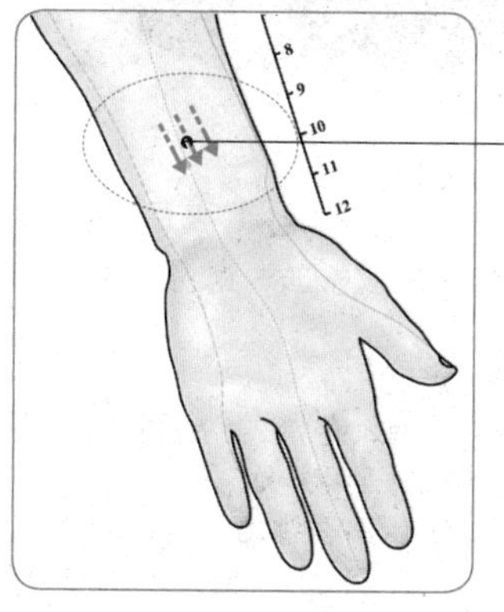

⑤ **内关穴：**前臂正中，腕横纹上2寸，在桡侧腕屈肌腱与掌长肌腱之间。

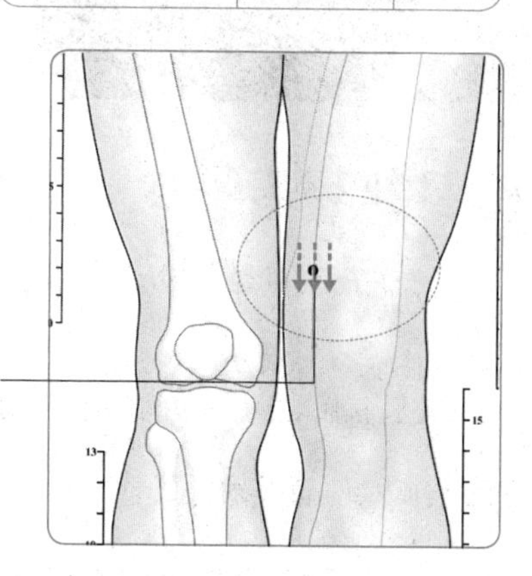

⑥ **血海穴：**大腿内侧，髌底内侧端上2寸，股四头肌内侧头的隆起处。

专家提示

1.盆腔炎患者要注意饮食调养，发热期间宜食清淡、易消化的食物。
2.高热伤津的患者可食用有清热作用的寒凉性食物，但不可冰镇。
3.带下黄赤、质稠量多、有臭味者属湿热证，应忌食辛辣刺激性、煎烤食物。
4.小腹冷痛的患者属寒凝气滞型，可食用姜汤、红糖水、桂圆等温热性食物。

盆腔炎的对症药膳

生地黄木棉花瘦肉汤

材料：

猪瘦肉 300 克，生地黄、木棉花各 10 克，青皮 6 克，盐 4 克

做法：

①猪瘦肉洗净，切块，氽水；生地黄洗净，切片；木棉花、青皮均洗净。

②锅置火上，加水烧沸，放入猪瘦肉、生地黄慢炖 1 个小时。

③放入木棉花、青皮再炖半个小时，调入盐即可食用。

功效：

生地黄清热凉血，可辅助治疗急性盆腔炎；青皮散结止痛，对气滞血淤型盆腔炎，腹部胀痛、触及硬块者有很好的疗效。木棉花清热、利湿、解毒，对湿热下注引起的急性盆腔炎有很好的疗效。

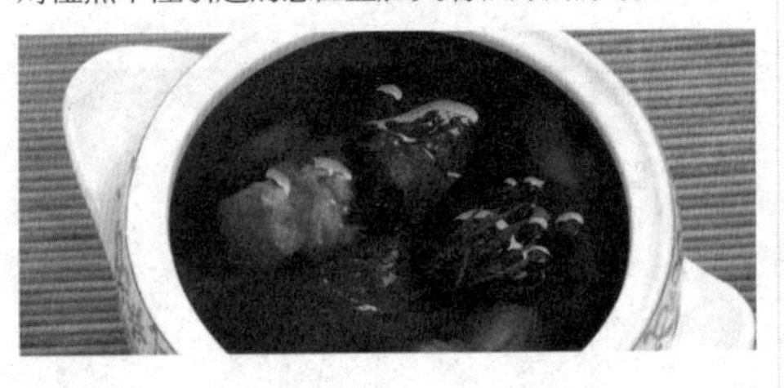

莲子茅根炖乌鸡

材料：

萹蓄、土茯苓、白茅根各 15 克，红花 8 克，莲子 50 克，乌鸡肉 200 克，盐适量

做法：

①将莲子、萹蓄、土茯苓、白茅根、红花洗净备用。

②乌鸡肉洗净，切小块，入沸水中氽烫，去血水。

③把全部材料一起放入炖盅内，加适量开水，炖盅加盖，以小火隔水炖 3 个小时，加盐调味即可。

功效：

萹蓄、土茯苓、白茅根均可清热利湿、消炎杀菌；莲子可健脾补肾、固涩止带，可辅助治疗湿热型盆腔炎，能有效改善带下异常、小腹隐隐作痛等症状；乌鸡可益气养血、滋补肝肾，是常用于治疗妇科疾病的食疗佳品。

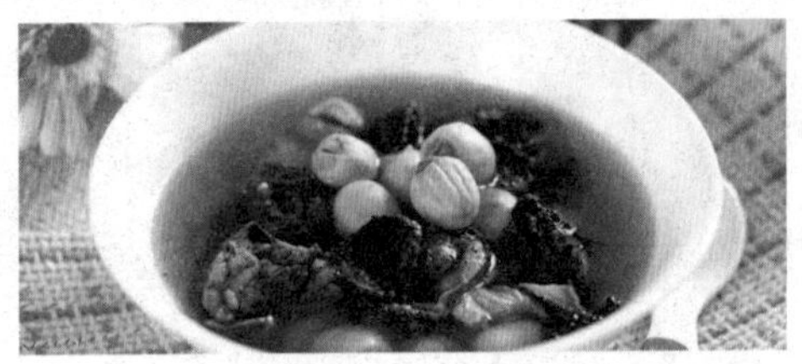

三七红花煮鸡蛋

材料：

红花 10 克，三七粉 10 克，鸡蛋 2 个，盐少许

做法：

①将红花洗净，加水煎煮。

②往红花水中加入三七粉搅匀，打入鸡蛋煮至蛋熟。

③蛋熟后加入盐，继续煮片刻便可。

功效：

本品具有活血化淤、行气止痛的功效，非常适合气滞血淤型的慢性盆腔炎患者食用。

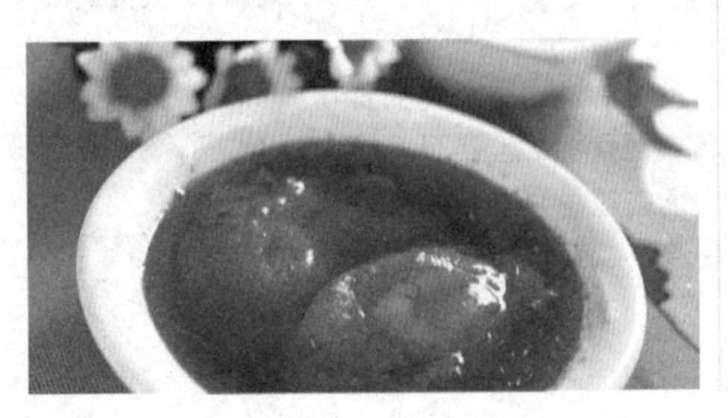

丹参红花陈皮饮

材料：

丹参 10 克，红花 5 克，陈皮 5 克

做法：

①丹参、红花、陈皮洗净备用。

②先将丹参、陈皮放入锅中，加水适量，以大火煮开，转小火煮 5 分钟即可关火。

③再放入红花，加盖闷 5 分钟，倒入杯内，代茶饮用。

功效：

丹参具有活血化淤、安神宁心、凉血解毒的功效；红花可活血通经、祛淤止痛；陈皮可行气散结。三者配伍同用，可治疗气滞血淤型慢性盆腔炎。

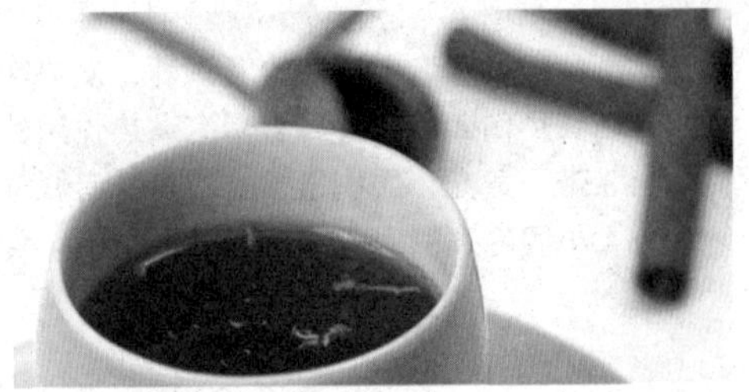

薏苡仁黄芩酒

材料：

薏苡仁50克，牛膝、生地黄各30克，黄芩、当归、川芎、吴茱萸各20克，枳壳15克，白酒250毫升

做法：

①将以上药材共捣粗末，装入纱布袋，扎紧。

②置于净器中，入白酒浸泡，封口，置阴凉干燥处，7日后开取，过滤去渣备用。

③每日2次，每次30毫升，饭前服用。

功效：

薏苡仁、黄芩、生地黄、牛膝均有泻火解毒的功效，可改善白带异常、色黄臭秽的症状；当归、川芎、白酒可活血化淤、行气散结；吴茱萸可温胃散寒、行气止痛；枳壳可行气、散结、除胀。本品可辅助治疗盆腔炎。

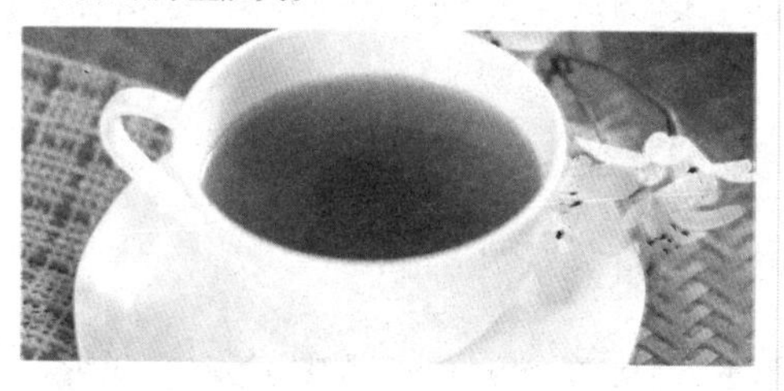

双豆双米粥

材料：

赤小豆30克，豌豆、胡萝卜各20克，玉米粒20克，大米80克，白糖5克

做法：

①大米、赤小豆均泡发洗净；玉米粒、豌豆均洗净；胡萝卜洗净，切丁。

②锅置火上，倒入清水，放入大米与赤小豆，以大火煮开。

③加入玉米粒、豌豆、胡萝卜同煮至浓稠状，调入白糖即可。

功效：

本品具有清热解毒、利尿排脓的功效，适合湿热蕴结型的盆腔炎患者食用。

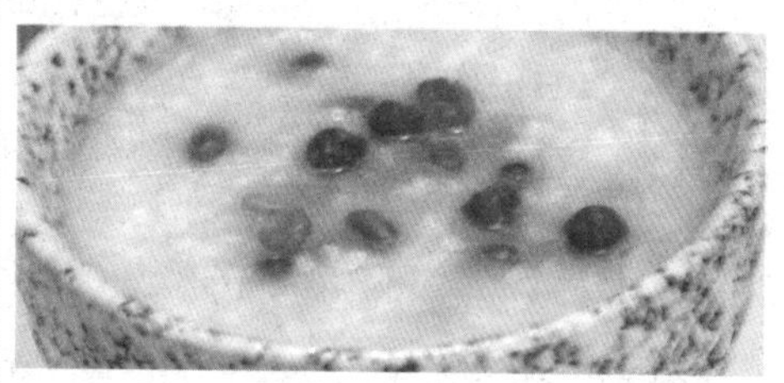

荔枝莪术粥

材料：

带核干荔枝20克，莪术10克，粳米100克，盐适量

做法：

①将荔枝的核和果肉与莪术一起捣碎，置锅中，加清水100毫升，大火煮开10分钟，滤渣取汁。

②将粳米和药汁共入锅中，加清水500毫升，大火煮开5分钟。

③改小火煮30分钟，加盐调味即可。

功效：

本品具有行气止痛、破气散结的功效，适合气滞血淤型慢性盆腔炎患者食用。

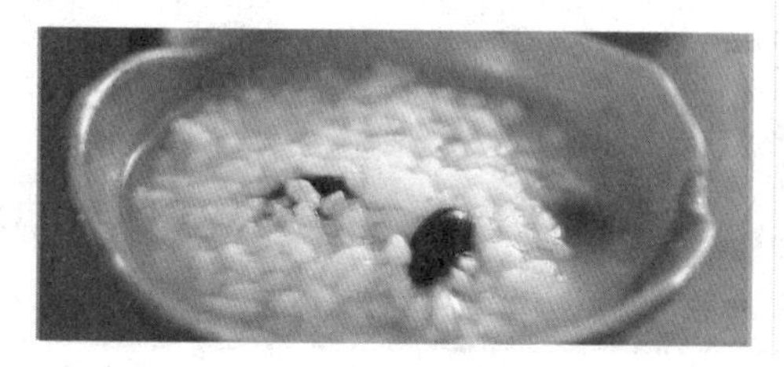

风味茼蒿

材料：

茼蒿300克，黑芝麻50克，红椒20克，盐3克，鸡精1克，香油5毫升

做法：

①将茼蒿洗净，切段，稍过水，装盘待用。

②将红椒洗净，切成细丝。

③锅注油烧热，放入红椒和黑芝麻炒香，倒在茼蒿上。加盐、鸡精和香油调味，搅拌均匀即可。

功效：

本品平补肝肾、宽中理气、温经散寒，对气滞血淤以及寒湿凝滞型慢性盆腔炎患者有较好的食疗作用。

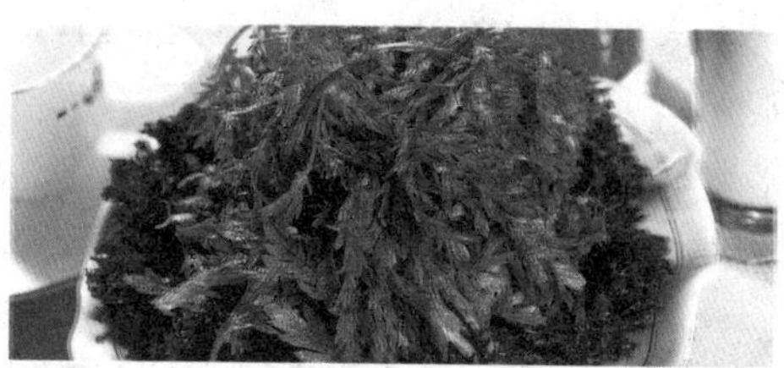

68 更年期综合征

高发人群
内向孤僻者、固执要强者、从事过度紧张的脑力劳动者
高发季节 春夏秋冬

由雌激素水平下降而引起的一系列症状。更年期妇女，由于卵巢功能减退，垂体功能亢进，分泌过多的促性腺激素，引起自主神经功能紊乱，从而出现一系列程度不同的症状，如月经变化、面色潮红、心悸、失眠、乏力、抑郁、多虑、情绪不稳定，易激动，注意力难以集中等，统称为“更年期综合征”。

诊断

（1）年龄为 45~55 岁的妇女，除月经不调外，烘热汗出为典型症状，或伴有烦躁易怒、心悸失眠、胸闷头痛、情志异常、记忆力减退、腰腿酸痛等。

（2）内分泌测定：雌二醇（E2）降低，促卵泡生成激素（FSH）、促黄体生成激素（LH）增高。

（3）应排除精神神经性疾病、甲状腺功能亢进、心血管疾病等。

预防

1 保持积极乐观、开朗愉快的心境，保持活跃的精神状态。因为常保持智力活动，即使是高龄仍可思维敏捷。

2 心态平和，消除不必要的顾虑与烦恼，保证劳逸结合和充分的睡眠。

3 注意体重与营养。老年人要适当减少食物摄入量，尤其要注意减少高胆固醇、高饱和脂肪酸和高营养类食物的摄入。

4 保持适当的体力劳动和体育锻炼，促进血液循环和增强呼吸功能，预防心血管疾病和骨质疏松症。但要避免过度劳累和大运动量的活动。

5 更年期也可以有性生活，如果由于雌激素缺乏而阴道黏膜变薄，性交时感到干燥疼痛，可适当使用少量润滑剂。

刮拭要点

头部：四神聪穴
背部：肾俞穴
胸腹部：膻中穴、天枢穴、气海穴
下肢部：足三里穴

刮痧治疗

刮痧取穴

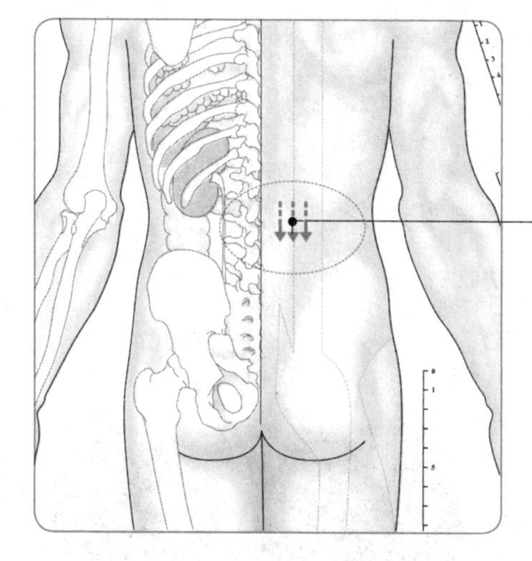

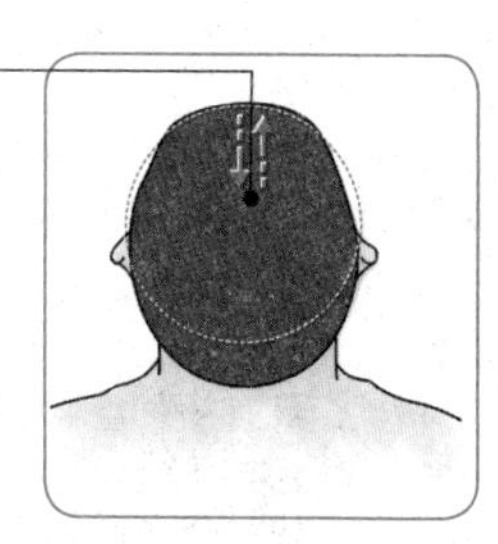

① **四神聪穴：** 当百会穴前后左右各1寸处，共4个穴位。

② **肾俞穴：** 腰部，当第2腰椎棘突下，旁开1.5寸。

刮法	刺激程度	次数
面刮、厉刮	轻度	40

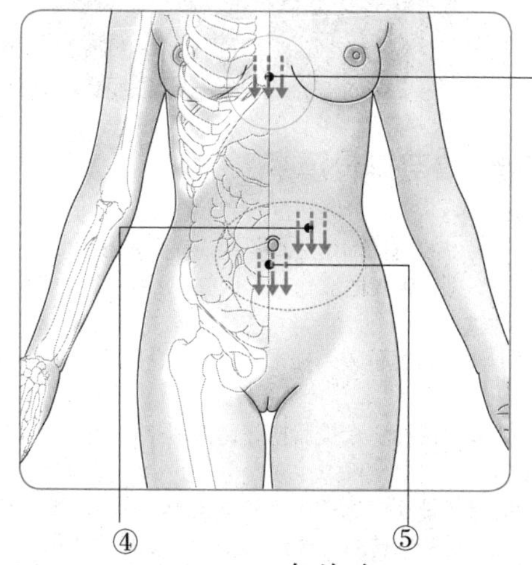

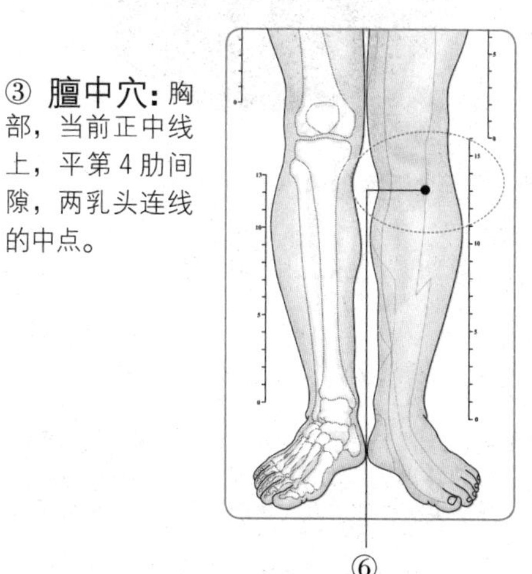

③ **膻中穴：** 胸部，当前正中线上，平第4肋间隙，两乳头连线的中点。

④ **天枢穴：** 中腹部，平脐中，距脐中2寸处。

⑤ **气海穴：** 位于前正中线上，脐下1.5寸。

⑥ **足三里穴：** 外膝眼下3寸，胫骨前嵴外1横指，当胫骨前肌上。

专家提示

更年期女性应多补充钙质。更年期女性体内雌激素水平降低，骨组织合成及代谢功能下降，易发生骨质疏松症，增加骨折的发生率。而且受体内激素影响，更年期女性情绪不稳定，若体内钙不足，更会加重情绪波动，增加精神痛苦。

更年期综合征的对症药膳

核桃沙参汤

材料：

核桃仁 50 克，沙参 20 克，生姜 4 片，红糖 5 克

做法：

①将核桃仁冲洗干净；沙参洗净。

②砂锅内放入核桃仁、沙参和生姜片。

③加水用小火煮 40 分钟，加入红糖即可。

功效：

核桃仁具有补肾益精、益智补脑、润肠通便等功效，对更年期女性的肾虚腰痛、骨质疏松、失眠健忘以及胃肠蠕动功能减弱等症状均有较好的改善作用。沙参滋阴生津，可改善皮肤缺乏水分、干燥枯槁、皱纹横生等症状。

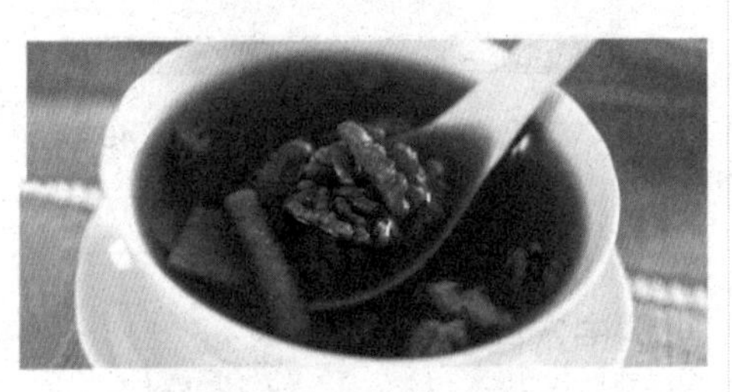

熟地白芍当归鸡

材料：

熟地黄 25 克，当归 20 克，白芍 10 克，鸡腿 1 只，盐适量

做法：

①鸡腿洗净剁块，放入沸水中氽烫，捞起冲净；药材用清水快速冲净。

②将鸡腿和所有药材放入炖锅中，加水 800 毫升以大火煮开，转小火续炖 30 分钟；

③起锅后，加盐调味即成。

功效：

熟地黄具有滋阴补肾、补血生津的功效；当归补血活血；白芍柔肝疏肝；鸡腿益气补虚。本品对更年期综合征的女性有很好的食疗作用。

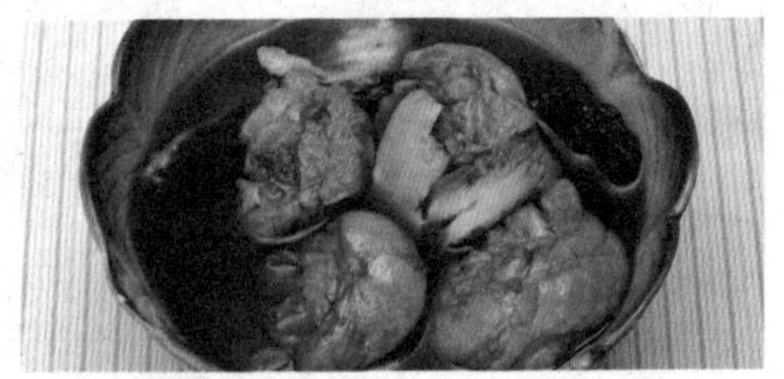

药膳炖海参

材料：

水发海参 80 克，葱花、生姜各 5 克，枸杞子、鱼丸、灵芝、盐、鸡精各适量

做法：

①将海参处理干净；生姜洗净去皮切片；灵芝洗净备用。

②锅内加入清水烧开，下入生姜片、海参，焯至海参五分熟。再另起锅加适量清水，入海参、鱼丸、枸杞子、灵芝，加水以大火烧开后，改用小火慢炖 2 个小时。

③加入葱、盐、鸡精，用中火收浓汤汁。

功效：

海参补肾益精、养血润燥，可改善更年期女性精血亏虚、性欲低下、月经不调等症状。

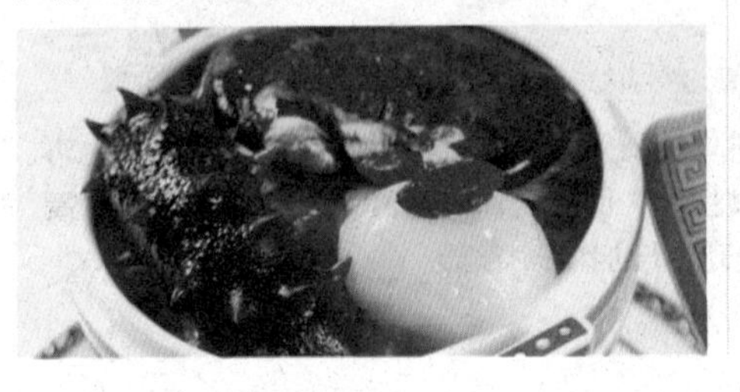

白芍排骨汤

材料：

白芍、蒺藜各 10 克，莲藕 300 克，排骨 250 克，盐 2 克，生姜适量

做法：

①白芍、蒺藜装入棉布袋扎紧；莲藕用清水洗净，切块。

②排骨洗净，氽烫后捞起，再用凉水冲洗，沥干，备用。

③将做法①、②的材料放进锅中，加 800 毫升水，大火烧开后转小火煮约 30 分钟，加盐调味即可。

功效：

本药膳能清热凉血、疏肝解郁，缓解更年期综合征的胸胁胀痛、焦虑烦躁、乳房疼痛等症状。

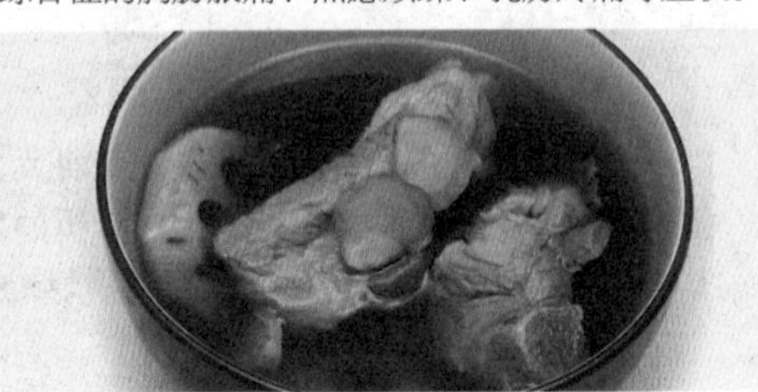

甘草红枣炖鹌鹑

材料：

鹌鹑3只，甘草10克，猪瘦肉50克，红枣10克，生姜3克，盐2克，味精2克

做法：

①甘草、红枣入清水中浸透，洗净。

②猪瘦肉洗净，切成小方块；鹌鹑洗净与猪瘦肉一起入沸水中氽去血沫后，捞出。

③将备好的所有材料装入炖盅内，加适量水，入锅炖40分钟后，调入盐、味精即可。

功效：

鹌鹑、红枣、甘草几味配伍同用，对肾阳亏虚型更年期综合征均有疗效，可缓解性欲减退、腰膝酸软、面色暗沉等症状。

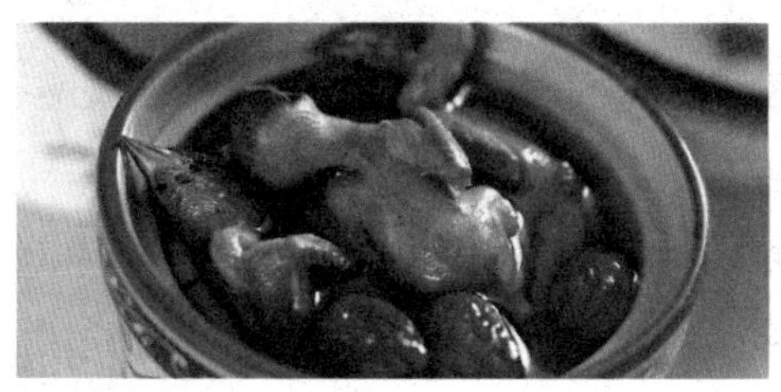

金针百合炒鸡丝

材料：

鸡胸脯肉20克，金针菇200克，新鲜百合1瓣，盐3克，黑胡椒粉、食用油各少许

做法：

①将鸡胸脯肉洗净去血水，切丝备用；百合剥瓣，处理干净；金针菇去蒂，洗净备用。

②热锅入油，陆续放入鸡丝、金针菇、百合、盐、黑胡椒粉、清水一起翻炒。

③炒至百合呈半透明状即可。

功效：

鸡肉具有温中健脾、养血补肝的功效；金针菇补肝，百合清火润肺。三者搭配食用可调理肝脾、降火清热，缓解更年期女性多见的烦躁不安情绪。

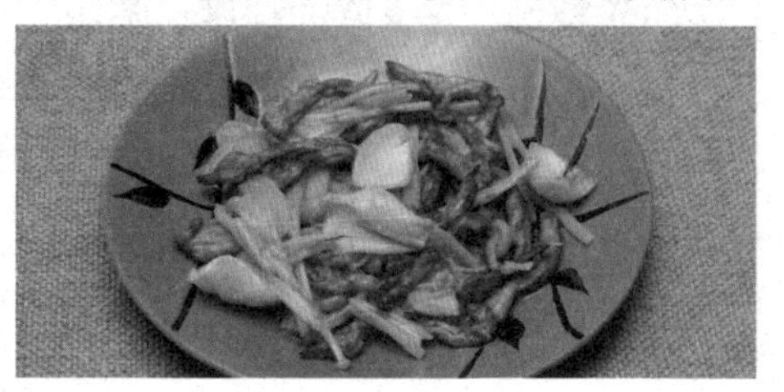

红枣木瓜墨鱼汤

材料：

木瓜200克，墨鱼125克，红枣3颗，盐4克，生姜丝、红椒丝各2克，生菜少许

做法：

①将木瓜洗净，去皮、籽切块；墨鱼杀洗净，切块氽水；红枣、生菜洗净备用。

②净锅上火倒入水，调入盐、生姜丝、红椒丝，下入木瓜、墨鱼、红枣、生菜煲至熟即可。

功效：

本品具有滋阴补肾、育阴潜阳的功效，适合肾阴亏虚型的更年期综合征患者食用。

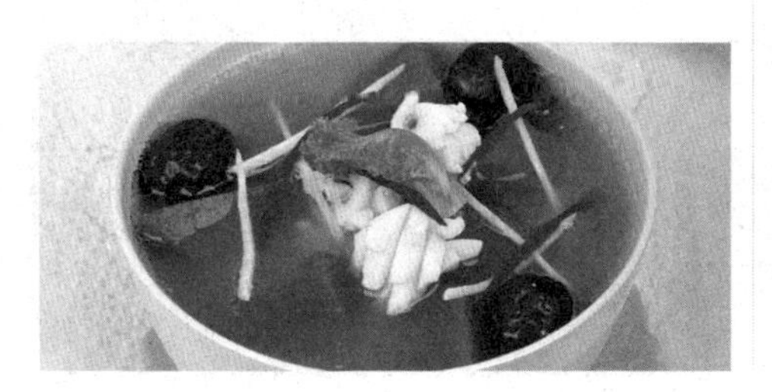

小鲍鱼参杞汤

材料：

小鲍鱼2个，猪瘦肉150克，人参片8克，枸杞子30克，盐适量

做法：

①将鲍鱼杀好，洗净；猪瘦肉洗净，切块；人参片、枸杞子均洗净。

②将以上材料放入炖盅内，加适量开水，盖上盅盖，隔水用中火蒸1个小时。

③熟后，调入盐即可。

功效：

本品具有滋阴补肾、育阴潜阳的功效，适合肾阴亏虚型的更年期综合征患者食用。

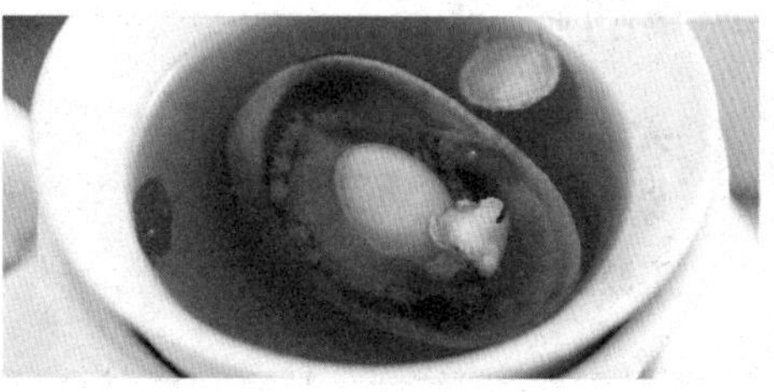

69 子宫脱垂

高发人群
更年期女性、产前及产后女性
高发季节 春 夏 秋 冬

子宫脱垂是指子宫从正常位置沿阴道下降，宫颈外口达坐骨棘水平以下，甚至子宫全部脱出于阴道口以外的现象。子宫脱垂是一种常见的妇科病，俗称“落袋”或“阴挺”。分娩造成宫颈、宫颈主韧带与子宫骶韧带的损伤及分娩后支持组织未能恢复正常为造成子宫脱垂的主要原因。未产妇发生子宫脱垂者，系因生殖器官支持组织发育不良所致。在上述病因基础上，长期慢性咳嗽、便秘、腹水或盆腔、腹腔巨大肿瘤等均可导致发病。

诊断

（1）按照子宫下降的程度，临床上分为三度。

（2）患者常会感觉阴部坠胀，有异物脱出，劳累后病情加剧，并伴随腰酸、大便困难、小便失禁等症状。

（3）子宫脱垂严重者，子宫局部可能有感染或糜烂。

预防

1 接生人员要正确处理分娩过程，及时发现和仔细修补产道与骨盆底组织的裂伤。

2 注意产时卫生。分娩时，产妇尽量做到不过早和不过度用力。

3 注意产褥期的卫生。产妇分娩后，应充分休息，经常改变卧姿，注意补充营养，尤其是体质虚弱的产妇更要加强调理；积极进行体操运动来锻炼骨盆底肌肉和腹壁肌肉，避免过早参与家务等体力劳动。

4 患有慢性咳嗽及习惯性便秘的女性，应积极治疗。

刮拭要点

头部：百会穴

背部：肾俞穴、八髎穴

下肢部：三阴交穴、照海穴

刮痧治疗

刮痧取穴

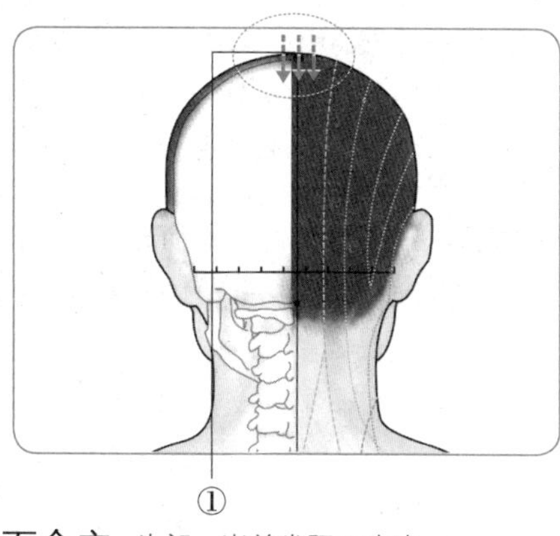

① 百会穴：头部，当前发际正中直上5寸或两耳尖连线中点处。

刮法	刺激程度	次数
面刮、平面按揉	轻度	40

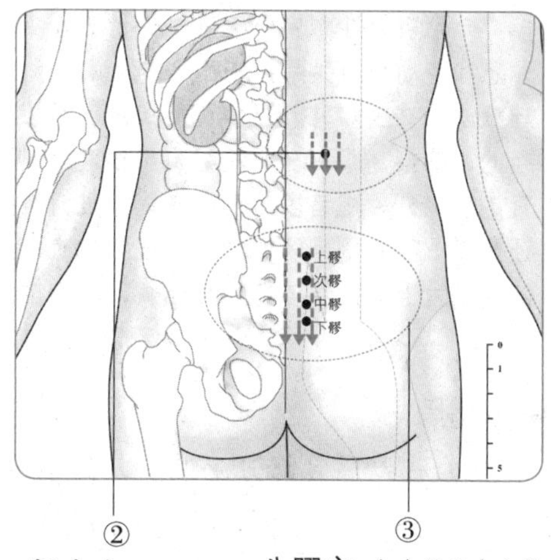

② 肾俞穴：腰部，当第2腰椎棘突下，旁开1.5寸。

③ 八髎穴：左右共8个穴位，分别在第1、2、3、4骶后孔中，合称“八髎”。

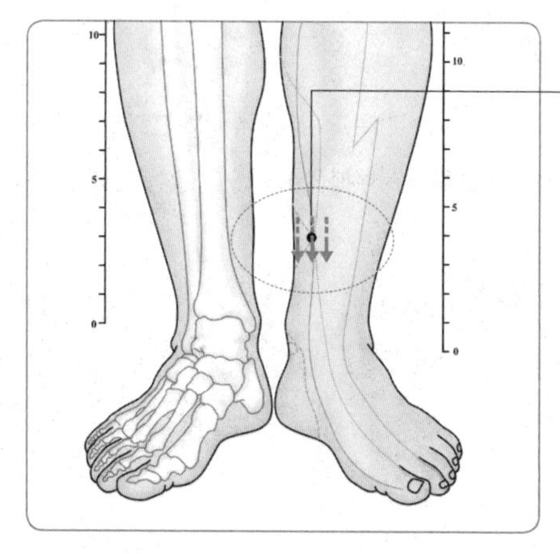

④ 三阴交穴：小腿内侧，足内踝尖上3寸，胫骨内侧缘后方。

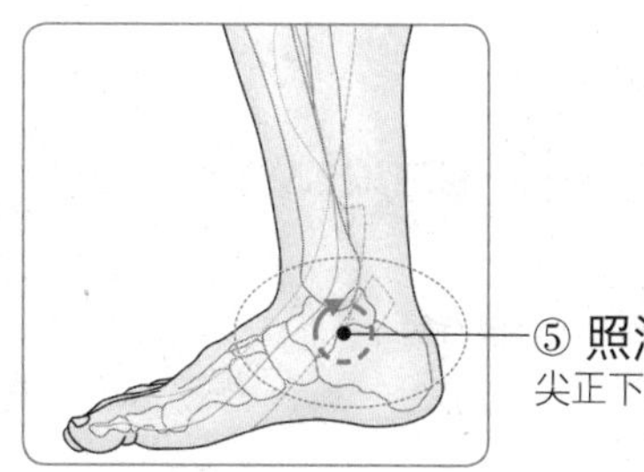

⑤ 照海穴：内踝尖正下方凹陷处。

食疗保健

芡实山药核桃粥

芡实粉、山药粉各20克，核桃粉30克，红枣10颗(去核)，粳米100克，白糖适量。将准备好的材料一同放入锅内煮成粥，快熟时加适量白糖调味即可食用。

70 产后缺乳

高发人群
气血虚弱的女性
高发季节 春 夏 秋 冬

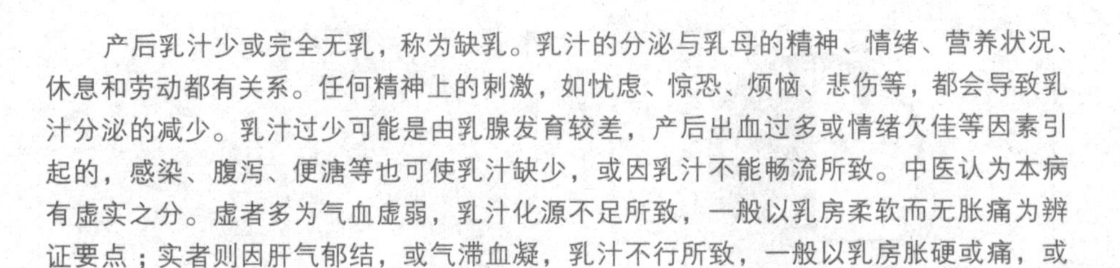

产后乳汁少或完全无乳，称为缺乳。乳汁的分泌与乳母的精神、情绪、营养状况、休息和劳动都有关系。任何精神上的刺激，如忧虑、惊恐、烦恼、悲伤等，都会导致乳汁分泌的减少。乳汁过少可能是由乳腺发育较差，产后出血过多或情绪欠佳等因素引起的，感染、腹泻、便溏等也可使乳汁缺少，或因乳汁不能畅流所致。中医认为本病有虚实之分。虚者多为气血虚弱，乳汁化源不足所致，一般以乳房柔软而无胀痛为辨证要点；实者则因肝气郁结，或气滞血凝，乳汁不行所致，一般以乳房胀硬或痛，或伴身热为辨证要点。需全面观察，以辨虚实。

诊断

妇女在产后乳汁分泌很少，甚至没有乳汁分泌。产后缺乳是指产妇在产后2～10天内没有乳汁分泌或分泌量过少；在产褥期、哺乳期内乳汁正行之际，乳汁分泌减少或完全没有，甚至不能喂养婴儿，统称为缺乳。中医称“乳汁不行”或“乳汁不足”。

预防

1 产前及时纠正乳头内陷，勤用湿毛巾擦洗乳头。

2 哺乳不要过早，产后6～8小时开始哺乳即可，以后每3小时哺乳1次，应选择正确的哺乳姿势。

3 加强产妇营养，保证其睡眠充足。

4 尽量使产妇心情舒畅。

刮拭要点

背部： 脾俞穴

胸腹部： 膻中穴、乳根穴、期门穴

上肢部： 少泽穴

刮痧治疗

刮痧取穴

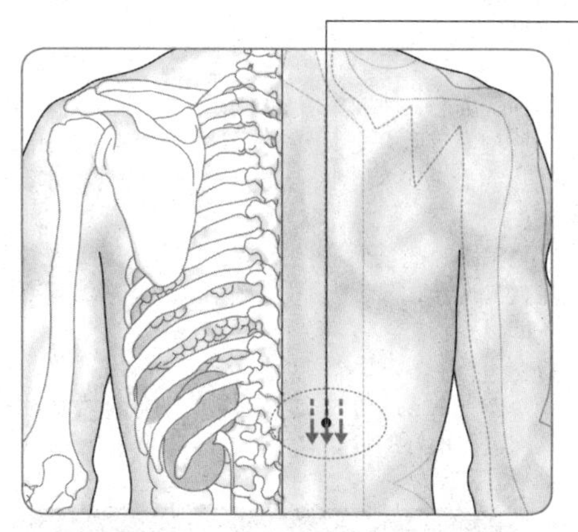

① **脾俞穴：**背部，当第 11 胸椎棘突下，旁开 1.5 寸。

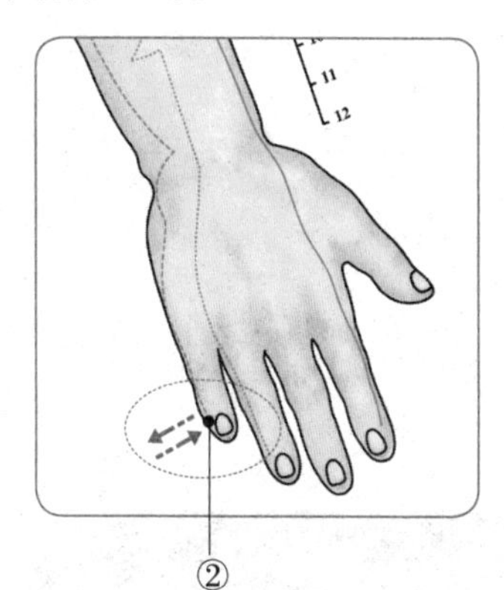

② **少泽穴：**小指尺侧指甲角旁 0.1 寸。

刮法	刺激程度	次数
面刮、点按	轻度	40

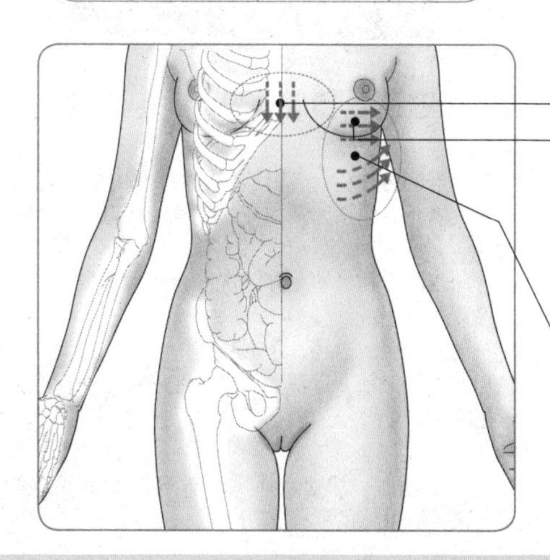

③ **膻中穴：**胸部，当前正中线上，平第 4 肋间隙，两乳头连线的中点。

④ **乳根穴：**胸部，乳头直下，乳房根部，当第 5 肋间隙，距前正中线 4 寸处。

⑤ **期门穴：**胸部，当乳头直下，第 6 肋间隙，前正中线旁开 4 寸。

专家提示

1. 产后缺乳的患者宜选择当归、黄芪、白术、桂圆肉、红枣等补益气血的药材和食材。

2. 宜选择川芎、穿山甲、王不留行、通草、猪蹄、羊肉、鲫鱼、虾等通乳催奶的药材和食物。

3. 应选择高蛋白、高维生素的食物，如老母鸡、牛奶、豆浆、墨鱼、鸡蛋、猪瘦肉等。

产后缺乳的对症药膳

薏苡仁猪蹄汤

材料：

薏苡仁100克，猪蹄1只，红枣5颗，葱段、生姜片、盐、胡椒粉各适量

做法：

①将薏苡仁去杂后洗净；红枣泡发。

②猪蹄洗净斩件，汆水，捞出沥水。

③将薏苡仁、猪蹄、红枣、葱段、生姜片放入锅中，注入清水，烧沸后改用小火炖至猪蹄熟烂，加入胡椒粉和盐调味即可。

功效：

本品有健脾、通乳、祛湿的功效，适合产后缺乳者、水肿者、小便不利者食用。

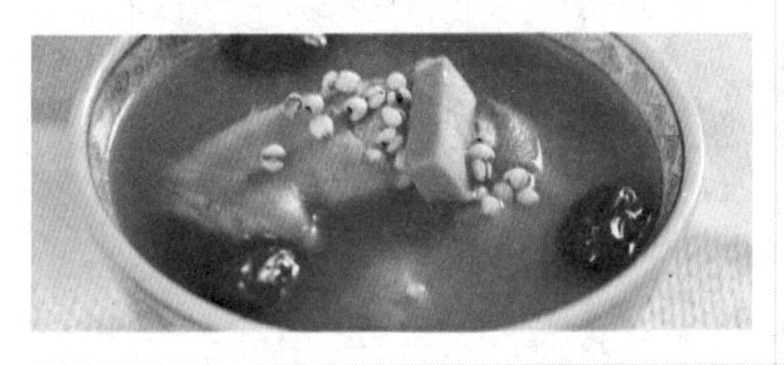

墨鱼干节瓜煲猪蹄

材料：

猪蹄500克，墨鱼干、节瓜、红枣各少许，盐3克，鸡精2克

做法：

①猪蹄洗净，斩成大块；墨鱼干、红枣均洗净，浸水片刻；节瓜去皮，洗净切厚片。

②热锅上火加水烧沸，将猪蹄放入，汆尽血水，捞起洗净。

③将猪蹄、墨鱼干、节瓜、红枣放入炖盅，注水后用大火烧开，改小火炖煮2个小时，加盐、鸡精调味即可。

功效：

本品滋阴补血、通络通乳，对阴血亏虚引起的缺乳有很好的食疗效果。

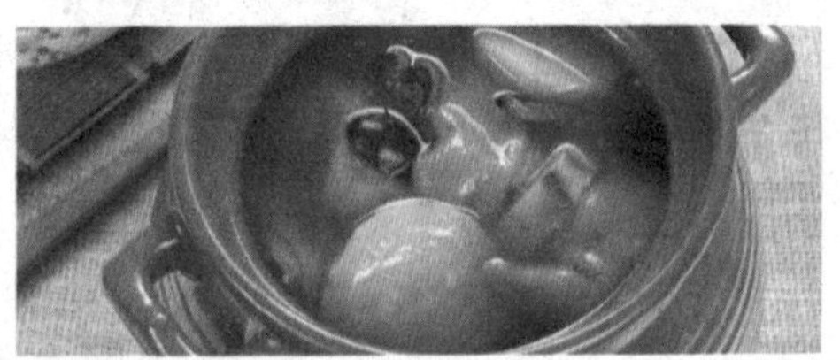

木瓜猪蹄汤

材料：

猪蹄1只，木瓜175克，豆芽20克，盐4克

做法：

①将猪蹄洗净，切块，汆水。

②木瓜洗净，去皮与籽，切块，备用；豆芽洗净。

③净锅上火倒入水，调入盐，下入猪蹄煲至快熟时再下入木瓜、豆芽煲至熟烂即可。

功效：

本品具有通乳、美容、丰胸的作用，对产妇乳汁不足，以及少女乳房发育迟缓等症有显著的食疗功效。

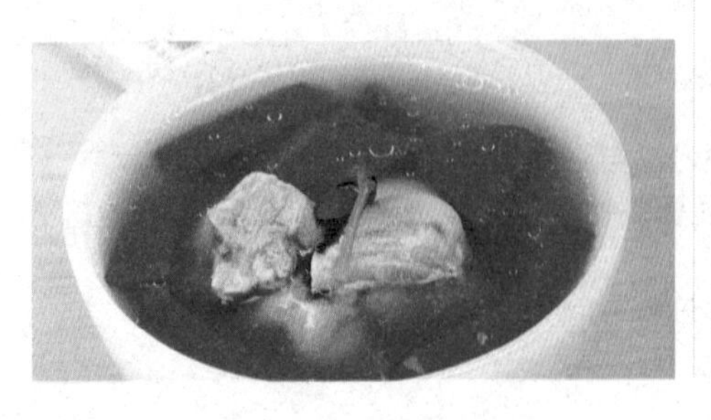

红枣莲藕猪蹄汤

材料：

红枣、当归各20克，莲藕、猪蹄各150克，黑豆、葱花、清汤各适量，盐4克，生姜片3克

做法：

①将莲藕洗净切成块；猪蹄洗净斩块。

②黑豆、红枣洗净浸泡20分钟备用。

③净锅上火倒入清汤，下入生姜片、当归，调入盐烧开，下入猪蹄、莲藕、黑豆、红枣煲至熟，撒上葱花即可。

功效：

此汤补血、活血、通乳，对气血不足导致的产后缺乳有很好的食疗作用。

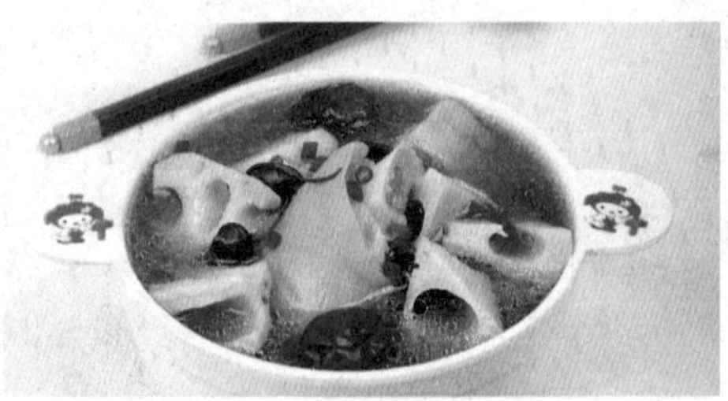

金针菇大豆煲猪蹄

材料：

猪蹄 300 克，金针菇、大豆、红枣、枸杞子各少许，盐 3 克

做法：

①猪蹄洗净，斩块；金针菇、大豆均洗净泡发；红枣去蒂，洗净泡发；枸杞子洗净泡发。

②净锅上火加水烧开，下猪蹄汆透，捞起洗净。

③将猪蹄、大豆、红枣、枸杞子放进瓦锅，注入清水，大火烧沸，改小火煲 1.5 个小时，加盐调味即可。

功效：

猪蹄能填肾精而健腰膝，滋胃液以润皮肤，助血脉能充乳汁。一般多用来催乳，治产后气血不足的乳汁缺乏症。大豆、红枣均有补气健脾、养血补虚的功效，可助猪蹄通乳汁。

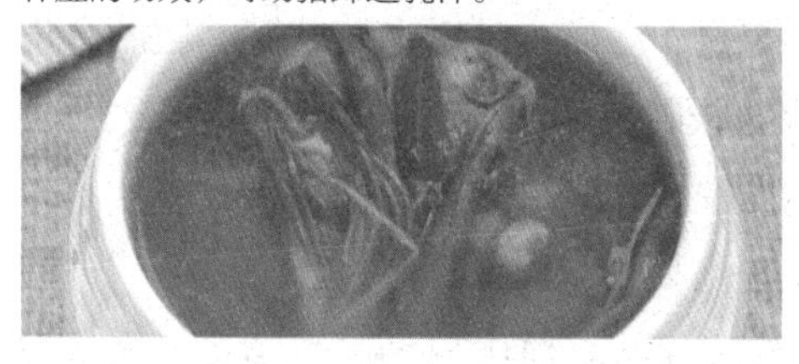

虾仁豆腐汤

材料：

鱿鱼、虾仁各 100 克，豆腐 125 克，鸡蛋 1 个，盐少许，葱花 3 克

做法：

①将鱿鱼、虾处理干净；豆腐洗净切条；鸡蛋打入盛器搅匀备用。

②净锅上火倒入水，下入鱿鱼、虾仁、豆腐烧开至熟后，倒入鸡蛋液，煮开后调入盐，撒上葱花即可食用。

功效：

虾的通乳作用较强，并且富含磷、钙，对小儿、孕妇尤有补益功效。虾营养丰富，所含蛋白质是鱼、蛋、奶的几倍到几十倍。本品对身体虚弱以及产后妇女而言是极好的食物。

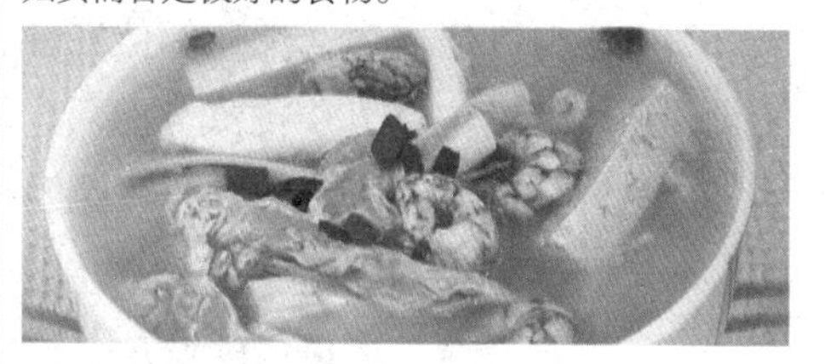

通草丝瓜对虾汤

材料：

对虾 2 只，丝瓜 50 克，通草 6 克，食用油、葱段、盐、大蒜末各适量

做法：

① 将对虾处理干净，用盐腌渍；丝瓜去皮，洗净，切条状；通草洗净。

②下油烧热，下入葱段、大蒜末炒香，再加入对虾、丝瓜、通草，加水煮至熟。

③最后加盐调味即可。

功效：

本品具有通经下乳的功效，适合乳房经络不通、乳汁淤滞引起的乳汁不行的患者食用。

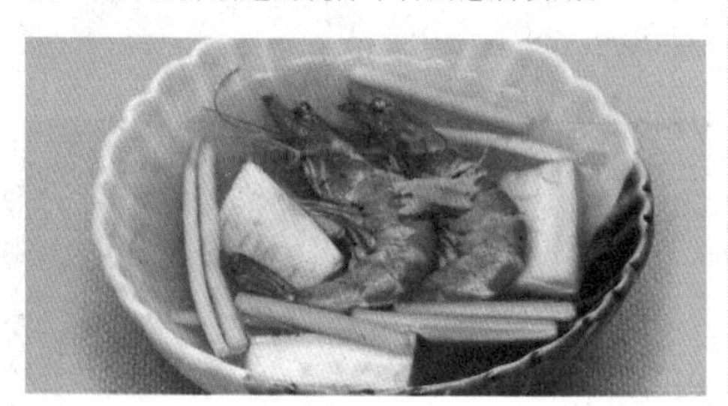

黑木耳红枣猪蹄汤

材料：

黑木耳 20 克，红枣 15 颗，猪蹄 300 克，盐 4 克

做法：

①黑木耳洗净浸泡；红枣去核，洗净；猪蹄去净毛，斩件，洗净后汆水。

②锅置火上，将猪蹄干爆 5 分钟。

③将清水 1000 毫升放入瓦锅内，煮沸后加入以上材料，大火煲开后改用小火煲 3 个小时，加盐调味即可。

功效：

本品具有通乳、丰胸的作用，对产妇乳汁不足等症有显著的食疗功效。

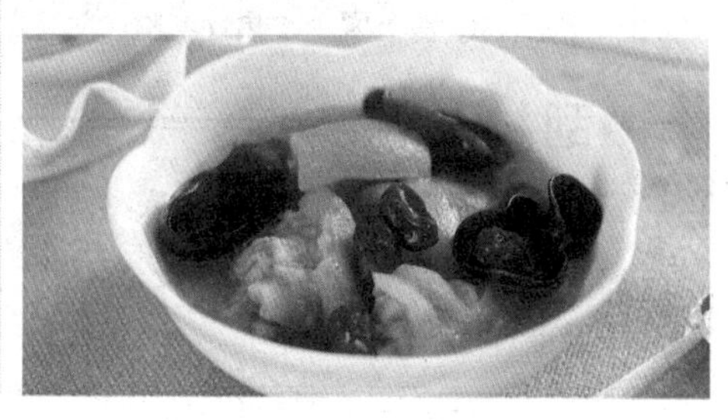

71 乳腺炎

高发人群

有乳腺癌家族史者，哺乳期女性，30岁后生育者，40岁以上未孕者，独身、婚龄过大或婚姻时间过短者、青春期接受过辐射并长期接触放射线者

高发季节 春 夏 秋 冬

乳腺炎是由细菌感染所致的急性乳房炎症，常在短期内形成脓肿，多由金黄色葡萄球菌或链球菌沿淋巴管入侵所致。多见于产后2～6周的哺乳期妇女，尤其是初产妇。病菌一般从乳头破口或皲裂处侵入，也可直接侵入引起感染。本病虽然有特效治疗，但发病后痛苦较大，乳腺组织破坏后会引起乳房变形，影响哺乳。

诊断

（1）患侧乳房疼痛，炎症部位红肿、变硬、压痛，以后形成脓肿。脓肿常位于乳晕下、乳管内、乳腺内或乳腺后，深部脓肿波动不显著。

（2）局部红、肿、热、痛，可触及痛性硬块，脓肿形成后可有波动感。

（3）同侧腋窝淋巴结肿大，常在数天内化脓，有压痛。

（4）可有寒战、高热、倦怠及食欲不佳等症状。血中白细胞数增多。大多数有乳头损伤、皲裂或积乳病史。

预防

1 防止乳头破裂。不要让小儿养成含乳头睡眠的习惯。哺乳后，用水洗净乳头，紧挨乳头的衣服要细软，避免擦伤。

2 防止乳汁淤积。产后应尽早哺乳，哺乳前先对乳房进行热敷以促进乳汁通畅。产妇感到乳房胀痛时更要及时热敷，热敷后可以用手按捏乳房，提拔乳头。

3 保持乳房清洁，防止细菌感染。产前清洗乳房，防止乳头部有黏垢；哺乳前要清洗乳头，尤其是乳头已有破裂者更应注意；避免挤压乳房，最好穿宽松的衣服。

4 少吃生葱、大蒜等刺激性的食物。中医认为，急性乳腺炎是由于内有蕴热、热毒壅结造成的。因此在饮食上要少吃热性食物，防止助火生疮。

刮拭要点

背部：肝俞穴、脾俞穴、胃俞穴

胸腹部：中脘穴、天枢穴

下肢部：行间穴

刮痧治疗

刮痧取穴

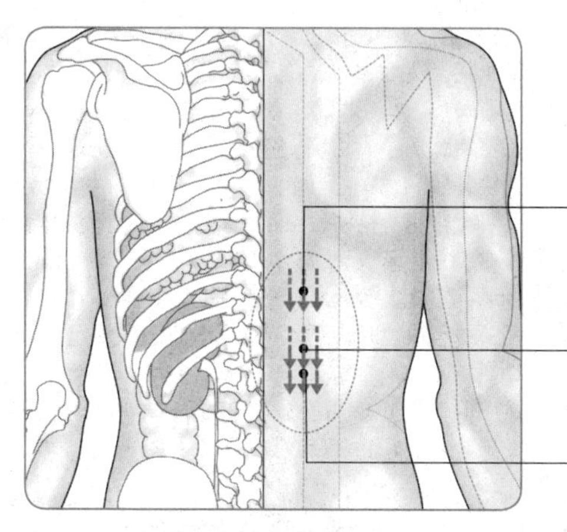

① **肝俞穴**：背部，当第9胸椎棘突下，旁开1.5寸。

② **脾俞穴**：背部，当第11胸椎棘突下，旁开1.5寸。

③ **胃俞穴**：背部，第12胸椎棘突下，旁开1.5寸。

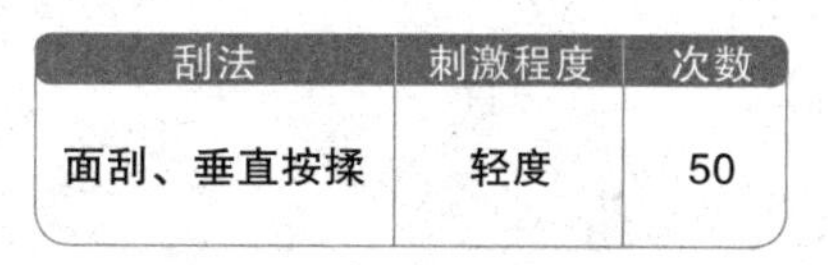

刮法	刺激程度	次数
面刮、垂直按揉	轻度	50

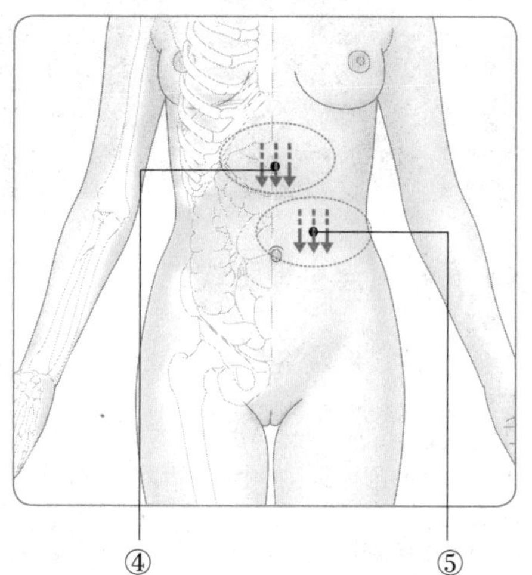

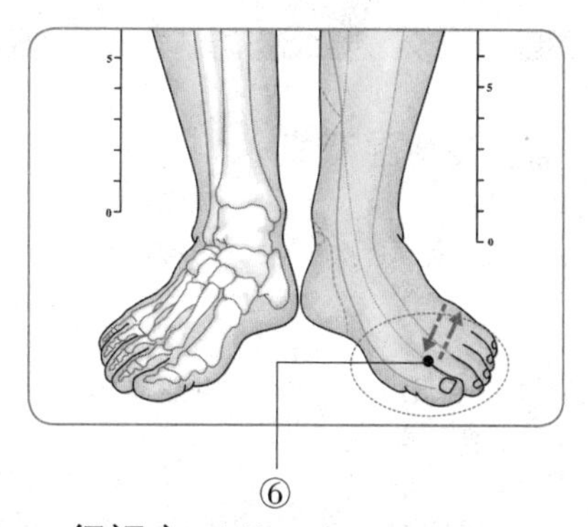

④ **中脘穴**：前正中线上，脐中上4寸。

⑤ **天枢穴**：中腹部，平脐中，距脐中2寸处。

⑥ **行间穴**：脚第1趾、2趾间趾缝后方赤白肉际的凹陷中。

专家提示

1. 乳腺炎患者宜选用鱼腥草、决明子、桑叶、金银花、菊花、木香、蒲公英、绿豆、赤小豆、薏苡仁等抑制乳腺致病菌、消炎排脓的药材。

2. 宜食丝瓜、黄花菜、猪蹄、木瓜等清热通乳的食物。

3. 宜食马齿苋、苋菜、苦瓜、白菜、荸荠、黄瓜、海带、无花果等清热的蔬菜水果。

乳腺炎的对症药膳

木香薏苡仁牛蛙粥

材料：

薏苡仁 30 克，牛蛙 4 只，大米 80 克，木香 10 克，料酒、盐、香油、葱花、食用油各适量

做法：

①大米、薏苡仁、木香均洗净；牛蛙处理干净，剁成小块。

②油锅烧热，烹入料酒，放入牛蛙，加盐炒熟后捞出。

③锅置火上，注入清水，放入大米、薏苡仁、木香煮至五成熟，再放入牛蛙煮至粥将成，加盐、香油调匀，撒上葱花即可。

功效：

此粥具有行气止痛、清热利湿、祛湿排脓等功效，适合乳腺炎已化脓的患者食用。

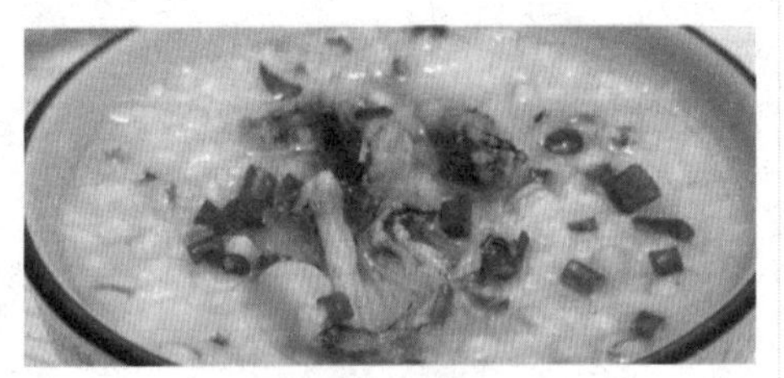

银花茅根猪蹄汤

材料：

金银花、桔梗、白芷、白茅根、通草各 10 克，猪蹄 1 只，黄瓜 35 克，盐 5 克

做法：

①将猪蹄洗净、切块、氽水；黄瓜去皮洗净，切滚刀块备用。

②将金银花、桔梗、白芷、白茅根、通草洗净装入纱布袋，扎紧。

③汤锅置火上倒入水，下入猪蹄、药袋，调入盐烧开，煲至快熟时，下入黄瓜，捞起药袋丢弃即可。

功效：

此汤清热解毒、排脓通乳，对哺乳期的乳腺炎患者有很好的食疗效果。

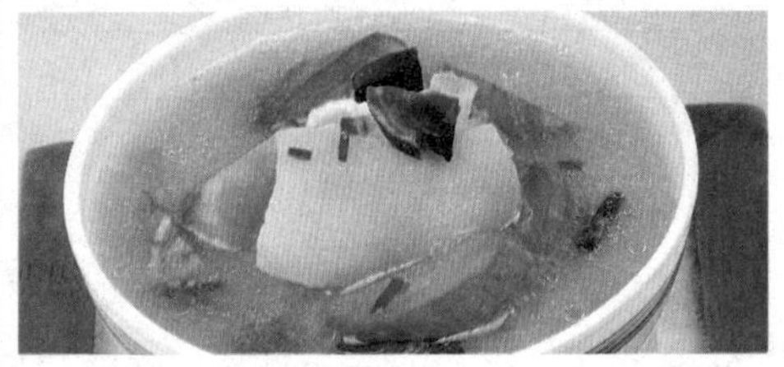

蒲公英鱼腥草茶

材料：

玉米须、蒲公英、鱼腥草各 30 克，冰糖适量

做法：

①将玉米须、蒲公英、鱼腥草均洗净。

②加水 1000 毫升，将三种药材同煎后去渣取汁。

③最后加冰糖即可。

功效：

本品具有清热解毒、消炎排脓的功效，适合乳腺炎已化脓、肺脓肿等患者饮用。

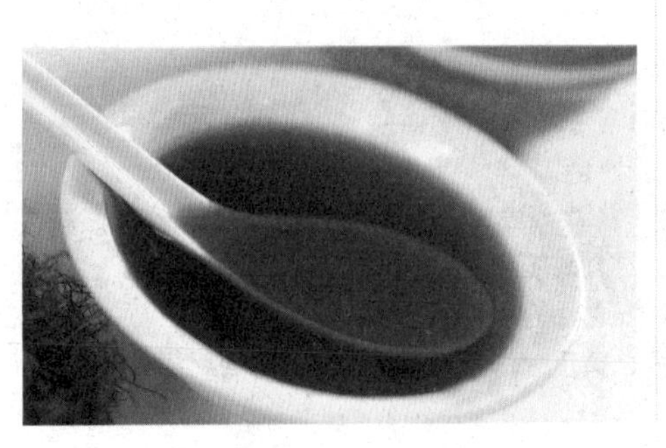

黄柏黄连生地黄饮

材料：

黄柏、黄连、生地黄各 8 克，蜂蜜适量

做法：

①将黄柏、黄连、生地黄洗净，备用。

②将洗好的药材放入杯中，以开水冲泡，加盖闷 10 分钟。

③加入蜂蜜调味即可。

功效：

本品具有清热利湿、凉血消肿的功效，对急性单纯性乳腺炎有较好的食疗作用。

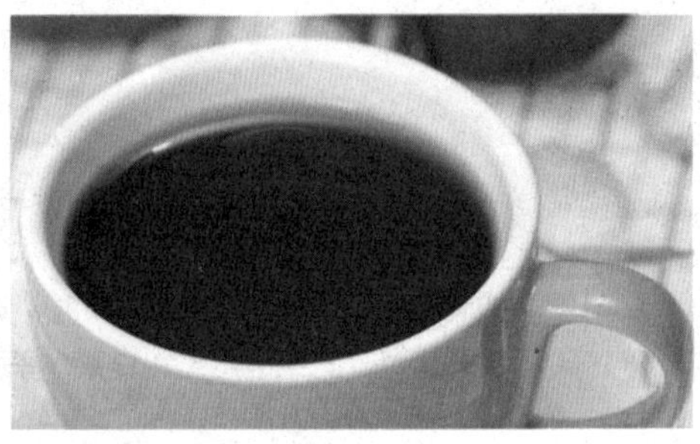

绿豆镶莲藕

材料：

绿豆80克，莲藕2节，糖浆适量

做法：

①绿豆淘净，以清水浸泡1个小时，沥干；莲藕洗净，沥干；将绿豆塞入莲藕孔中。

②放入锅中，加水盖满材料，以大火煮开后，转中火煮约30分钟后捞出。

③待凉后切厚片，淋上糖浆，冰镇后吃更爽口。

功效：

本品具有清热解毒、消炎利水的功效，可改善乳腺红肿疼痛的症状。

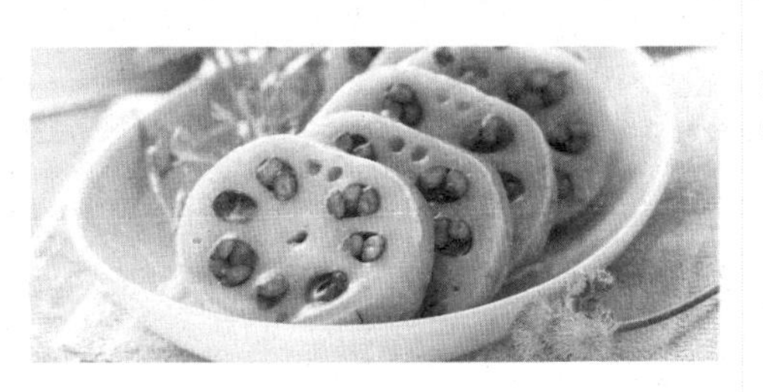

莲藕赤小豆汤

材料：

猪瘦肉250克，莲藕300克，赤小豆50克，蒲公英10克，生姜丝适量，盐、味精、香油、料酒各适量

做法：

①将猪瘦肉洗净，切块；莲藕去节，去皮，洗净，切段；赤小豆去杂质，洗净备用；蒲公英洗净，用纱布包好，扎紧。

②锅内加适量水，放入猪瘦肉、莲藕、赤小豆、料酒、生姜丝，大火烧沸，用小火煮1个小时。

③加入蒲公英包煎10分钟后取出丢弃，加入盐、味精、香油即成。

功效：

蒲公英清热解毒、消肿排脓；赤小豆抗菌消炎、排脓消肿；莲藕可清热凉血。三者配伍，对辅助治疗急性乳腺炎有很好的食疗效果。

金针菇金枪鱼汤

材料：

天花粉、知母各10克，金枪鱼肉200克，金针菇、西蓝花各150克，生姜丝5克，盐3克

做法：

①天花粉、知母洗净，放入棉布袋；鱼肉、金针菇、西蓝花洗净，金针菇和西蓝花剥成小朵备用。

②清水注入锅中，放棉布袋和全部材料煮沸。

③取出棉布袋，放入生姜丝和盐调味即可。

功效：

天花粉、知母均是清热泻火的良药，对胃热壅盛引起的急性乳腺炎有很好的疗效；金枪鱼清热、滋阴、通乳；西蓝花是治疗乳腺疾病的良蔬；金针菇可清热滋阴、防癌抗癌。以上搭配炖汤食用，可缓解急性乳腺炎的症状。

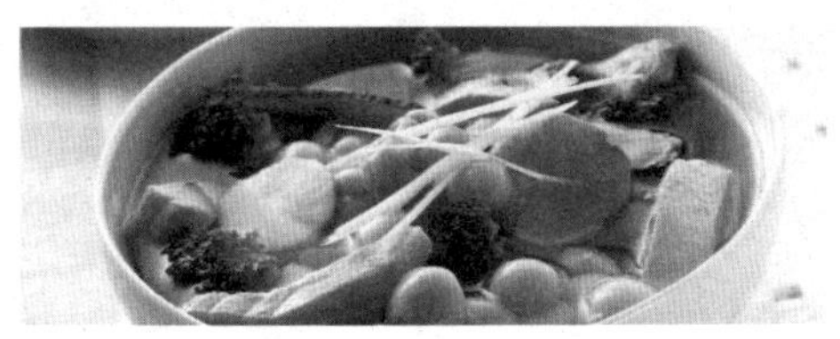

大黄公英护乳消炎茶

材料：

生大黄2克，蒲公英15克，荆芥穗10克

做法：

①将蒲公英、荆芥穗洗净，放入锅中，加水600毫升，大火煮开，转小火续煮5分钟。

②再将生大黄放入锅中，续煮1分钟即可关火。

③取汁饮用。

功效：

蒲公英为中医传统清热解毒的药材，药理研究表明，蒲公英有良好的抗炎、抗病毒作用，可用于临床多种感染性疾病，如急性乳腺炎、肺脓肿、腮腺炎、化脓性咽喉炎等。大黄外用可消肿敛疮，对热毒炽盛所致的病症有较好的治疗效果。

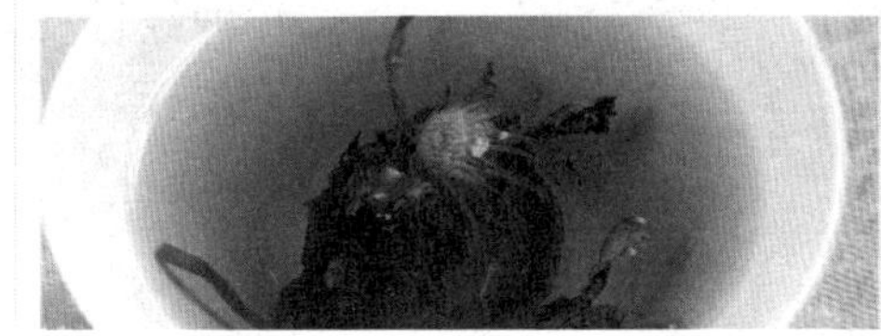

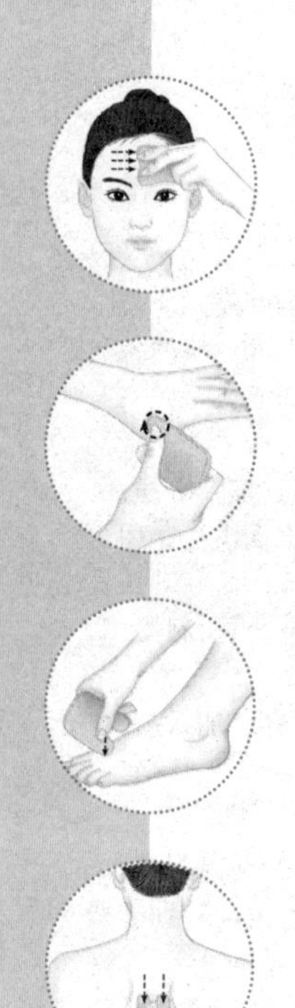

本章看点

- 湿疹

  产生剧烈瘙痒和皮损的病症，大椎等穴是刮拭重点

- 荨麻疹

  常见的皮肤过敏性疾病，刮痧的要穴为风府、大椎等穴

- 银屑病

  皮肤上出现红色的丘疹，刮拭肺俞等穴可达疗效

- 痤疮

  油脂分泌过旺引起的皮肤病，肝俞等穴是刮痧的要穴

- 酒糟鼻

  内分泌失调引发鼻头发红，刮拭印堂等穴疗效显著

- 黄褐斑

  面部发生色素沉着斑点，可刮拭肝俞等穴进行治疗

- 白癜风

  原发性人体色素脱落症状，刮拭侠白等穴有较好的疗效

- 斑秃

  局部斑片状脱发性毛发病，刮痧重点在风府等穴

- 带状疱疹

  疱疹病毒引发的皮肤炎症，刮拭要点为太阳、下关等穴

- 神经性皮炎

  神经系统的紊乱造成的皮肤病，刮痧的穴位有风池等穴

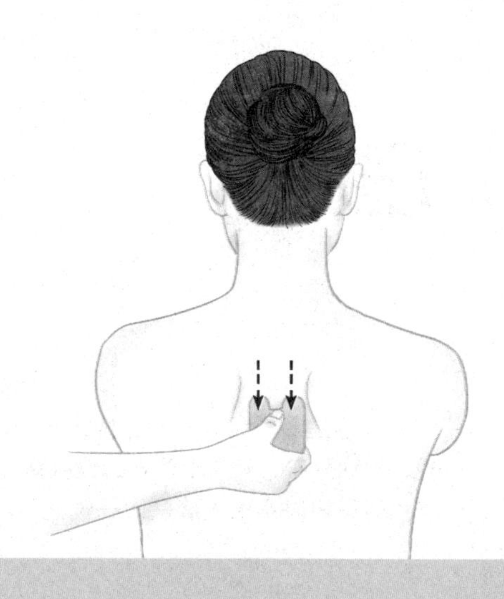

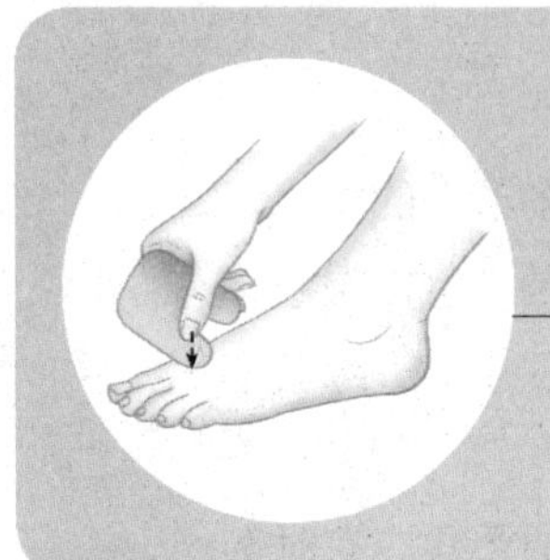

第十章 皮肤科病症的刮痧疗法

本章主要介绍了湿疹、荨麻疹、银屑病、痤疮、酒糟鼻、黄褐斑、白癜风、斑秃、带状疱疹、神经性皮炎10种常见皮肤科病症的刮痧疗法。每节内容包括疾病的高发人群、高发季节、症状简介、疾病诊断、预防方法、刮痧治疗、食疗保健等。

72 湿疹

高发人群
5岁以下儿童、家庭妇女、免疫力低下的人群
高发季节 春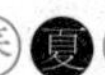秋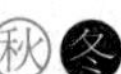

湿疹是最常见的一种急性或慢性的炎性皮肤病，主要表现为剧烈瘙痒、皮损多形性、对称分布、有渗出倾向、慢性病程、易反复发作等，任何年龄、部位都可能发生。湿疹的病因尚不十分清楚，一般认为与过敏或神经功能障碍等多种内外因素有关。

诊断

（1）湿疹各个阶段的损害可同时存在，构成了湿疹皮肤损害多形性的特点。

（2）根据病程及皮肤损害的不同，湿疹可分为急性和慢性两种。急性湿疹损害多形性，有复发和发展成慢性的倾向；慢性湿疹损害常为局限性，边缘较清楚，皮肤有显著浸润和增厚。

（3）阵发性剧痒，洗澡、饮酒、被窝过暖或精神紧张后瘙痒更严重，有时影响睡眠。

预防

1 饮食中，每天都不可缺少蔬菜、水果、鱼、牛奶等，这些可以抑制皮肤发炎。

2 洗澡不要过勤，因为每天洗澡容易把油脂都洗掉，皮肤就会变得很干，尤其是冬季，很容易造成自身抵抗力下降，引起皮肤瘙痒等症状。

3 对婴幼儿来说，母乳喂养可以防止由牛奶喂养而引起异性蛋白过敏所致的湿疹，还要避免肥皂、化妆品、皮毛细纤、花粉、油漆的刺激。

4 不要给婴幼儿穿化学纤维、羊毛类衣服，以柔软浅色的棉布为宜，衣服要宽松，不要穿盖过多。

刮拭要点

背部：大椎穴、脾俞穴

上肢部：曲池穴、合谷穴

下肢部：三阴交穴

刮痧治疗

刮痧取穴

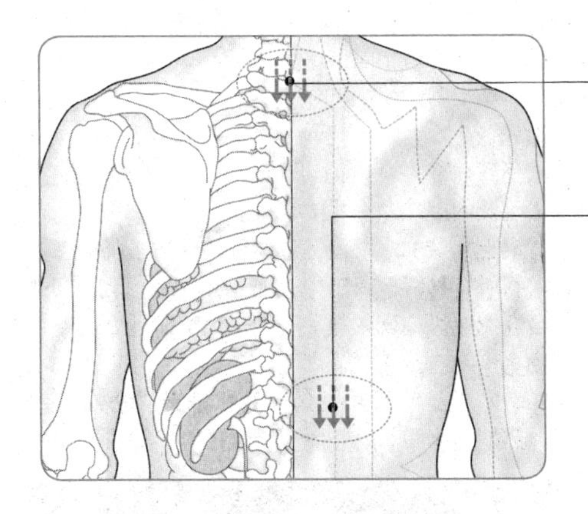

① **大椎穴：**第 7 颈椎棘突下凹陷中。

② **脾俞穴：**背部，当第 11 胸椎棘突下，旁开 1.5 寸。

刮法	刺激程度	次数
面刮、平面按揉	轻度	40

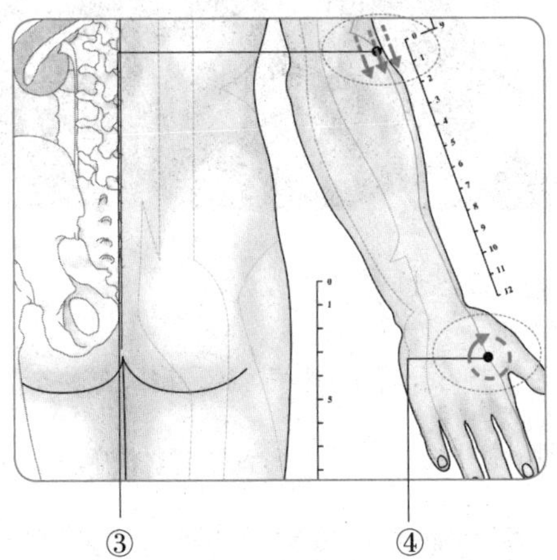

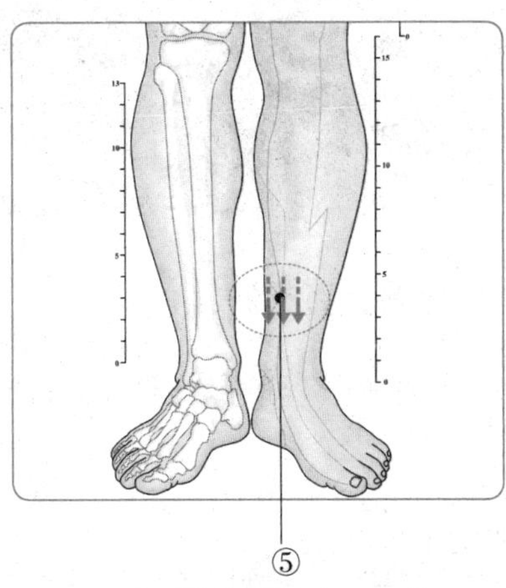

③ **曲池穴：**屈肘成直角，肘横纹尽头筋骨间凹陷处。

④ **合谷穴：**手背第 1、2 掌骨间，第 2 掌骨桡侧的中点处。

⑤ **三阴交穴：**小腿内侧，足内踝尖上 3 寸，胫骨内侧缘后方。

专家提示

1. 湿疹患者宜选择土茯苓、防己、人参、甘草、木瓜等抗过敏的药材。

2. 宜选择防风、白鲜皮、地肤子、牡丹皮、地榆、蛇床子、苦参、白芷、薄荷等止痒的药材。

3. 宜吃绿豆、苋菜、苦瓜、芦荟、荸荠等清热利湿的食物。

湿疹的对症药膳

枳实薏苡仁冬瓜粥

材料：

薏苡仁、枳实各50克，猪瘦肉、冬瓜各适量，盐2克，料酒5毫升，葱8克

做法：

①薏苡仁泡发洗净；枳实洗净；冬瓜去皮，洗净，切丁；猪瘦肉洗净，切丝；葱洗净，切花。

②锅置火上，倒入清水，放入薏苡仁，以大火煮至米粒开花。

③再加入冬瓜煮至浓稠状，下入猪肉丝、枳实煮熟，调入盐、料酒，撒上葱花即可。

功效：

此粥可清热利湿、消炎杀菌，适合湿热型湿疹、荨麻疹的患者食用。

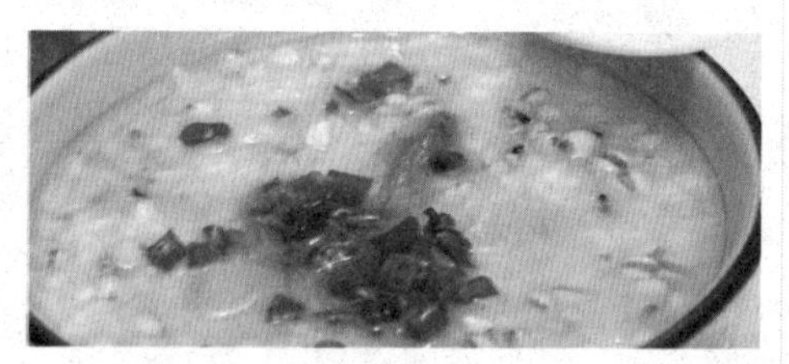

荸荠煲乳鸽

材料：

荸荠200克，桂圆肉80克，乳鸽1只，红枣、枸杞子各10克，白芷20克，生姜10克，鸡精、香油、盐、高汤各适量

做法：

①荸荠、红枣、白芷、桂圆肉、枸杞子洗净；乳鸽去毛及内脏洗净；生姜切片。

②锅上火，加水煮沸，放进乳鸽汆烫去血水。

③将所有材料放入锅中，加高汤以小火煲2个小时，至乳鸽熟烂，调入盐、香油、鸡精即可。

功效：

本品具有清热祛风、利尿排毒的功效，适合风热型湿疹和荨麻疹的患者食用。

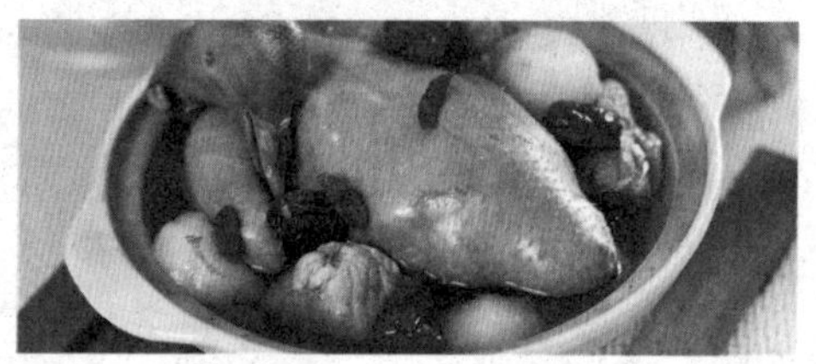

龙胆草大豆鸭汤

材料：

鸭半只，大豆100克，龙胆草、蛇床子、防风各10克，清汤、盐各适量

做法：

①将鸭处理干净斩块；大豆、龙胆草、蛇床子、防风均洗净备用。

②鸭块与大豆放入沸水锅中，汆水后捞出。

③清汤倒入锅中，放入鸭块、大豆、龙胆草、蛇床子、防风，炖约1个小时后，加盐调味即可。

功效：

本品具有清热燥湿、解毒透疹、杀菌止痒的功效，适合湿热浸淫型湿疹患者食用。

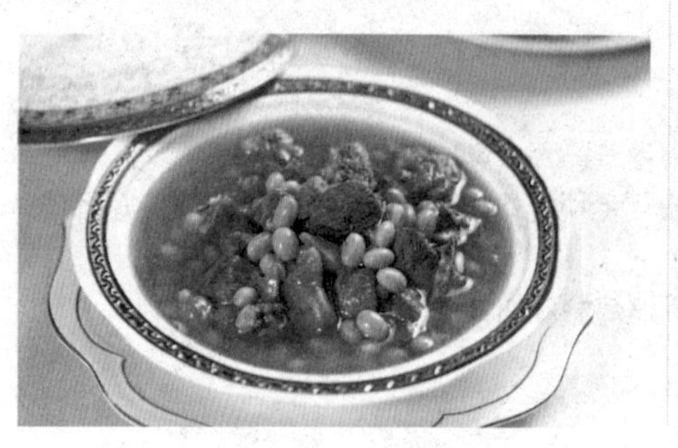

芦荟炒苦瓜

材料：

芦荟350克，苦瓜200克，盐、味精、香油各适量

做法：

①芦荟去皮，洗净切成条；苦瓜去瓤，洗净，切成条，做焯水处理。

②炒锅加油烧热，放苦瓜条煸炒，再加入芦荟条、盐、味精一起翻炒，炒至快熟即可。

功效：

本品具有清热解毒、利湿止痒的功效，适合湿毒内蕴型湿疹患者食用。

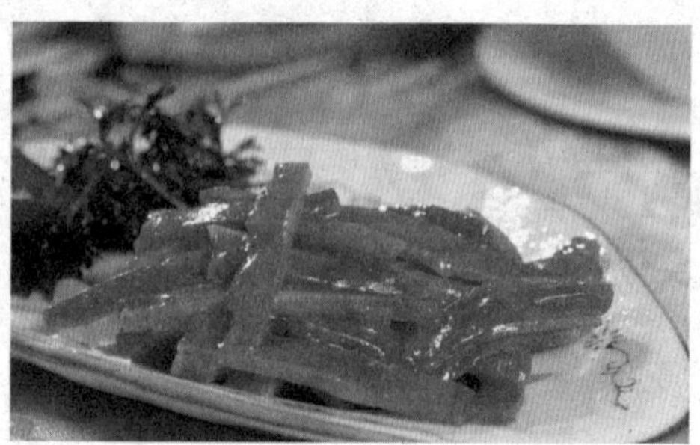

归芪防风瘦肉汤

材料：

当归、黄芪各20克，防风10克，猪瘦肉60克，盐适量

做法：

①将当归、黄芪、防风洗净；猪瘦肉洗净，切块。

②将当归、黄芪、防风与猪瘦肉一起炖熟。

③最后加盐调味即可。

功效：

本品具有补气活血、祛风透疹的功效，适合体质虚弱、反复发作的湿疹患者食用。

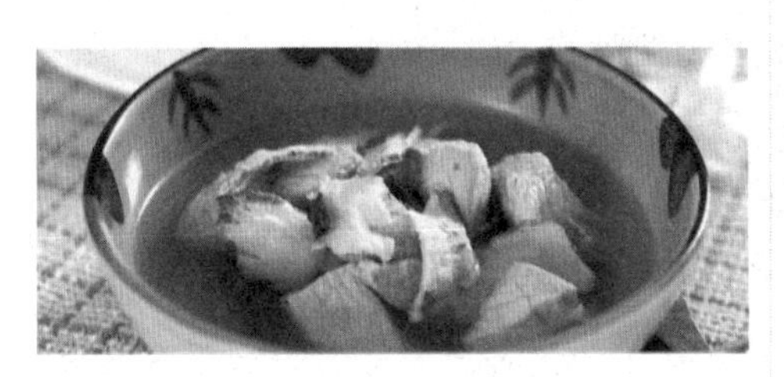

芥蓝黑木耳

材料：

芥蓝200克，水发黑木耳80克，红椒5克，盐3克，味精2克，醋8毫升

做法：

①芥蓝去皮，洗净，切成小片，入水中焯一下；红椒洗净，切成小片。

②水发黑木耳洗净，摘去蒂，晾干，撕小片，入开水中烫熟。

③将芥蓝、黑木耳、红椒装盘，淋上盐、味精、醋，搅拌均匀即可。

功效：

本品具有解毒祛风、滋阴润燥的功效，适合血虚风燥型湿疹患者食用。

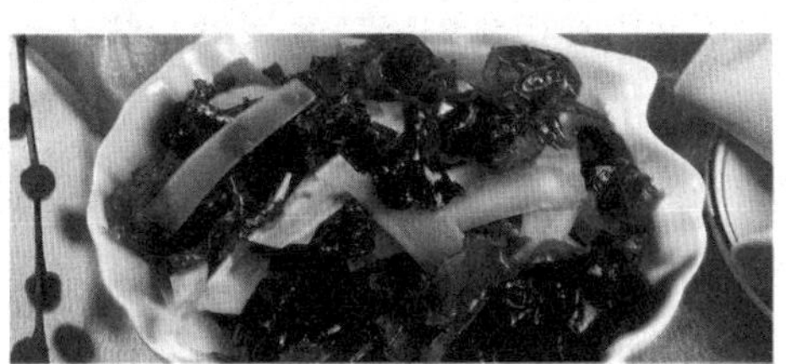

白芷防风青菜粥

材料：

白芷、防风各10克，青菜少许，大米100克，盐2克

做法：

①将大米泡发，洗净；白芷、防风洗净，用温水稍微泡至回软后，捞出沥干水分。

②锅置火上，倒入清水，放入大米，以大火煮至米粒绽开。

③加入白芷、防风同煮至浓稠状，再下入青菜稍煮5分钟，调入盐拌匀入味即可。

功效：

此粥有祛风解表、祛湿止痒的功效，适合脾虚湿盛型湿疹患者食用。

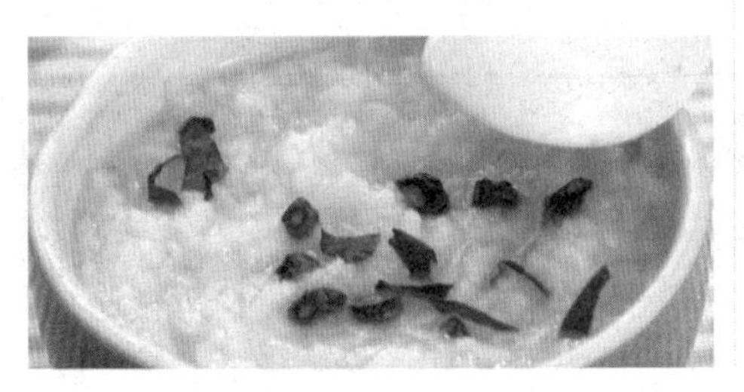

土茯苓绿豆老鸭汤

材料：

土茯苓50克，绿豆200克，陈皮3克，老鸭500克，盐少许

做法：

①先将老鸭洗净，斩件，备用。

②土茯苓、绿豆和陈皮用清水浸透，洗干净，备用。

③瓦锅内加入适量清水，先用大火烧开，然后放入土茯苓、绿豆、陈皮和老鸭，待水再开，改用小火继续煲3个小时左右，以少许盐调味即可。

功效：

绿豆可清热解毒，土茯苓可解毒除湿，老鸭可清热毒、利小便。三者合用，对湿疹患者有较好的疗效。

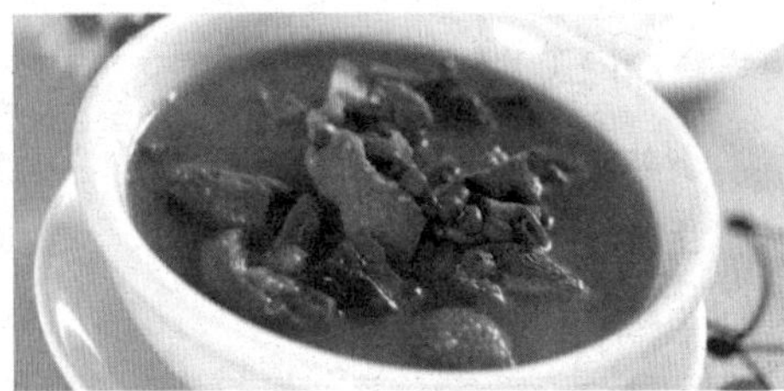

73 荨麻疹

高发人群
儿童及青少年
高发季节 春 夏 秋 冬
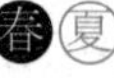
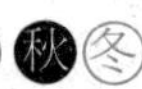

荨麻疹俗称“风疹块”，是一种常见的过敏性疾病。临床主要表现为皮肤突然出现成块成团的风团，异常瘙痒。如发于咽喉，可致呼吸困难；发于肠胃可致恶心、呕吐、腹痛等症状。根据临床诊断要点可分为寻常性荨麻疹、寒冷性荨麻疹、日光性荨麻疹等。现代医学认为进食虾、蛋、奶，接触荨麻，吸入花粉、灰尘，虫蚊叮咬以及寒冷刺激、药物过敏等都可引起荨麻疹的发生。

诊断

（1）起病快，瘙痒明显，发作后短时间内可自行消退。一天可发作数次。

（2）皮损只表现为大小、形态不一的风团。若发生在眼睑、口唇等组织松弛部位并表现出特别明显的浮肿，此为血管神经性水肿。

（3）内脏可发生水肿，同时有胸闷、气急、腹痛、腹泻的表现，有时腹痛剧烈可能误诊为急性腹痛。喉头水肿还可能发生窒息。

（4）如皮损广泛，颜色特别红，全身症状（发热等）明显者，则可能是药物过敏引起，应详细询问患者在发作前有无服用药物及其他特殊食物史。

（5）本病一般发作 1 天或数天即愈，亦有反复发作者，经久不愈可转化为慢性荨麻疹。

预防

1 某些食物可能是荨麻疹诱因，例如海鲜，含有人工色素、防腐剂、酵母菌等人工添加剂的罐头、腌制食品、饮料等。

2 喝酒、受热、情绪激动、用力等都会促进皮肤血管扩张，激发或加重荨麻疹。染发剂、橡皮手套、加香料的肥皂或洗涤剂、化学纤维和羊毛服装等，对于过敏体质的人都可能产生不良刺激，应该尽量避免。

3 有些药物可以引起荨麻疹，如青霉素、四环素、氯霉素、链霉素、磺胺类药物、多黏霉素等抗生素，安乃近、阿司匹林等解热镇痛剂等，应慎重使用。

刮拭要点

背部：风府穴、大椎穴、膈俞穴

上肢部：曲池穴

下肢部：血海穴

刮痧治疗

刮痧取穴

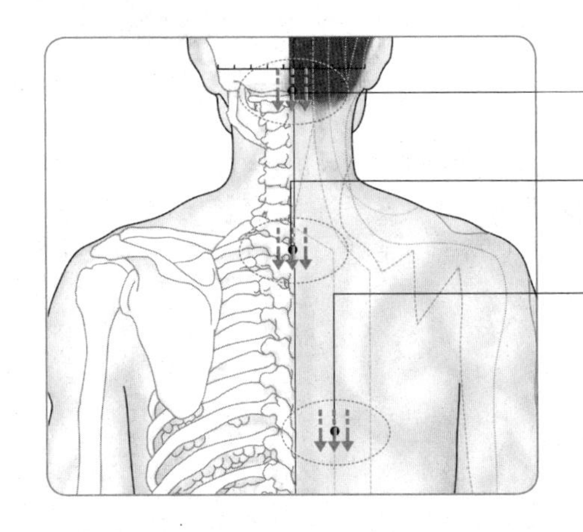

① **风府穴：**后发际正中直上 1 寸，枕外隆突直下凹陷中。

② **大椎穴：**第 7 颈椎棘突下凹陷中。

③ **膈俞穴：**背部，当第 7 胸椎棘突下，旁开 1.5 寸。

刮法	刺激程度	次数
面刮	中度	40

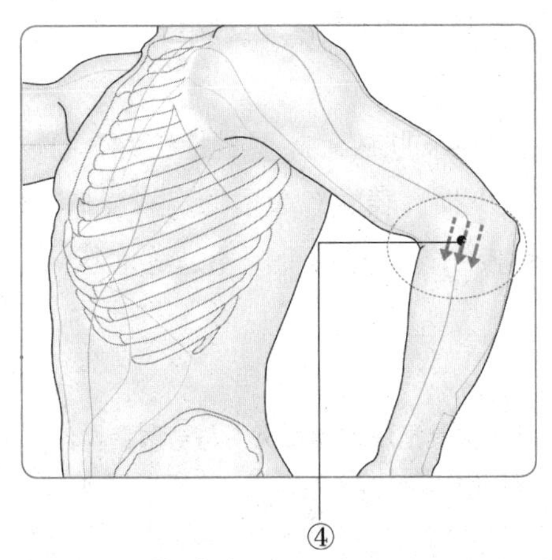

④

曲池穴：屈肘成直角，肘弯横纹尽头筋骨间凹陷处。

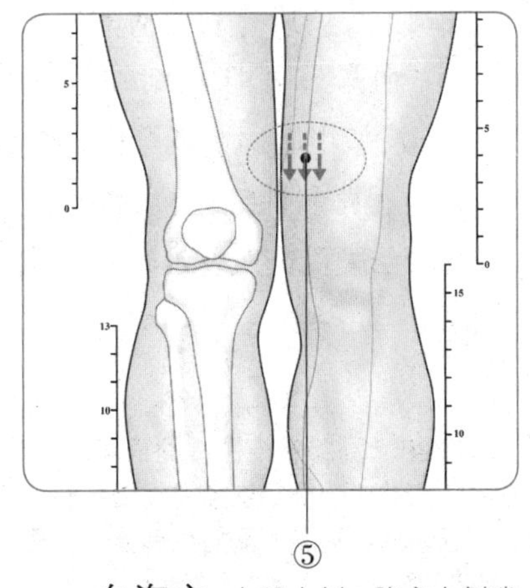

⑤

血海穴：大腿内侧，髌底内侧端上 2 寸，股四头肌内侧头的隆起处。

食疗保健

芋头煲猪排骨

芋头50克，猪排骨100克，盐适量。二者一同洗净切块，同放砂锅中加水适量，用小火煲熟后加盐调味。每日2次。

冬瓜芥菜汤

冬瓜200克，芥菜30克，白菜根30克，香菜少许，红糖适量。所有材料洗净，入锅加水煎，加适量红糖调匀即可食用。

74 银屑病

高发人群
青壮年、性格内向者、容易抑郁焦躁的人、对负面事件适应能力差的人
高发季节 春 夏 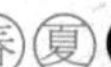 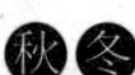

银屑病又称“牛皮癣”，中医又名“白疕”，是一种以皮肤出现红斑及伴有闪光的银白色脱屑为主要症状的皮肤病。这种疾病很常见而且易于复发，目前没有一种可以彻底根治此病的方法。根据临床表现，此病可以分为寻常型、红皮型等，其中以寻常型最为常见。

诊断

（1）寻常型银屑病：皮疹一般发生在头皮、躯干、四肢伸侧，是在皮肤上出现红色的丘疹，渐扩大融合成斑片或斑块；表面有较厚的形状不规则的银白色鳞屑，轻轻刮掉皮屑可看到薄薄的一层红膜，刮除红膜即可看到小小的出血点，有人称之为“血露”，医学上则称之为“筛状出血”。

（2）红皮型银屑病：较严重，较少见的一种皮肤病。此型是指在约全身皮肤的70%以上呈弥漫性红色，为暗红色浸润性皮损。表面有大量糠皮样皮屑，口、咽、鼻及眼结膜可充血发红，患者常有发热畏寒，头痛及全身不适等症状。

预防

1 预防感染。局部感染是诱发银屑病的重要因素，尤其是扁桃体发炎，与银屑病发作有密切关系，因此对于局部感染者需要积极治疗，必要时可使用相关抗生素。平时应注意锻炼身体，增强体质，提高身体的抗病能力，预防感染。

2 调整情绪。不良精神因素可以导致银屑病发作和复发。其中过度的精神紧张、性情急躁、情绪抑郁等精神因素为首要诱因。

3 防止过敏。避免各种不良刺激，注意生活规律。

刮拭要点

背部： 肺俞穴、肝俞穴

上肢部： 内关穴、神门穴

下肢部： 飞扬穴

刮痧治疗

刮痧取穴

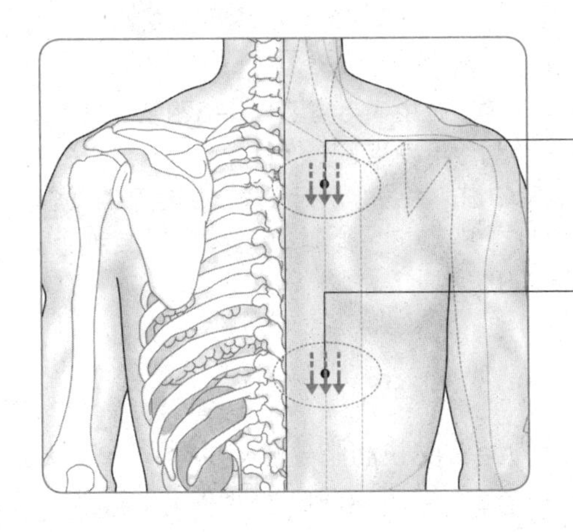

① **肺俞穴：**背部，第3胸椎棘突下，旁开1.5寸。

② **肝俞穴：**背部，第9胸椎棘突下，旁开1.5寸。

刮法	刺激程度	次数
面刮、平面按揉	轻度	50

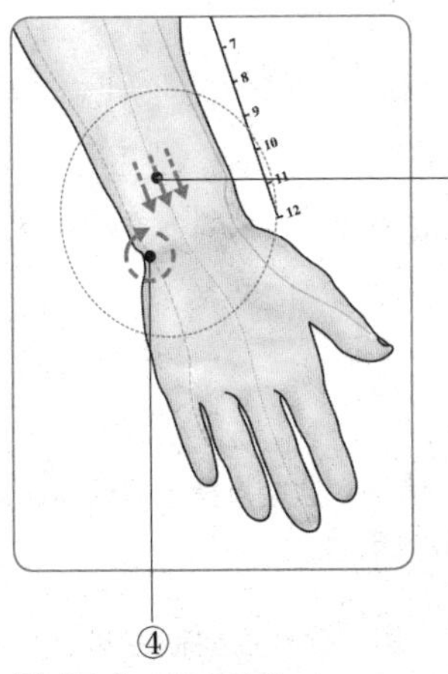

③ **内关穴：**前臂正中，腕横纹上2寸，在桡侧腕屈肌腱与掌长肌腱之间。

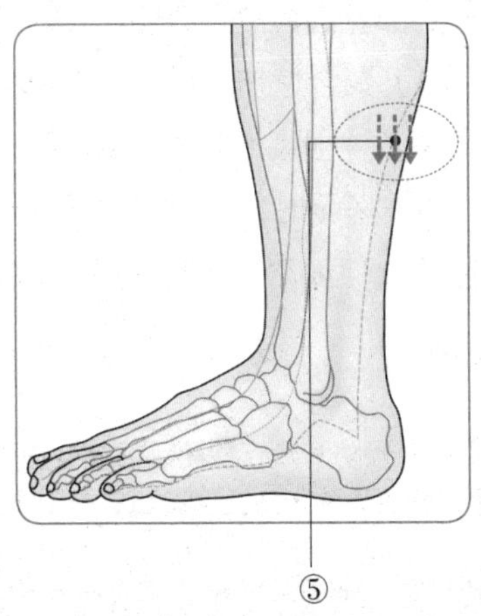

④ **神门穴：**腕掌横纹尺侧端凹陷处。

⑤ **飞扬穴：**小腿后面，外踝后，昆仑穴直上7寸，承山穴外下方1寸处。

食疗保健

车前子薏苡仁粥

车前子15克，蚕沙9克，薏苡仁30克，白糖5克。将车前子和蚕沙分别装入棉布袋内，扎紧袋口放入锅内，加水烧开半小时。取出布袋，加入薏苡仁煮粥，快熟时用白糖调匀即可食用。每日进食1次，10天为1个疗程。此粥能清热解毒、活血通络、祛风利湿。

75 痤疮

高发人群

有家族病病史者、正值青春期的青少年，过食甜食、脂肪和酒的中年人

高发季节 春夏秋冬

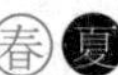
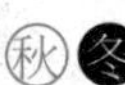

痤疮，又叫“青春痘”“粉刺”“毛囊炎”等，是由于毛囊及皮脂腺阻塞、发炎所引发的一种皮肤病。青春期时，体内的激素会刺激毛发生长，促进皮脂腺分泌更多油脂，毛发和皮脂腺因此堆积许多物质，使油脂和细菌附着，从而引发皮肤红肿的反应。由于这种症状常见于青年男女，所以才称它为“青春痘”。其实，青少年不一定都会长青春痘，而青春痘也不一定只长在青少年的身上。

诊断

（1）发病人群以 15 ~ 30 岁为主，因为随着皮肤油脂分泌量的下降，皮肤会慢慢由油转干，青春痘的发病程度会自然减轻。发病部位以面部为多，亦可见于胸背上部及肩胛处，胸前、颈后、臀部等处。

（2）聚合性痤疮病程长，多发于男性，常见丘疹、结节、囊肿、脓肿、窦道、瘢痕等多种损害混合在一起。

（3）怀孕时，受激素的影响，皮肤的皮脂腺分泌量会增加，所以孕妇多长痤疮也是一种正常的生理现象。大多数孕妇会觉得脸变油、鼻子变大。

预防

1 积极预防和治疗便秘、习惯性腹泻、胃酸过多、消化性溃疡等。这些疾病会导致体内毒素堆积、废物无法正常排出，从而导致嘴周围和颧部两侧出现青春痘。

2 日常生活中应注意头发、衣领的卫生，改掉托腮抠脸的毛病，化妆后要彻底卸妆、洗脸，及时涂防护日霜等。

3 养成合理健康的生活方式，合理饮食、保证睡眠品质、避免长期疲劳和烟酒过量。

4 谨慎服用口服避孕药、减肥药、催经药或含有溴化物、碘化物的药品，这些药物会影响内分泌的平衡或引发毒素堆积，形成所谓的“毒性暗疮”。

刮拭要点

背部： 肝俞穴、肾俞穴

上肢部： 曲池穴

下肢部： 厉兑穴、内庭穴

刮痧治疗

刮痧取穴

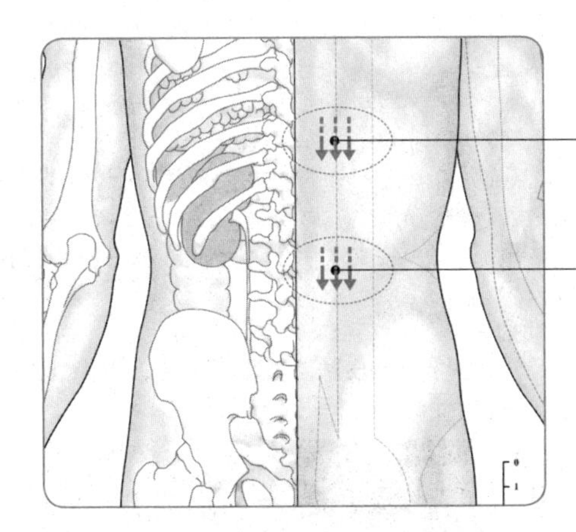

① **肝俞穴：**背部，第 9 胸椎棘突下，旁开 1.5 寸。

② **肾俞穴：**背部，当第 2 腰椎棘突下，旁开 1.5 寸。

刮法	刺激程度	次数
面刮、垂直按揉	轻度	40

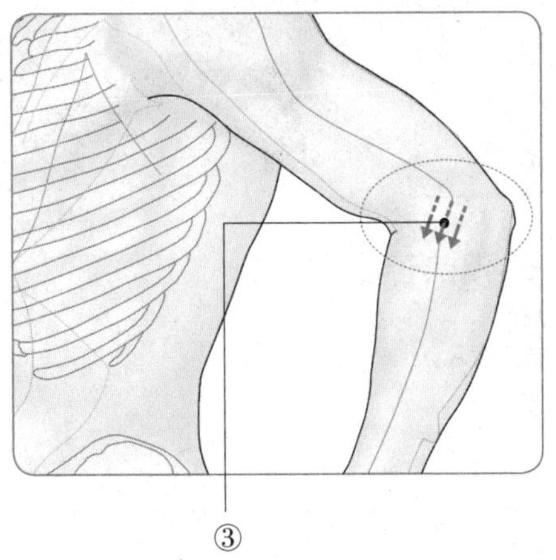

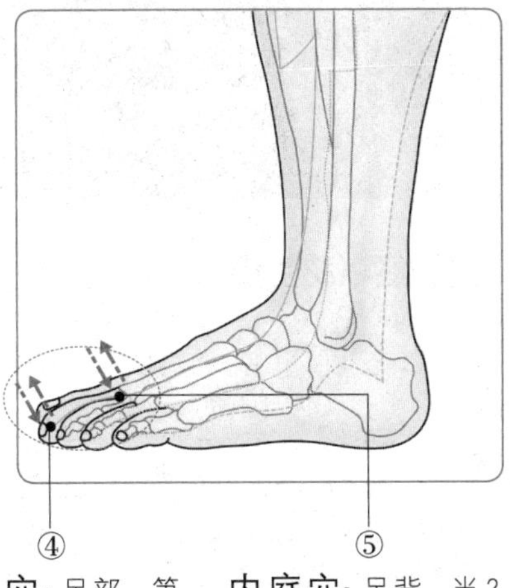

③ **曲池穴：**屈肘成直角，在肘横纹外侧端与肱骨外上髁连线中点处。

④ **厉兑穴：**足部，第 2 趾末节外侧，距趾甲角 0.1 寸处。

⑤ **内庭穴：**足背，当 2、3 趾间，趾蹼缘后方赤白肉际处。

专家提示

1. 痤疮患者宜选用花生、大豆、莲子、糙米、鸡蛋、土豆、鱼、葵花籽、丹参、牡丹皮、当归、板蓝根、黄连、川芎具有抑制皮脂腺分泌作用的食材和药材。

2. 饮食宜清淡，常吃清热、利湿、排毒的食物，如绿豆、冬瓜、薏苡仁、丝瓜、西瓜、苦瓜、苹果等。

痤疮的对症药膳

降火翠玉蔬菜汤

材料：

西瓜皮、丝瓜各100克，大豆芽、薏苡仁各30克，牡丹皮10克，板蓝根8克，盐、嫩姜丝各适量

做法：

①西瓜皮洗净，取白肉切片；丝瓜去皮切丝；黄豆芽洗净。

②将板蓝根、牡丹皮和薏苡仁洗净，加水置入锅中，烧沸后关火，滤取药汁和薏苡仁。

③将药汁和薏苡仁放入锅中，加西瓜皮、丝瓜和大豆芽煮沸，加入盐、生姜丝即可。

功效：

本品清热解毒、祛痘美颜，适合痤疮患者食用。

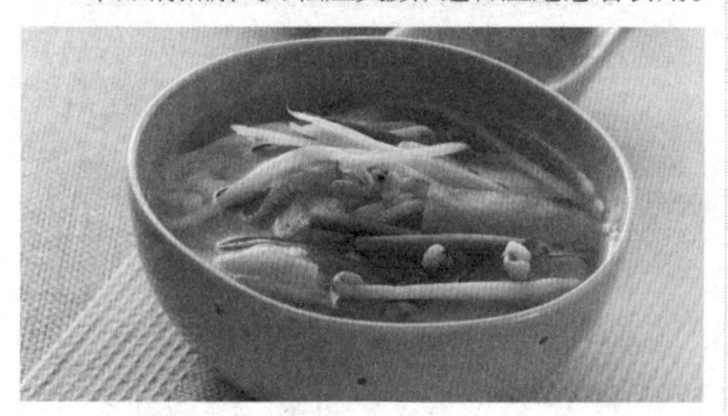

黄瓜芦荟大米粥

材料：

黄瓜、芦荟各20克，大米80克，盐2克，葱少许

做法：

①大米洗净，泡发；芦荟洗净，切小粒备用；黄瓜洗净，切成小块；葱洗净，切花。

②锅置火上，注入清水，放入大米煮至米粒熟烂后，放入芦荟、黄瓜。

③用小火煮至粥成时，调入盐入味，撒上葱花即可食用。

功效：

此粥能滋润皮肤，对面部瘢痕、雀斑、痤疮等均有一定的食疗效果。

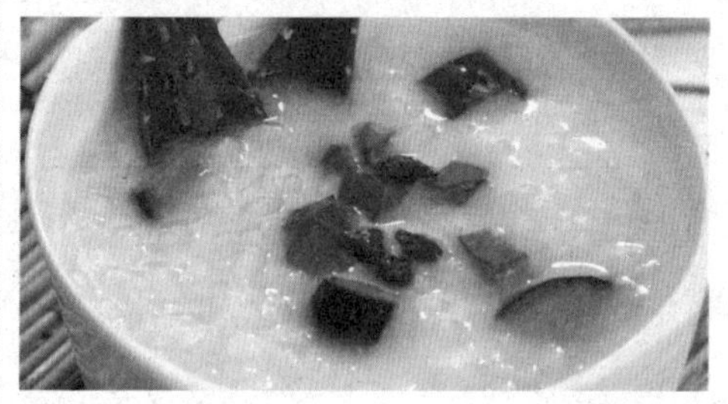

莲子红枣花生汤

材料：

莲子100克，花生仁50克，红枣30颗，冰糖10克

做法：

①将莲子、花生仁、红枣洗净备用。

②锅置火上，倒入水，下入莲子、花生仁、红枣烧沸，撇去浮沫。

③最后调入冰糖即可。

功效：

本品具有抑制皮脂腺分泌的功效，可改善痤疮的症状，适合皮肤油脂分泌过多的患者食用。

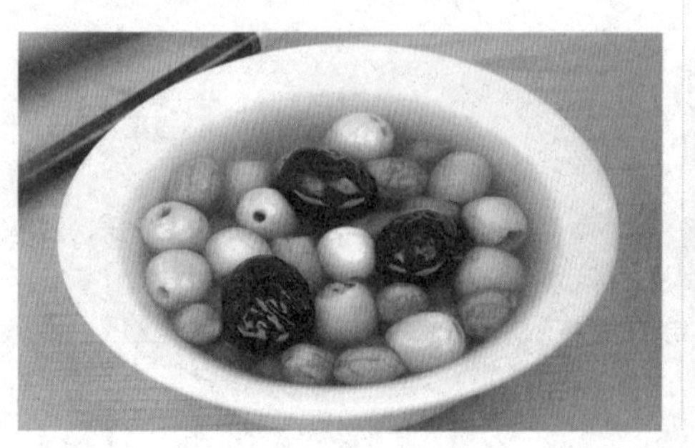

清热苦瓜汤

材料：

苦瓜400克，盐适量

做法：

①苦瓜洗净，去籽。

②净锅上火，加入适量水，大火煮开。

③水开后放入苦瓜煮成汤，苦瓜煮熟后再调入盐即可起锅。

功效：

本品具有清热泻火、祛痘消痱的功效，适合肺经风热型或热毒内蕴型痤疮患者食用。

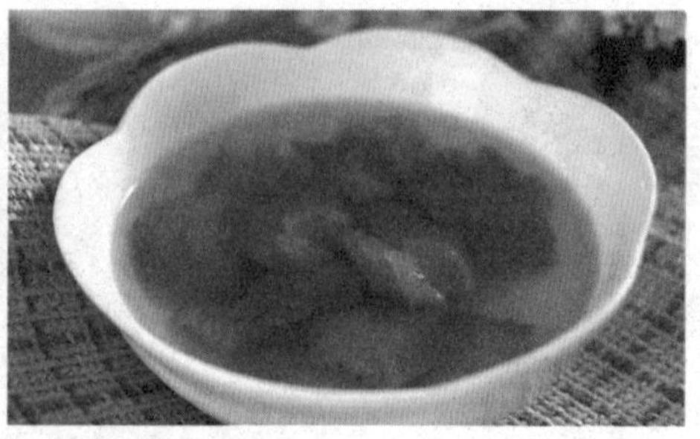

葛根粉粥

材料：

葛根30克，大米100克，枸杞子少许，天花粉10克

做法：

①将大米洗净，泡发。

②将葛根洗净，沥干，与天花粉一起研成粉末。

③大米与葛根粉、天花粉、枸杞子同入砂锅内，加600毫升水，用小火煮至粥稠即可。

功效：

本品具有祛风散邪、清热生津的功效，适合风热型痤疮患者食用。

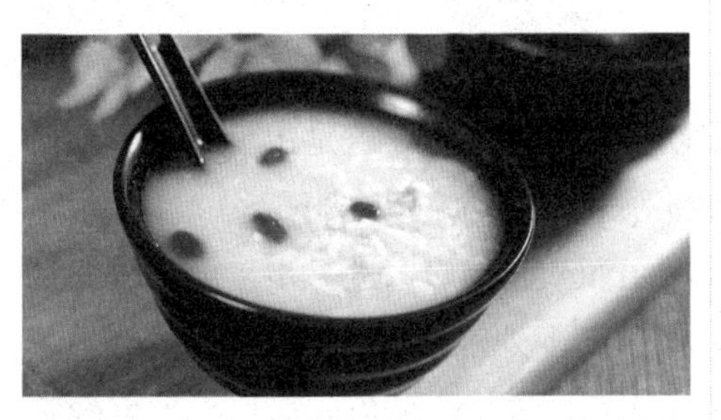

牛蒡子清热茶

材料：

牛蒡子10克，绿茶叶、枸杞子各5克，冰糖适量

做法：

①将枸杞子、牛蒡子洗净后一起放入锅中；绿茶叶加水泡开。

②加500毫升水用小火煮至沸腾。

③枸杞牛蒡茶倒入杯中后，再加入冰糖、绿茶汁搅匀即可饮用。

功效：

本品具有清热利咽、滋阴明目、降低血糖、瘦身减脂等功效，可用于风热型感冒咳嗽、咽喉肿痛、糖尿病、高脂血症、肥胖症、风热型痤疮等。

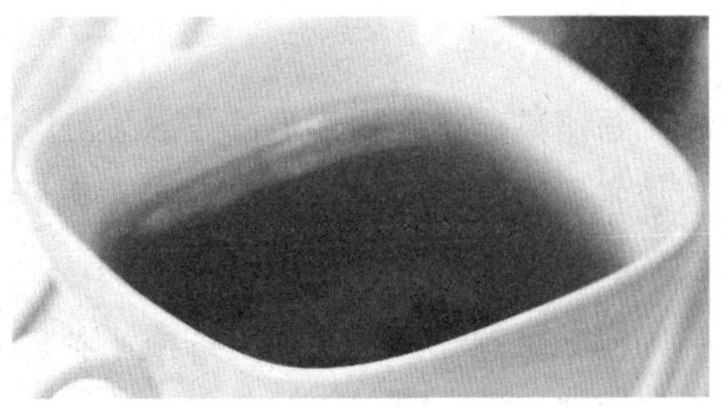

牛蒡连翘饮

材料：

牛蒡子、连翘各15克，山楂、荷叶、甘草各8克

做法：

①用纱布将所有药材包好，放入清水中浸泡清洗后备用。

②在砂锅中加入600毫升水，放入包好的纱布包，煮至水开后再煮5分钟。

③拣去纱布包，取汁即可饮用。

功效：

本品具有发散风热、解毒祛痘的功效，适合肺经风热、肠胃湿热、热毒内蕴型痤疮患者饮用。

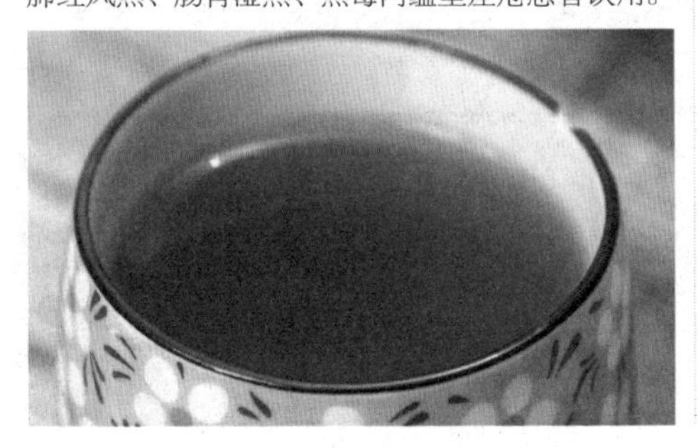

橙子节瓜薏苡仁汤

材料：

橙子1个，节瓜125克，薏苡仁30克，盐少许，白糖3克

做法：

①将橙子洗净切丁；节瓜洗干净，去皮、籽切丁；薏苡仁淘洗净备用。

②汤锅置火上倒入水，下入橙子、节瓜、薏苡仁煲至熟，调入盐、白糖即可。

功效：

本品具有清热解毒、祛痘排脓的功效，适合各个证型的痤疮患者食用。

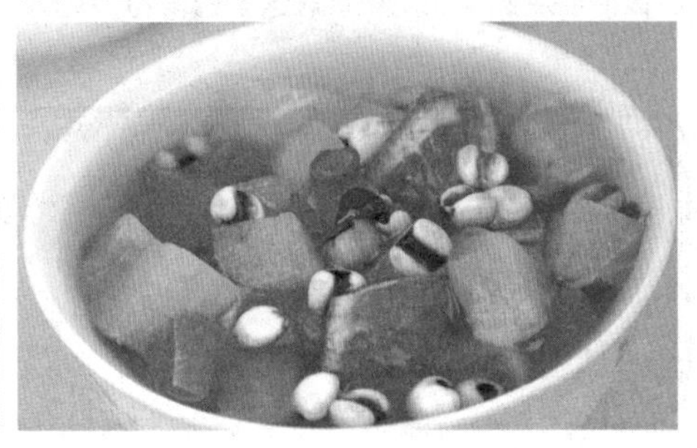

76 酒糟鼻

高发人群

月经不调者，有鼻腔疾病或体内其他部位有感染病灶、有毛囊蠕形螨致病者，嗜烟、酒及喜食辛辣刺激性食物，心血管疾患及内分泌障碍者

高发季节 春 夏 秋 冬

酒糟鼻又名“玫瑰痤疮”，也称“赤鼻”，是发于鼻颧部的一种慢性炎症性皮肤病，多发生在中年男性。这种病虽然自觉症状不明显，但影响容貌，故常令人烦恼。在现代医学中，本病病因尚未完全明确，一般认为与内分泌失调、消化功能紊乱、精神抑郁、嗜酒、喜食辛辣食物和浓茶、咖啡等食物有关。此外，与毛囊皮脂腺中寄生的毛囊虫感染也有关系。

诊断

酒糟鼻通常表现为鼻部皮肤发红，但以鼻尖最为明显，这是由于鼻部毛细血管扩张所致。有时透过皮肤甚至可以看到扩张的毛细血管呈树枝状分布，又由于鼻子局部皮脂腺分泌旺盛，所以鼻子显得又红又亮；如病情进一步发展，可导致鼻部皮肤增厚，甚至长出皮疹或小脓疮。由于鼻子外观粗糙不平，很像酒糟，故名“酒糟鼻”。有的人，鼻尖皮肤增厚特别显著，粗糙的鼻尖明显增大就好像长了肿瘤一样。

预防

1 饮食宜清淡，多吃水果蔬菜，禁食刺激性食物及饮料，积极地治疗和预防便秘。

2 不要日晒时间过长，如果长时间在日光下活动，出门要涂抹防晒霜。

3 酒糟鼻患者应该避免接触有刺激性的物质，还要使用无皂清洁剂，避免使用收敛剂和磨蚀剂，避免病情复发或加重。

4 酒糟鼻患者最好连续做2周的酒糟鼻诱发物日记，找到可能促使疾病发作或加重的原因，以便以后确定和避免接触这些诱发物。

刮拭要点

头部：印堂穴、迎香穴

上肢部：养老穴、支沟穴

下肢部：内庭穴

刮痧治疗

刮痧取穴

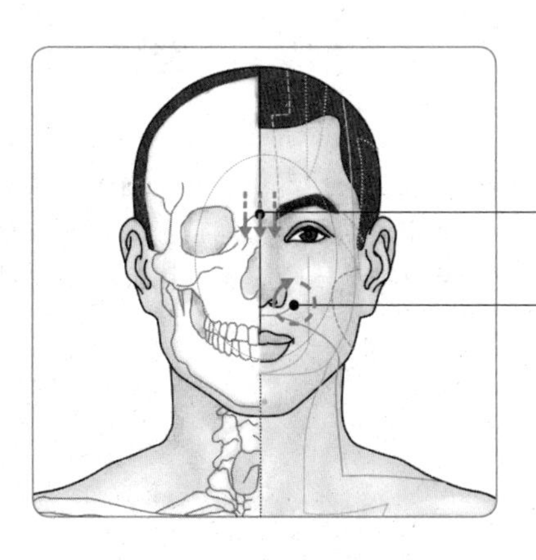

① 印堂穴：两眉头间连线与前正中线的交点处。

② 迎香穴：鼻翼旁开约1厘米的皱纹中。

刮法	刺激程度	次数
推刮、垂直按揉	轻度	40

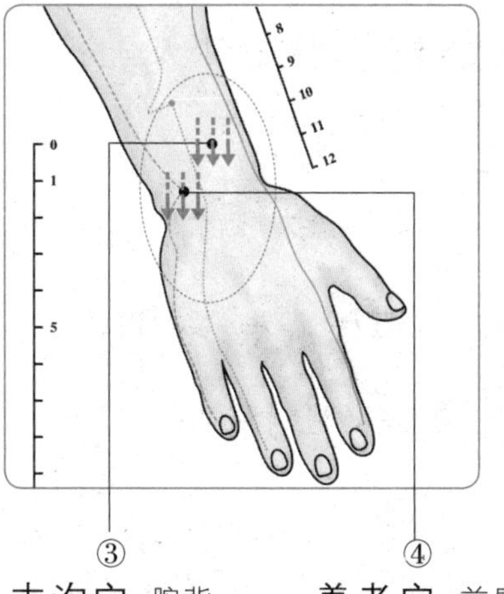

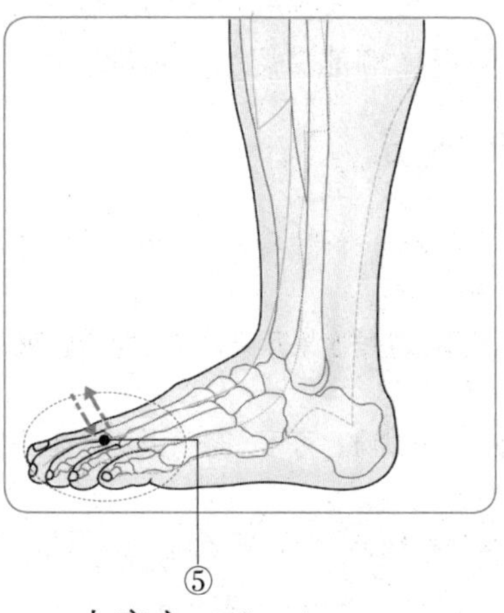

③ 支沟穴：腕背横纹上3寸，尺骨与桡骨之间。

④ 养老穴：前臂背面尺侧，当尺骨茎突近端桡侧凹陷中处。

⑤ 内庭穴：足背，当2、3趾间，趾蹼缘后方赤白肉际处。

食疗保健

山楂粥

干山楂30克，粳米60克。二者加水混合煮成粥，每日食用1次，连吃7日。

枇杷叶粉

鲜枇杷叶30克，栀子10克。将新鲜的枇杷叶的叶背绒毛去掉，与栀子研成粉末，每次吃6克，每日3次。

77 黄褐斑

高发人群

妊娠3～5个月、口服避孕药1～20个月时、处于绝经期或患有生殖器疾病的患者、营养不均衡的人群

高发季节 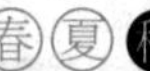 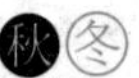

黄褐斑，也称“肝斑”，是面部黑变病的一种，是发生在面部的色素沉着斑。黄褐斑虽然无痛无痒，却影响美容，往往会给患者带来精神上的压力和痛苦。现代医学认为，黄褐斑多女性妊娠、更年期内分泌紊乱、服用避孕药及日晒等原因引起；如结核病、肝脏病等慢性病也可引发黄褐斑。

诊断

患病部位表现为淡褐色或黄褐色斑，边界较清，形状不规则，对称分布于眼眶附近、额部、眉弓、鼻部、两颊、唇及口周等处，无自觉症状及全身不适。

预防

1 不要长时间在阳光下暴晒，外出时应戴遮阳帽或打遮阳伞，涂抹防晒霜。

2 多吃新鲜水果蔬菜，如芹菜、菠菜、黄花菜、黑木耳、莲藕、苹果、梨、西瓜等。

3 少食咖啡、可可、葱、大蒜、肉桂、辣椒、花椒、酒等辛辣刺激性食物。

4 保持精神愉快，多运动，但要注意劳逸结合。

5 积极治疗慢性肝肾疾病，调理月经不调，调节内分泌功能障碍等。

6 女性可停止口服避孕药，改用其他避孕方式。

刮拭要点

背部：肝俞穴、肾俞穴

下肢部：血海穴、照海穴、足三里穴

刮痧治疗

刮痧取穴

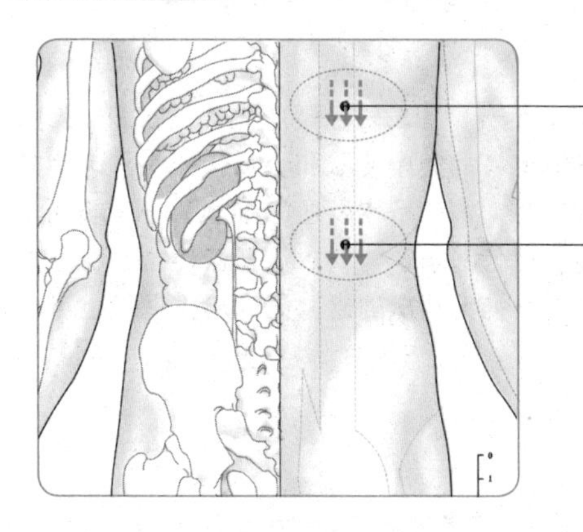

① 肝俞穴：背部，第 9 胸椎棘突下，旁开 1.5 寸。

② 肾俞穴：背部，当第 2 腰椎棘突下，旁开 1.5 寸。

刮法	刺激程度	次数
推刮、平面按揉	轻度	40

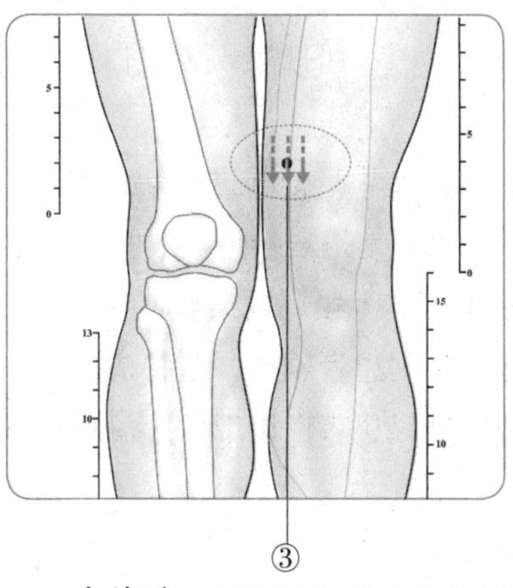

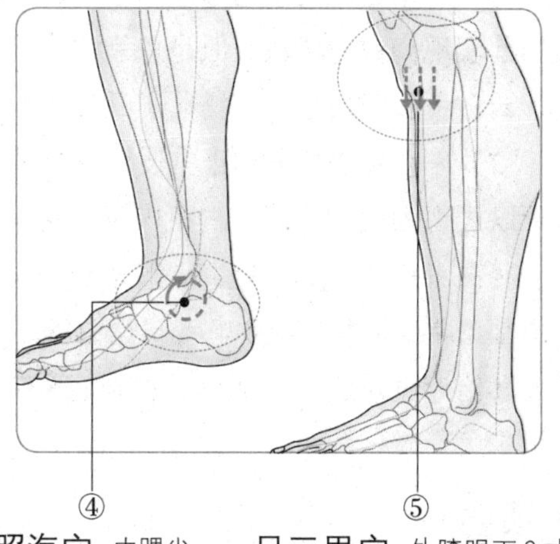

③ 血海穴：大腿内侧，髌底内侧端上 2 寸，股四头肌内侧头的隆起处。

④ 照海穴：内踝尖正下方凹陷处。

⑤ 足三里穴：外膝眼下 3 寸，胫骨前嵴外 1 横指，当胫骨前肌上。

食疗保健

桃仁牛奶芝麻糊

核桃仁30克，牛奶300毫升，豆浆200毫升，黑芝麻20克，白糖适量。核桃仁、黑芝麻碾碎与牛奶、豆浆调匀，放入锅中煮沸，再加适量白糖调味即可食用。

猪腰薏苡仁粥

猪腰1对，鲜山药100克，粳米200克，薏苡仁50克，盐适量。猪肾去筋膜、白线，洗净切碎后与其他三种材料一起入锅，加适量水煮成粥，加盐调味分顿吃。

78 白癜风

高发人群

工作压力大的人群、深色皮肤的人群、皮肤病患者、体质较弱者

高发季节 春 夏 秋 冬

白癜风，中医称“白癜”或者“白驳风”，是一种原发性色素脱失性皮肤病。虽然白癜风病没有什么肉体上的痛苦，但它却侵害患者的健康皮肤和心灵，挫伤了患者的精神，影响正常的生活、婚姻、工作和社会交往。本病可累及所有种族，一般肤色浅的人发病率较低，肤色较深的人发病率较高。现代医学认为，本病与遗传、自身免疫及黑色素细胞自身破坏有关。此外，精神创伤、神经功能障碍、内分泌失调等也可能是本病的诱因。

诊断

（1）人体各处皮肤均出现大小不等、单个或多处不规则的白色斑块。白癜风虽然都表现为白色斑块，但是色素脱失的程度不一样，可以表现为浅白色、乳白色、云白色和瓷白色。

（2）一般来说白斑和正常皮肤分界清楚，但是如果是处于进行期，白斑边缘也可以表现为模糊不清。白斑内毛发可呈白色，也可是正常颜色，还可黑白相间，毛发变白者疗效相对要差。一般来说白斑表面光滑，无鳞屑或结痂，感觉和分泌功能都正常；但也有少数患者感觉白斑处发痒，个别患者剧痒，这种情况在白斑发展和治疗见效的时候都可以见到；还有少数白癜风患者白斑部位分泌的汗液有异味。

预防

1 加强自身修养，保持乐观情绪。在生活与工作中要加强自身修养，提高自己对环境的应变能力，以适应环境变化。研究发现，人在生气时会分泌一种毒素，使身体中毒而引发许多疾病，如过敏、肿瘤及某些皮肤病等。

2 尽量减少接触化工原料、油漆涂料等。如新装修的房子要经过3个月以上充分通风干燥后再使用，接触化学原料的工作要做好劳动防护措施。

3 长时间暴露在强光下应采取防晒措施，如旅游、海浴时将裸露的皮肤涂上防晒霜。临床上以旅游、游泳后发病的较多。

刮拭要点

上肢部：侠白穴、上廉穴、下廉穴

下肢部：复溜穴

刮痧治疗

刮痧取穴

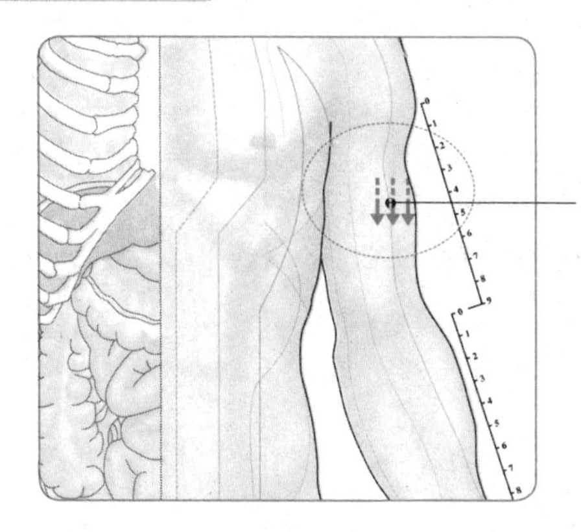

① **侠白穴：**臂内侧面，肘横纹上5寸处。

刮法	刺激程度	次数
推刮	轻度	40

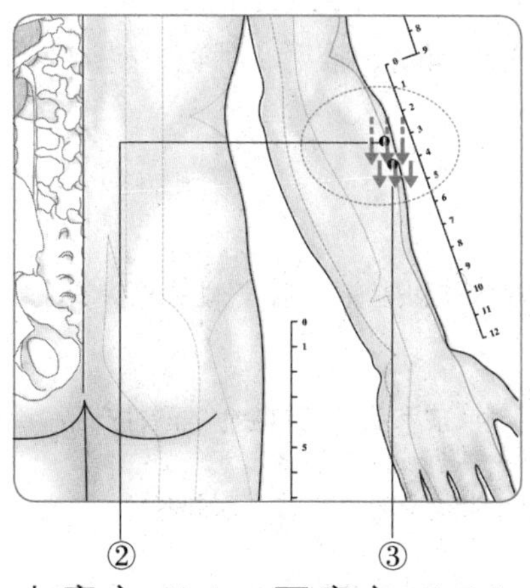

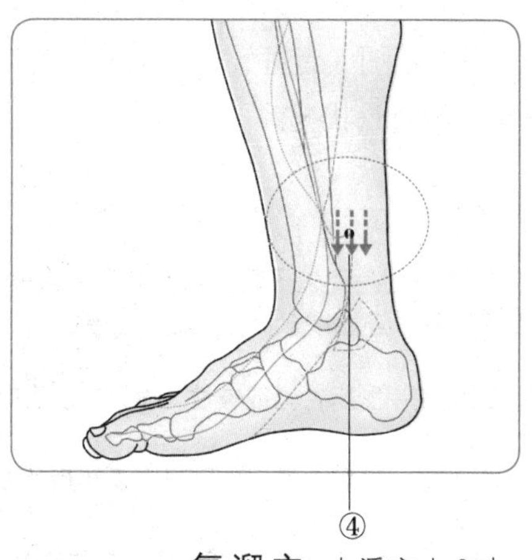

② **上廉穴：**前臂背面桡侧，肘横纹下3寸。

③ **下廉穴：**前臂背面桡侧，肘横纹下4寸。

④ **复溜穴：**太溪穴上2寸，当跟腱的前缘。

食疗保健

核桃芝麻糊

核桃仁500克，黑芝麻300克。二者共磨成泥，搅匀后储存，每次取50克，加500毫升豆浆，煮沸后用白糖调味即可食用，早晚各1次，须常服。

女贞花生红花饮

女贞子15克，花生仁15克，红花15克，冰糖30克。将女贞子打碎，放入水中，加花生仁、红花及冰糖，煎汤代茶饮，每日1剂。

79 斑秃

高发人群
受到惊吓的小儿、肾亏的成年人
高发季节 春 夏 秋 冬

斑秃俗称“鬼剃头”，是一种骤然发生的局部性斑片状的脱发性毛发病。斑秃病变处头皮正常，无炎症及自觉症状。本病病程非常缓慢，可自行缓解和复发。如果整个头部毛发全部脱落，称为全秃；如果全身所有毛发均脱落者，称普秃。此病与免疫功能失调、压力突然加大等有一定关系。

诊断

（1）突然出现脱发斑，其数量及大小不定。

（2）脱发处的头皮及其他部位头发并无异常，患者也无主观症状。

（3）范围大者可致全部头发脱落，甚至出现眉毛、腋毛、阴毛、胡须等也完全脱落的全秃状况。

预防

1 尽量不用尼龙梳子和头刷。最理想的梳子是黄杨木梳和猪鬃头刷，既能去除头屑，增加头发光泽，还能按摩头皮，促进血液循环。

2 避免使用脱脂性强或碱性洗发剂。洗发剂应选用对头皮和头发无刺激性的酸性产品。

3 节制饮酒。喝白酒，特别是喝烫热后的白酒会使湿热之邪蕴蒸头皮，引起脱发。

4 烫发、吹热风会破坏毛发组织，损伤头皮。因此要尽量减少吹热风，烫发次数也不宜过多。

5 空调温度要适宜。空调的暖湿风和冷风都可成为脱发和白发的原因，空气过于干燥或湿度过大对保护头发都不利。

6 注意帽子、头盔的通风。头发不耐闷热，戴帽子、头盔的人会使头发长时间不透气，不利于头发的生长。

刮拭要点

头部：风府穴、风池穴

背部：肝俞穴、脾俞穴

上肢部：合谷穴

刮痧治疗

刮痧取穴

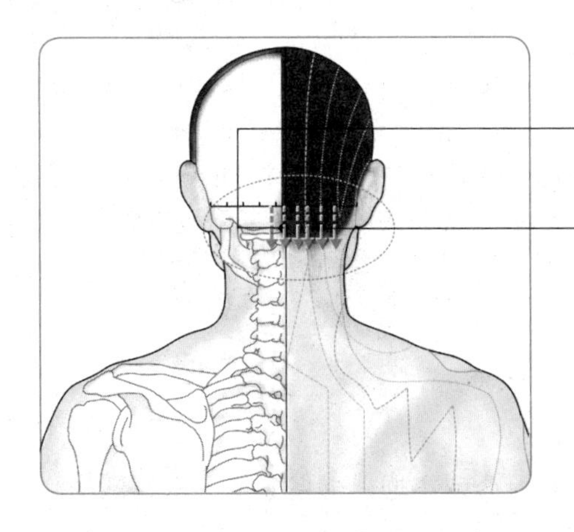

① **风府穴：**后发际正中直上1寸，枕外隆突直下凹陷中。

② **风池穴：**后头骨下，两条大筋外缘陷窝中，与耳垂齐平。

刮法	刺激程度	次数
面刮、平面按揉	轻度	40

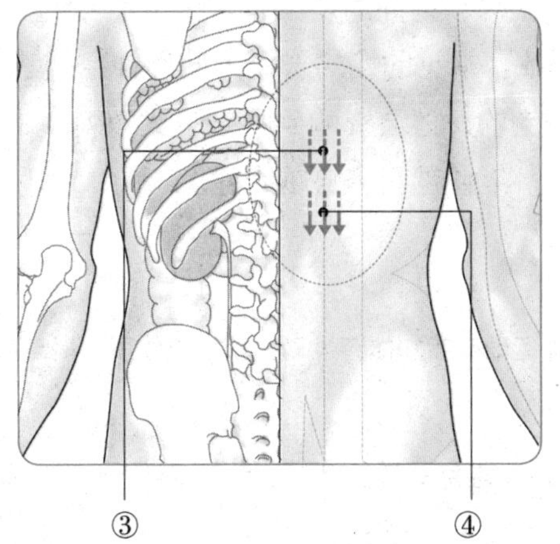

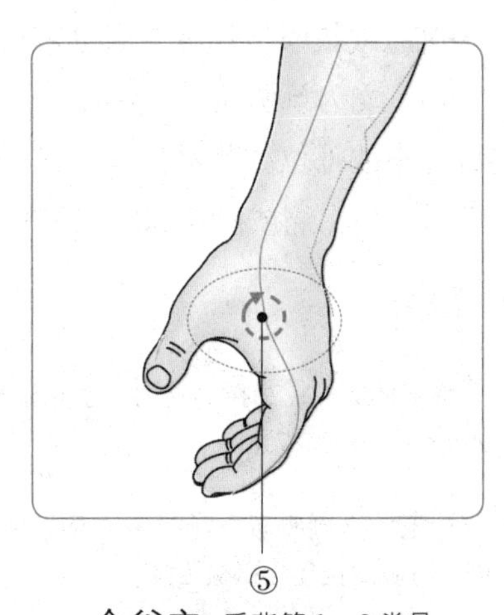

③ **肝俞穴：**背部，第9胸椎棘突下，旁开1.5寸。

④ **脾俞穴：**背部，当第11胸椎棘突下，旁开1.5寸。

⑤ **合谷穴：**手背第1、2掌骨间，第2掌骨桡侧的中点处。

食疗保健

枸杞子黑芝麻粥

枸杞子10克，黑芝麻30克，粳米100克。三者加水共煮成粥，早晚分食。

黑豆核桃桑葚粥

黑豆30克，核桃仁20克，桑葚10克，红枣5颗，粳米50克。上述材料加水同煮成粥，每日1剂，可连续食用。适用于肾亏血虚所致的斑秃。

80 带状疱疹

高发人群
体质弱的老年人和生活压力大、生活不规律的中青年人
高发季节 春 夏 秋 冬

带状疱疹是由水痘－带状疱疹病毒引起的急性炎症性皮肤病，在中医上称为“蛇丹”或“缠腰火丹”。主要表现为簇集水疱，沿一侧周围神经以群集带状分布，伴有明显神经痛。初次感染表现为水痘，以后病毒可长期潜伏在脊髓后根神经节，待人体免疫功能减弱时可诱发水痘－带状疱疹病毒再度活动，沿周围神经生长繁殖并累及皮肤，发生带状疱疹。

诊断

（1）发病突然，或先有痛感再有皮损。

（2）皮损为成簇的小米至绿豆大小的丘疹或水疱。疱壁紧张，疱浆较清，亦可为血疱或脓疱。几簇水疱呈带状排列，簇与簇之间的皮肤正常。

（3）均为单侧性，并与神经的走向一致。常见的发病部位为肋间神经、三叉神经分布的部位。若侵犯到三叉神经第一支的，还会影响到眼结膜或角膜。

（4）自觉痛或痒。痛的性质如神经痛，年龄越大痛势越明显。

预防

1 增强体质，提高抗病能力。坚持适当的户外运动或参加体育运动，以增强体质，提高身体抵御疾病的能力。

2 生活中遇到寒暖交替时节，要适时增减衣服，避免受寒引起上呼吸道感染。此外，口腔、鼻腔的炎症应积极治疗。

3 避免接触毒性物质，如化学品及毒性药物等。以防损伤皮肤，影响身体健康，降低身体抵抗力。

4 增强营养。多食豆制品，鱼、蛋、瘦肉等富含蛋白质的食物，以及新鲜的瓜果蔬菜，增强体质，预防发生与本病有直接或间接关系的各种疾病。

刮拭要点

头部：头维穴、太阳穴、下关穴

上肢部：外关穴

下肢部：阳陵泉穴

刮痧治疗

刮痧取穴

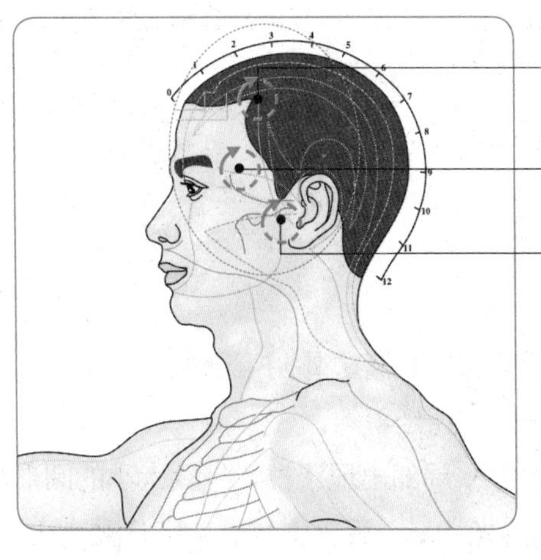

① 头维穴：额角发际上 0.5 寸，头正中线旁 4.5 寸处。

② 太阳穴：两眉梢后凹陷处。

③ 下关穴：耳屏前方，当颧弓与下颌切迹所形成的凹陷中。

刮法	刺激程度	次数
角刮、平面按揉	适度	60

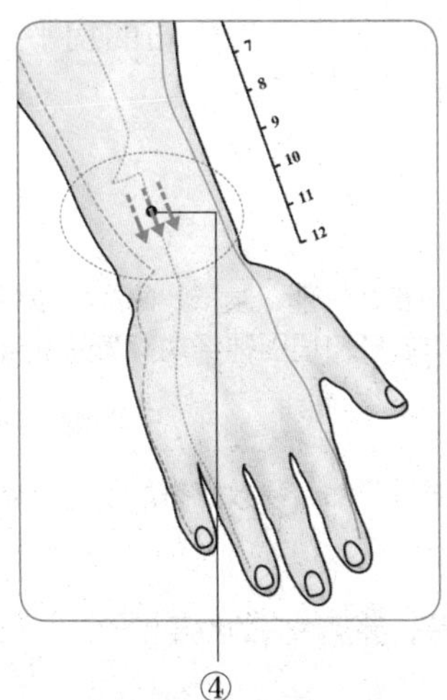

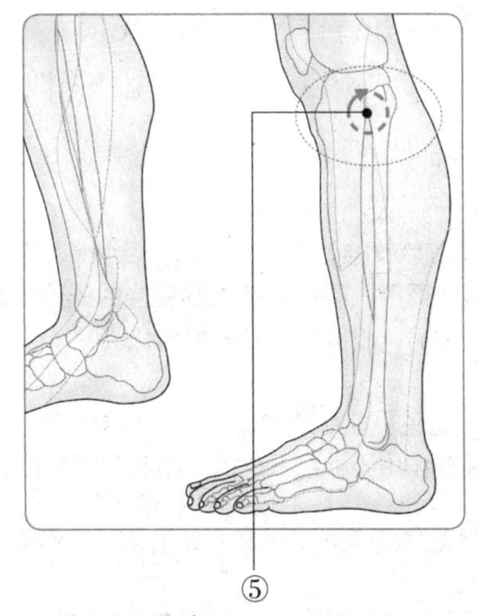

④ 外关穴：前臂背侧，腕背横纹上 2 寸。

⑤ 阳陵泉穴：小腿外侧的腓骨小头稍前凹陷中。

食疗保健

白茅苦瓜绿茶饮

鲜白茅根10克，鲜苦瓜1个，绿茶叶5克。将苦瓜洗净一端切开，把内瓤去掉，再把洗净的白茅根、绿茶叶装入苦瓜内，封上口后挂在阴凉处晾干，然后切碎，每次取10克沏茶。

81 神经性皮炎

高发人群
青年和成年人
高发季节 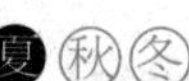

神经性皮炎，又称慢性单纯性苔藓病变，是一种慢性的以剧烈瘙痒为主要表现的皮肤性疾病。这种疾病好发于颈部、四肢、腰骶，常为对称性分布。神经性皮炎为常见多发性皮肤病，多见于青年和成年人，儿童一般不发病；夏季多发或季节性不明显。现代医学认为，本病的发生与精神因素有关，情绪波动、精神紧张、劳累过度均可促使本病发生或加重。

诊断

（1）皮疹好发于颈部、四肢伸侧及腰骶部、腘窝、外阴等部位。

（2）自觉剧痒，病程较长，可反复发作或迁延不愈。

（3）常先有局部瘙痒，经反复搔抓摩擦后，局部出现粟粒状绿豆大小的圆形或多角形扁平丘疹，皮色淡红或淡褐色，稍有光泽；以后皮疹数量增多且融合成片，成为典型的苔藓样皮损，皮损大小形态不一，四周可有少量散布的扁平丘疹。

（4）临床上分为局限型和播散型。

预防

1 避免精神处于不良状态。因为情绪波动，精神过度兴奋、忧郁、紧张、焦虑、恐怖或神经衰弱等，都会造成大脑皮层的调节功能紊乱，继而引起肛门周围神经功能障碍。当受到刺激时，皮肤易呈苔藓样变化。

2 避免可能导致本病的外界刺激因素。如过饮酒、咖啡等辛热、易致兴奋的饮料，或服用某些作用于神经系统的药物及内裤摩擦等局部刺激等。

3 避免疾病影响因素，如消化系统疾病、内分泌障碍等，都是本病的重要诱因。

4 不宜穿过硬的内衣，以免刺激皮肤。

刮拭要点

背部：风池穴、天柱穴、肺俞穴

上肢：曲池穴

下肢：委中穴

刮痧治疗

刮痧取穴

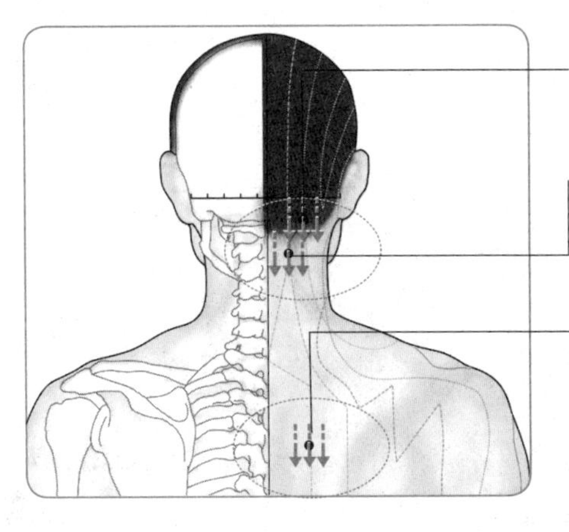

① **风池穴：** 后颈部，后枕骨下，两条大筋外缘陷窝中。

② **天柱穴：** 斜方肌外缘的后发际凹陷中。

③ **肺俞穴：** 第 3 胸椎棘突下，旁开 1.5 寸。

刮法	刺激程度	次数
面刮	轻度	30

④

曲池穴： 屈肘成直角，在肘横纹外侧端与肱骨外上髁连线中点处。

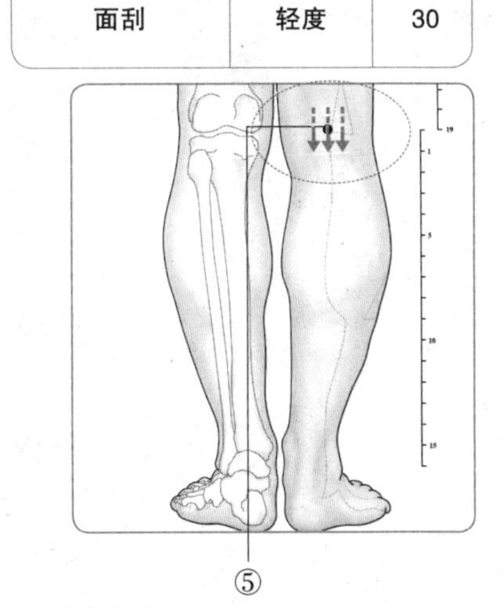

⑤

委中穴： 腘横纹中点，当股二头肌腱与半腱肌肌腱的中间。

食疗保健

花生赤小豆红枣汤

花生仁（带红皮）90克，赤小豆60克，红枣60克。将所有材料入锅加水煮汤。早晚分服。

绿豆百合薏苡仁粥

绿豆25克，薏苡仁50克，鲜百合100克，白糖适量。绿豆、薏苡仁加水煮至五成熟后加入去内膜的百合，用小火熬粥，快熟时用白糖调味即可食用。每日1～2次。

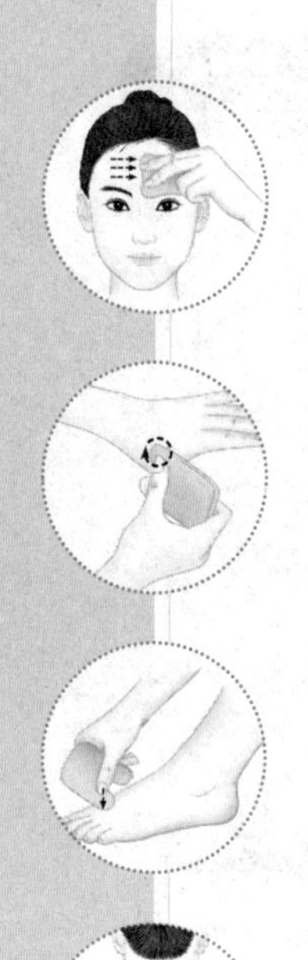

本章看点

- 小儿厌食

  小儿消化系统功能的失调，对脾俞、胃俞等穴进行刮痧治疗

- 小儿腹泻

  小儿的大便排泄异常，天枢、身柱等穴是刮痧治疗的要点

- 小儿消化不良

  与小儿自身免疫系统有关，可对天枢、脾俞等穴位进行刮痧治疗

- 小儿疳积

  即营养不良，刮痧治疗的要穴为哑门和身柱等穴位

- 小儿百日咳

  发病期较长的呼吸道传染病，可刮拭天突、中府等穴

- 小儿支气管肺炎

  为婴幼儿呼吸道常见病之一，可对肩井等穴进行刮拭，

- 小儿流行性腮腺炎

  病毒引发的腮腺肿大，刮痧的要穴为角孙、颊车等

- 小儿高热

  患儿体温超过39℃即高热，大椎等穴位是刮痧要穴

- 小儿夜啼

  小儿每到夜间便高声啼哭，刮痧重点在百会等穴

- 小儿流涎

  即俗称的“流口水”，刮拭脾俞等穴位进行治疗

……

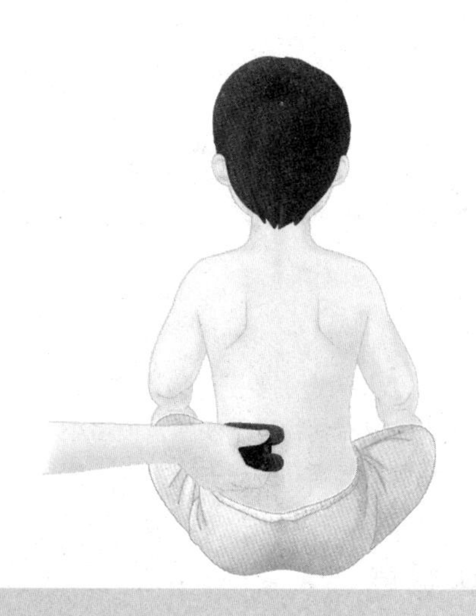

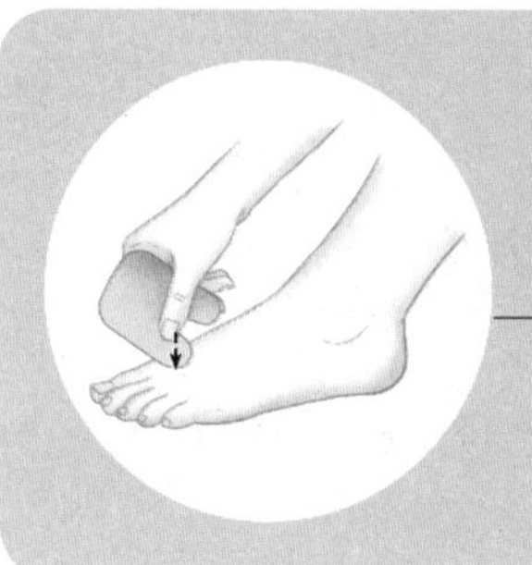

第十一章 儿科病症的刮痧疗法

本章主要介绍了小儿厌食、小儿腹泻、小儿消化不良、小儿疳积、小儿百日咳、小儿支气管肺炎等12种常见儿科病症的刮痧疗法。每节内容包括疾病的高发人群、高发季节、症状简介、疾病诊断、预防方法、刮痧治疗、食疗保健等。

82 小儿厌食

高发人群
2～6岁儿童
高发季节 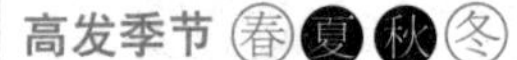 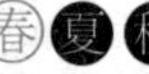 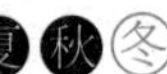

小儿厌食主要是因为饮食不当、家长喂养不当，让小儿养成了偏食的坏习惯，损伤了脾胃；或者食物过于油腻，使得小儿消化不良、积滞内停，郁久化热致湿热内蕴；或大病之后脾胃气虚、脾虚失运，胃不思纳所致。小儿的症状主要表现为食欲不振而不欲纳食。

诊断

（1）年龄：14 岁以下的小儿多见。

（2）厌食时间：6 个月及 6 个月以上。

（3）食量：3 岁以下小儿每天谷类食物摄取量不足 50 克，3 岁以上小儿每天谷类食物摄取量不足 75 克，同时肉、蛋、奶等食物的摄入量也极少。

（4）营养调查：蛋白质、热量摄入量不足供给量标准的 70% ～ 75%，矿物质及维生素摄入量不足供给量标准的 5%。

（5）生长发育：除遗传因素外，身高和体重均低于同龄正常平均水平；厌食期间身高、体重未增加。

（6）味觉敏锐度降低，舌菌状乳头肥大或萎缩。

预防

1 家长要给小儿做出好榜样。事实表明，如果家长挑食或偏食，则小儿多半会厌食。

2 家长要注意引导。当小儿不愿吃某种食物时，家长应当有意识、有步骤地去引导他们品尝这种食物，既不要无原则地迁就，也不要过分勉强。

3 家长要努力创造好的吃饭气氛。要使小儿在愉快的心情下进食。

4 千万不要使用补益药和补品来弥补小儿营养的不足，要耐心讲解各种食品的味道来促进小儿进餐。

刮拭要点

背部： 脾俞穴、胃俞穴

上肢部： 四缝穴

下肢部： 足三里穴、公孙穴

刮痧治疗

刮痧取穴

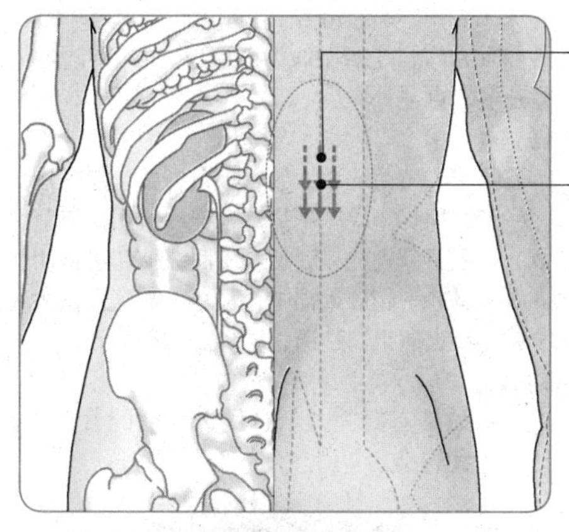

① **脾俞穴**：第 11 胸椎棘突下，旁开 1.5 寸。

② **胃俞穴**：第 12 胸椎棘突下，旁开 1.5 寸。

刮法	刺激程度	次数
角刮、平面按揉、垂直按揉	轻度	50

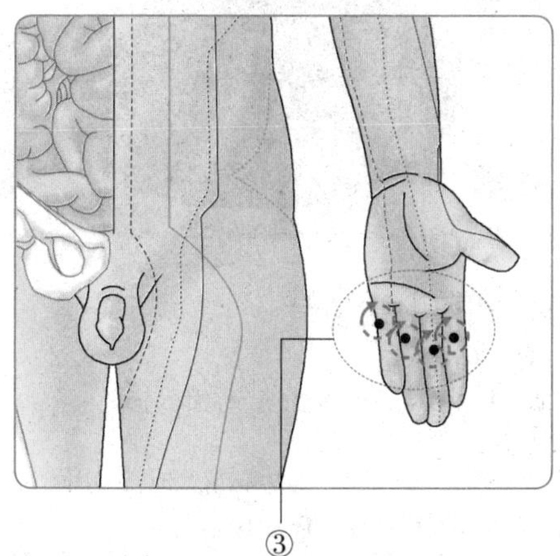

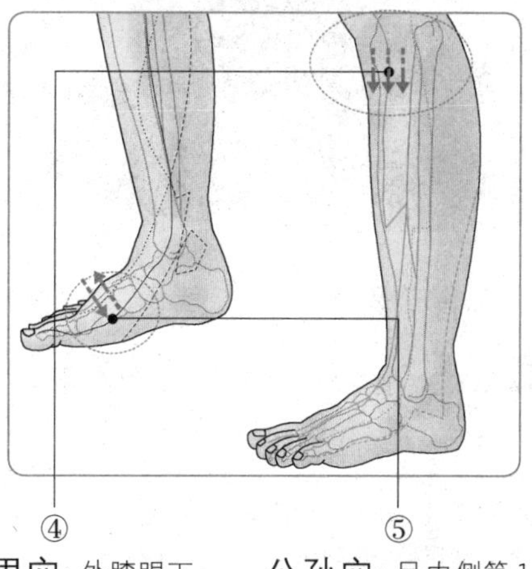

③ **四缝穴**：两手第 2 ~ 5 指的掌面，指间关节横纹之中点处，每侧 4 穴。

④ **足三里穴**：外膝眼下 3 寸，胫骨前嵴外 1 横指，当胫骨前肌上。

⑤ **公孙穴**：足内侧第 1 跖骨基底部前下缘，第 1 趾关节后 1 寸处。

专家提示

1. 厌食的小儿宜选择白术、党参、茯苓、黄芪、山药、莲子、花生、芝麻、虾、紫菜、海带、板栗、芹菜、苹果等富含锌且健脾胃的药材和食材。

2. 宜选择猪血、鸡血、红豆、豌豆、红枣、桂圆肉、黑芝麻、花生等富含铁的食物。

3. 宜食富含钾元素的食物，如紫菜、海带、菠菜、苋菜、香蕉等。

小儿厌食的对症药膳

猪瘦肉草果豌豆粥

材料：

猪瘦肉100克，草果15克，豌豆50克，大米80克，盐、味精、生姜汁、香菜各适量

做法：

①草果、豌豆洗净；猪瘦肉洗净，切片；大米淘净，泡好。

②大米放入锅中，加适量清水，大火煮开，下入猪瘦肉、草果、豌豆，改中火熬煮。

③用小火将粥熬出香味，加盐、味精、生姜汁调味，撒上香菜即可。

功效：

本粥温脾暖胃、行气止呕，可用于脾胃虚寒型小儿厌食症。

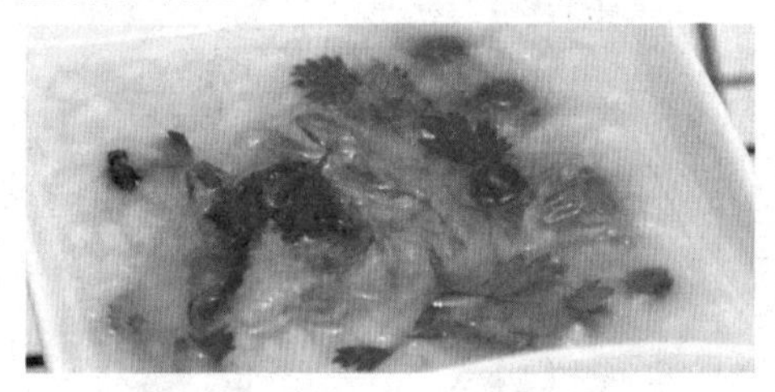

开胃罗宋汤

材料：

五味子8克，黄芪10克，牛腩100克，洋葱100克，胡萝卜80克，土豆100克，西红柿100克，盐2克，番茄酱5克

做法：

①五味子、黄芪洗净，放入棉布袋中包起备用。

②牛腩洗净切小块，用热水汆烫后备用；洋葱、胡萝卜、土豆分别洗净后切块；西红柿切块备用。

③所有材料一起放入锅中，加水100毫升，大火煮滚后转小火煮至肉熟透，调入盐和番茄酱即可。

功效：

本品具有健脾益气、促进食欲的食疗效果，适合厌食的小儿食用。

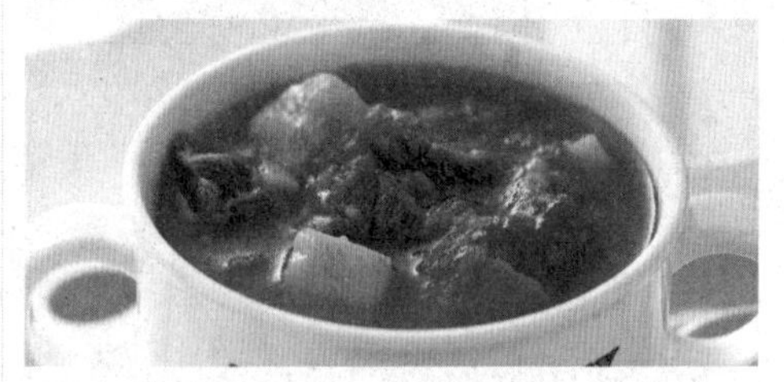

开胃苹果丁

材料：

苹果1个，白糖5克

做法：

①将苹果洗净，削去皮，切成碎末状。

②苹果末放入碗内，加适量水，加盖，置锅中隔水炖熟，加白糖调味即可。

功效：

本品具有健脾开胃的功效，适合厌食的小儿食用，苹果还有止泻的功效，也适合腹泻的小儿食用。

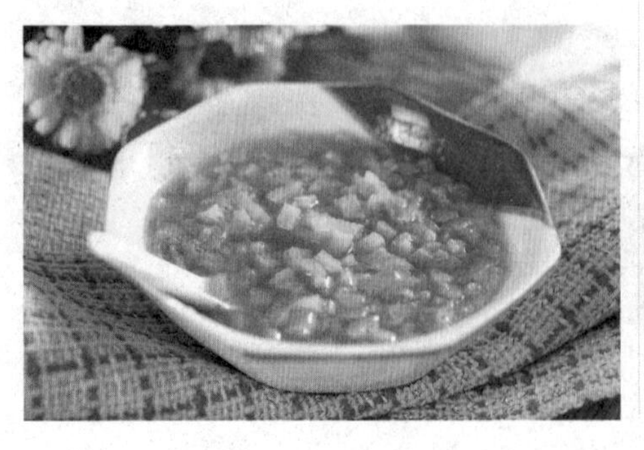

胡萝卜山竹汁

材料：

胡萝卜300克，山竹2个，柠檬1个

做法：

①将胡萝卜洗净，去掉皮，切成薄片；将山竹洗净，去掉皮；柠檬洗净，切成小片。

②将准备好的材料放入搅拌机，加水搅打成汁即可。

功效：

本品具有清热泻火、滋阴润肠的功效，适合肠胃积热的患儿，症见舌苔黄腻、口气臭秽、咽干口渴、腹胀、厌食等。

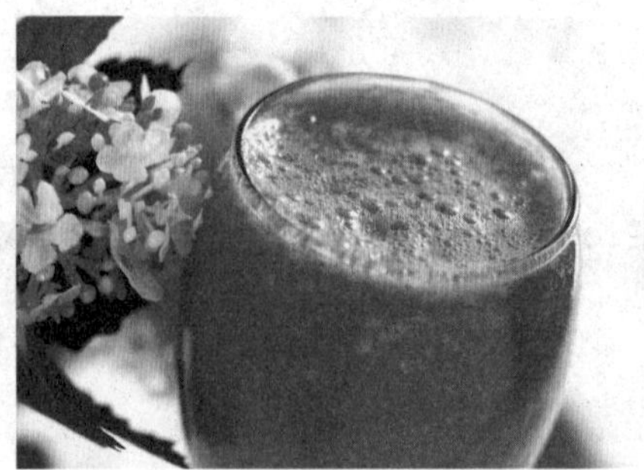

◉ 山药炖猪血

材料：

猪血100克，鲜山药、盐、味精、食用油各适量

做法：

①鲜山药去皮，洗净，切片。

②猪血洗净，切片，放开锅中氽水后捞出。

③猪血与山药片一同放入另一锅内，加入油和适量水烧开，改用小火炖15～30分钟，加入盐、味精调味即可。

功效：

本品具有健脾补血的功效，可改善小儿营养不良、疳积、厌食等症。

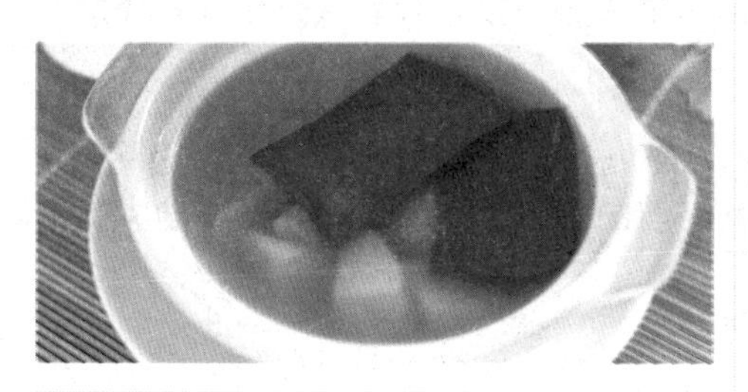

◉ 党参陈皮生鱼汤

材料：

党参20克，陈皮10克，生鱼1条，胡萝卜50克，生姜、葱、食用油、盐、香菜末各适量

做法：

①党参切段；胡萝卜洗净切块；陈皮洗净。

②生鱼处理干净切段，下油锅煎至金黄。

③另起油锅烧热，烧至六成热时，下入生姜、葱爆香，再下入党参、陈皮、生鱼、胡萝卜，加水烧开，调入盐，加入香菜末即成。

功效：

此汤消食开胃、健脾补气，对小儿厌食、消化不良等症均有疗效。

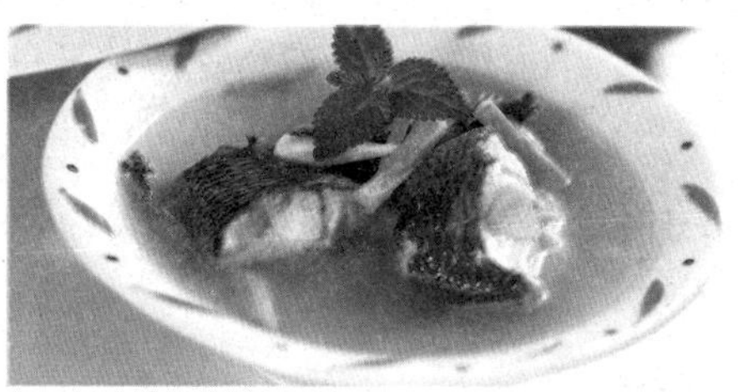

◉ 柚子草莓汁

材料：

柚子80克，草莓30克，酸奶150毫升

做法：

①将柚子洗净，去皮，切成小块备用。

②草莓洗干净，去掉蒂，切成大小适当的小块。

③将所有材料放入搅拌机内搅打成汁即可。

功效：

本品具有消食导滞、生津止渴的功效，适合厌食的小儿食用，能有效增强小儿食欲。

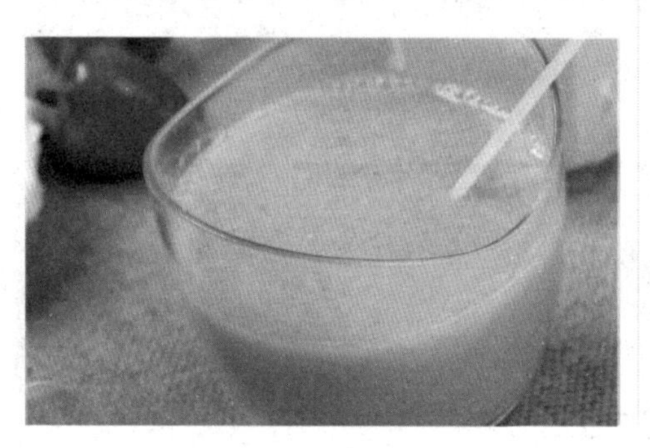

◉ 石榴苹果汁

材料：

石榴、苹果、柠檬各1个

做法：

①石榴洗净，剥开皮，取出果实，备用；将苹果洗净，去核，切块，备用；柠檬洗净。

②将苹果、石榴、柠檬一起放进榨汁机，榨汁即可。

功效：

本品具有滋阴生津、消食导滞的功效，适合厌食的小儿食用，能有效增进食欲、促进消化。

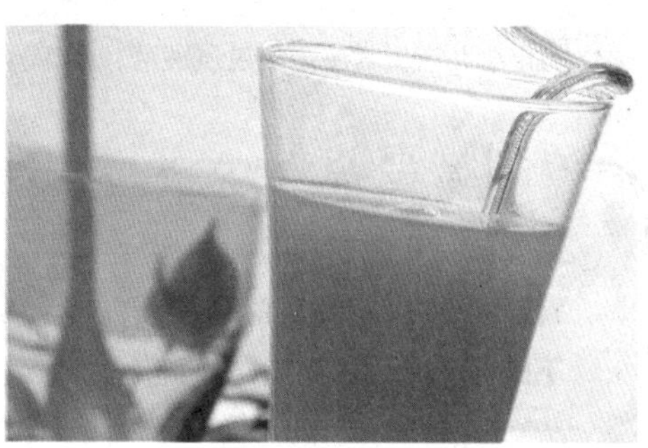

83 小儿腹泻

高发人群

2岁以下的婴幼儿

高发季节 春 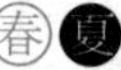 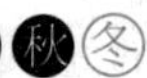 冬

小儿腹泻病是婴幼儿最常见的疾病，对婴幼儿健康影响很大。多发病于 2 岁以下的婴幼儿，以腹泻为主要症状。一般来说，由饮食不当、气候影响而致腹泻的，病情较轻，病程较短；由胃肠道感染引起的，腹泻病情较重，病程较长；由肠道外感染，比如上呼吸道感染、中耳炎、泌尿道感染等引起的腹泻，在原来的疾病治愈之后，腹泻较容易治好。

诊断

（1）轻症腹泻：腹泻物呈稀糊状、蛋花汤样或水样，可有少许黏冻，但无脓血，每日腹泻数次到十多次。患儿大便前可能啼哭，似有腹痛状，亦可有轻度恶心呕吐。不发热或有低热，一般情况良好。

（2）重症腹泻：患儿 1 天可以腹泻十多次，甚至 20 次以上。伴有呕吐、高热、体倦、嗜睡等现象，间有烦躁，眼眶与前囟凹陷，皮肤弹性减弱或消失，黏膜干燥，少尿或无尿。

预防

1 母乳喂养可预防腹泻。出生后最初数月内尤其应以母乳喂养。因母乳最适合婴儿的营养需要和消化能力。

2 应注意正确的喂养方法，做到定时哺乳，避免在夏季及小儿有病时断奶。

3 应按时给小儿添加辅食，满足其营养需要。添加辅助食品时，要从少至多，逐渐增加。一般在出生后半个月开始添加维生素C及维生素D，2～3个月后加菜汤、奶糕或米糊，4～6个月后添加蛋黄、肉末及碎菜等。

4 如果母乳不足，可以采取混合喂养及人工喂养的方法。但要注意饮食调配，不宜过多或过早给小儿食用米糊或粥等食品，牛乳或代乳品都需要适当稀释，以利于小儿消化和吸收。

5 防止小儿在日常生活中过度疲劳、受惊吓或精神过度紧张。

刮拭要点

胸腹部：天枢穴

背部：身柱穴、大肠俞穴

下肢部：足三里穴

刮痧治疗

刮痧取穴

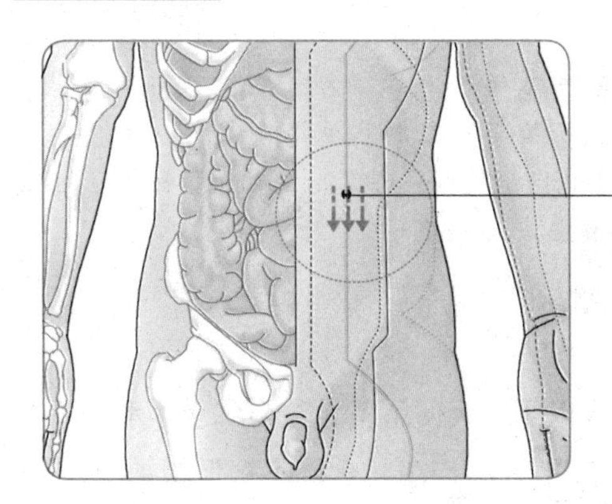

① **天枢穴：**中腹部，肚脐旁开2寸，腹直肌外缘。

刮法	刺激程度	次数
面刮	中度	30

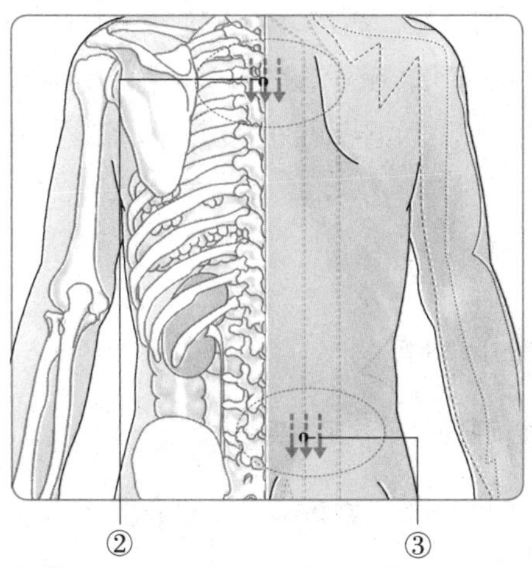

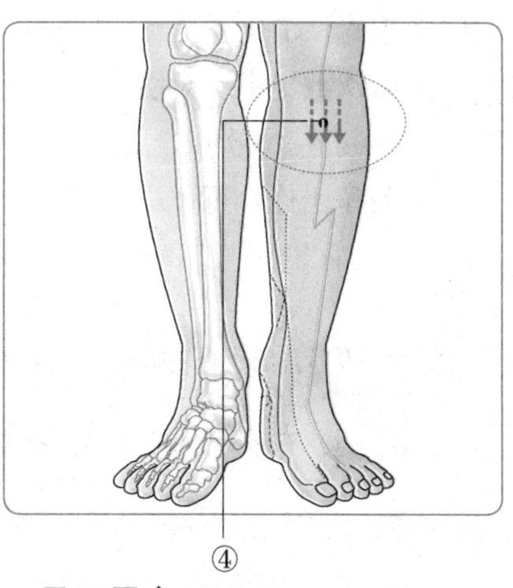

② **身柱穴：**后正中线上，第3胸椎棘突下凹陷中。

③ **大肠俞穴：**腰部，当第4腰椎棘突下，旁开1.5寸。

④ **足三里穴：**外膝眼下3寸，胫骨前嵴外1横指，当胫骨前肌上。

食疗保健

藕楂泥

山楂5颗，莲藕粉适量。把山楂加水煎煮后去皮及核，用纱布过滤取汁，放到莲藕粉中拌匀，即可食用。

焦米汤

大米适量。把清洁的大米干炒至黄色，再按照1∶10的比例加入水，煮45分钟，过滤取汁后即可饮用。

小儿消化不良

高发人群
哺乳期的婴儿、断奶后的幼儿
高发季节 春 夏 秋 冬

小儿消化不良，是一种常见的消化道疾病，主要发生在2岁以下的婴幼儿身上。此病的临床表现主要是小儿的排便次数增多且呈黄绿色，大便稀薄并带有不消化的乳食和黏液。现代医学一般认为，此病与饮食及小儿自身免疫系统有关。除此之外，小儿不良的生活习惯和气候突变也有可能导致本病发生。

诊断

（1）单纯性消化不良：1天腹泻10次以下，大便呈黄色或带绿色、水分不多，腹部胀气，偶有呕吐，有时发热，但体温不太高，患儿食欲不振但精神尚好。

（2）中毒性消化不良：病情较严重，发病突然，高热，每天排便一般在20次左右，甚者次数更多。大便常呈水状或蛋花汤状，无里急后重（下坠）感。呕吐频繁，每天可在10次以上，易发生严重脱水。严重者可发生痉挛抽搐，意识消失，如不及早治疗，可造成死亡。

预防

1 对婴幼儿要尽量给予母乳哺养，不要在夏季让小儿断奶。

2 喂奶要定时，不可一次性喂太多，2次喂奶中间要让小儿饮用适量白开水。

3 小儿断奶以后要切实做好饮食卫生，不要让小儿吃剩饭、剩菜和不清洁的食物。

4 注意小儿腹部保暖，不要使胃肠道受寒冷刺激。

5 避免在小儿疲劳或紧张时进餐。

6 让小儿养成定时排便的习惯，以保持消化道通畅。预防各种常见病和传染病，提高小儿胃肠道的消化功能。

刮拭要点

背部：脾俞穴、胃俞穴

胸腹部：中脘穴、天枢穴

下肢部：三阴交穴

刮痧治疗

刮痧取穴

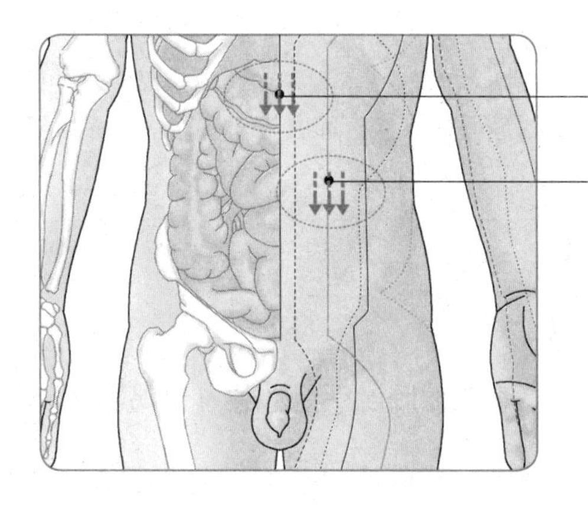

①**中脘穴：**前正中线上，脐中上 4 寸。

②**天枢穴：**中腹部，肚脐旁开 2 寸，腹直肌外缘。

刮法	刺激程度	次数
面刮、平刮	中度	40

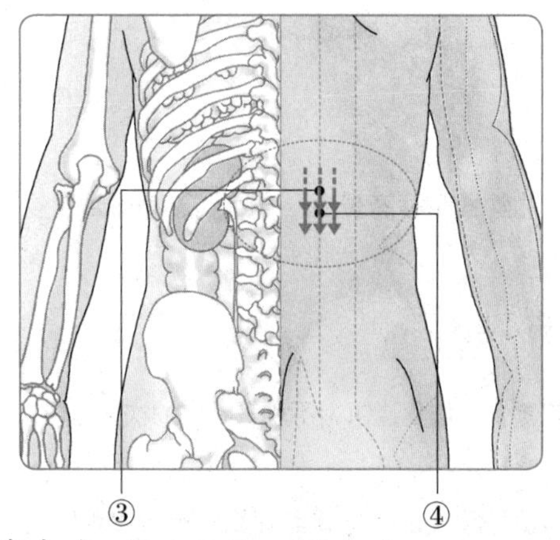

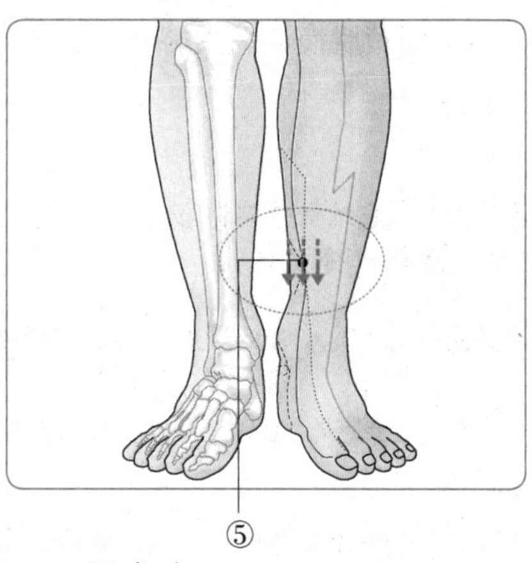

③

脾俞穴：第 11 胸椎棘突下，旁开 1.5 寸。

④

胃俞穴：第 12 胸椎棘突下，旁开 1.5 寸。

⑤

三阴交穴：足内踝尖上 3 寸，胫骨内侧缘后方。

食疗保健

砂仁鲫鱼汤

砂仁10克，葱花适量，鲜鲫鱼250克，生姜10克，盐少许。先将鲫鱼洗净，去掉内脏及鳞，然后把砂仁放入鱼中腹；把装有砂仁的鱼放进砂锅，加适量的水，用大火煮沸后，根据小儿口味放入葱花、生姜、盐调味后即可食用。

85 小儿疳积

高发人群
1～5岁儿童
高发季节 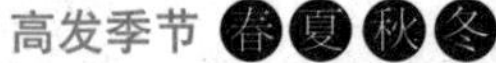

小儿疳积是一种小儿常见疾病，是指由于喂养不当，或由多种疾病的影响，使脾胃功能受损而导致全身虚弱、消瘦面黄、发枯等慢性病症，即营养不良，尤其多发于1~5岁儿童。

诊断

（1）恶心呕吐、不思饮食、腹胀腹泻。

（2）烦躁不安、哭闹不止、睡眠不实、喜欢俯卧、手足心热、口渴喜饮，两颧发红。

（3）小便混浊、大便时干时溏。

（4）面黄肌瘦、头发稀少、头大颈细、肚子大、精神不振。

预防

1 较大的儿童辅食应控制巧克力、膨化食品、油炸食品等高蛋白、高脂肪、高热量食物，以免引起营养均衡失调。

2 增强小儿体质，减少感冒、发热及腹泻的发病频率。

3 喂养小儿要定质、定量、定时，纠正贪食、吃零食、偏食，饥饱不均等不良的饮食习惯。

4 对婴儿按时添加辅食，4～6月后的婴儿，即使母乳充足，也要有计划、有步骤地给婴儿添加辅食。添加时应掌握先稀（菜汤、米汤、果汁）后干（奶糕、蛋黄），先素（菜泥、豆制品）后荤（鱼泥、肉末）和先少后多的原则，在1～2岁选择适当的时间断奶。

5 经常带小儿到户外，呼吸新鲜空气，多晒阳光以增强小儿体质。

刮拭要点

背部：哑门穴、身柱穴

胸腹部：中脘穴、天枢穴

下肢部：足三里穴

刮痧治疗

刮痧取穴

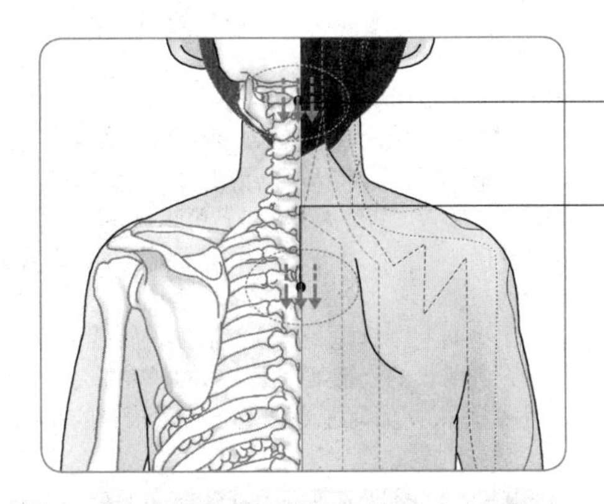

① **哑门穴：**后发际正中直上0.5寸，第1颈椎下。

②**身柱穴：**后正中线上，第3胸椎棘突下凹陷中。

刮法	刺激程度	次数
角刮、面刮、平面按揉	中度	30

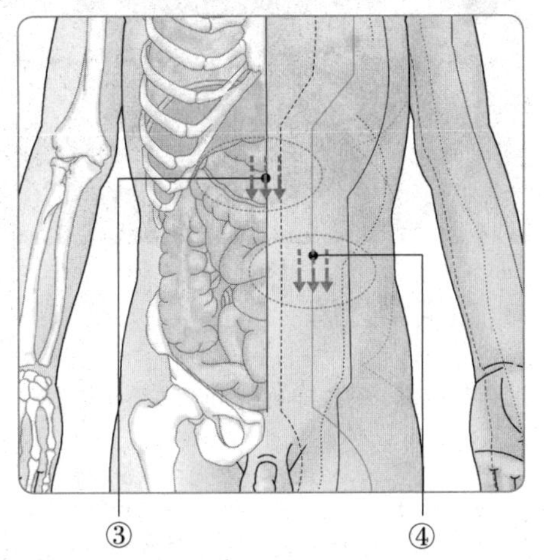

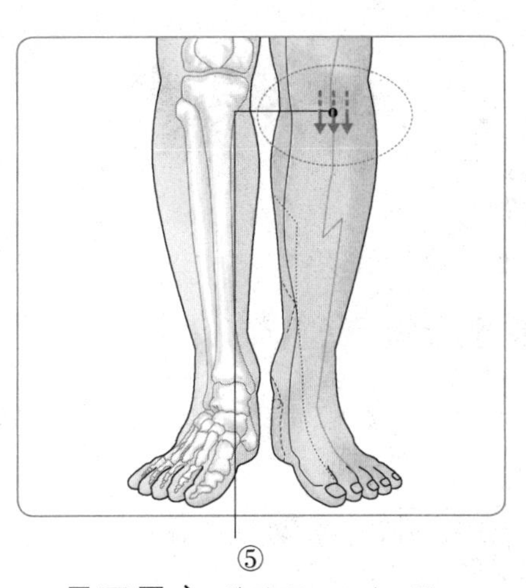

③
中脘穴：前正中线上，当脐中上4寸。

④
天枢穴：平脐中，距脐中2寸处。

⑤
足三里穴：外膝眼下3寸，胫骨前嵴外1横指，当胫骨前肌上。

专家提示

1. 疳积患儿宜食佛手、陈皮、山楂、神曲、麦芽、白扁豆、粳米、小麦、莲子、鲫鱼、胡萝卜、香菇等具有强化消化功能的药材及食材。

2. 宜服用黄芪、党参、山药、茯苓、白术等健脾益气的药材。

3. 宜食奶类、肉类、鱼类、豆类等营养丰富的食物。

小儿疳积的对症药膳

佛手薏苡仁粥

材料：

红枣、薏苡仁各20克，佛手8克，大米70克，白糖3克，葱5克

做法：

①大米、薏苡仁均泡发，洗净；红枣洗净，去核，切成小块；葱洗净，切成葱花；佛手洗净，备用。

②锅置火上，倒入清水，放入大米、薏苡仁、佛手，以大火煮开。

③加入红枣煮至浓稠状，撒上葱花，调入白糖拌匀即可。

功效：

此粥能健脾祛湿，行气消积，可有效缓解小儿疳积的症状。

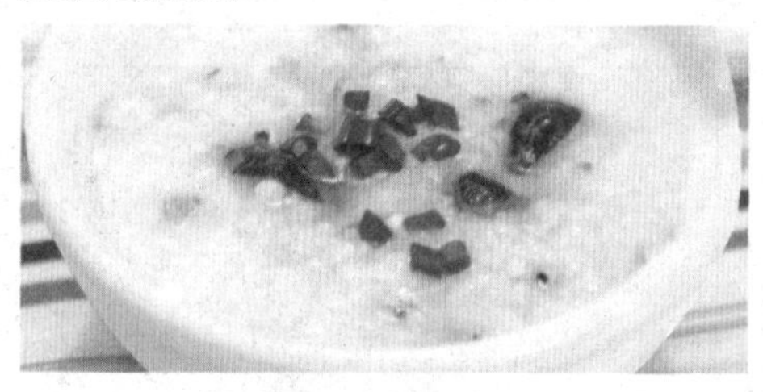

菊花山楂饮

材料：

红茶包1袋，菊花10克，山楂8克，白糖少许

做法：

①菊花、山楂用水洗净，沥干，备用。

②烧锅洗净，倒入适量清水，烧开后，加入菊花、山楂，待水煮开后，将大火转为小火，续煮10分钟。

③加入红茶包，待红茶入味时，用滤网将茶汁里的药渣滤出，起锅前，加入适量白糖，搅拌均匀即可。

功效：

山楂具有消食化积、理气散淤、收敛止泻等功效，其所含的大量维生素C和酸类物质，可促进胃液分泌，从而促进消化，改善小儿疳积的症状。

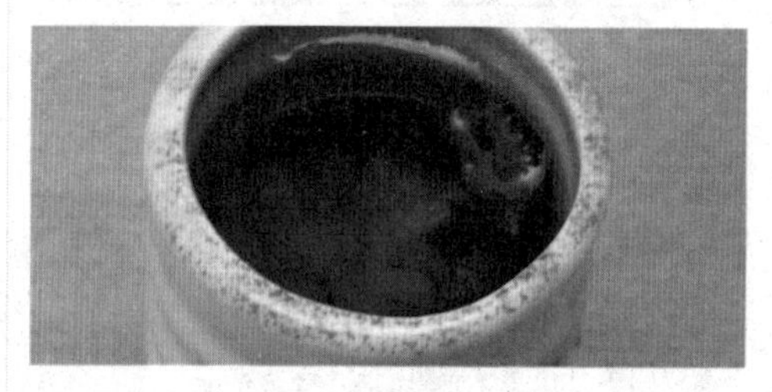

党参佛手猪心汤

材料：

猪心200克，党参、佛手各8克，青菜叶50克，枸杞子、清汤、盐、生姜末各适量

做法：

①将猪心洗净，氽水，切片备用。

②党参、佛手洗净；青菜叶洗净，备用。

③汤锅置火上，倒入清汤，调入盐、生姜末，下入猪心、党参、佛手、枸杞子煮至熟，撒入青菜叶即可。

功效：

本品具有健脾益气、行气消积的功效，可用于小儿疳积、腹胀食积、食欲不振等症。

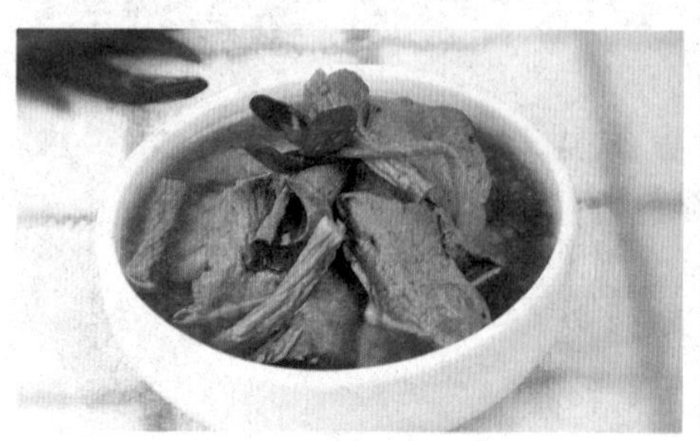

生姜鲫鱼汤

材料：

生姜片10克，鲫鱼200克，陈皮6克，盐适量

做法：

①将鲫鱼宰杀，去内脏，洗净；陈皮洗净备用。

②锅中加适量水，放入鲫鱼，用小火煨熟。

③加生姜片、陈皮，稍煨一会，再加盐调味即可。

功效：

此汤可健脾化湿、开胃消食，适用于小儿偏食、食欲不振、疳积等症。

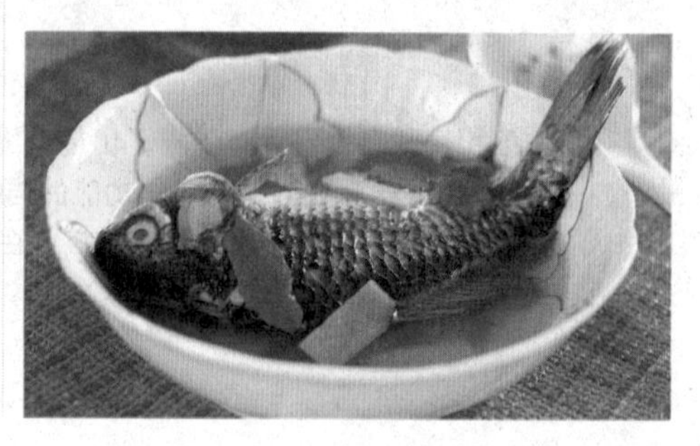

牛奶山药麦片粥

材料：

牛奶100毫升，豌豆15克，麦片30克，莲子10克，白糖3克，葱5克，干山药适量

做法：

①豌豆、莲子、山药均洗净；葱洗净，切成葱花。

②锅置火上，加入适量清水，放入麦片，以大火煮开。

③加入豌豆、莲子、山药同煮至浓稠状，再倒入牛奶煮5分钟后，撒上葱花，调入白糖拌匀即可。

功效：

此粥含有多种营养素，可增强体质，并且还有促进睡眠的作用，可辅助治疗小儿疳积等症。

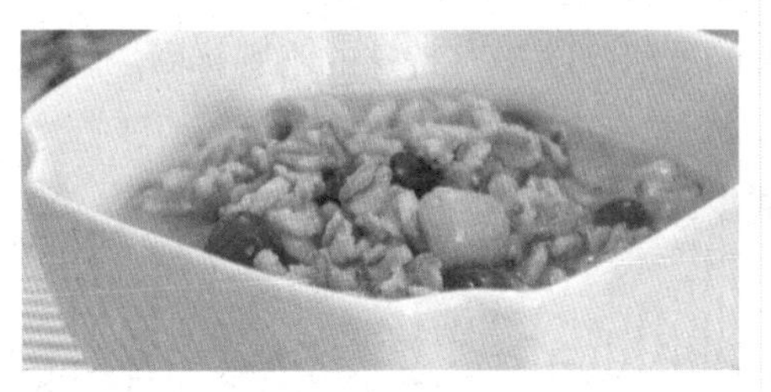

厚朴谷芽消食汁

材料：

葡萄柚2个，柠檬1个，谷芽10克，厚朴、天冬各8克，蜂蜜适量

做法：

①谷芽、厚朴、天冬放入锅中，加入清水，以小火煮沸，约1分钟后关火，滤取药汁冷却备用。

②葡萄柚和柠檬洗净切半，利用榨汁机榨出果汁，倒入杯中。

③加入蜂蜜、药汁搅拌均匀，即可饮用。

功效：

厚朴具有燥湿行气之效；谷芽、柠檬、葡萄柚善于消食化积；蜂蜜有健胃和中的功效。本品适合疳积的小儿饮用。

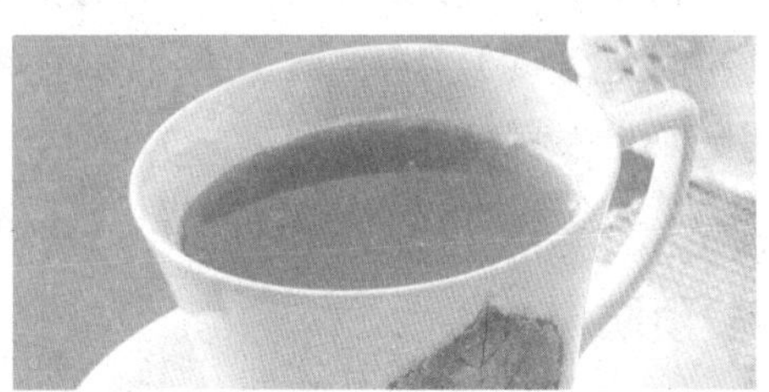

山楂麦芽猪腱汤

材料：

猪腱、山楂、麦芽各适量，盐2克

做法：

①山楂洗净，切开去核；麦芽洗净；猪腱洗净，斩块。

②锅上火加水烧开，将猪腱氽去血水，取出洗净。

③瓦锅内注水用大火烧开，下入猪腱、麦芽、山楂，改小火煲2个小时，加入盐调味即可。

功效：

本品具有健脾益气、消食化积的功效，对小儿疳积症有很好的食疗作用。

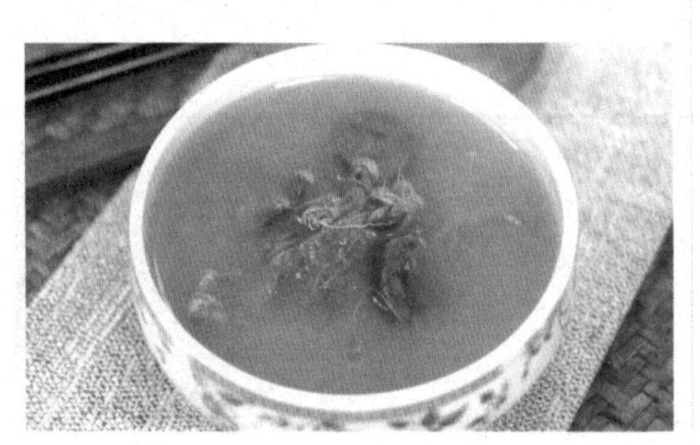

红豆牛奶汤

材料：

红豆40克，低脂牛奶150毫升

做法：

①将红豆洗净，用清水浸泡20分钟。

②将红豆放入锅中，加水以中火煮约30分钟，再用小火焖煮约30分钟，备用。

③将红豆、低脂鲜牛奶放入另一个锅内，搅拌均匀即可。

功效：

本品具有养血补虚、健脾益胃等功效，适合脾胃虚弱、气血不足的疳积患儿食用。

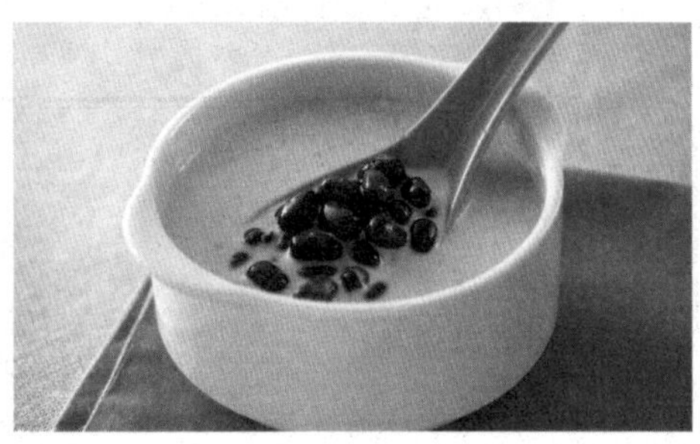

86 小儿百日咳

高发人群

7岁以下儿童

高发季节 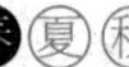

百日咳，俗称“鸡咳”“鸬鹚咳”，是一种儿童常见的传染病，多为嗜血性百日咳杆菌引起的急性呼吸道传染病，经由飞沫传播。临床上以阵发性痉挛性咳嗽、鸡鸣样吸气吼声为特征，病程可长达 2 ~ 3 个月，因此起名为“百日咳”。小儿由于声门狭小，痉咳时可发生呼吸暂停，并可因脑缺氧而抽搐，甚至死亡，因此应对这种病症应加以足够的重视。

诊断

（1）初期：表现为微热、咳嗽、流涕等类似感冒的症状，为期 7 天左右。

（2）痉咳期：咳嗽逐渐加重，且呈阵发性咳嗽，尤以夜间为多。发作时以短咳形式连续咳十余声至数十声，形成不断的呼气。咳毕有特殊的鸡鸣样回声，易引起呕吐。病程常延长到 2 ~ 3 个月。

（3）缓解期：阵咳逐渐减轻，次数减少，趋向痊愈。为期约 2 ~ 3 周。

预防

1 及时发现和隔离患儿，一般起病后隔离40天或痉咳开始后隔离30天，患儿的痰、口鼻分泌物要分别进行消毒处理。

2 保护易感者，及时进行预防接种，注射白喉类毒素、百日咳菌苗、破伤风类毒素三联疫苗。

3 对于婴幼儿及体弱的接触者，可进行被动免疫，还可用红霉素进行药物预防。

刮拭要点

胸腹部：天突穴、中府穴

上肢部：尺泽穴、经渠穴

下肢部：蠡沟穴

刮痧治疗

刮痧取穴

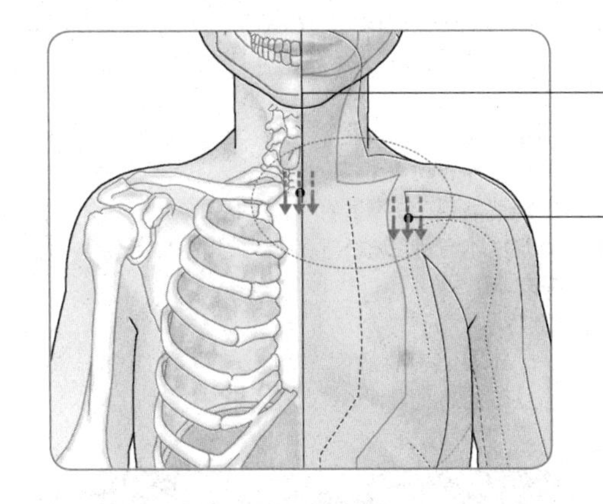

① 天突穴：胸骨上窝的凹陷处。

② 中府穴：前正中线旁开6寸，平第1肋间隙处。

刮法	刺激程度	次数
面刮	轻度	50

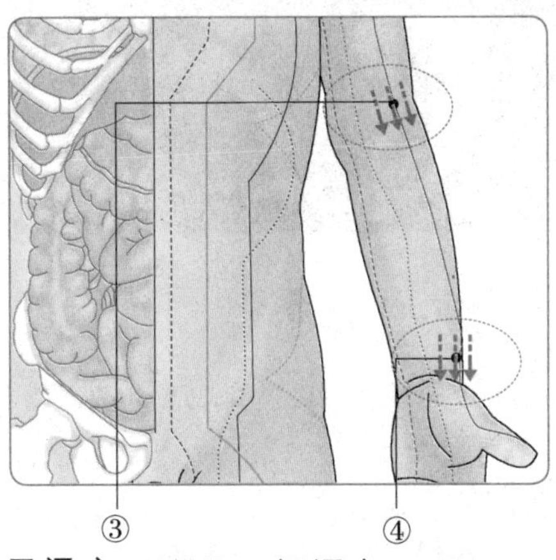

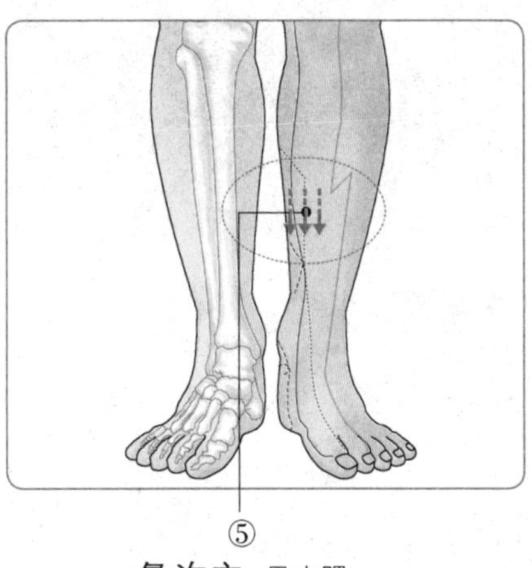

③ 尺泽穴：肘横纹中，肱二头肌腱桡侧凹陷处。

④ 经渠穴：腕横纹上1寸，桡骨茎突内侧与桡动脉之凹陷处。

⑤ 蠡沟穴：足内踝尖上5寸，胫骨内侧面的中央。

专家提示

1. 百日咳患儿宜服用川贝母、桔梗、白果、半夏、杏仁、黄芩、鱼腥草、白萝卜、蜂蜜、梨等止咳化痰的药材和食材。

2. 宜食五味子、粳米、沙参、玉竹、麦冬、冬虫夏草、猪肺等具有补养肺气功能的药材和食材。

小儿百日咳的对症药膳

鹌鹑双子陈皮粥

材料：

鹌鹑1只，苏子8克，大米80克，肉桂5克，五味子、陈皮各6克，生姜末、盐、葱花各适量

做法：

① 鹌鹑洗净切块，入沸水氽烫；大米淘净；苏子、肉桂、五味子、陈皮煎汁备用。

②锅中放入鹌鹑、大米、生姜末、药汁，加沸水，熬煮成粥，加盐调味，撒入葱花即可。

功效：

本粥降气平喘、敛肺止咳，对小儿百日咳有较好的食疗作用。

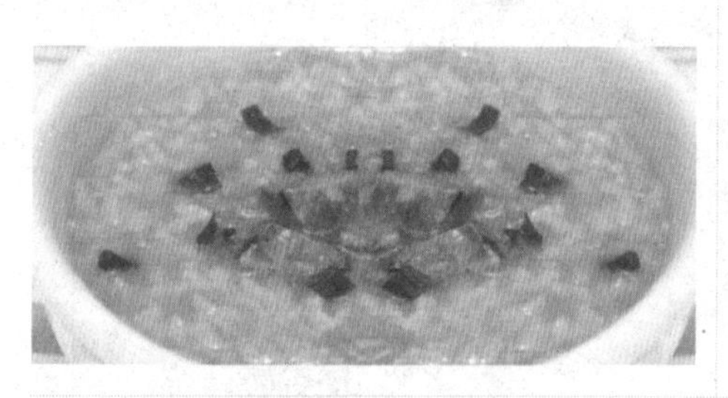

霸王花猪肺汤

材料：

霸王花20克，猪肺400克，猪瘦肉200克，红枣3颗，杏仁10克，盐2克，生姜2片

做法：

①霸王花、红枣浸泡，洗净；猪肺洗净，切片；猪瘦肉洗净，切块。

②烧热油锅，放入生姜片，将猪肺爆炒5分钟左右。

③加清水煮沸后加入所有材料，用小火煲3个小时，加盐调味即可。

功效：

本品具有宣肺散寒、止咳平喘的功效，适合百日咳的患儿食用。

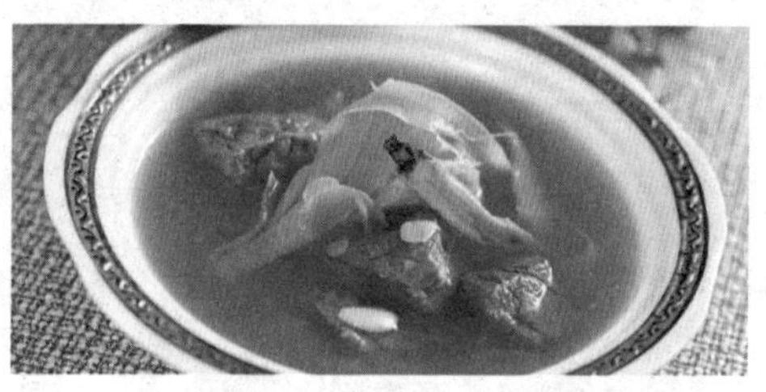

白果煲猪小肚

材料：

猪小肚100克，白果10克，覆盆子5克，盐2克

做法：

①猪小肚洗净，切丝；白果炒熟，去壳。

②将猪小肚、白果、覆盆子一起放入砂锅，加适量水，煮沸后改小火炖煮1个小时。

③调入盐即可。

功效：

本品具有健脾益气、敛肺定喘、固肾缩尿的功效，十分适合百日咳的小儿、遗尿的小儿食用。

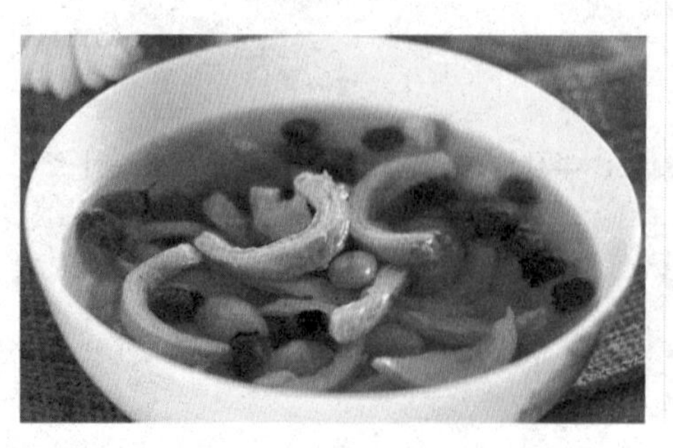

百合玉竹瘦肉汤

材料：

水发百合80克，猪瘦肉75克，玉竹10克，枸杞子、清汤各适量，盐2克

做法：

①将水发百合洗净；猪瘦肉洗净切片；玉竹用温水洗净浸泡备用。

②净锅上火倒入清汤，调入盐，下入猪瘦肉烧开，捞去浮沫，再下入玉竹、水发百合煲至熟即可。

功效：

本品具有补肺、益气、养阴的功效，适合气阴两虚的百日咳后期的患儿食用。

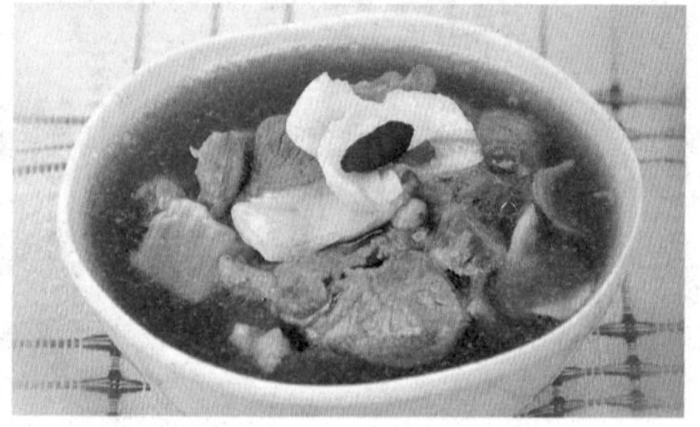

桑白枇杷果冻

材料：

椰果60克，葡萄150克，枇杷叶、桑白皮各8克，果冻粉20克，红糖10克

做法：

①枇杷叶、桑白皮均洗净，放入锅中，加水煎取药汁备用。

②葡萄洗净，切半，取出籽，与椰果一起放入模型中。

③药汁、果冻粉、红糖放入锅中，以小火加热，同时搅拌，煮沸后关火。倒入模型中，待凉后移入冰箱中冷藏、凝固，即可食用。

功效：

本品具有降逆止呕的功效，适合咳嗽气急、咳后呕吐的百日咳患儿食用。

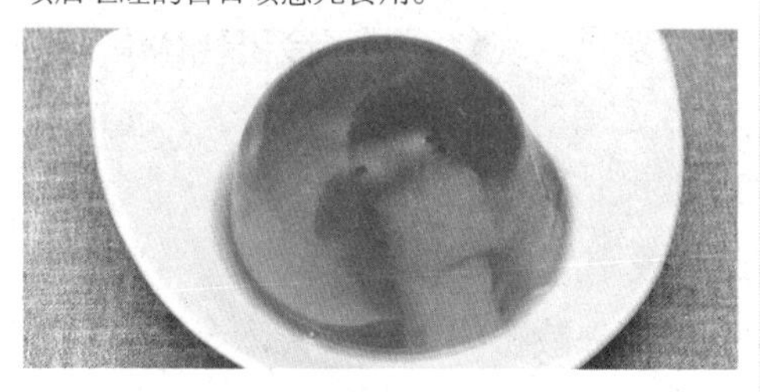

冬瓜白果姜粥

材料：

冬瓜250克，白果30克，大米100克，生姜末、盐、葱各少许，高汤适量

做法：

①白果去壳、皮，洗净；冬瓜去皮洗净，切块；大米洗净，泡发；葱洗净，切花。

②锅置火上，注入水后，放入大米、白果，用大火煮至米粒完全开花。

③再放入冬瓜、生姜末，倒入高汤，改用小火煮至粥成，调入盐调味，撒上葱花即可。

功效：

此粥具有敛肺止咳、化痰利水的功效，对于百日咳患儿有一定的食疗功效。

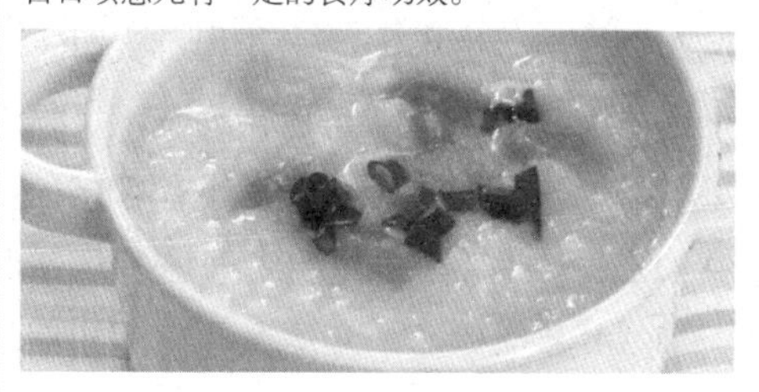

猪肺花生汤

材料：

猪肺300克，花生仁50克，盐适量

做法：

①猪肺洗净，切块；花生仁洗净。

②将猪肺、花生仁共入锅内，加水以小火炖1个小时。

③去浮沫，加入盐调味，再炖半小时即可。

功效：

本品具有润肺止咳、补益肺脏的功效，适合肺气虚弱的慢性支气管炎、百日咳、肺炎等患儿食用。

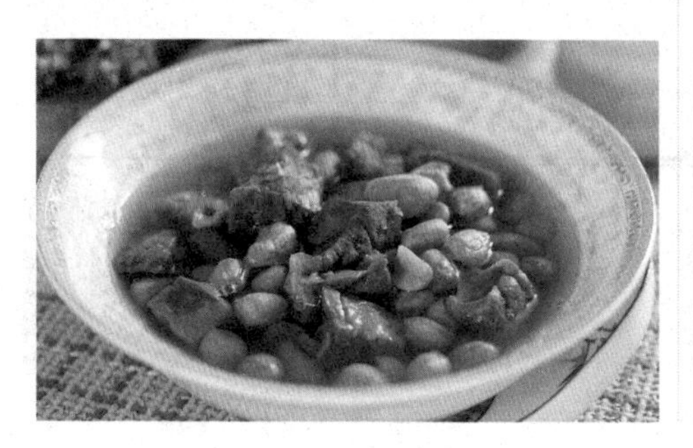

川贝杏仁蒸鸡蛋

材料：

川贝母6克，杏仁8克，鸡蛋2个，盐少许

做法：

①川贝母、杏仁洗净，备用。

②鸡蛋打入碗中，加入少许盐，搅拌均匀。

③将川贝母、杏仁放入鸡蛋液中，搅拌均匀后入蒸锅蒸6分钟即可。

功效：

本品具有止咳平喘、化痰润肺的功效，适合百日咳的患儿食用。

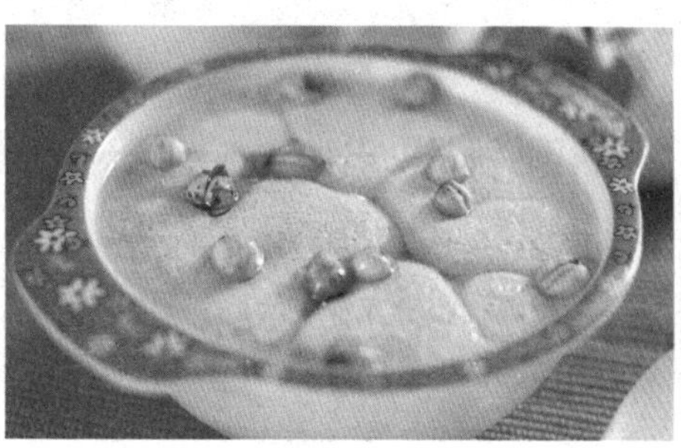

87 小儿支气管肺炎

高发人群

3岁以下婴幼儿

高发季节 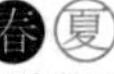 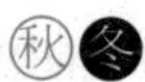

支气管肺炎大多是由于感染肺炎杆菌、肺炎双球菌、流感嗜血杆菌、葡萄球菌、链球菌等，也有少数是感染病毒所致。近年来发现不少由腺病毒引起的肺炎，这种肺炎病程比较长，而且比较顽固难愈，用各种抗生素治疗均无效。支气管肺炎为婴幼儿时期的主要常见病之一，一年四季均可发生，以冬、春两季或气候骤变时为主，严重影响婴幼儿的健康，甚至危及生命。它还可以继发于麻疹、百日咳等传染病。

诊断

（1）症状：患儿身体发热（体温一般在 38 ~ 40℃，弛张热或不规则发热），但新生儿与极度虚弱的小儿患肺炎时，也有不发热的现象，甚至会出现体温低于正常体温的现象。通常症状为咳嗽、气急、鼻翼扇动、精神烦躁不安，严重时可见紫绀。同时食欲不好，或伴有呕吐、腹泻。

（2）X 线片：可见肺纹理增多，有小斑状或小片状阴影。

（3）肺部体征：多数患儿患病初期只听到少许散布的干湿啰音，大多出现于左右两侧、后背下方近脊柱处，以后湿啰音逐渐增多，变成密集而细小的湿啰音与捻发音。病情好转后，细湿啰音逐渐散布变粗。

预防

1 对小儿要加强营养，增强体质，多进食高蛋白、高维生素的食品。

2 让小儿多开展户外活动，进行体格的锻炼，尤其要加强呼吸运动锻炼，改善呼吸功能。

3 易患呼吸道感染病的小儿，在寒冷的季节外出时，要注意保暖，避免着凉。

刮拭要点

背部：肩井穴、身柱穴、肺俞穴

胸腹部：膻中穴

上肢部：手三里穴

刮痧治疗

刮痧取穴

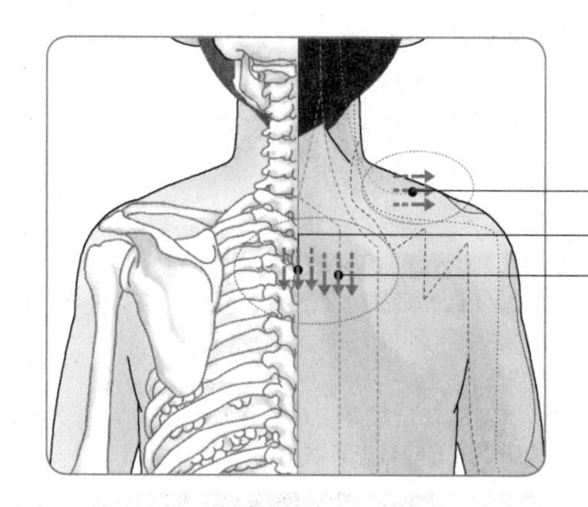

① **肩井穴：**乳头正上方与肩线交接处。

② **身柱穴：**后正中线上，第 3 胸椎棘突下凹陷中。

③ **肺俞穴：**第 3 胸椎棘突下，旁开 1.5 寸。

刮法	刺激程度	次数
角刮	轻度	60

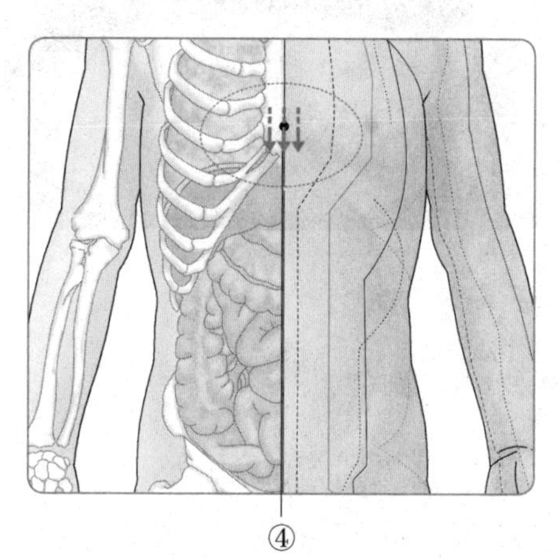

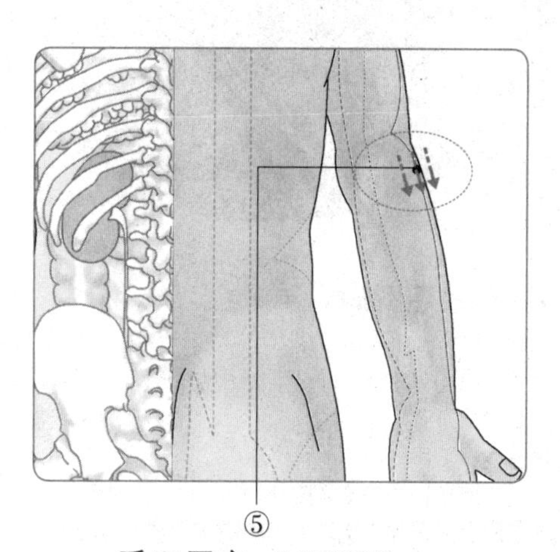

④ **膻中穴：**前正中线上，平第 4 肋间隙，两乳头连线的中点。

⑤ **手三里穴：**前臂背面桡侧，肘横纹下 2 寸。

专家提示

1. 支气管肺炎的患儿应禁食加重咳痰的食物，如虾、螃蟹、糯米等，同时忌食辛辣刺激性食物，如肉桂、茴香等。

2. 应少量多次饮水，小儿每日饮水量不少于1000毫升，以稀释痰液，有利于排出痰液。

3. 不能长期使用抗生素，口服抗菌药物的疗程一般为5～7天。家长不能自行给小儿服用抗菌药物，以免加重或者延误病情。

小儿支气管肺炎的对症药膳

白前扁豆猪肺汤

材料：

白前6克，白扁豆10克，猪肺300克，葱5克，盐2克

做法：

①白前、白扁豆均用清水漂洗，再用纱布包起来备用。

②猪肺冲洗干净，挤净血污同白前、白扁豆一起放入砂锅内，再将葱洗净放入，注入清水约1500毫升。

③先用大火烧沸，改用小火炖1个小时，至猪肺熟透，加少许盐调味即可。

功效：

本品祛痰降逆、宣肺平喘，适合痰浊阻肺型的支气管肺炎的患儿食用。

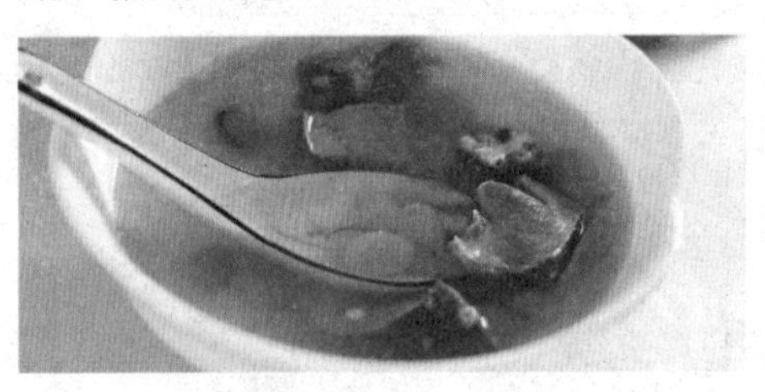

四仁鸡蛋粥

材料：

核桃仁、花生仁40克，鸡蛋2个，白果、甜杏仁各15克，糖适量

做法：

①白果洗净，去壳、去皮；甜杏仁、核桃仁、花生仁洗净。

②将白果、甜杏仁、核桃仁、花生仁共研成粉末，用干净、干燥的瓶罐收藏，放于阴凉处。

③每次取20克加水煮沸，冲鸡蛋，成一小碗，加糖搅拌均匀即可。

功效：

本品补气敛肺、止咳化痰，适合肺气虚弱，久病不愈的肺炎患者食用。

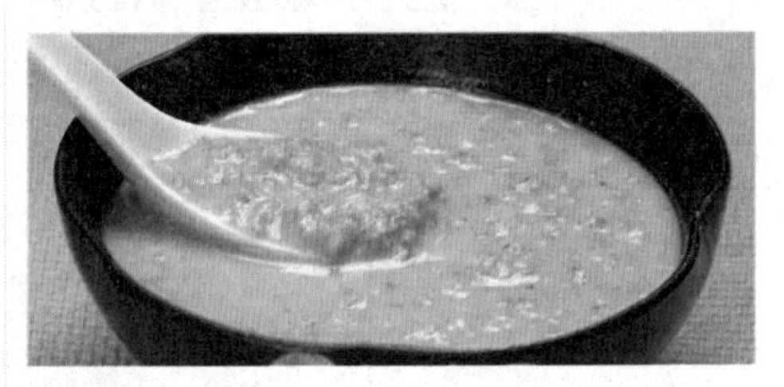

白果炖鹧鸪

材料：

白果15克，鹧鸪1只，生姜5克，食用油少许，盐2克

做法：

①鹧鸪洗净斩小块；生姜切片。

②净锅上火，加水烧沸，把鹧鸪下入沸水中氽烫。

③锅中加油烧热，下入生姜片爆香，加入适量清水，放入鹧鸪、白果煲30分钟，加入盐即可。

功效：

此汤具有化痰、止咳、定喘的功效，适合支气管肺炎的患儿食用。

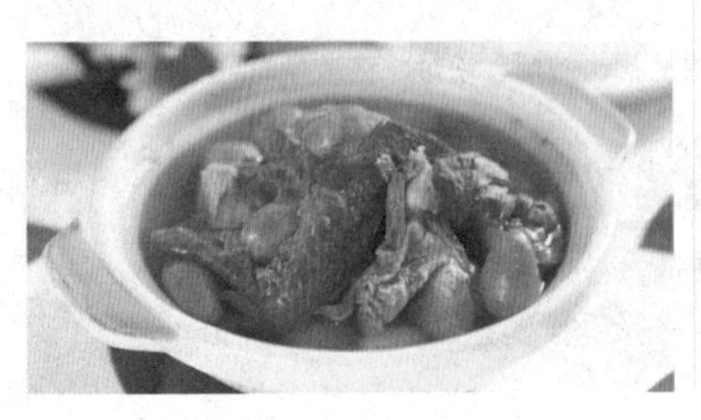

陈皮冰糖汁

材料：

陈皮6克，冰糖适量

做法：

①将陈皮洗净，切小片。

②砂锅洗净，将备好的陈皮盛入锅中，加200毫升水，像煮茶那样，以大火煮开，转小火煮5分钟，直至陈皮熬出香味。

③待汤汁飘香时，加冰糖，续煮3分钟，直到汤汁变稠时，即可熄火出锅。

功效：

本饮品具有理气降逆、燥湿化痰等功效。可用于治疗胸膈满闷、脘腹胀痛、不思饮食、气逆咳嗽、咳嗽痰多、支气管肺炎等。

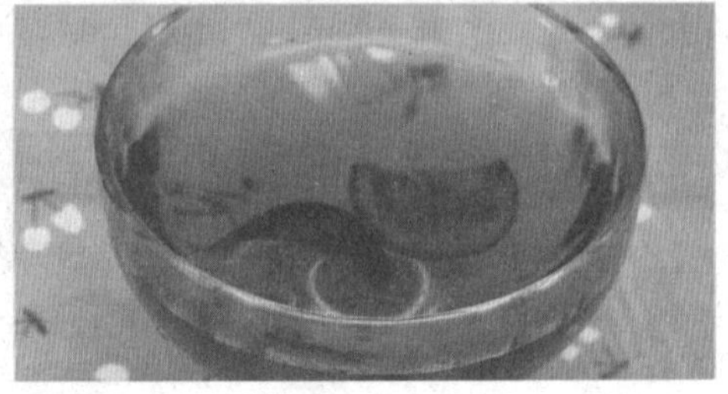

桑菊薄荷饮

材料：

桑叶5克，菊花8克，薄荷6克，蜂蜜5毫升

做法：

①桑叶、菊花分别洗净，沥水，备用。将薄荷、桑叶、菊花分别用棉布袋装起，备用。

②砂锅洗净，倒入清水500毫升，烧开后，备用。

③稍凉后，将做法①的棉布袋放入热开水里，闷10分钟后，倒入适量蜂蜜搅匀即可。

功效：

本饮品具有疏散风热、清利头目、利咽透疹、疏肝解郁之功效。桑叶、菊花疏散上焦风热、清肺止咳；薄荷助疏风解表。适合咳嗽痰黄，咽喉肿痛，口干口渴的支气管肺炎的小儿饮用。

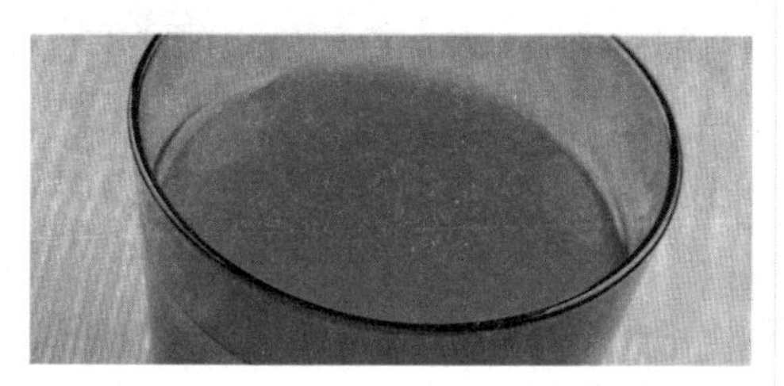

润肺乌龙面

材料：

西洋参、山药、杏仁、枸杞子各8克，海带10克，油菜50克，鲜香菇1朵，乌龙面50克，生姜片2片，盐适量

做法：

①将药材洗净，用棉布包起来，加适量水，煮滚后熄火，放入海带稍煮片刻，滤出汤汁备用。

②将香菇洗净切片；油菜洗净。

③将备好的汤汁倒入锅中煮沸，放入香菇片与油菜，约煮5分钟，再放生姜片，煮沸后加盐即可。

功效：

本药膳具有补中益气、润肺止咳的功效，特别适合支气管肺炎患儿食用。

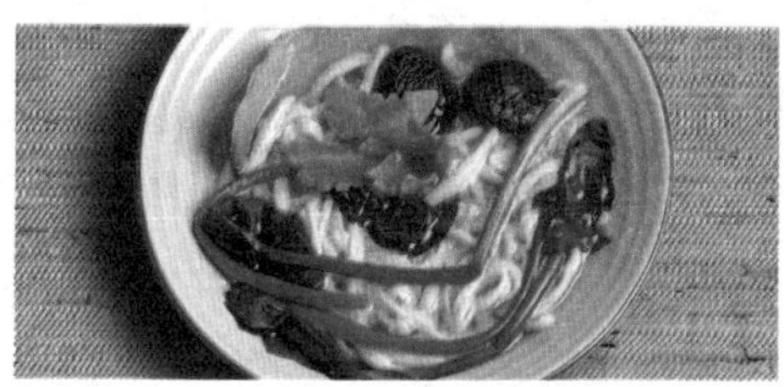

前胡二母炖鳖

材料：

鳖300克，川贝母、知母、前胡、柴胡、杏仁各5克，盐适量

做法：

①将鳖宰杀，去头、内脏，洗净切块，放大碗中。

②加川贝母、知母、前胡、柴胡、杏仁、盐，加水没过肉块，放入蒸锅中蒸1个小时即可。

功效：

本品具有清肺泻肝、润肺止咳的功效，适合肝火犯肺型的支气管肺炎的小儿食用。

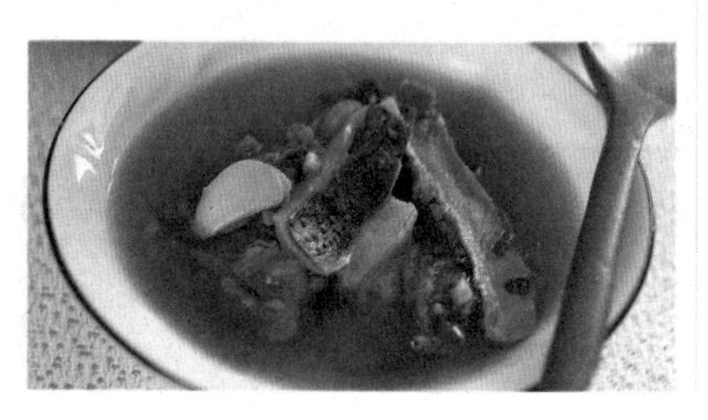

杏仁无花果煲排骨

材料：

杏仁15克，猪排骨200克，无花果适量，盐2克

做法：

①猪排骨洗净，斩件；杏仁、无花果均洗净。

②锅加水烧开，放入排骨汆尽血渍，捞出洗净。

③砂锅内注上适量清水烧开，放入排骨、杏仁、无花果，用大火煲沸后改小火煲2个小时，加盐调味即可。

功效：

本品有滋阴生津、祛痰止咳的功效，适合肺阴亏虚型的支气管肺炎的患儿食用。

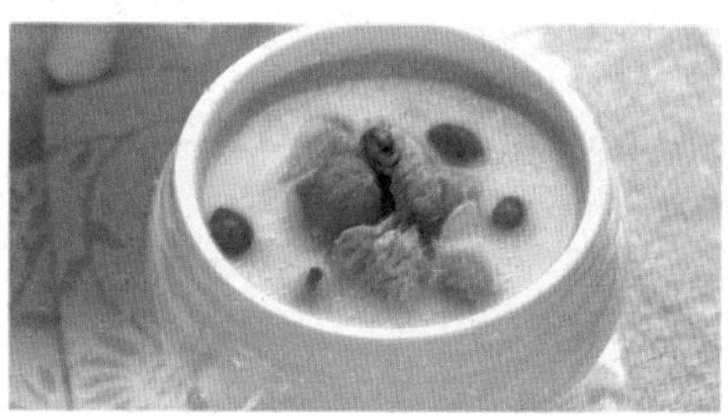

88 小儿流行性腮腺炎

高发人群

5～15岁儿童

高发季节 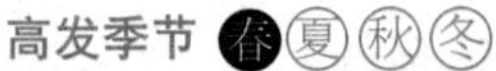

流行性腮腺炎简称“流腮”，春季较为常见，是儿童和青少年中常见的呼吸道传染病。它是由腮腺炎病毒侵犯腮腺引起的急性呼吸道传染病，并可侵犯各种腺组织或神经系统及肝、肾、心脏、关节等器官。患者是传染源，飞沫的吸入是主要传播途径，接触患者后 2~3 周发病。腮腺炎主要表现为一侧或两侧耳垂下肿大，肿大的腮腺常呈半球形，以耳垂为中心的边缘不清，表面发热、有绞痛，张口或咀嚼时局部感到疼痛。

诊断

（1）潜伏期：患儿有 8~30 天的潜伏期。起病大多较急，有发热、畏寒、头痛、咽痛、食欲不振、恶心、呕吐、全身疼痛等症状。发病数小时后，腮腺便出现肿痛，并逐渐加剧，体温可达 39℃以上。

（2）此病最大的特征是腮腺肿胀：一般以耳垂为中心，向前、后、下发展，状如梨形，边缘不清；局部皮肤紧张，发亮但不发红，触之坚韧有弹性，有轻触痛；言语、咀嚼时可刺激唾液分泌，导致疼痛加剧；症状严重者，腮腺周围组织高度水肿，使容貌变形，并可出现吞咽困难。腮腺肿胀大多于 1~3 天达到高峰，持续 4~5 天后逐渐消退并恢复正常，全程 10~14 天。

预防

1 春季是传染病流行的季节，不要带小儿到人群密集的地方，防止其与腮腺炎患者及其他人接触。

2 儿童较密集的场所，如小学及幼儿园等，每天应打开窗户让空气对流半小时。

3 可以采取一些药物预防措施，如采用板蓝根30克或金银花9克煎服。每日1剂，连续服6天。

刮拭要点

头部：角孙穴、翳风穴、颊车穴

上肢部：手三里穴、三间穴、少商穴

刮痧治疗

刮痧取穴

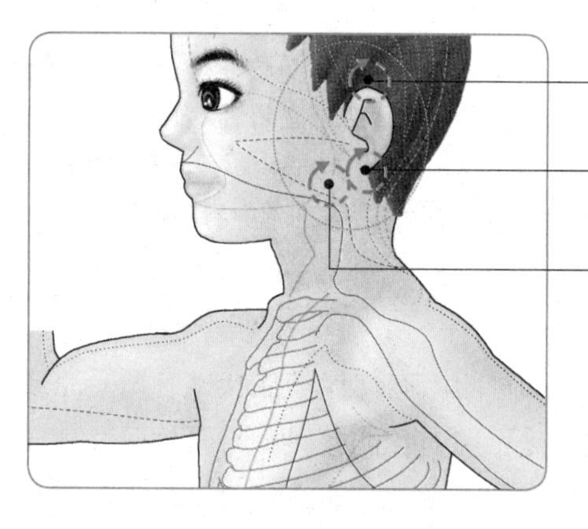

① **角孙穴：** 折耳郭向前，当耳尖直上入发际处。

② **翳风穴：** 耳垂后，乳突前下方凹陷中。

③ **颊车穴：** 下颌角前上方约 1 横指的凹陷中。

刮法	刺激程度	次数
角刮、平面按揉	**轻度**	**30**

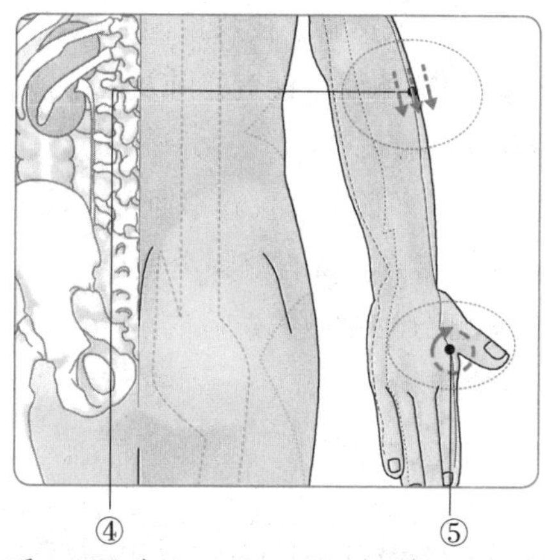

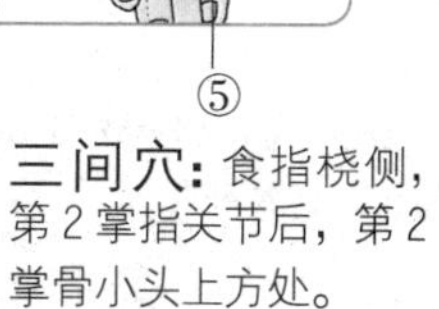

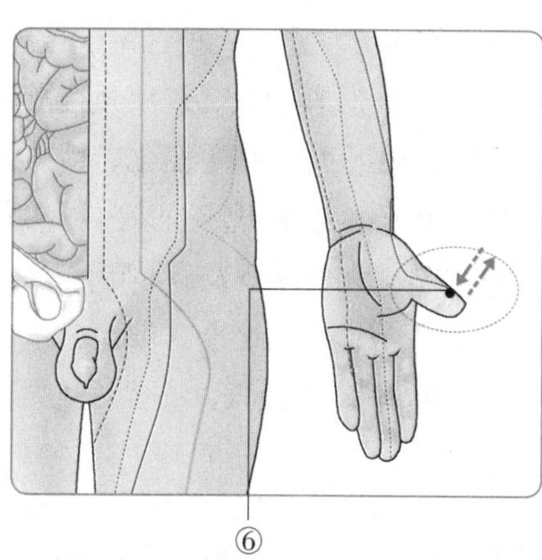

④ **手三里穴：** 前臂背面桡侧，肘横纹下 2 寸。

⑤ **三间穴：** 食指桡侧，第 2 掌指关节后，第 2 掌骨小头上方处。

⑥ **少商穴：** 双手拇指末节桡侧，距指甲角 0.1 寸处。

专家提示

1. 流行性腮腺炎患儿应使用板蓝根、金银花、黄芩、黄连、蒲公英、连翘、苍术、鱼腥草、丹参等具有抑制腮腺炎病毒作用的药材。

2. 平时多吃具有清热解毒作用的食物，如马齿苋、绿豆、大蒜、冬瓜、香菜、绿豆、苋菜、赤小豆、苦瓜、西瓜等。

89 小儿高热

高发人群

6个月至3岁的小儿

高发季节 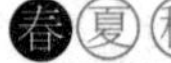

小儿高热，是指患儿体温超过 39℃。发热是多种疾病的常见症状。小儿正常体温一般以肛温 36.5 ~ 37.5℃，腋温 36 ~ 37℃为正常标准。若腋温超过 37.4℃，且 1 日内体温波动超过 1℃以上，可认为发热。低热，指腋温为 37.5 ~ 38℃、中度热 38.1 ~ 39℃、高热 39.1 ~ 40℃、超高热则为 41℃以上。发热时间超过 2 周为长期发热。

诊断

（1）病史：注意起病缓急、发热日期、时间。有何伴随症状，有无受凉或传染病接触史、不洁饮食史、禽畜接触史，是否曾有预防接种，有无体温过高或多汗、饮水不足等情况。

（2）体检：注意有无前囟隆起或搏动有力、皮肤黄染、皮疹或出血点、浅表淋巴结肿大、肝脾肿大、颈项强直及神经系统异常体征，详查心肺及腹部情况；长期发热者还应注意体重变化、精神状况与出汗情况。

（3）检验：血常规，血沉，必要时送血培养、血涂片找异常血细胞或疟原虫。尿常规、大便常规及病原菌培养，咽分泌物培养。疑有脑膜炎者，行腰椎穿刺术取脑脊液检查。必要时取血、尿、便或局部分泌物做病毒分离。

（4）胸部 X 线检查，必要时还要做 B 超检查。

预防

1 首先要提高小儿的免疫力。加强营养，让小儿经常进行户外活动以增强体质、提高抵抗力。必要时可在医生指导下使用一些提高免疫功能的药物。

2 积极预防感冒。特别是天气变化时，适时给小儿添减衣服，避免小儿受凉；尽量不要带小儿到公共场所或流动人口较多的地方去，如超市、车站、电影院等，以免受病毒传染。

3 如家中有人感冒，需戴口罩，尽可能减少与小儿的接触。

4 每天不定期开窗通风，保持室内空气流通。

刮拭要点

背部： 大椎穴、大杼穴

上肢部： 曲池穴、合谷穴、少商穴

刮痧治疗

刮痧取穴

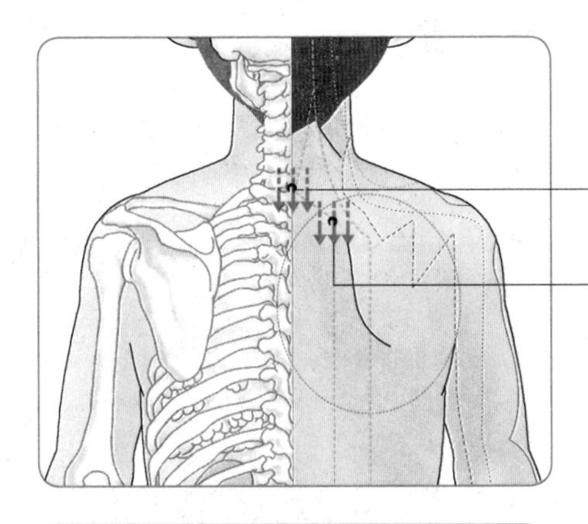

① **大椎穴：**第 7 颈椎棘突下凹陷中。

② **大杼穴：**第 1 胸椎棘突下，旁开 1.5 寸。

刮法	刺激程度	次数
角刮、平面按揉、垂直按揉	中度	50

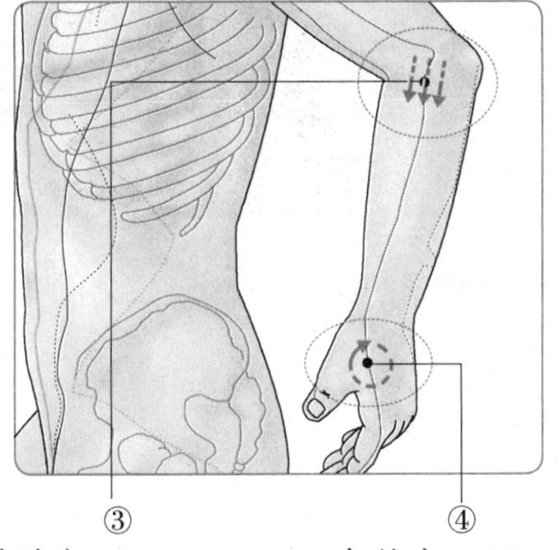

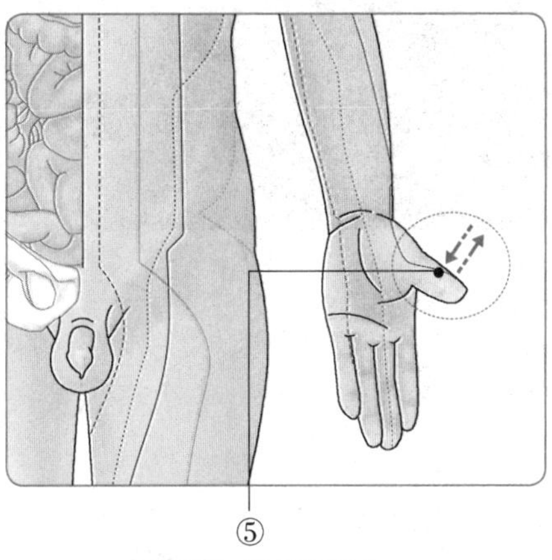

③ **曲池穴：**屈肘成直角，在肘横纹外侧端与肱骨外上髁连线中点处。

④ **合谷穴：**手背第 1、2 掌骨间，第 2 掌骨桡侧的中点处。

⑤ **少商穴：**双手拇指末节桡侧，距指甲角 0.1 寸处。

专家提示

1. 高热的小儿可以多吃苦瓜、荸荠、石膏、豆腐、绿豆、西瓜等有清热作用的药材和食材。

2. 应少量多次饮水，小儿每日饮水量不少于1000毫升，以补充身体消耗的水分。

3. 高热的小儿，若伴有咽痛口干的，可以用胖大海、罗汉果、薄荷、牛蒡子等泡茶饮用。

小儿高热的对症药膳

蒲公英银花茶

材料：

蒲公英、金银花各6克，白糖适量

做法：

①将蒲公英、金银花冲净、沥干，备用。

②砂锅洗净，倒入清水至盖满材料，以大火煮开转小火慢煮20分钟。

③在熬煮的过程中，需定时搅拌，以免粘锅。最后，起锅前，加入少量白糖，拌匀，取汁当茶饮。

功效：

本药膳具有清热解毒、消暑利咽的功效。蒲公英是较常用的药材，具有清热解毒、消肿散结等功效；金银花功善清热解毒、疏风散热，二者合用可治疗发热头晕、咽喉肿痛、眼结膜充血等症。

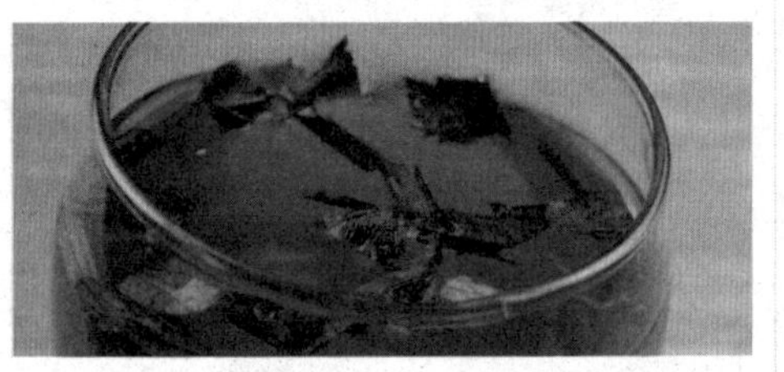

蔬菜豆腐

材料：

豆腐60克，胡萝卜、洋葱、白菜各20克，食用油少许，水淀粉5克，高汤100毫升

做法：

①豆腐洗净，用热水汆烫一下，切成片；胡萝卜去皮洗净，切成细丝；洋葱洗净，剁碎；白菜洗净，汆烫一下，剁碎。

②起油锅，煸炒豆腐、胡萝卜、洋葱、白菜，再倒进高汤，最后用水淀粉勾芡即可。

功效：

本品有促进食欲、清热消暑的功效，对高热咽痛、牙痛的小儿有一定的辅助治疗效果。

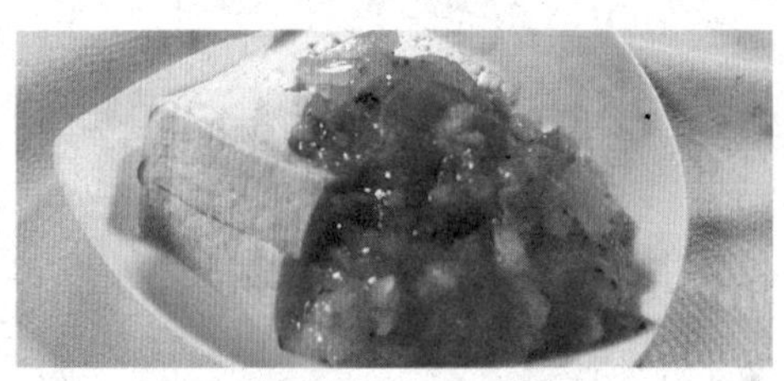

桑白皮杏仁茶

材料：

桑白皮、杏仁、枇杷叶各8克，红糖5克

做法：

①将杏仁洗净，研末。

②桑白皮、枇杷叶加水煎汁，去渣。

③药汁中加入杏仁粉、红糖搅拌至溶化，即可饮服。

功效：

本品具有清热泻肺、润肺止咳的功效，适用于痰热壅肺所致的高热、咳痰黏稠、呼吸不利等症。

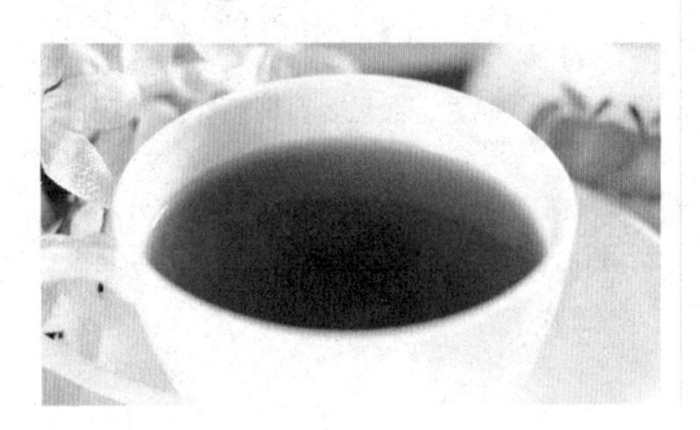

石膏退热粥

材料：

生石膏20克，葛根10克，淡豆豉2克，麻黄2克，桑叶5克，粳米80克，生姜3片

做法：

①将生石膏、葛根、淡豆豉、麻黄、生姜片、桑叶洗净。

②上述材料放进锅中，加入清水煎煮去渣，取汁。

③将洗净的粳米加清水煮沸后，加入药汁煮成粥。

功效：

本品具有解表、发汗、清热的作用，适合感冒、高热、头痛、口渴、咽干的患儿食用。

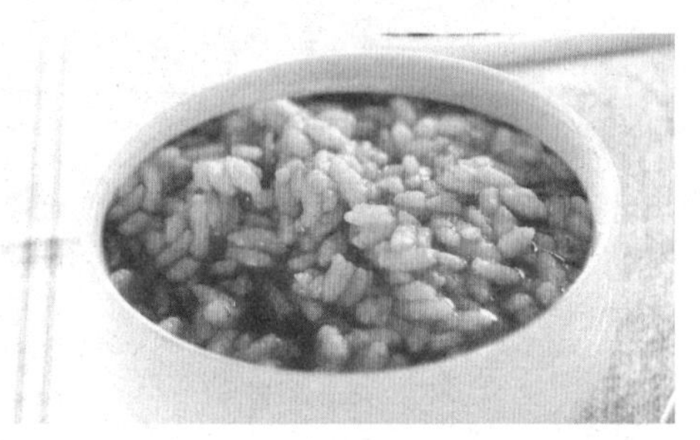

银花菊花饮

材料：

金银花、菊花各 6 克，冰糖适量

做法：

①金银花、菊花分别洗净、沥干水分，备用。

②将砂锅洗净，倒入清水 500 毫升。用大火煮开，倒入金银花和菊花，再次煮开后，转为小火，慢慢熬煮。

③待花香四溢时，加入冰糖，待冰糖完全溶化后，搅拌均匀即可饮用。

功效：

菊花善于清热解毒；金银花善于疏风解热。两味煎茶合用，能更好地发挥其消炎解毒的作用，适用于高热头痛、风热感冒、咽喉肿痛等症。

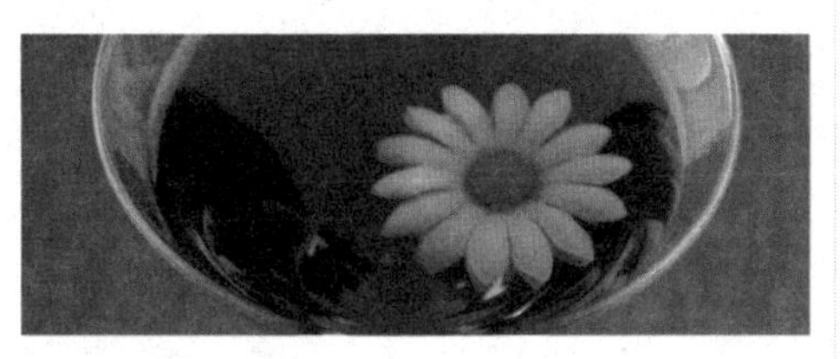

苦瓜酿三丝

材料：

猪瘦肉 50 克，竹笋 50 克，香菇 20 克，苦瓜 300 克，葱、食用油、盐、白糖、水淀粉各适量

做法：

①猪瘦肉、竹笋、香菇洗净切成丝，入油锅中爆香后，加入水、盐、白糖烧至熟烂备用。

②苦瓜洗净切筒状，汆水；葱洗净切段，与三丝混合塞入苦瓜中。

③将材料并排放盘中，放进微波炉中用高火蒸约 3 分钟后取出；锅烧热，放入油及适量的水、盐，调入水淀粉勾芡，淋在苦瓜上即可。

功效：

本品具有清热、泻火、解毒的功效，适合热毒内蕴的高热患儿食用。

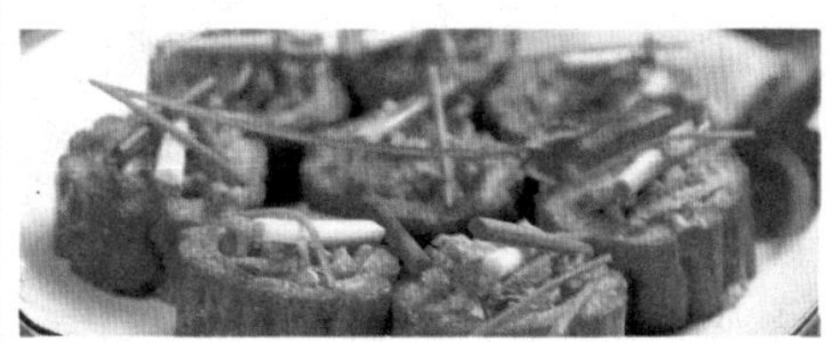

菊豆枸杞子汤

材料：

菊花 10 克，绿豆 30 克，枸杞子 10 克，红糖适量

做法：

①将绿豆洗净，用清水浸约半小时；枸杞子、菊花洗净。

②把绿豆放入锅内，加适量清水，大火煮沸后，转小火煮至绿豆开花。

③然后加入菊花、枸杞子，再煮 20 分钟，加入红糖调味即可。

功效：

本品具有疏风散热、利尿解毒的功效，适合风热感冒、高热、目赤肿痛、口渴喜饮、小便发黄的患儿食用。

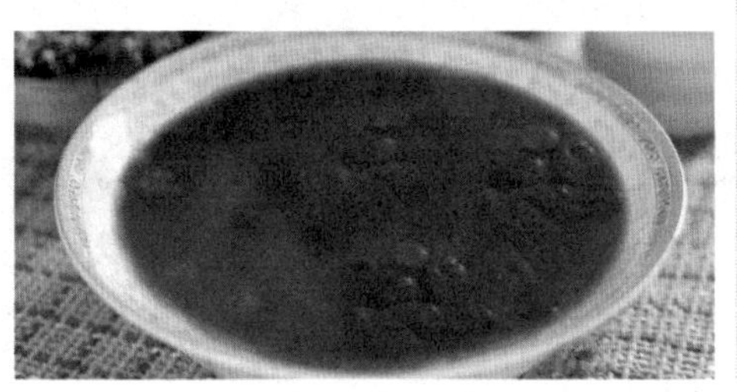

哈密瓜南瓜稀粥

材料：

大米 20 克，哈密瓜 15 克，南瓜 10 克

做法：

①大米洗净，加水浸泡；南瓜洗净，磨成糊状；哈密瓜去皮、籽，洗净，磨成糊状。

②将大米磨碎，加水熬煮成粥，将南瓜倒进米粥里煮一会儿，再放进哈密瓜煮沸即可。

功效：

此粥中富含淀粉、蛋白质、脂肪、多种维生素、钙、铁、磷等多种营养物质，营养丰富，能够增进食欲，补充体力。发热的小儿身体虚弱，消化、吸收能力较差，此粥最符合高热小儿的需求。

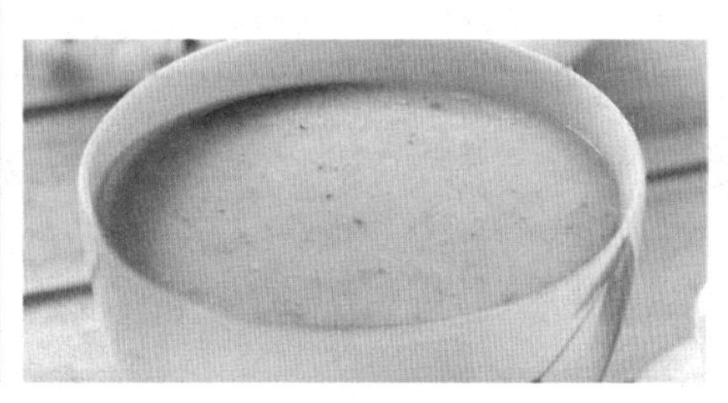

90 小儿夜啼

高发人群

6~7个月的婴幼儿

高发季节 春夏秋冬

小儿夜啼多由于日间受惊吓或腹痛、消化不良，或饥饿、佝偻病、蛲虫感染所致。主要症状为入睡后 15~30 分钟发作，突然惊恐、双眼直视或紧闭，呼吸急促，心跳加速，出汗，持续约 10 分钟后再入睡；或辗转反侧、烦躁不安、啼哭不止，甚至彻夜难以入睡，而日间安静。

诊断

（1）引起夜啼的原因有饥饿、消化不良、受惊吓、护理不当等因素；或某些疾病史，如感染性疾病、消化系统疾病、营养缺乏症、寄生虫病等。

（2）患儿入夜即哭，时哭时止，时轻时重，定时哭闹甚至通宵达旦。常伴有烦躁，易惊或其他疾病引起的症状。

（3）密切观察病情变化，必要时做全身及实验室检查，以明确病因。

预防

1 预防小儿夜啼要从孕期做起，孕妇应注意饮食清淡，营养均衡，不过食寒凉、燥热的食物。哺乳期间要注意保养，少吃辛辣肥腻、不易消化的食物。

2 治疗小儿夜啼最重要的是让小儿养成日醒夜睡的习惯，白天尽量不要让小儿睡得太多。

3 让小儿临睡前解净小便，夜间少喂奶。小儿睡觉时要熄灯。

4 小儿如果每逢喝奶时或喝完奶后爱哭，排便稀软、有酸臭味，很可能是胃肠道的原因；如果小儿有发热现象，可能是由于感染所致。要及时到医院进行检查和明确病因，从而进行对症治疗。

刮拭要点

头部：百会穴

背部：脾俞穴、次髎穴

胸腹部：气海穴、中极穴

刮痧治疗

刮痧取穴

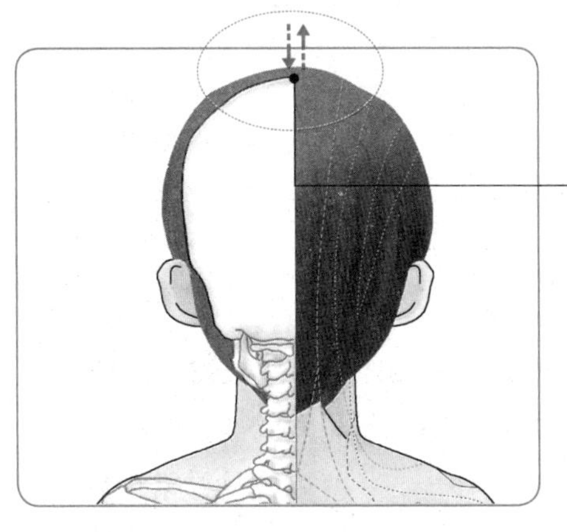

① 百会穴：前发际正中直上 5 寸。

刮法	刺激程度	次数
面刮法、厉刮法	轻度	30

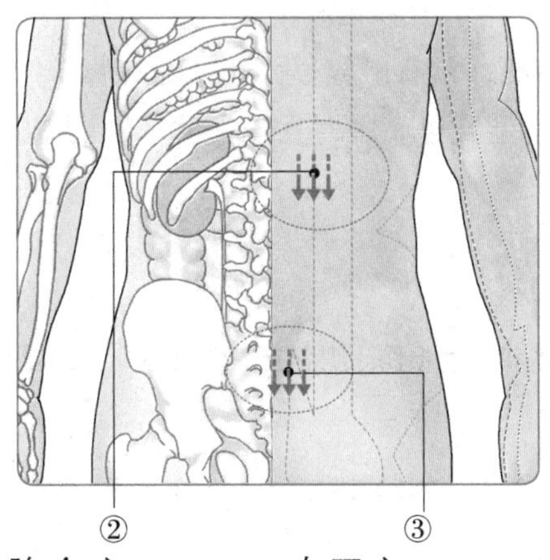

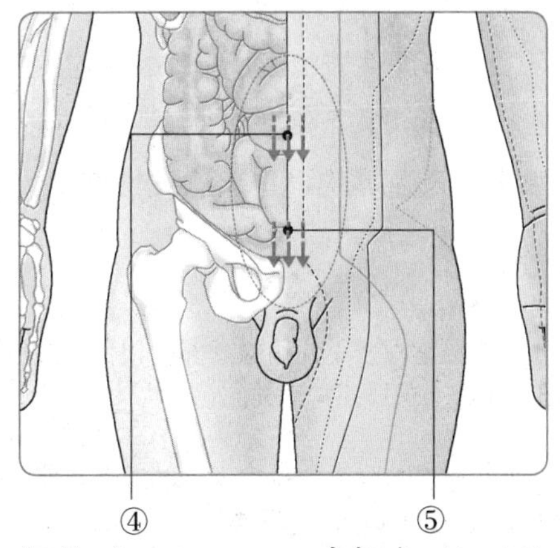

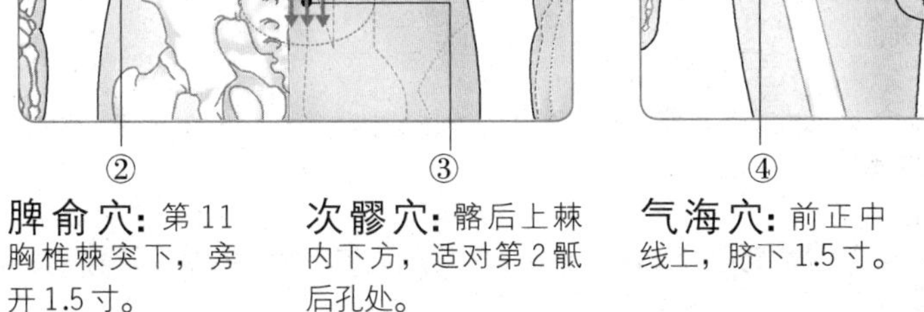

② 脾俞穴：第 11 胸椎棘突下，旁开 1.5 寸。

③ 次髎穴：髂后上棘内下方，适对第 2 骶后孔处。

④ 气海穴：前正中线上，脐下 1.5 寸。

⑤ 中极穴：前正中线上，当脐中下 4 寸。

食疗保健

猪骨干姜汤

猪骨头150克，干姜5克，盐适量。二者一同洗净，入锅加水，同煮成汤，加盐调味即可食用。

柏子仁粥

粳米100克，柏子仁10克。二者加水煮粥，等粥将熟时，加盐调味即可食用。

91 小儿流涎

高发人群
断奶前后的婴幼儿，1岁左右的幼儿
高发季节 春 夏 秋 冬

中医认为“皮之液为涎”，因唾液分泌过多或不能下咽引起的口涎外流的现象。小儿流涎多是由于口腔炎症、面神经麻痹、脑膜炎后遗症及呆小症、消化不良等引起。主要表现为口中经常流涎，浸渍双侧面颊及胸前，且口角周围出现粟米状红疹及糜烂等。

诊断

（1）生理性流涎：是指小儿正常地流涎，由于小儿处于生长发育阶段，唾液腺发育尚不完善，加上小儿口腔浅，口腔内液体的调节能力欠佳，因此小儿流涎是正常的生理现象。如果小儿到了 2 岁以后还在流涎，就可能是异常现象，如脑性瘫痪、先天性痴呆等。

（2）病理性流涎：是指小儿不正常地流涎，常有口腔炎、面神经麻痹，伴有小嘴歪斜、智力下降等。另外，唾液分泌功能亢进、脾胃功能失调、吞咽障碍、脑膜炎后遗症等均可引起病理性流涎。

预防

1 不要经常捏压小儿的脸颊部，以免导致腺体的机械性损伤。腮腺有损伤的小儿，唾液的分泌量大大超过正常小儿。

2 小儿流涎多，无论是生理性的，还是病理性的，都应做好局部护理，注意清洁，少吃酸性食物，保护腮部，避免刺激。

3 婴儿长到6个月以后，所需营养已不能局限于母乳，要逐步添加米糊、菜泥等易消化的辅食来补充。

4 避免哺乳时间过长，否则断奶后再喂辅食，小儿容易脾胃虚弱，消化不良，流涎的发生率也较高。

刮拭要点

背部：脾俞穴

胸腹部：中脘穴、神阙穴

上肢部：阳溪穴、合谷穴

刮痧治疗

刮痧取穴

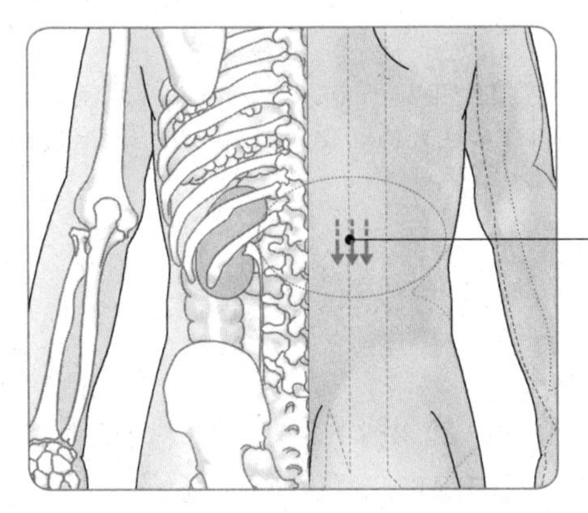

① **脾俞穴：**第 11 胸椎棘突下，旁开 1.5 寸。

刮法	刺激程度	次数
面刮、平面按揉	中度	50

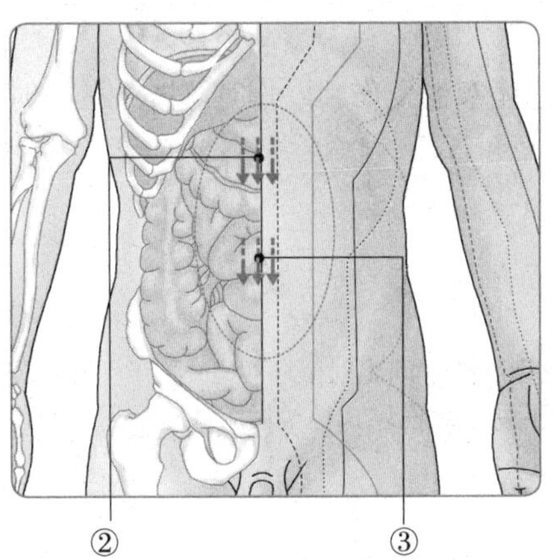

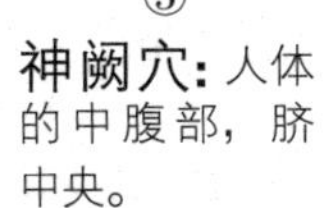

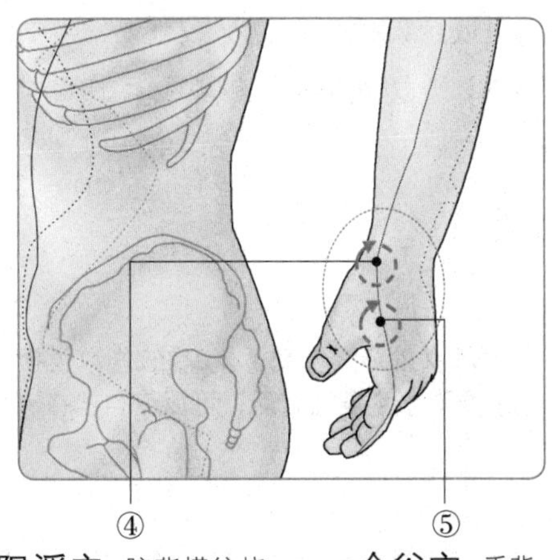

② **中脘穴：**前正中线上，脐中上 4 寸。

③ **神阙穴：**人体的中腹部，脐中央。

④ **阳溪穴：**腕背横纹桡侧，拇指向上翘起时，拇短伸肌腱与拇长伸肌腱之间的凹陷中。

⑤ **合谷穴：**手背第 1、2 掌骨间，第 2 掌骨桡侧的中点处。

专家提示

1. 流涎患儿宜选择益智仁、鸡内金、远志、陈皮、砂仁、茯苓等药材，可减少唾液的分泌。

2. 宜食用黄芪、白术、党参、山药、猪肚、牛肚、粳米、小麦、莲子、牛肉、鲫鱼等健脾益气、摄纳津液的药材和食材。

3. 脾胃湿热的小儿应多摄取薏苡仁、绿豆、苦瓜等食物。

92 小儿破伤风

高发人群
新生儿
高发季节 春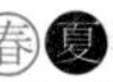秋冬

新生儿破伤风是由于分娩时助产者双手或接生工具不洁以致破伤风杆菌侵入脐内，在体内产生毒素并侵入神经系统，而导致的全身阵发性痉挛及牙关紧闭。因潜伏期一般为7天，故俗称“七日风”。

诊断

（1）潜伏期为5～10日，一般多为7日。

（2）患病初始较缓慢，阵发性抽搐发作时，先见吸乳困难，继则牙关紧闭、颈项强直。以后，面肌痉挛呈苦笑状，全身肌肉僵直，严重时角弓反张，甚至可因膈肌或声门痉挛而立即致死。

（3）一切外来刺激或本身动作都会引起痉挛的发作，发作时阵阵抽搐，时发时止。

预防

1 育龄女性最好接受至少2次破伤风类毒素免疫注射，间隔时间不少于4周。女性接受破伤风类毒素免疫注射后，可以使自己在3年内不易患破伤风，怀孕后胎儿也会通过母体得到保护。

2 接生时要严格遵循无菌操作，注意脐带端的清洁处理，是预防新生儿破伤风的有效措施。

3 给新生儿肌内注射破伤风类毒素疫苗和青霉素，可以预防感染。

刮拭要点

胸腹部： 神阙穴

上肢部： 外关穴、后溪穴

下肢部： 行间穴、然谷穴

刮痧治疗

刮痧取穴

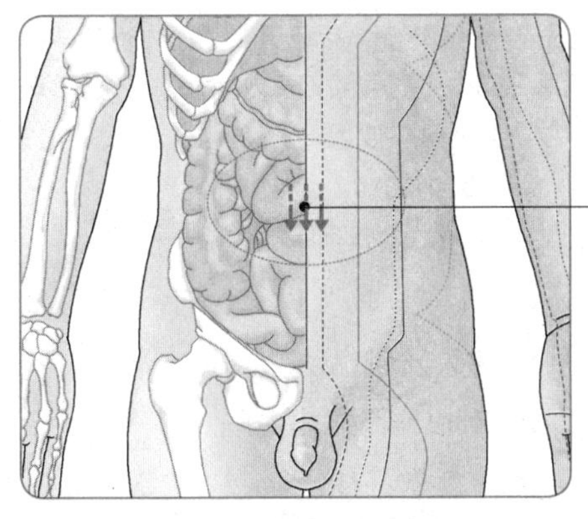

① **神阙穴：** 中腹部，脐中央。

刮法	刺激程度	次数
面刮、垂直按揉	重度	30

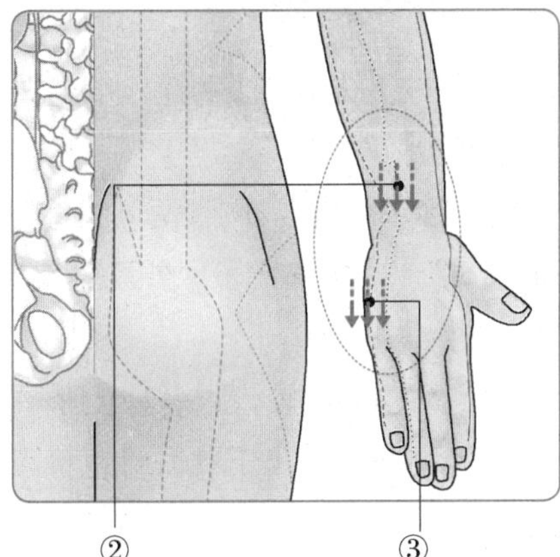

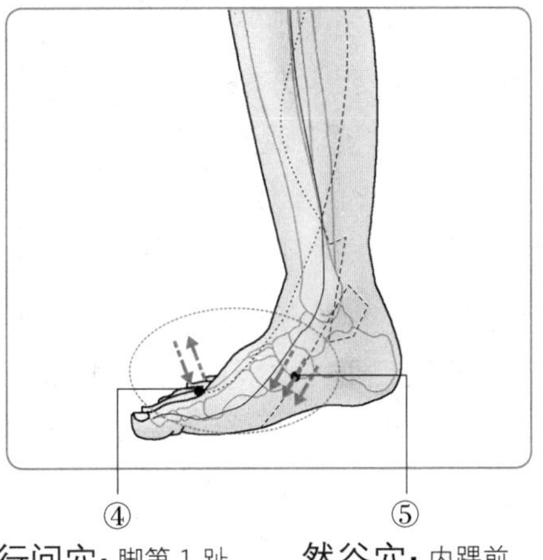

② **外关穴：** 在前臂背侧，腕背横纹上2寸。

③ **后溪穴：** 微握拳，第5掌指关节后尺侧的远侧掌横纹头赤白肉际处。

④ **行间穴：** 脚第1趾、2趾间趾缝后方赤白肉际的凹陷中。

⑤ **然谷穴：** 内踝前下方，足舟骨粗隆下方凹陷中。

食疗保健

蝉蜕葱汁

蝉蜕、葱汁各适量。以葱汁与蝉蜕末调匀外敷患处，并以葱50克，蝉蜕10克煎服。

杏仁酒

杏仁50克，白酒400毫升。杏仁研为细末，生用少许，不去皮尖，入锅蒸10分钟；晾干后再细研，放入白酒中，搅拌取汁，每次取20毫升，每日2～3次，外敷患处。

93 小儿佝偻病

高发人群
3岁以下小儿
高发季节 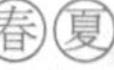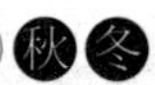

佝偻病俗称“软骨病”，主要是由于患儿先天营养不足，后天营养缺乏，脾肾两虚所致，对于早产儿和营养不良的患儿来说发病率较高。主要症状表现为患儿易被激怒、多汗、夜惊；体征上的变化为颅骨软化，“方颅”“鸡胸”以及四肢、脊柱的变形。患佝偻病的小儿发育不良且抵抗力差，容易患肺炎与腹泻等。

诊断

（1）患儿不活泼，却喜欢摇头，易使后面的头发脱落。

（2）患儿多肌肉松弛无力，且坐、立、走都比一般小儿晚些。

（3）患儿可见贫血，面色苍白，肝脾肿大，食欲不佳。

（4）骨骼发育不良。

头部：6个月以内患病，主要是颅骨软化，手按上去如按乒乓球。6个月以上发病的，主要表现为前额两侧与顶骨两侧突起形成“方颅”。

胸部：6个月至1岁患病，往往见胸骨突出，称“鸡胸”。胸骨两侧肋骨与肋软骨交界处膨大，上下相连如串珠，称为“肋串珠”。或见胸廓下缘外翻，形成一条横沟。

脊柱及四肢：1岁以上的患儿因为坐立，使脊柱负担较大，脊柱由于硬度不够，加上肌肉无力，往往会形成前突、后突或侧突畸形。上下肢长骨也可因负重而弯曲成畸形，手腕与足踝附近的骨端膨大。

预防

1 对于满月后的婴儿要让其经常晒太阳。

2 提倡母乳喂养，6个月以后及时增加辅助食品，如蛋黄之类。

3 鼓励小儿多吃新鲜蔬菜。

刮拭要点

背部：大杼穴、身柱穴

胸腹部：中脘穴

下肢部：足三里穴、上巨虚穴

刮痧治疗

刮痧取穴

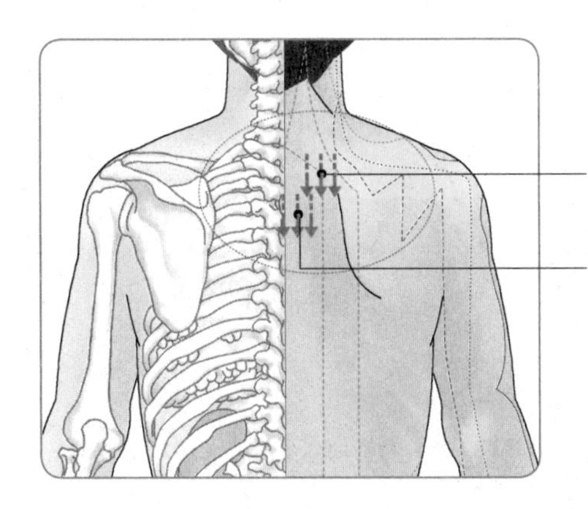

① 大杼穴：背部，第 1 胸椎棘突下，旁开 1.5 寸处。

② 身柱穴：背部，后正中线上，第 3 胸椎棘突下凹陷中。

刮法	刺激程度	次数
面刮	重度	60

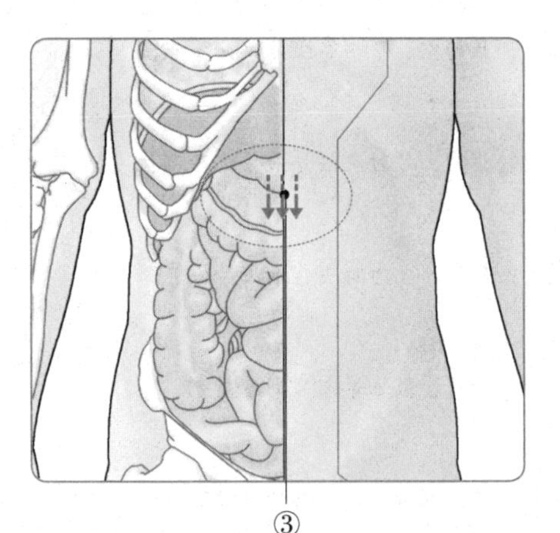

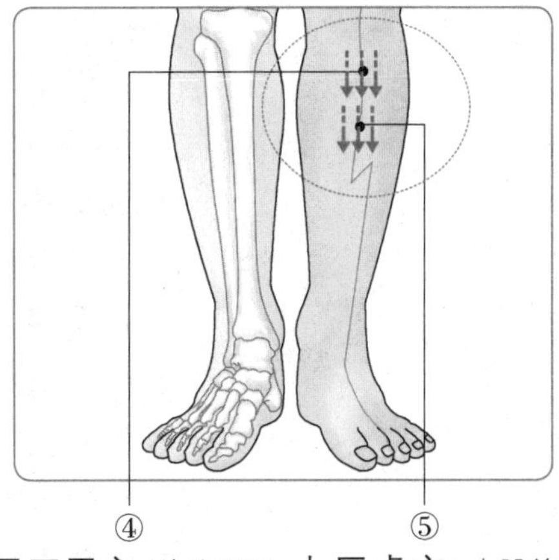

③ 中脘穴：前正中线上，当脐中上 4 寸。

④ 足三里穴：外膝眼下 3 寸，胫骨前嵴外 1 横指，当胫骨前肌上。

⑤ 上巨虚穴：小腿前外侧，当犊鼻穴下 6 寸，足三里穴与下巨虚穴连线的中点。

食疗保健

虾皮豆腐

虾皮20克，豆腐50克，盐、香油各少许。先把虾皮洗净；把豆腐用沸水烫过后捞出，切小块。将虾皮入锅，加50毫升水，煮沸后将豆腐块入锅，再次煮沸10分钟，放少许盐和香油调味后即可食用。吃豆腐喝汤，佐餐或单独服食都可，每日1次，可连服数天。

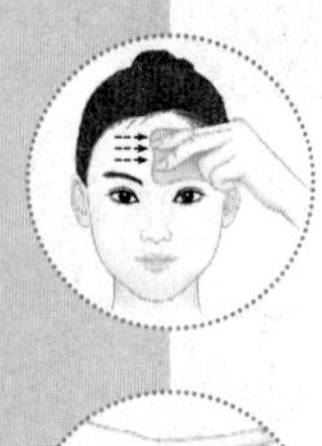
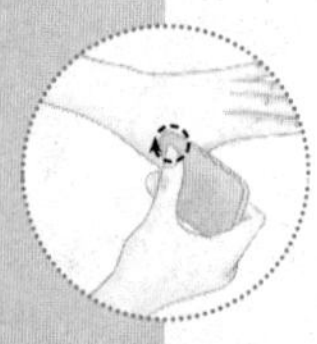
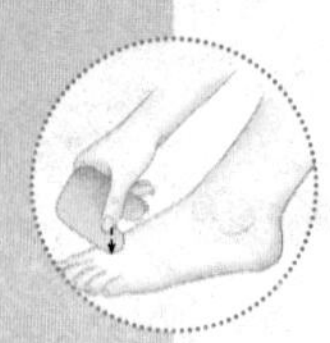
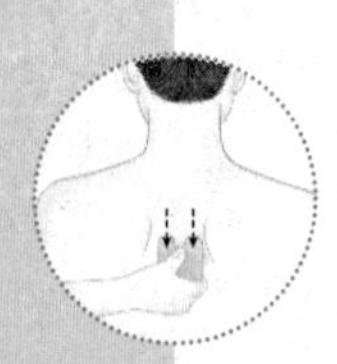

本章看点

- 沙眼

有很强传染性的结膜炎症，刮痧的穴位主要是阳白等穴

- 急性结膜炎

结膜出现的炎症，丝竹空、睛明等穴是刮痧重点

- 白内障

晶状体浑浊使视物模糊，可对鱼腰等穴位进行刮拭

- 远视眼

视近物模糊不清，刮痧要穴为睛明、承泣等穴

- 近视眼

视远物模糊不清，睛明、风池等穴为刮痧重点

- 青光眼

有眼内压增高等症状，刮痧要穴为攒竹、睛明等穴

- 泪囊炎

泪囊及周围组织的炎症，可对攒竹等穴位进行刮拭

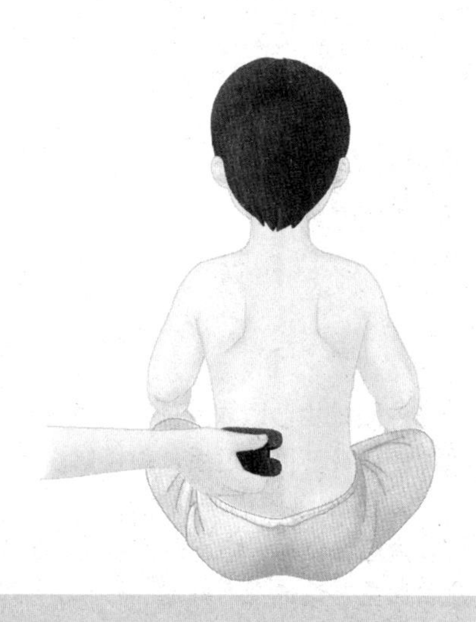

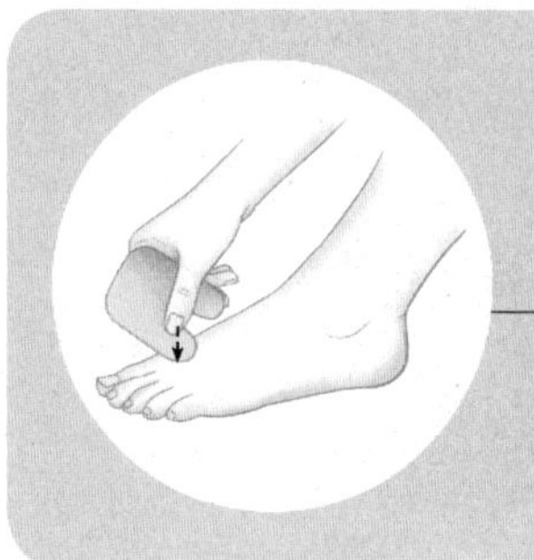

第十二章
眼科病症的刮痧疗法

本章主要介绍了沙眼、急性结膜炎、白内障、远视眼、近视眼、青光眼、泪囊炎7种常见眼科病症的刮痧疗法。每节内容包括疾病的高发人群、高发季节、症状简介、疾病诊断、预防方法、刮痧治疗、食疗保健等。

94 沙眼

高发人群
儿童、少年
高发季节 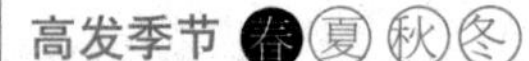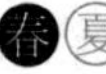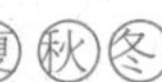

沙眼是由沙眼衣原体引起的迁延性结膜炎症。沙眼是十分常见的眼科疾病，具有很强的传染性，可通过手、眼接触，苍蝇或者带菌物品等进行传播。中医上称为“椒疮”或“粟疮”。沙眼的潜伏期为 5 ～ 12 日，通常侵犯双眼，多发生于儿童、少年时期。此症多为急性发病，如及时治愈，可不留瘢痕。如果治疗延误，转为慢性期，会导致刺激症状加重，造成视力减退。

诊断

（1）早期，上睑穹窿部结膜表面粗糙，结膜毛细血管模糊，滤泡和乳头同时出现。后期，睑结膜出现白色的瘢痕组织。

（2）早期，症状不太明显，患者仅感到眼睑微痒。后期，病情逐渐加重，有疼痛、异物感、怕光、流泪、分泌物增多、视物模糊等。

（3）重症者由于瘢痕收缩，可以并发内翻倒睫、角膜溃疡、角膜薄翳等症，从而导致视力减退，甚至失明。

预防

1 养成良好的个人卫生习惯，不用手直接揉眼。

2 毛巾、手帕要勤洗、晒干。

3 幼儿园、学校、工厂等集体单位应注意卫生管理，对沙眼患者应积极治疗。

4 加强理发室、浴室、旅馆等服务行业的卫生管理，并注意水源清洁。

刮拭要点

头部：阳白穴、瞳子髎穴、睛明穴

背部：大椎穴

下肢部：太冲穴

刮痧治疗

刮痧取穴

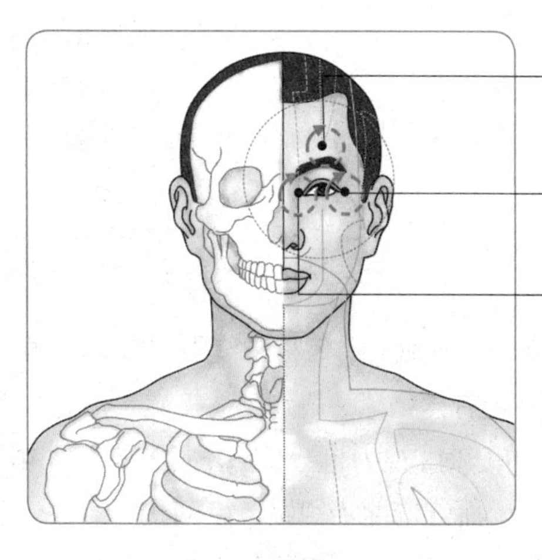

① **阳白穴：** 前额部，当瞳孔直上，眉上1寸。

② **瞳子髎穴：** 面部，目外眦外侧0.5寸处。

③ **睛明穴：** 面部，距目内眦内上方0.1寸的凹陷处。

刮法	刺激程度	次数
角刮、垂直按揉、平面按揉	轻度	30

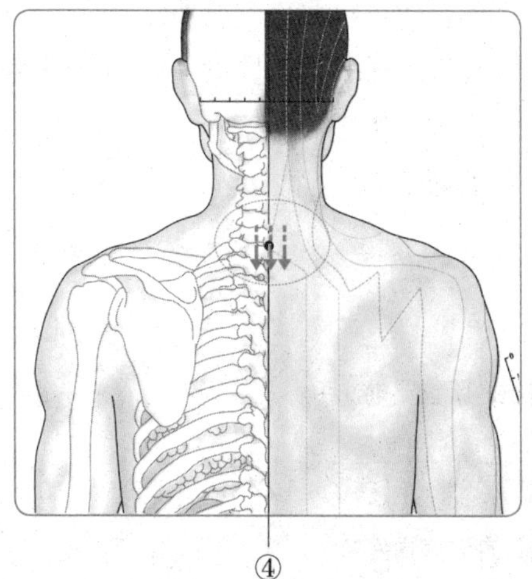

④ **大椎穴：** 背部，第7颈椎棘突下凹陷中。

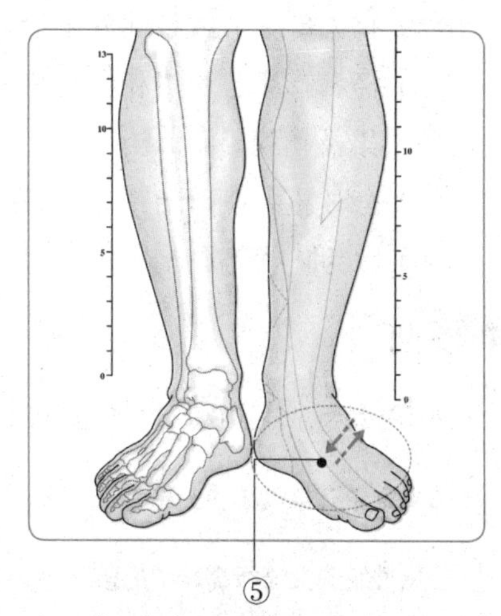

⑤ **太冲穴：** 脚背部，第1、2跖骨结合部之前凹陷处。

食疗保健

防风连翘饮

陈皮10克，连翘10克，防风8克，知母10克，玄明粉12克，黄芩10克，玄参10克，黄连10克，荆芥6克，大黄10克，桔梗10克，生地黄10克。将所有药材放入砂锅，用水煎服，每日1剂，连服3次。

95 急性结膜炎

高发人群

儿童、青年

高发季节 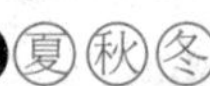

急性结膜炎是由于结膜经常与外界接触，受到外界的各种刺激和感染而引起的眼部疾病。可有混合感染和原因不明者，结膜炎也可能与感冒同时存在，也可由风、粉尘、烟和其他类型的空气污染以及电弧、太阳灯的强紫外线和积雪反射的刺激引起。多发于春季，为季节性传染病。

诊断

急性结膜炎是由细菌感染引起的急性传染性眼病，俗称“红眼”或“火眼”，在中医上属天行赤眼范围。常见的自觉症状有异物感、烧灼感、痒感、怕光、流泪等。一般对视力没有影响，但是当病变角膜时，视力也会受到不同程度的影响。

（1）越靠近穹窿部，结膜充血越明显。血管弯曲不规则，呈网状。

（2）有大量黏液或脓性分泌物附着于睑缘，所以晨起不易睁眼。

（3）轻者有痒、灼热和异物感；重者有怕光、流泪及眼睑重垂。如有疼痛应注意是否累及角膜。

（4）有时还会在球结膜或角膜缘出现圆形疱疹。

（5）应与睫状充血相鉴别。

预防

1 洗手是切断急性结膜炎传播最重要的防护措施，所以要勤洗手。

2 如果家中有急性结膜炎患者，毛巾、香皂等日常用品一定要分开使用。

3 在急性结膜炎流行高峰，应暂停游泳等活动，直到病情好转。

4 在公众场合要做好预防措施，减少接触传染源。

5 游泳时应使用泳镜，减少眼睛与池水的接触，可以有效隔绝细菌。

刮拭要点

头部：丝竹空穴、瞳子髎穴、睛明穴、 攒竹穴

背部：肝俞穴

上肢部：曲池穴

刮痧治疗

刮痧取穴

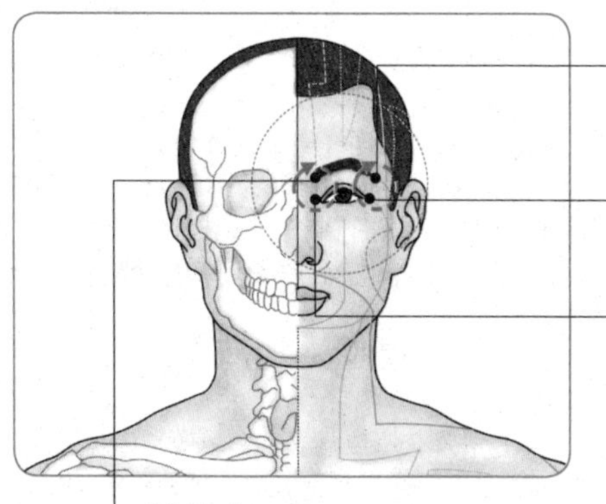

① 丝竹空穴：人体的面部，眉梢凹陷处。

② 瞳子髎穴：面部，目外眦外侧 0.5 寸处。

③ 睛明穴：面部，距目内眦内上方 0.1 寸的凹陷处。

④ 攒竹穴：面部，当眉头凹陷中，眶上切迹处。

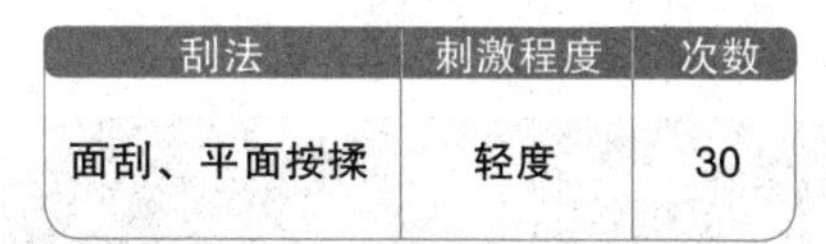

刮法	刺激程度	次数
面刮、平面按揉	轻度	30

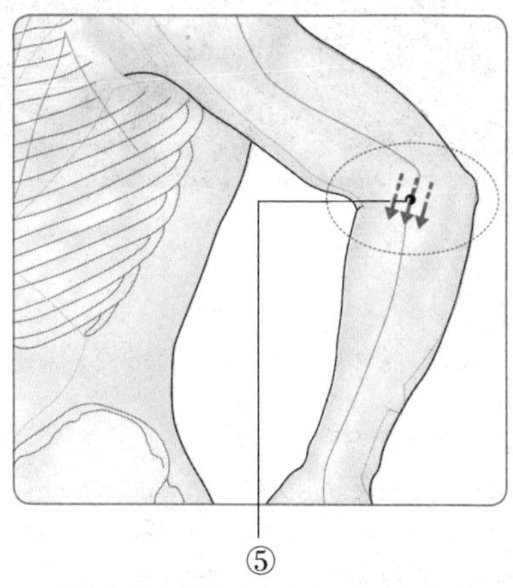

④

肝俞穴：第 9 胸椎棘突下，旁开 1.5 寸。

⑤

曲池穴：屈肘成直角，在肘横纹外侧端与肱骨外上髁连线中点处。

专家提示

1. 急性结膜炎患者应选择疏风散热、清泻肝火的食物和清淡的蔬菜瓜果，如田螺、丝瓜、苦瓜、芹菜、菊花脑、地耳、桑叶、马齿苋、菊花、决明子、金银花、板蓝根、薄荷等。

2. 要多摄入营养素含量高的食物，如花菜、橙子、柚子、猕猴桃、柠檬、西红柿、草莓、红枣等。

急性结膜炎的对症药膳

花菜炒西红柿

材料：

花菜250克，西红柿200克，香菜10克，盐、鸡精各适量

做法：

①花菜去除根部，切成小朵，用清水洗净，焯水，捞出沥水待用；香菜洗净，切小段；西红柿洗净，切小丁。

②锅中加油，烧至六成热。

③将花菜和西红柿丁放入锅中，再调入盐、鸡精翻炒均匀，盛盘，撒上香菜段即可。

功效：

本品能为视网膜提供营养、补充多种维生素，适合结膜炎患者食用。

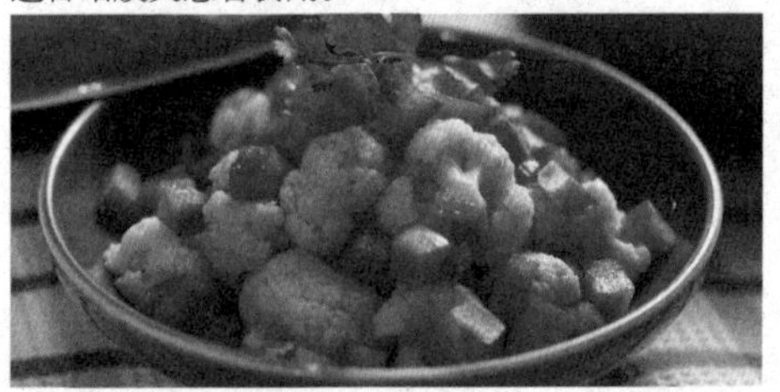

菊花玫瑰木耳

材料：

菊花、玫瑰花各10克，水发黑木耳150克，盐3克，酱油、香油各5毫升

做法：

①水发黑木耳洗净择去蒂，挤干水分，撕成小片，入开水烫熟，捞起、沥干水分；菊花、玫瑰花洗净，撕成小片，放入水中焯一下，捞起。

②盐、酱油、香油一起调成调味汁，淋在黑木耳上，拌匀。

③撒入菊花、玫瑰花即可。

功效：

本品具有清热解毒、疏风散热、疏肝解郁的功效，适合肝经热盛所致的结膜炎患者食用。

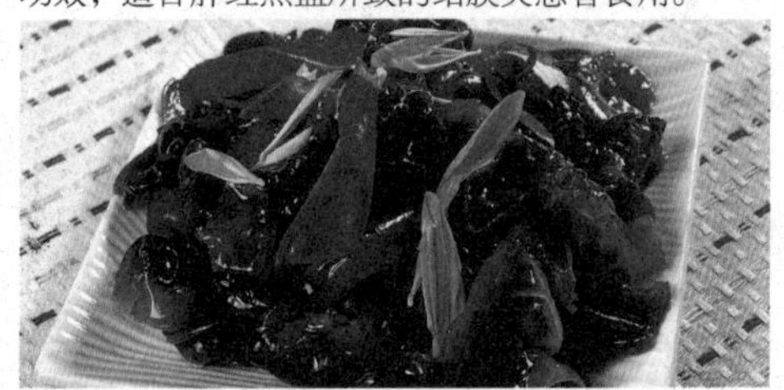

菊花决明子茶

材料：

红枣15颗，红糖10克，决明子15克，菊花10克

做法：

①红枣洗净，切开去除枣核。

②决明子、菊花分别洗净、沥水，备用。

③锅内加水500毫升，入决明子与菊花，以大火煮沸后转小火再煮15分钟。

④待菊花泡开、决明子熬出药味后，用滤网滤去残渣后，加入适量红糖，搅拌、调匀即可。

功效：

本品具有清热解毒、清肝明目的作用，适合肝经热盛所致的急性结膜炎患者饮用。

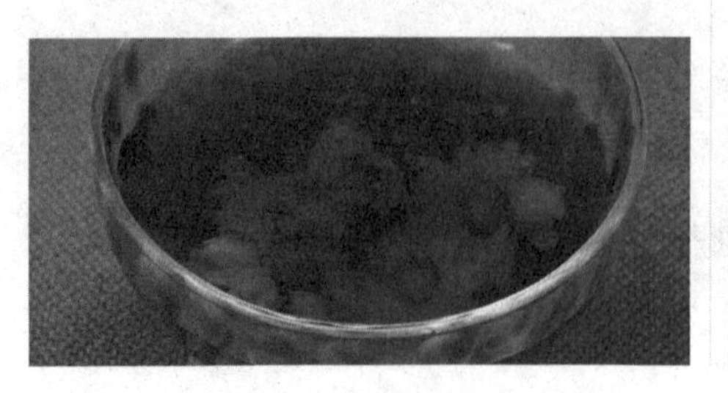

赤芍银耳饮

材料：

赤芍、柴胡、黄芩、知母、夏枯草、麦冬各5克，牡丹皮3克，玄参3克，梨1个，白糖20克，罐头银耳300克

做法：

①将所有的药材洗净；梨洗净切块，备用。

②锅中加入所有药材，加上适量的清水煎煮成药汁。

③去渣取汁后加入梨、罐头银耳、白糖，煮至水开后即可。

功效：

本品具有滋阴生津、清热泻火、清肝明目的功效，对急性结膜炎有较好的食疗作用。

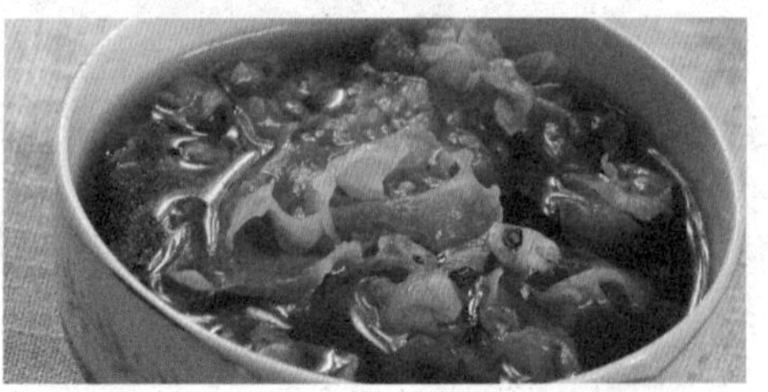

丝瓜猪肝汤

材料：

丝瓜250克，熟猪肝75克，枸杞子19克，苍术15克，高汤适量，盐4克

做法：

①将丝瓜洗净，去皮切片；熟猪肝切片备用。

②苍术。枸杞子洗净备用。

③净锅置火上倒入高汤，调入盐，下入熟猪肝、丝瓜、苍术、枸杞子煲至熟即可。

功效：

本品具有清热解毒、清肝明目的功效，对目赤肿痛、眼睛分泌物多等急性结膜炎有一定的食疗作用。

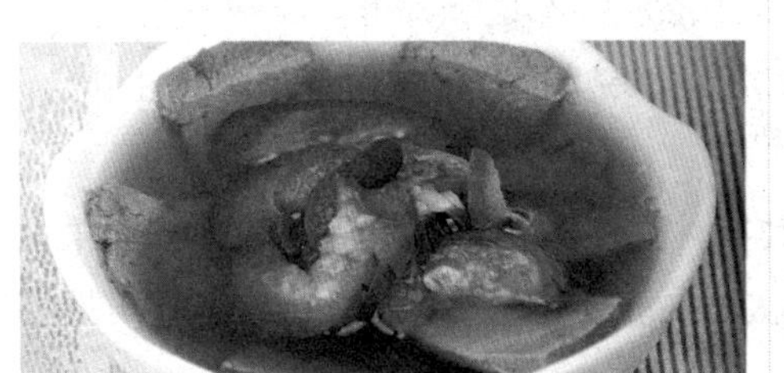

西瓜盅

材料：

西瓜1个，白糖少许

做法：

①西瓜洗净，从中间一分为二。

②将一半西瓜皮边上刻上精美图案，瓜肉取出用挖球器制成圆球形。

③将瓜肉调入少许白糖，放入瓜盅内即可。

功效：

西瓜具有很好的清热、解暑、止渴的作用。本品适合结膜炎、咽喉肿痛、口渴口干者，口舌生疮者，小便短赤、涩痛者食用。

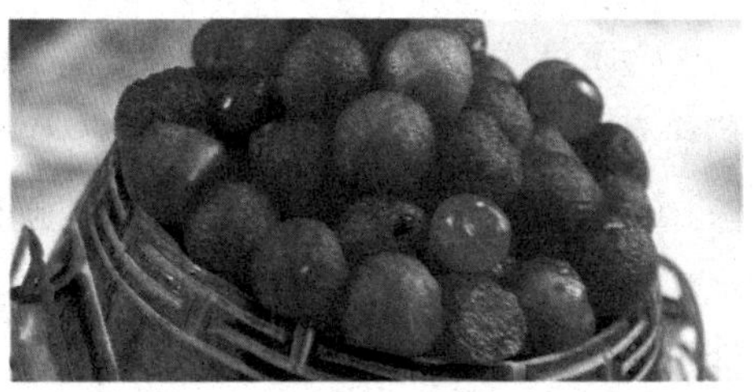

黄花菜马齿苋汤

材料：

黄花菜、马齿苋各50克，苍术10克

做法：

①将黄花菜、马齿苋、苍术洗净，备用。

②把黄花菜、马齿苋、苍术放入锅中。

③加入适量水煮成汤即可。

功效：

本品具有清热解毒、消炎止痛的功效，适合急性结膜炎、湿热下痢等患者食用。

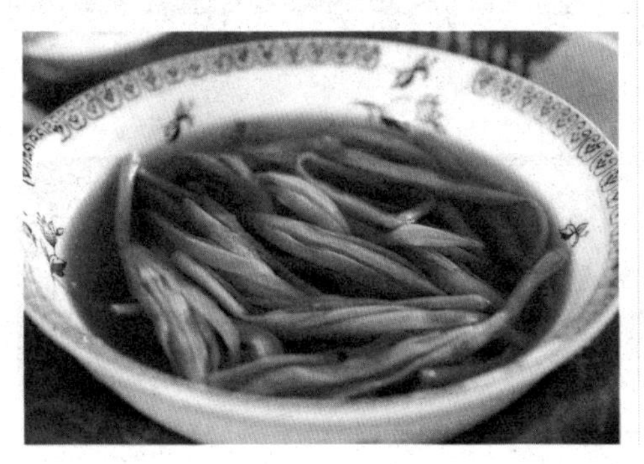

枸杞子菊花薄荷茶

材料：

菊花8克，枸杞子15克，薄荷5克

做法：

①将菊花、枸杞子、薄荷洗净备用。

②将上述三味药材放入保温杯中，用沸水冲泡。

③加盖闷10～15分钟即可，代茶频饮。

功效：

本品清热泻火、清肝明目，对急性结膜炎有较好的食疗效果。

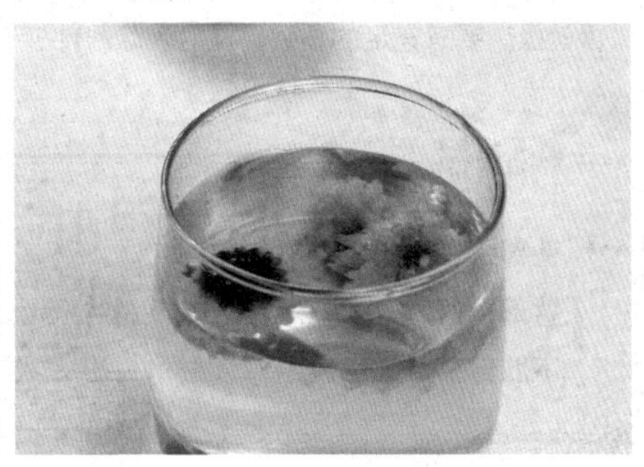

96 白内障

高发人群
45～80岁的人群
高发季节 春 夏 秋 冬

白内障是由于新陈代谢或其他原因造成晶状体全部或部分混浊，而引起视物障碍的眼病，中医属圆翳内障。现代医学认为，衰老、遗传、代谢异常、外伤、辐射、中毒和局部营养不良等均可引起晶状体囊膜损伤，使其渗透性增加，丧失屏障作用；或导致晶状体代谢紊乱，使晶状体蛋白变性，形成混浊。

诊断

（1）先天性白内障：常见于婴幼儿，生下来即有。晶状体可能不是完全混浊，也不会继续发展，对视力的影响取决于混浊的部位和程度。

（2）外伤性白内障：由晶状体囊膜穿破或爆裂而引起，前者是穿孔性外伤，后者是钝性外伤所致。

（3）并发性白内障：由严重的虹膜睫状体炎症、绝对性青光眼、化脓性角膜溃疡及糖尿病等疾病引起。检查时除晶状体混浊外，还可有其他异常，如角膜混浊、虹膜粘连等。

（4）老年性白内障：常常是两眼进行性地视力减退。多发于年龄在45岁以上的人群，检查时可见晶状体有灰白色混浊，没有其他异常症状。

预防

1 避免强烈的紫外线照射。在阳光照射强烈时，出门最好佩戴防紫外线的太阳镜。

2 限制热量摄入。研究表明，过度肥胖者白内障发生率比正常体重者高出30%左右。

3 注意用眼卫生。平时不要用手揉眼，不要用不洁手帕、毛巾擦眼或洗眼。用眼过度后应适当放松，久坐工作者，每工作1～2个小时最好起身活动10～15分钟，极目远眺，或做眼保健操。要有充足的睡眠，及时消除眼部疲劳。

刮拭要点

头部：鱼腰穴、睛明穴

背部：肝俞穴、肾俞穴

下肢部：足三里穴

刮痧治疗

刮痧取穴

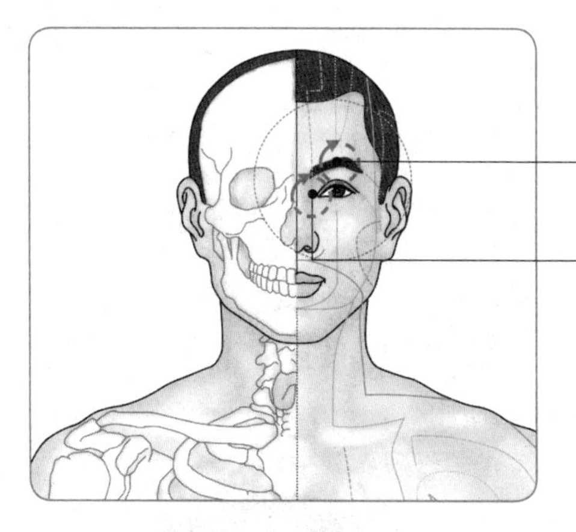

① **鱼腰穴：**位于额部，瞳孔直上，眉毛中。

② **睛明穴：**面部，距目内眦内上方 0.1 寸的凹陷处。

刮法	刺激程度	次数
角刮、平面按揉	轻度	40

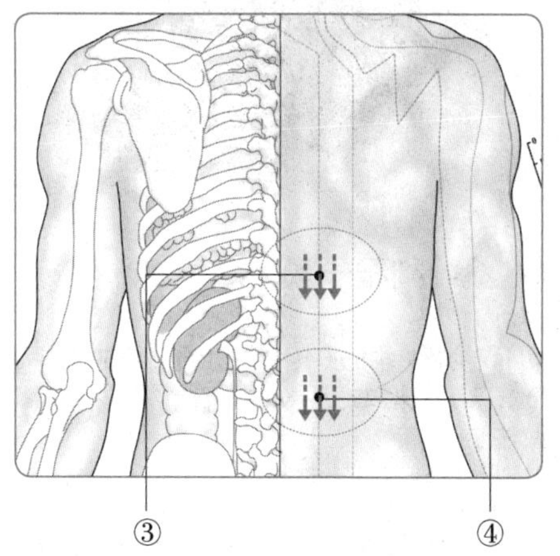

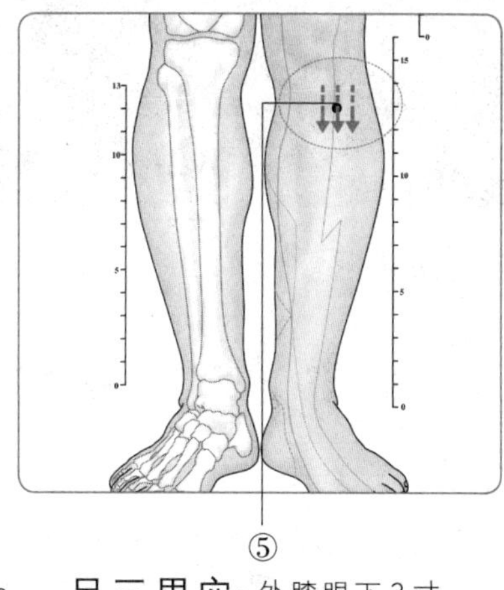

③ **肝俞穴：**背部，当第 9 胸椎棘突下，旁开 1.5 寸。

④ **肾俞穴：**腰部，当第 2 腰椎棘突下，旁开 1.5 寸。

⑤ **足三里穴：**外膝眼下 3 寸，胫骨前嵴外 1 横指，当胫骨前肌上。

专家提示

1. 白内障患者应多食有益精退翳、清肝明目作用的食物，如动物肝脏、枸杞叶、枸杞子、红枣、菟丝子等。

2. 宜食富含锌的食物，如贝类、鱼类、坚果类等。

3. 宜选用菊花、桑叶、决明子、青葙子、金银花等清肝明目的药材。

白内障的对症药膳

党参枸杞子猪肝粥

材料：

党参 20 克，枸杞子 30 克，猪肝 100 克，粳米 60 克，盐适量

做法：

①猪肝洗净，切片；粳米洗净；党参洗净，切段；枸杞子洗净备用。

②将党参、枸杞子、猪肝、粳米加水同煮成粥。

③最后加入盐调味即可。

功效：

本品具有补肝明目、健脾益气的功效，适合脾胃虚弱、视物模糊的白内障患者食用。

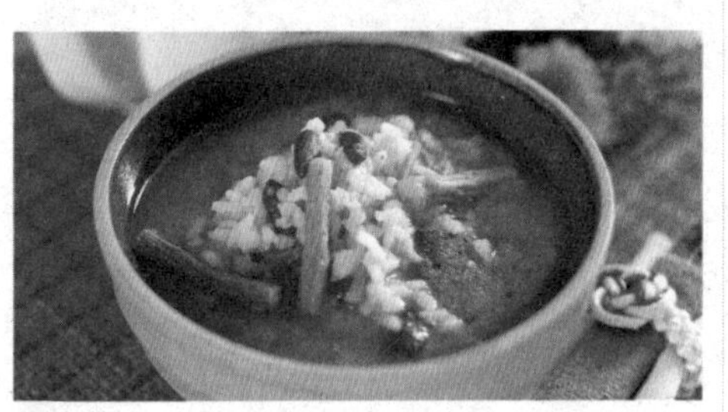

凉拌虎皮椒

材料：

青椒、红椒各 150 克，葱 5 克，盐 4 克，食用油少许，酱油 3 毫升

做法：

①青椒、红椒洗净后，分别切去两端蒂头；葱洗净，切段。

②锅倒油加热后，下入青椒、红椒炸至表皮呈松起状时捞出，盛入盘内。

③加入葱、盐、酱油一起拌匀即可。

功效：

本品富含维生素 E，有很强的吸收紫外线、抗氧化的作用，能预防白内障，延缓视力衰退。

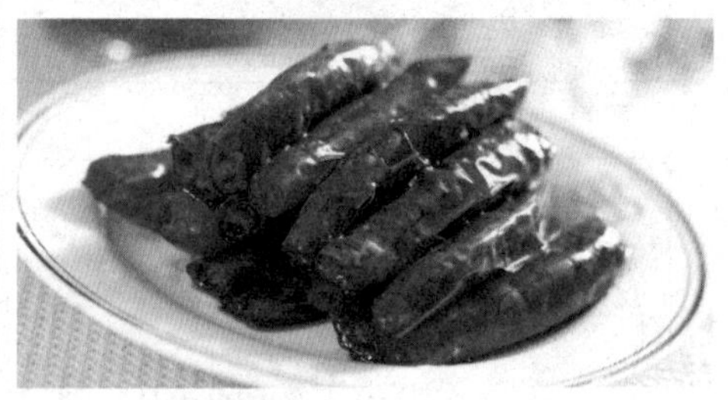

肝杞蒸蛋

材料：

猪肝 200 克，鸡蛋 2 个，枸杞子 30 克，料酒 10 毫升，胡椒粉、盐、味精、葱丝、生姜汁各适量，清汤 300 毫升

做法：

①猪肝洗净去白筋，切成细粒；枸杞子用温水浸泡。

②鸡蛋打入碗内搅散，加入猪肝粒、生姜汁、葱丝、料酒、味精、盐、胡椒粉拌匀。

③入味后加清汤，再加蛋液调匀，最后撒上枸杞子，入蒸笼蒸熟即成。

功效：

本品具有补肝养血、益肾补虚的功效，对白内障有一定的食疗作用。

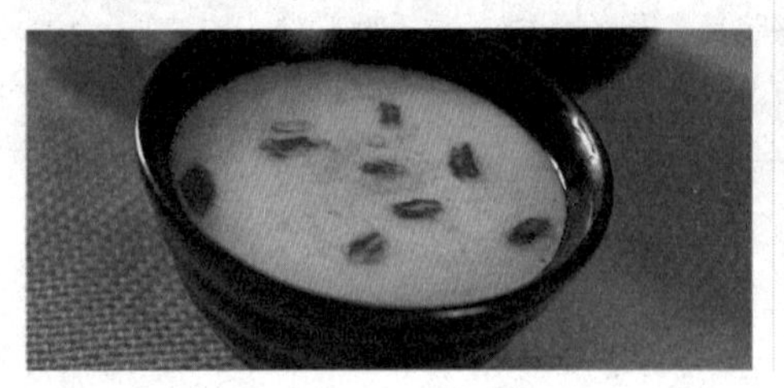

桑叶枸杞子汤

材料：

桑叶、菊花、枸杞子各 10 克，杏仁粉 50 克，果冻粉 15 克，白糖 25 克

做法：

①桑叶洗净，煎取药汁备用。

②杏仁粉与果冻粉置入锅中，加入药汁，以小火加热慢慢搅拌，沸腾后关火，倒入碗中待凉，移入冰箱冷藏凝固。

③菊花、枸杞子洗净入锅，倒入 500 毫升清水煮沸，加入白糖搅拌溶化备用；将凝固的杏仁冻切块，与备好的汤混合即可食用。

功效：

本品具有疏风清热、清肝明目的功效，适合白内障的患者食用。

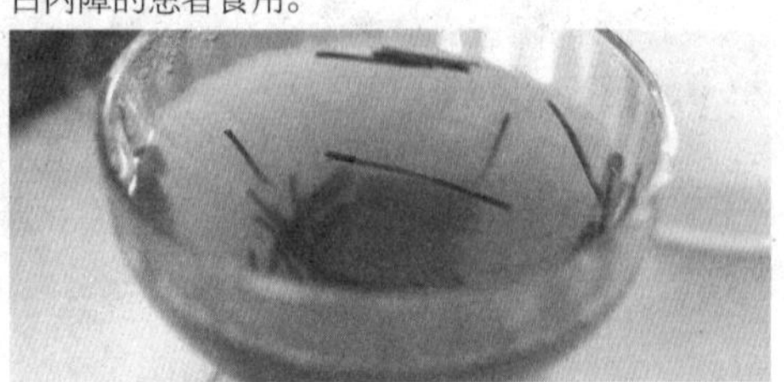

黄瓜小西红柿

材料：

黄瓜600克，小西红柿300克，白糖适量

做法：

①黄瓜洗净，切段；小西红柿洗净。

②将白糖倒入装有清水的碗中，至完全溶化。

③将黄瓜、小西红柿投入糖水中腌渍30分钟，取出摆盘即可。

功效：

本品具有促进人体新陈代谢的作用，可以预防代谢障碍引起的白内障。

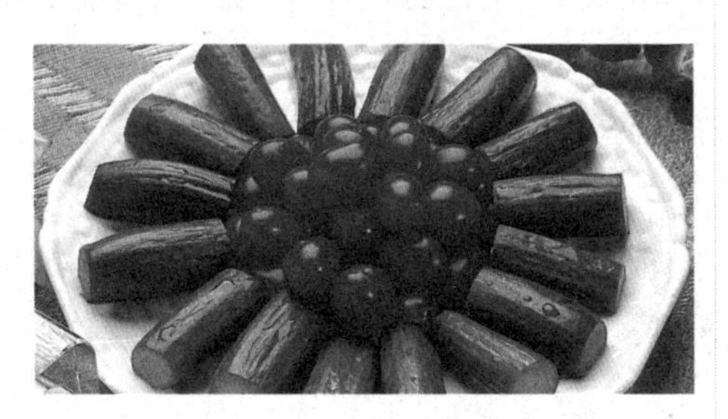

黄精炖猪肉

材料：

猪瘦肉200克，黄精50克，葱、生姜、盐、味精、料酒各适量

做法：

①将猪瘦肉洗净，切成小块入锅，加适量水、黄精、葱、生姜、盐、料酒，隔水蒸。

②待肉熟后加味精即可，分2次服，同时要减少其他主食的摄入。

功效：

本品具有养心脾、补肝肾的功效，适合肝肾阴虚型的白内障患者食用，症见五心烦热、口干尿多、潮热盗汗、腰膝酸软、视力模糊等。

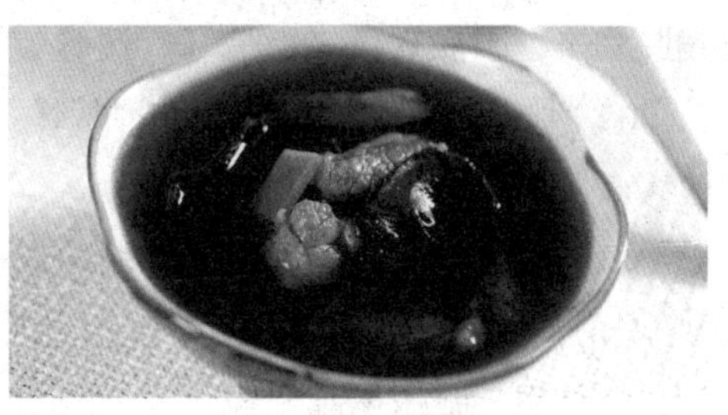

归芪猪肝汤

材料：

当归6克，黄芪30克，猪肝150克，盐2克，味精3克，香油3毫升

做法：

①猪肝洗净，切片，用盐稍腌渍。

②当归、黄芪洗净，用200毫升水煎2次，煎半小时，将2次的汁混合。

③药汁继续烧开，加入腌好的猪肝煮熟，调入盐、味精，淋香油即可。

功效：

本品具有补血养肝、补中益气的功效，适合肝血不足所致的白内障患者食用。

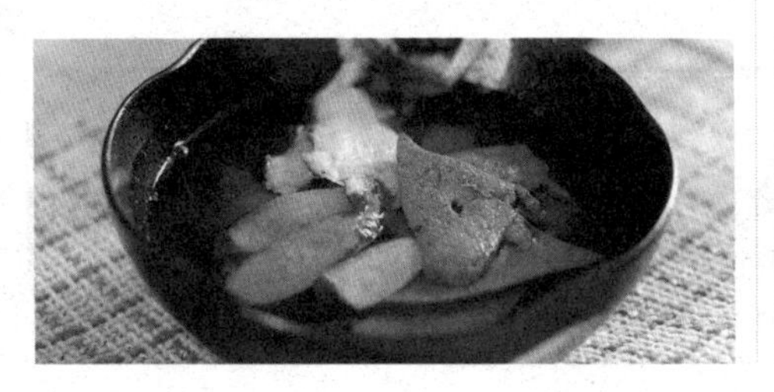

枸杞叶猪肝汤

材料：

猪肝200克，枸杞叶、桑叶各10克，生姜5克，盐适量

做法：

①猪肝洗净，切成薄片；枸杞叶、桑叶洗净；生姜洗净，切片。

②将桑叶加水熬成药汁。

③再下入猪肝片、枸杞叶、生姜片，煮5分钟后，调入盐即可。

功效：

本品具有清肝明目、养颜补血的功效，适合夜盲症、白内障、青光眼以及目赤昏花的患者食用。

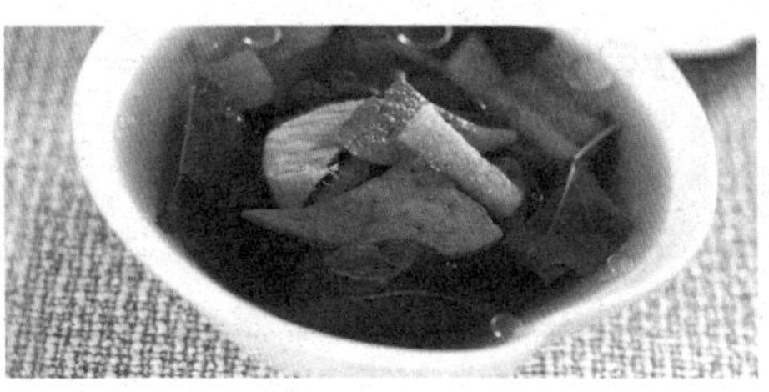

97 远视眼

高发人群
儿童、老年人
高发季节 春 夏 秋 冬

处在休息状态的眼使平行光在视网膜的后面形成焦点，称为远视眼。此时，眼的光学焦点在视网膜之后，因此在视网膜上所形成的像就模糊不清。要利用调节功能把视网膜后面的焦点移到视网膜上，才能看清远处物体，因此远视眼的人眼睛经常处在调节状态，容易发生眼疲劳。

诊断

（1）远近视力均不同程度地减退。易产生调节性视疲劳及内斜视。眼轴短，角膜扁平，眼底视盘小、暗红、边缘欠清晰，常呈现假性视乳头炎改变。

（2）眼底检查:中度和高度远视眼，在眼底镜下可见视乳头较小，颜色较红，边缘较模糊。

（3）裂隙灯检查：远视眼的眼球较小，前房比较浅。

（4）眼压检查：40 岁以上患者尤其需要测量眼压，原因就是远视眼的前房浅，容易引起眼压增高，导致青光眼。

预防

1 多吃富含维生素A和维生素C的食物。

2 在室外活动时戴太阳眼镜，避免过量紫外线照射眼球。

3 每天保证饮用足够的水，防止眼睛干涩。

4 做危险工作如敲击金属物体、使用腐蚀性化学品时，一定要保护好眼睛。

5 定期进行常规眼科检查。

刮拭要点

头部：睛明穴、承泣穴、四白穴、百会穴
下肢部：照海穴

刮痧治疗

刮痧取穴

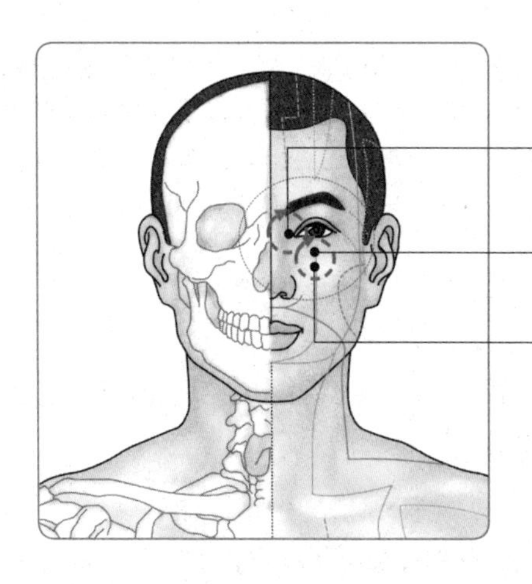

① 睛明穴：面部，距目内眦内上方 0.1 寸的凹陷处。

② 承泣穴：面部，瞳孔直下，眼球与眼眶下缘之间。

③ 四白穴：面部，双眼平视时，瞳孔正中央下约 2 厘米处。

刮法	刺激程度	次数
厉刮、平面按揉	重度	50

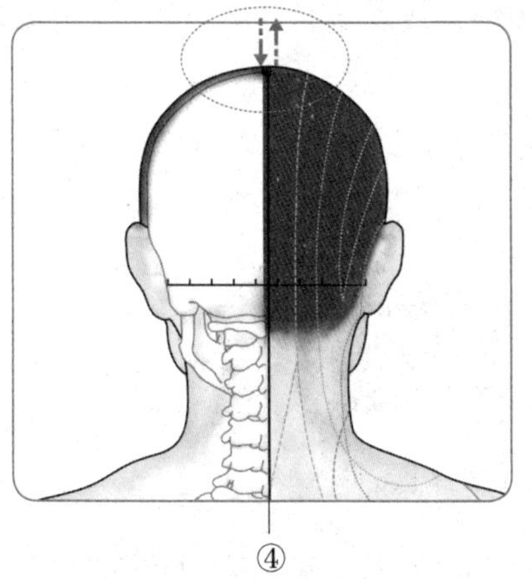

④ 百会穴：头部，两耳尖连线的中点处。

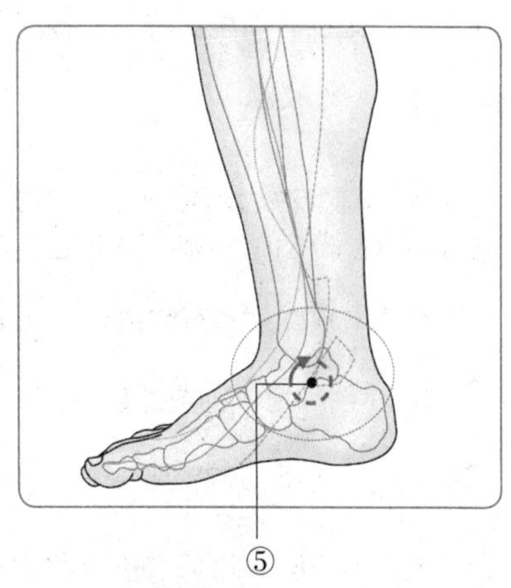

⑤ 照海穴：内踝尖正下方凹陷处。

食疗保健

蜂蜜菊杞饮

枸杞子10克，菊花10克，桑葚10克，红枣10颗，蜂蜜10毫升。将枸杞子、菊花、桑葚、红枣等一齐放入锅内，加水煎，煮沸30分钟后加适量蜂蜜，服用时喝汁吃红枣、枸杞子。相隔4个小时，分2次服用。

98 近视眼

高发人群
学生、长时间使用电脑的人
高发季节 春 夏 秋 冬

患者外眼无异常，远处事物看不清楚，移近后则可看清，中医称之为“能近怯远症”。因为经常眯着眼睛看东西，会使眼外肌、睫状肌过度紧张，容易造成眼睑沉重、眼球酸胀、眼眶疼痛。继而视物模糊、出现双影，严重的还可出现头晕、头痛、恶心。

诊断

（1）按照近视的程度可分为：

① 300 度以内者，称为轻度近视眼；② 300~600 度者为中度近视眼；③ 600 度以上者为高度近视眼，又称病理性近视眼。

（2）按照屈光成分可分为：

①轴性近视眼，成因是眼球前后轴过度发展；②弯曲度性近视眼，成因是角膜或晶体表面弯曲度过强；③屈光率性近视眼，成因是屈光间质屈光率过高。

预防

1 儿童和青少年的发育时期，营养摄入要合理，不可偏食。保证每天有足够的睡眠，小学生睡眠不应低于10个小时，中学生不应低于9个小时。

2 生活要有规律，加强体育锻炼，每天体育锻炼时间保证1个小时。

3 学习、工作时要保证有充足的光线，光线最好从左侧方向来。

4 在光线不足时、耀眼的阳光下、强灯光照射下不要看书写字。

5 不要长时间使用眼睛，每学习50分钟后，应当休息10分钟，最好去户外活动，让眼望望远处，消除疲劳。

6 看电视的次数不要过多，时间不要过长，要控制在1个小时以内。眼睛与电视的距离不要太近，至少隔2米远。

刮拭要点

头部： 睛明穴、承泣穴、风池穴、翳明穴

下肢部： 三阴交穴、光明穴

刮痧治疗

刮痧取穴

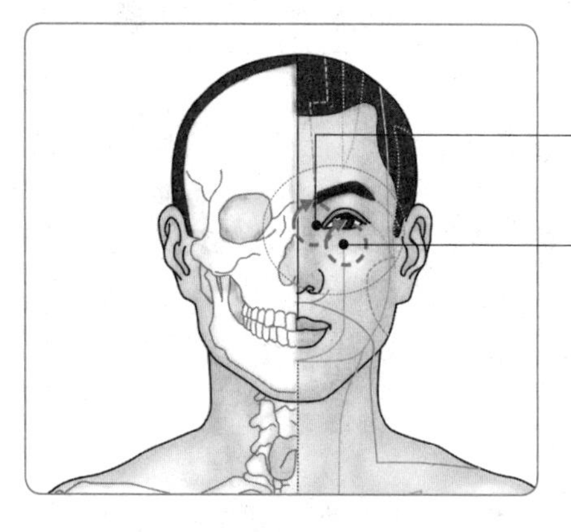

① 睛明穴：面部，距目内眦内上方0.1寸的凹陷处。

② 承泣穴：面部，瞳孔直下，眼球与眼眶下缘之间。

刮法	刺激程度	次数
厉刮、平面按揉	中度	50

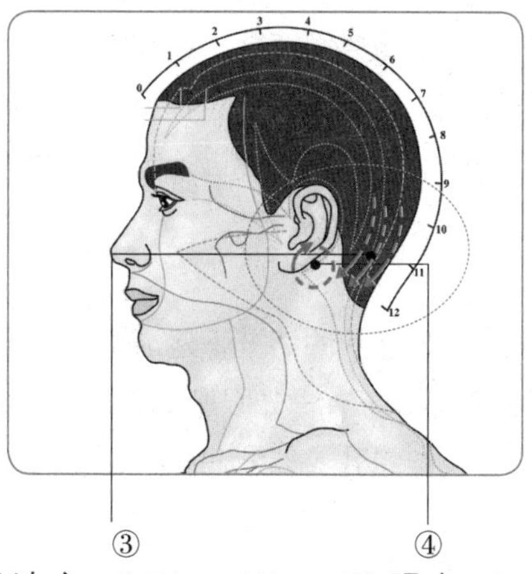

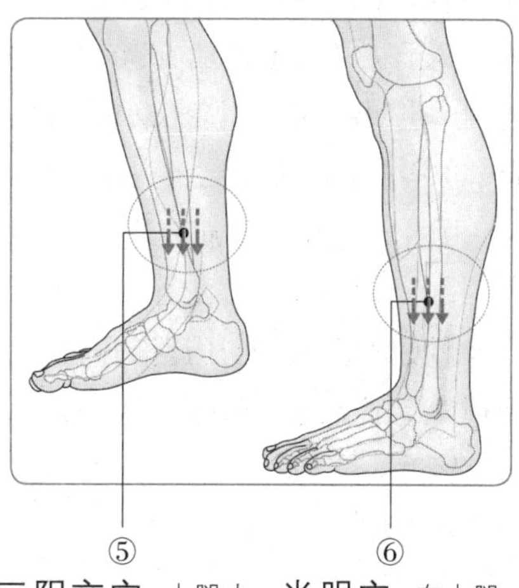

③ 风池穴：后颈部，后枕骨下，两条大筋外缘陷窝中，与耳垂齐平。

④ 翳明穴：在项部，当翳风穴后1寸。

⑤ 三阴交穴：小腿内侧，足内踝尖上3寸，胫骨内侧缘后方。

⑥ 光明穴：在小腿外侧，当外踝尖上5寸，腓骨前缘。

食疗保健

枸杞子鲫鱼汤

鲫鱼1条，枸杞子10克。将鲫鱼洗净去内脏，和枸杞子一起煮成汤，吃肉饮汤。用白鱼或其他鱼代替鲫鱼也可。

芝麻核桃奶

黑芝麻、核桃仁各25克，牛奶250毫升。将黑芝麻、核桃仁炒香、捣细，放入牛奶中煮沸，1次饮完。

99 青光眼

高发人群
有青光眼遗传因素者，近视眼和远视眼患者，内分泌疾病患者，日常情绪波动较大的人
高发季节 春 夏 秋 冬

青光眼是一种眼科疑难病，种类很多，通常分急性和慢性两类。它是一种以眼内压增高且伴有角膜周围充血、瞳孔散大、眼压升高、视力急剧减退、头痛、恶心呕吐等主要症状的眼病。对视力功能危害极大，是一种常见疾病。因瞳孔多少带有青绿色，故有此名。

诊断

（1）急性充血性青光眼：

①发病急，眼压迅速增高。触摸眼球，感到十分坚硬。用眼压计测定，发现眼压高于正常值（正常值为 11 ～ 21 毫米汞柱）；②视物模糊，看灯光周围有彩色圈，也叫做虹视。随着病情发展，视力迅速减退，甚至失明，称为绝对性青光眼；③常常会出现眼痛、头痛，甚至恶心呕吐的症状，往往被误诊为其他内科疾病。因此，头痛、眼痛较剧者，应注意是否患有青光眼。

（2）慢性青光眼：

①发病缓慢，眼压逐渐升高，常可在没有明显症状的情况下逐渐失明。当发现视力逐渐减退，眼球变得坚硬时，就要考虑是否患有青光眼；②眼压较高时，可有轻度头痛和眼部酸胀；③青光眼晚期除了视神经乳头萎缩凹陷外，也会出现瞳孔散大和角膜混浊。

预防

1 保持愉快的情绪，避免不必要的烦恼。

2 老年人睡前最好洗脚，喝牛奶，以帮助入睡，尤其是眼压较高的人，更要保证睡眠质量。

3 避免在光线暗的环境中工作或娱乐，看电视时宜在电视旁开小灯照明。

刮拭要点

头部：攒竹穴、丝竹空穴、睛明穴
上肢部：合谷穴
下肢部：足三里穴

刮痧治疗

刮痧取穴

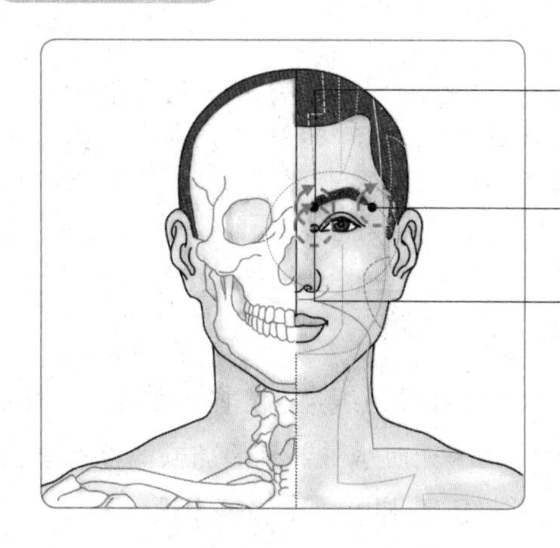

① 攒竹穴：面部，当眉头凹陷中，眶上切迹处。

② 丝竹空穴：人体的面部，眉梢凹陷处。

③ 睛明穴：面部，距目内眦内上方 0.1 寸的凹陷处。

刮法	刺激程度	次数
面刮、平面按揉	重度	40

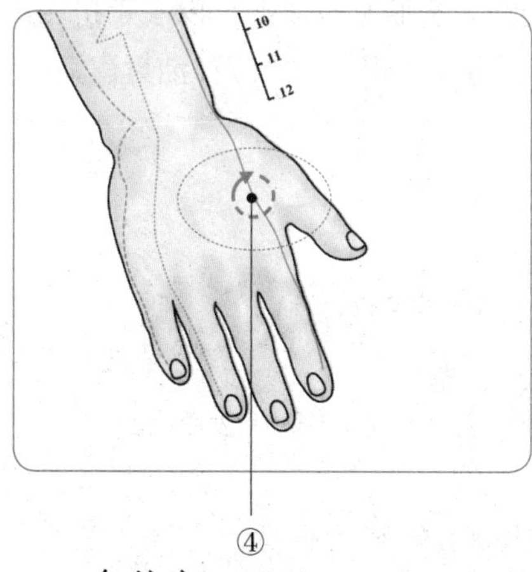

④

合谷穴：手背第 1、2 掌骨间，第 2 掌骨桡侧的中点处。

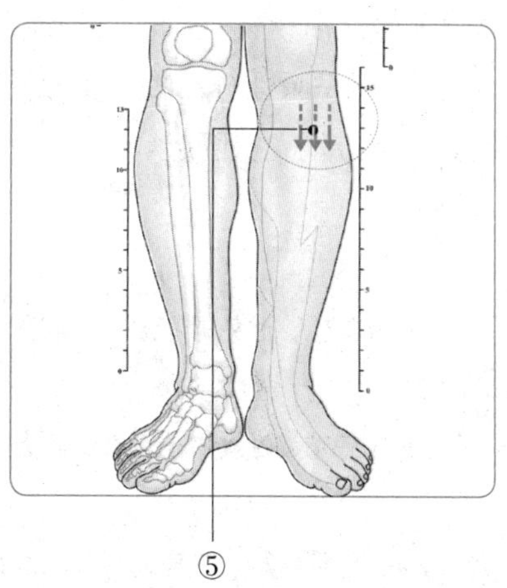

⑤

足三里穴：外膝眼下 3 寸，胫骨前嵴外 1 横指，当胫骨前肌上。

食疗保健

桂圆红枣汤

桂圆肉20克，红枣20颗。将桂圆肉、红枣加水同煮成汤。每日1剂。

豆糕

白扁豆35克，豌豆35克，面粉250克，白糖适量。把白扁豆、豌豆磨成粉，放入白糖、面粉和水，调成糊状，蒸成豆糕，分次食用。

100 泪囊炎

高发人群

中老年女性

高发季节

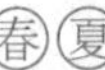

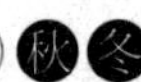

泪囊炎是指泪囊及其周围组织的急性疏松结缔组织炎。由于沙眼、慢性结膜炎或慢性鼻炎等炎症，累及鼻泪管黏膜，造成鼻泪管阻塞，使泪液积聚于泪囊中。进而刺激泪囊上皮细胞，分泌黏液，黏液因排出不畅而积存后又会使囊壁增厚，引发细菌感染而造成炎症。有急性和慢性两种。

诊断

（1）急性泪囊炎：泪囊局部组织表现为急性蜂窝组织炎、充血、肿胀、发热、剧痛，重者可出现上下眼睑及鼻梁部肿胀，结膜充血水肿、流泪加剧。伴有全身发热、血象增高，头痛，下颌淋巴结及耳前淋巴结肿大，压痛等不适。

（2）慢性泪囊炎：溢泪，内眦部结膜充血，皮肤常有湿疹。以手指挤压泪囊部，有黏液或黏脓性分泌物自泪小点流出。由于分泌物大量聚积，泪囊逐渐扩张，内眦韧带下方呈囊状隆起。

预防

1 注意眼部卫生，避免毒邪深入或病变反复，在定期检查眼睛。

2 忌过食辛辣刺激性食物，素患眼疾者更需注意，以免脾胃蕴积湿热引发眼病。

3 及时彻底治疗沙眼、睑缘炎等外眼部炎症，谨防细菌有可乘之机。

4 注意补充营养，多吃新鲜蔬果，及时补充水分。

5 忌烟酒，忌肥甘厚味之品，同时忌吃生冷食物。

刮拭要点

头部：攒竹穴、承泣穴、风池穴

上肢部：曲池穴、合谷穴

刮痧治疗

刮痧取穴

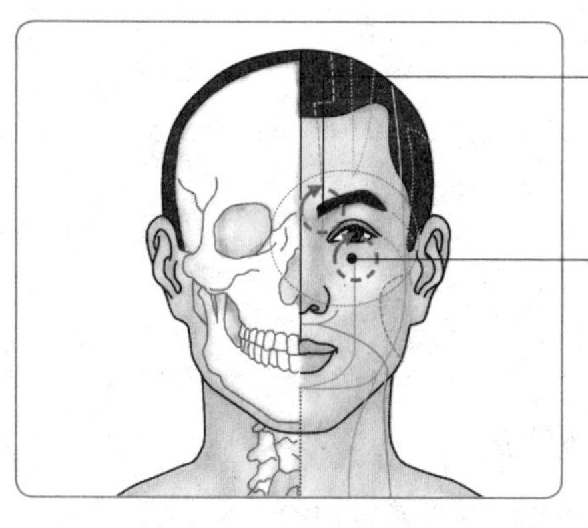

① **攒竹穴：**面部，当眉头凹陷中，眶上切迹处。

② **承泣穴：**人体面部，瞳孔直下，眼球与眼眶下缘之间。

刮法	刺激程度	次数
平面按揉	中度	30

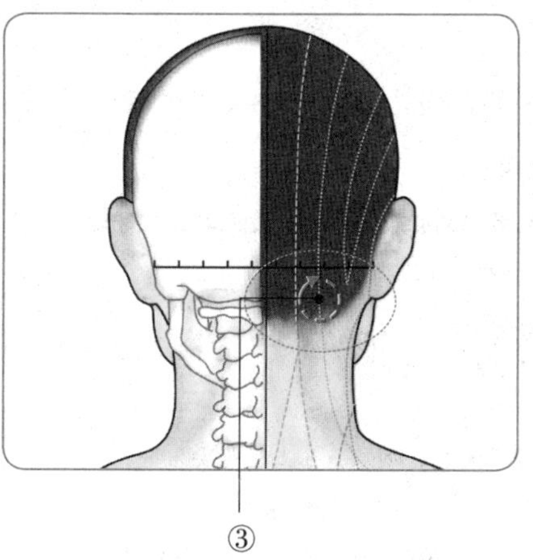

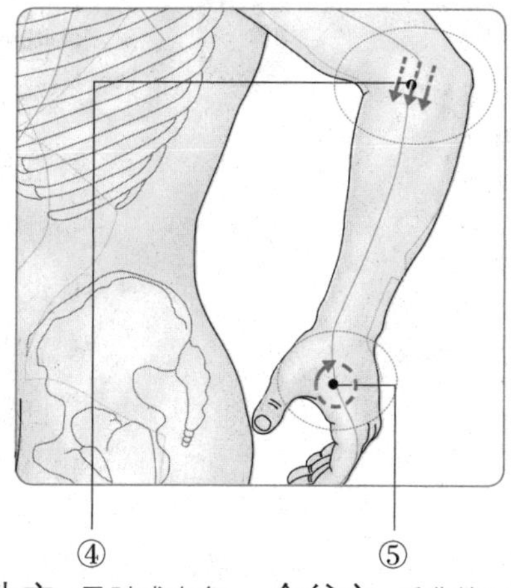

③ **风池穴：**后颈部，后枕骨下，两条大筋外缘陷窝中，与耳垂齐平。

④ **曲池穴：**屈肘成直角，在肘横纹外侧端与肱骨外上髁连线中点处。

⑤ **合谷穴：**手背第1、2掌骨间，第2掌骨桡侧的中点处。

食疗保健

白薇丸

防风10克，羌活10克，白薇10克，白蒺藜10克，石榴皮10克，蒲公英12克，金银花12克。上述药材用水煎服，每日1剂，每日2次。

驱风散热饮

羌活8克，薄荷6克，防风8克，牛蒡子10克，金银花12克，连翘12克，山栀10克，莲子心8克，当归10克，赤芍10克，川芎10克，甘草8克。上述药材用水煎服，每日1剂，每日2次。

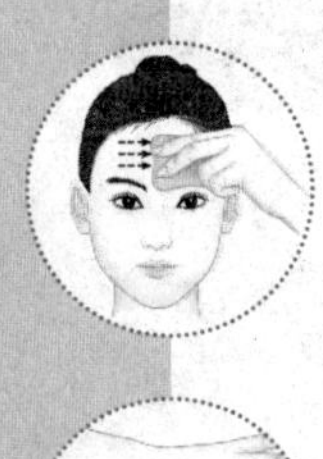
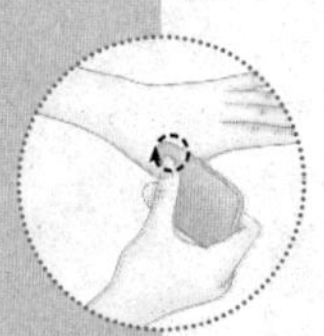
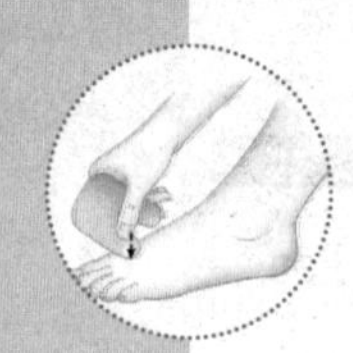
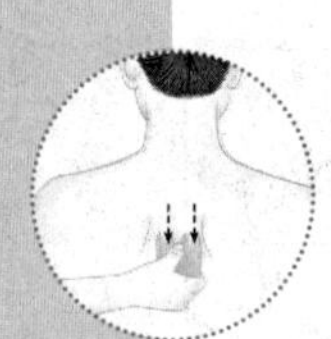

本章看点

- 复发性口腔溃疡

  口腔黏膜的溃疡性病变，承浆穴是刮痧的要穴之一

- 慢性咽炎

  疾病长期发展的咽部炎症，刮痧时重点在扶突等穴

- 急性扁桃体炎

  腭扁桃体的非特异性急性炎症，刮痧要穴在天突等穴

- 喉炎

  喉部黏膜内的慢性炎症，刮痧疗法注重廉泉等穴位

- 慢性鼻炎

  鼻腔黏膜内的慢性炎症，刮痧重在上星等要穴

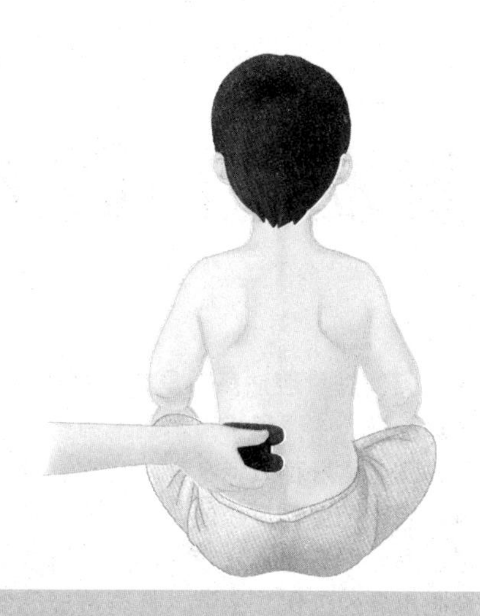

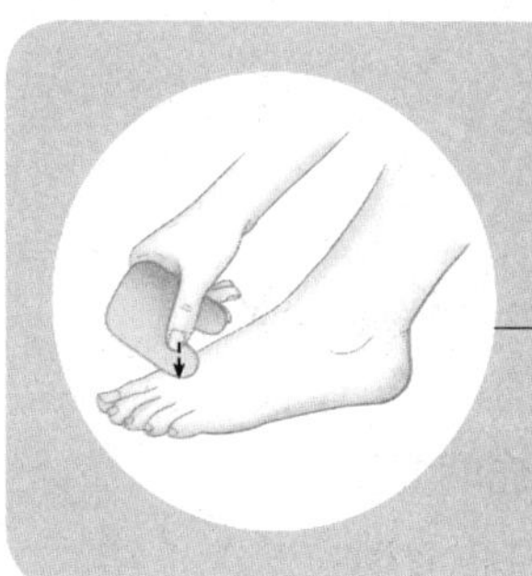

第十三章 五官科病症的刮痧疗法

本章主要介绍了复发性口腔溃疡、慢性咽炎、急性扁桃体炎、喉炎、慢性鼻炎5种五官科常见病症的刮痧疗法。每节内容包括疾病的高发人群、高发季节、症状简介、疾病诊断、预防方法、刮痧治疗、食疗保健等。

101 复发性口腔溃疡

高发人群
青壮年，女性居多
高发季节 春 夏 秋 冬

复发性口腔溃疡，是口腔黏膜疾病中常见的溃疡性损害疾病，发作时疼痛剧烈，灼痛难忍。中医学认为本病是由于情志不遂，素体虚弱，外感六淫之邪致使肝失条达、脾失健运，肝郁气滞、郁热化火，虚火上炎熏蒸于口所致。长期的反复发作将直接影响患者整个免疫系统的功能，引起代谢紊乱，出现口臭、慢性咽炎、便秘、头痛、头晕、恶心、乏力、注意力不集中、失眠、烦躁、发热、淋巴结肿大等全身症状。严重影响患者的工作、生活，甚至造成恶变或癌变。

诊断

（1）复发性口腔溃疡的典型表现是初起时有很细的小斑点，伴有灼热不适感，然后逐渐扩大为直径 2 ～ 3 毫米或更大的浅表性溃疡。溃疡微微有些凹陷，表面有一层淡的假膜覆盖，溃疡周围的黏膜由于充血而呈红晕状，灼痛明显。

（2）当溃疡面接触有刺激性食物时，疼痛更加剧烈。复发性口腔溃疡的发作有自限性和周期性，一般的复发性口腔溃疡如果不经特殊治疗，7 ～ 10 天可逐渐愈合，间歇期长短不等，几天到数月，此起彼伏。

预防

1 注意口腔卫生，避免损伤口腔黏膜。

2 加强体育锻炼，提高身体抵抗力。保持心情舒畅，乐观开朗，避免着急焦虑。

3 宜清淡饮食，多吃新鲜蔬菜及水果，保持大便通畅，防止便秘。少吃辛辣、肥甘厚腻的食物，以减少口腔溃疡发生的机会。

4 生活起居规律，保证充足的睡眠时间，避免过度疲劳。

5 注意营养均衡，戒除烟酒。

刮拭要点

头部：承浆穴

背部：肝俞穴、胆俞穴

下肢部：足三里穴、解溪穴

刮痧治疗

刮痧取穴

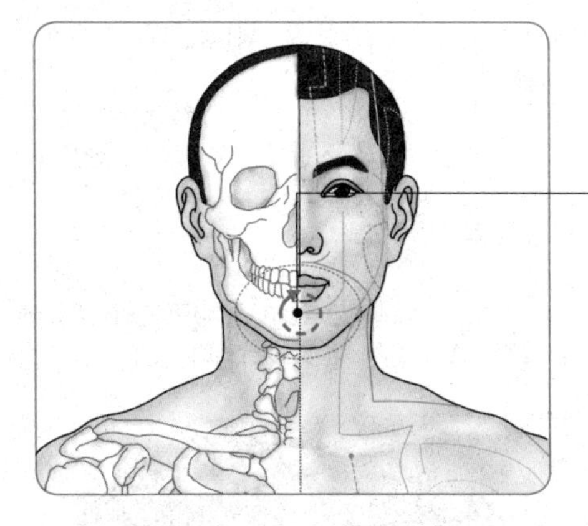

① **承浆穴：**人体的面部，当颏唇沟的正中凹陷处。

刮法	刺激程度	次数
平面按揉、角刮、垂直按揉	**轻度**	**30**

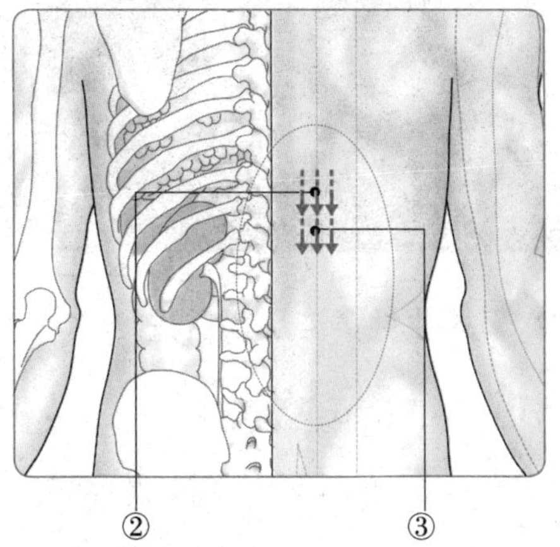

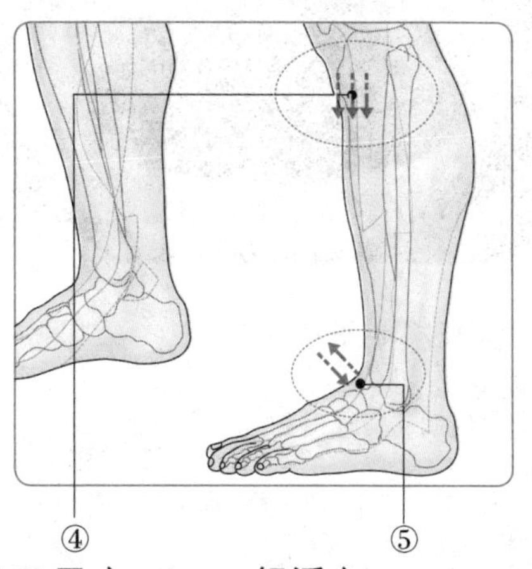

② **肝俞穴：**第9胸椎棘突下，旁开1.5寸。

③ **胆俞穴：**第10胸椎棘突下，旁开1.5寸。

④ **足三里穴：**外膝眼下3寸，胫骨前嵴外1横指，当胫骨前肌上。

⑤ **解溪穴：**足背与小腿交界处的横纹中央凹陷处，当拇长伸肌腱与趾长伸肌腱之间。

专家提示

1. 复发性口腔溃疡患者宜多食赤小豆、薏苡仁、苦瓜等具有清热泻火作用的食物。
2. 宜多食牡蛎、动物肝脏、瘦肉、蛋类、坚果等富含锌的食物。
3. 多食西红柿、胡萝卜、菠菜等富含维生素B_1、维生素B_2、维生素C的食物。

复发性口腔溃疡的对症药膳

赤小豆薏苡仁汤

材料：

赤小豆 100 克，薏苡仁 100 克

做法：

①赤小豆、薏苡仁分别洗净，浸泡 1 个小时。

②置锅于火上，加水 500 毫升，大火煮开，再倒入赤小豆、薏苡仁用小火煮烂即可。

③可分 3 次食用。

功效：

本品具有清热解毒、健脾祛湿的功效，适合口腔溃疡、小便涩痛、目赤肿痛等热性病症的患者食用。

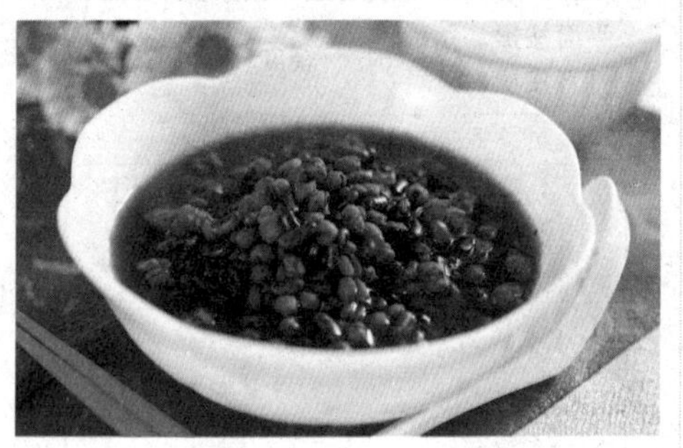

莲子萝卜汤

材料：

莲子 30 克，白萝卜 250 克，白糖适量

做法：

①将莲子去心，洗净；白萝卜洗净，切片，备用。

②锅内加适量水，放入莲子，大火烧沸，改用小火煮 10 分钟，再放入白萝卜片，小火煮沸 5 分钟。

③最后调入白糖即成。

功效：

本品具有抑制口腔细菌，宽中下气、清热润肺、解毒的功效。适合口腔溃疡、食积口臭的患者食用。

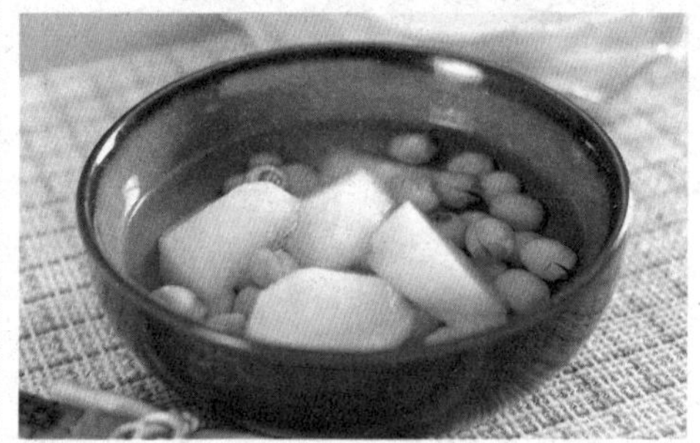

大米决明子粥

材料：

大米 100 克，决明子适量，盐 2 克，葱 8 克

做法：

①大米泡发，洗净；决明子洗净；葱洗净，切花。

②锅置火上，倒入清水，放入大米，以大火煮至米粒开花。

③加入决明子煮至粥呈浓稠状，调入盐拌匀，再撒上葱花即可。

功效：

此粥具有抑制口腔细菌的作用，对口腔溃疡有很好的食疗作用。此粥还有润肠通便的功效。

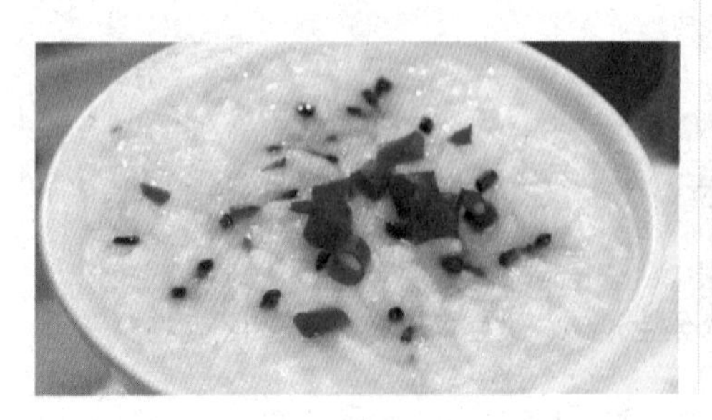

黄芩生地黄连翘饮

材料：

黄芩 10 克，生地黄、连翘各 8 克

做法：

①将黄芩、生地黄、连翘分别洗净，放入锅中，加水 400 毫升。

②用大火煮开后转小火续煮 5 分钟即可关火。

③滤去药渣，将药汁倒入杯中饮用即可。

功效：

黄芩清热泻火，生地黄清热凉血，连翘清热解毒。本品具有清热解毒、凉血止痛的功效，适合邪热内蕴所致的咽喉痒痛、目赤肿痛、口腔溃疡等患者饮用。

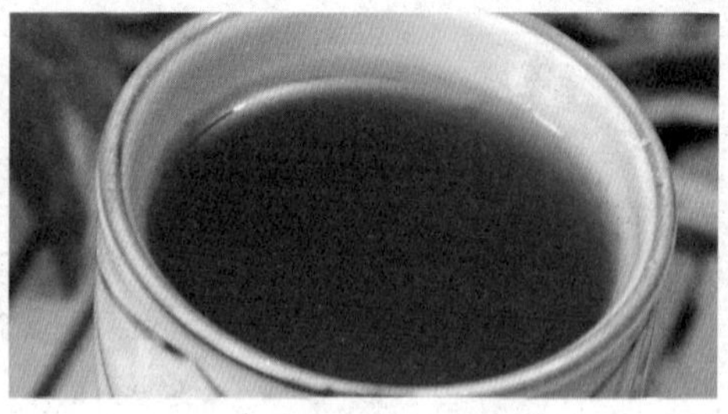

蒜蓉菠菜

材料：

菠菜500克，大蒜蓉50克，香油10毫升，盐4克

做法：

①将菠菜洗净，切段，焯水，捞出装盘待用。

②炒锅注油烧热，放入大蒜蓉炒香，倒在菠菜上。

③加入香油和适量盐充分搅拌均匀即可。

功效：

本品具有消炎杀菌、补充B族维生素的功效，可有效防治口腔溃疡。

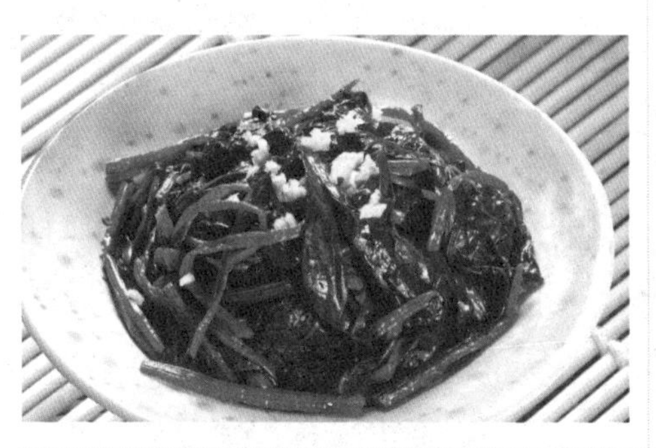

蒲公英小米绿豆浆

材料：

绿豆60克，小米、蒲公英各20克，蜂蜜10毫升

做法：

①绿豆泡软，洗净；小米洗净，浸泡2个小时；蒲公英煎汁，去渣留汁。

②将绿豆、小米放入豆浆机中，添水搅打成豆浆，烧沸后滤出豆浆，待豆浆温热时加入蜂蜜即可。

功效：

本品具有清热泻火、利尿解毒、润肠通便的功效，适合火毒炽盛、热毒蕴结型的口腔溃疡者饮用。

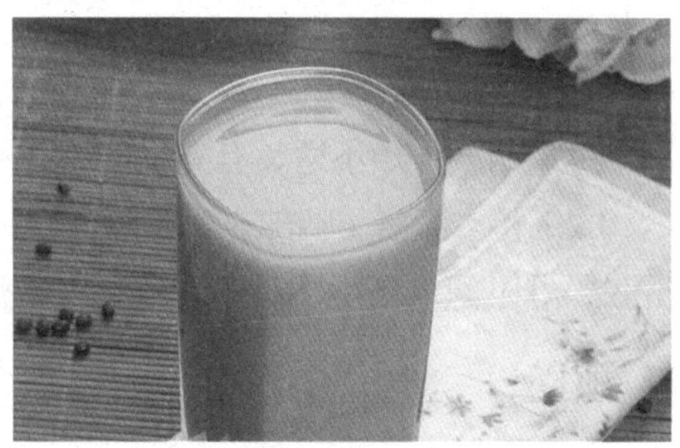

黄连玄竹饮

材料：

黄连8克，甘草、连翘、玄参、玉竹各5克，白糖适量

做法：

①将上述黄连、甘草、连翘、玄参、玉竹洗净，放入炖盅内，然后加入适量的清水，用小火蒸煮大约20分钟。

②取汁倒入杯中加入适量白糖，搅拌均匀，等稍凉后即可饮用。每日3次，温热服用。

功效：

本品清热泻火、生津止渴，可辅助治疗口腔溃疡、目赤肿痛、腹痛、咽喉肿痛等症。

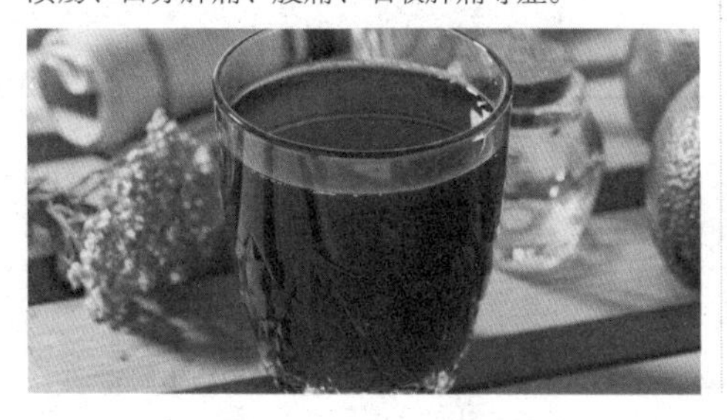

蜂蜜润肠清茶

材料：

蜂蜜10毫升，芝麻油6毫升，绿茶叶6克

做法：

将绿茶洗净，加芝麻油搅拌，加300毫升开水冲泡，冷却片刻，再加入蜂蜜搅拌均匀即可饮用。

功效：

本品具有清热解毒、滋阴润燥的功效，适合肠胃积热、阴虚便秘患者饮用，症见口腔溃疡、口气臭秽、牙痛、咽喉红肿疼痛等。

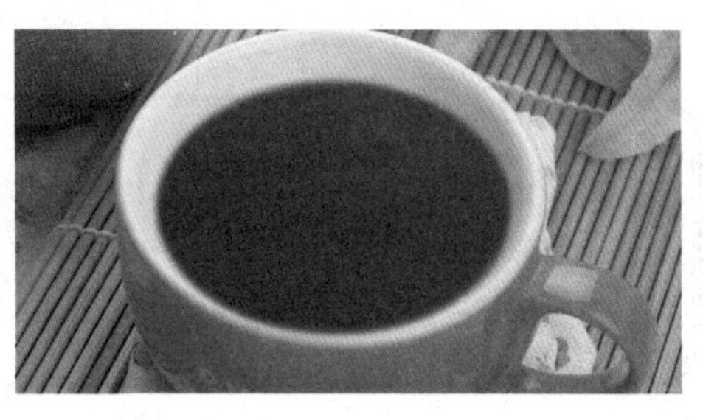

102 慢性咽炎

高发人群
教师、军人、演员、交警、白领、矿工、磨粉厂工人、制革厂工人
高发季节 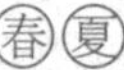

慢性咽炎是一种病程发展缓慢的慢性炎症，常与邻近器官或全身性疾病并存，如反复发作的急性咽炎、鼻炎、副鼻窦炎、扁桃体炎等。有时过度吸烟、饮酒等会刺激鼻咽部，也会引起慢性咽炎。各种慢性病，如贫血、便秘、下呼吸道慢性炎症、心血管疾病、新陈代谢障碍、肝脏病及肾脏病等都可引发本症。中医将慢性咽炎分为三种类型：阴虚火旺型；痰阻血淤型；阴虚津枯型。

诊断

（1）咽部干燥不适，有异物感，或有胀痛感。

（2）检查发现：咽部充血呈深红色，软腭、咽侧壁肥厚，咽后壁有毛细血管扩张，淋巴滤泡增生；后期可致黏膜干燥，无光泽，有痂皮附着于咽后壁。

预防

1 避免用嗓过度或大声喊叫，注意休息，适当锻炼身体。及时治疗鼻咽部、口腔疾病。

2 注意口腔卫生，坚持早晚及饭后刷牙，纠正张口呼吸的不良习惯。

3 避免吃生姜、辣椒、芥末、大蒜等对咽部黏膜有刺激性的辛辣刺激及油炸之品，多吃一些含维生素C的水果、蔬菜。

4 在空调环境下，要经常开窗通风，增加湿度。避免吸入粉尘、烟雾等刺激性气体。若在有粉尘的环境中工作，应戴口罩进行防护。

5 烟为辛热之魁，酒为湿热之最，烟酒对咽部的危害极大。

刮拭要点

颈部：扶突穴、天突穴

上肢部：太渊穴、合谷穴

下肢部：三阴交穴、太溪穴

刮痧治疗

刮痧取穴

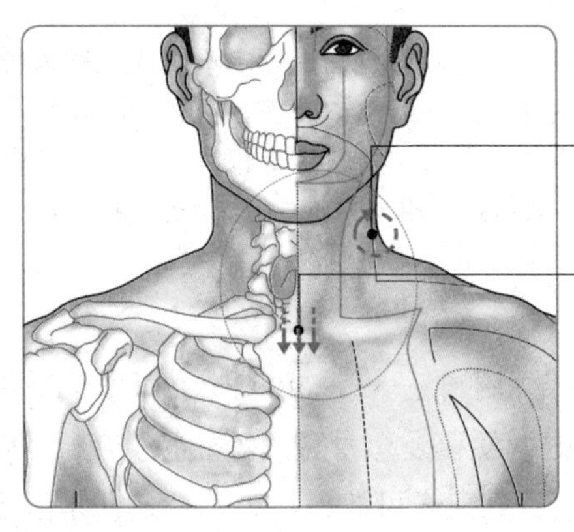

① **扶突穴：** 颈外侧部，喉结旁，当胸锁乳突肌前、后缘之间处。

② **天突穴：** 颈部，当前正中线上，胸骨上窝中央。

刮法	刺激程度	次数
平刮、平面按揉	重度	60

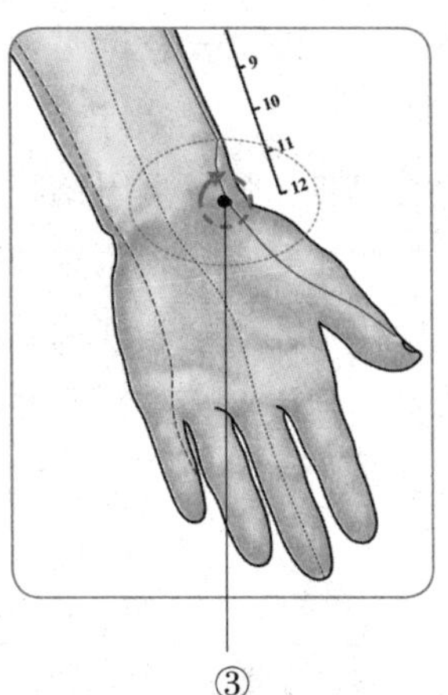

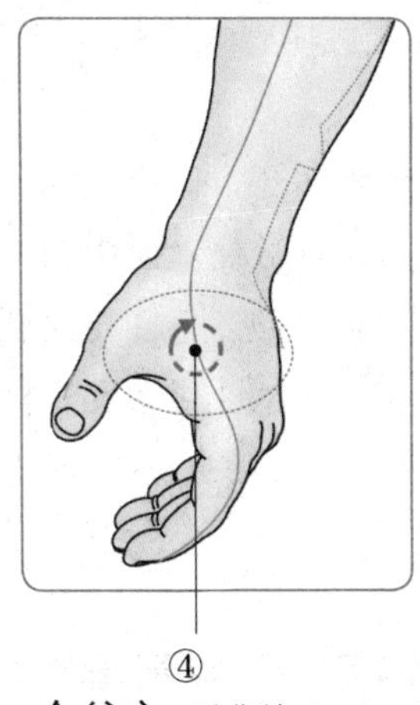

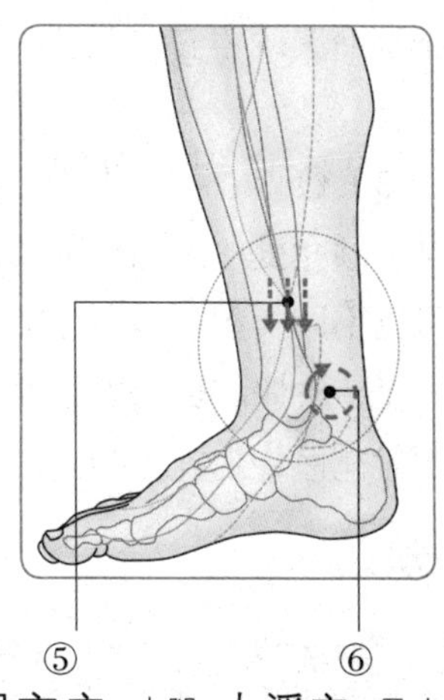

③ **太渊穴：** 腕掌侧横纹桡侧，桡动脉搏动处即是。

④ **合谷穴：** 手背第1、2掌骨间，第2掌骨桡侧的中点处。

⑤ **三阴交穴：** 小腿内侧，足内踝尖上3寸，胫骨内侧缘后方。

⑥ **太溪穴：** 足内侧，内踝后方与跟腱之间的凹陷处。

专家提示

1. 慢性咽炎患者应多食具有增强抗病能力的食材和药材，如香菇、猴头菇、老鸭、黑木耳、银耳、人参、灵芝等。

2. 急性咽炎者可多服用蒲公英、鱼腥草、薏苡仁、薄荷等能对抗溶血性链球菌的药材。

103 急性扁桃体炎

高发人群
儿童及青少年
高发季节 春 夏 秋 冬 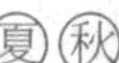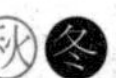

急性扁桃体炎，中医称为“乳蛾”“喉蛾”或“莲房蛾”，是腭扁桃体的一种非特异性急性炎症，常伴有一定程度的咽黏膜及咽淋巴组织的急性炎症。根据临床表现不同，此病可分为卡他性、隐窝性及滤泡性扁桃体炎等三种；就诊断和治疗而言，又可分为急性充血性扁桃体炎和急性化脓性扁桃体炎两种。本病常发生于儿童及青少年。

诊断

（1）全身症状：起病急、恶寒、高热、体温可达 39 ~ 40℃，尤其是幼儿可因高热而出现抽搐、呕吐或昏睡、食欲不振、便秘及全身酸困等症状。

（2）局部症状：咽痛明显，吞咽时尤甚，剧痛者可放射至耳部，幼儿常因不能吞咽而哭闹不安。儿童若因扁桃体肥大影响呼吸时可妨碍其睡眠，夜间常惊醒不安。

（3）检查：急性患者可见面颊赤红，口有臭味，舌苔厚腻，颈部淋巴结，特别是下颌角处的淋巴结肿大，并且有触痛。血中白细胞数明显升高。根据局部检查可见不同类型的扁桃体炎有不同表现：急性充血性扁桃体炎，主要表现为扁桃体充血、肿胀、表面无脓性分泌物；急性化脓性扁桃体炎，则表现为扁桃体及腭弓明显充血，扁桃体肿大。

预防

1 搞好环境卫生，室内应保证光线充足，空气流通，保持适宜的温度和湿度。

2 加强体育锻炼。尤其是在冬季，更应加强锻炼，增强体质，可加强身体对寒冷的适应能力，减少扁桃体发炎的机会。

3 保持口腔清洁，可常用温盐水漱口。

刮拭要点

颈部： 天突穴

上肢部： 合谷穴、少泽穴、鱼际穴

下肢部： 内庭穴

刮痧治疗

刮痧取穴

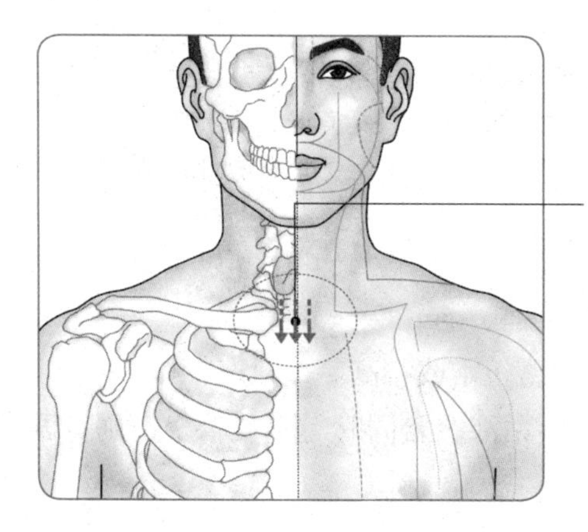

① 天突穴：胸骨上窝中央。

刮法	刺激程度	次数
平刮、点按、平面按揉	中度	50

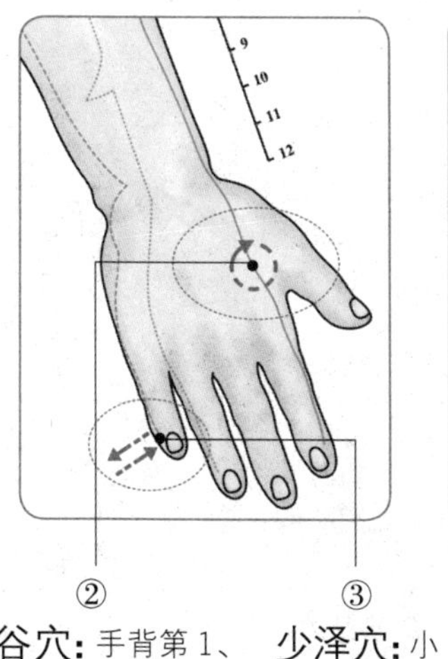

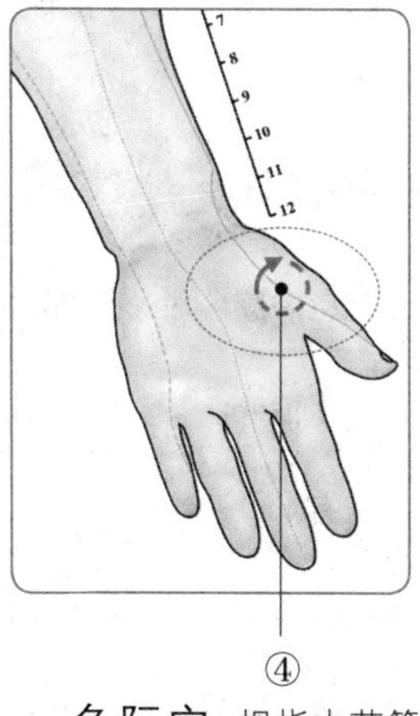

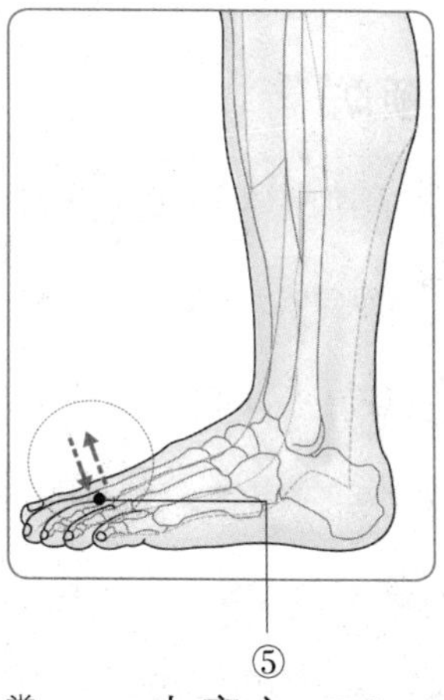

② 合谷穴：手背第1、2掌骨间，第2掌骨桡侧的中点处。

③ 少泽穴：小指尺侧指甲角旁0.1寸。

④ 鱼际穴：拇指本节第1掌指关节后凹陷处，约当第1掌骨桡侧中点，赤白肉际处。

⑤ 内庭穴：足背第2、3趾间缝纹端处即是。

食疗保健

鱼腥草粥

鱼腥草30克，大米100克，白糖少许。将鱼腥草放入锅中，加适量清水，浸泡5~10分钟后，用水煎，去渣取汁，加大米煮成粥，粥成后放入白糖调味服用。或者将鱼腥草择洗干净，切细，先把大米熬成粥，再放入切细的鱼腥草，用白糖调味后再稍煮片刻。每日1剂，连续服用3~5天。

104 喉炎

高发人群

小儿、教师、白领

高发季节 春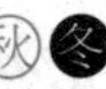冬

喉炎是指喉部黏膜的一般性病菌感染所引起的慢性炎症。因病变程度的不同，可分为慢性单纯性喉炎、肥厚性喉炎和萎缩性喉炎。过度使用声带，吸入有害蒸汽和气体，过度吸烟、饮酒、张口呼吸等都会引发喉炎，局部或全身受凉是引起喉炎的重要因素。

诊断

（1）声音粗糙、嘶哑或完全失音。体温正常或稍高。

（2）轻度喉痛，常有干咳或咳出少量黏液。若同时有支气管炎，则有剧烈咳嗽。

（3）儿童可能出现吸气困难，有喉鸣音，夜间尤其明显。

预防

1 平时加强体育锻炼，增强体质，提高抗病力。

2 注意气候变化，及时增减衣服，避免外感风热或风寒。

3 感冒流行期间，尽量减少外出，防止传染。

4 生活要有规律，饮食有节制，起居有常，避免着凉。

5 保持口腔卫生，养成晨起、饭后和睡前刷牙漱口的习惯。

6 保持居室内空气湿润清洁，室内不吸烟，不把有刺激气味的物品放在室内。

7 少食煎炒和有刺激性的食物。

8 避免过多用声、讲话，注意休息，有全身性疾病者应积极治疗。

刮拭要点

颈部：廉泉穴、天突穴

背部：肺俞穴、肾俞穴

下肢部：三阴交穴、照海穴

刮痧治疗

刮痧取穴

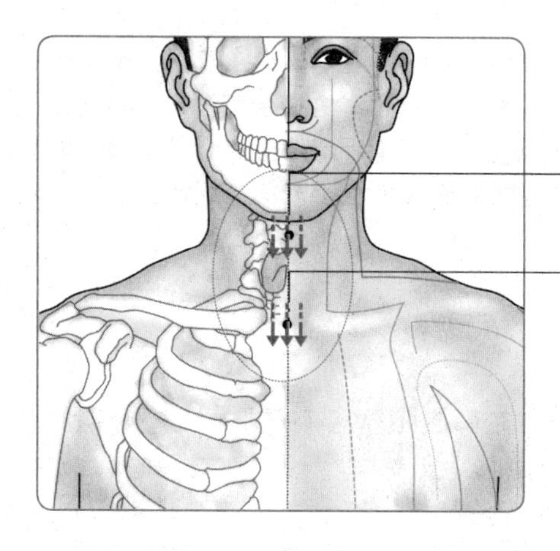

① **廉泉穴**：颈部，当前正中线上，喉结上方，舌骨上缘凹陷处。

② **天突穴**：颈部中央，胸骨上窝的凹陷处。

刮法	刺激程度	次数
推刮、平面按揉	轻度	40

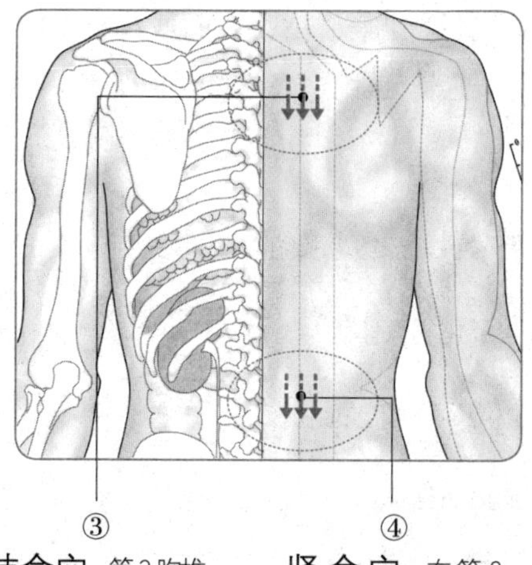

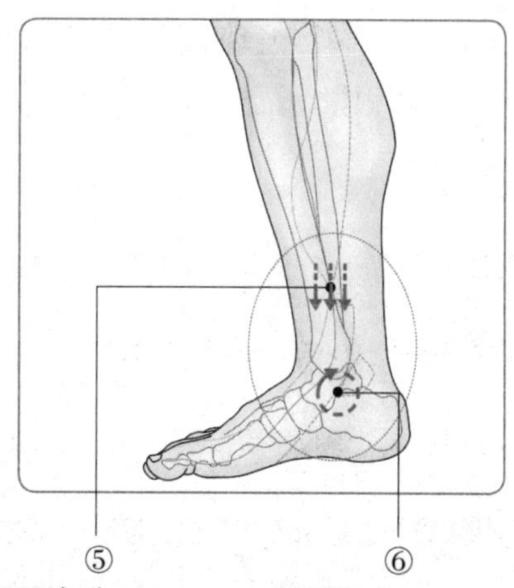

③ **肺俞穴**：第3胸椎棘突下，旁开1.5寸。

④ **肾俞穴**：在第2腰椎棘突下旁开1.5寸处。

⑤ **三阴交穴**：小腿内侧，足内踝尖上3寸，胫骨内侧缘后方。

⑥ **照海穴**：内踝尖正下方凹陷处。

食疗保健

橄榄茶

橄榄2颗，绿茶叶2克。先将橄榄连核切成两半，与绿茶叶一起放入杯中，冲入开水，加盖闷5分钟后饮用。每日早晚各1次，连服7天。

105 慢性鼻炎

高发人群
青少年
高发季节 春夏秋冬 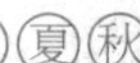

慢性鼻炎是鼻腔黏膜和黏膜下层的慢性炎症。早期的慢性鼻炎常表现为鼻黏膜的慢性充血肿胀，称慢性单纯性鼻炎；若发展为鼻黏膜和鼻甲骨的增生肥厚，则称慢性肥厚性鼻炎。慢性鼻炎也可由急性鼻炎反复发作或治疗不彻底而演变形成。其他相关诱发因素还有长期慢性疾病如内分泌失调等、缺乏维生素 A 或维生素 C、烟酒过度、长期服用降压药物都可能导致鼻炎的发生。

诊断

（1）鼻塞：可呈现交替性，即左侧卧时左鼻腔阻塞，右侧卧时右鼻腔阻塞。

（2）鼻涕多：为黏液性、黏液脓性或脓性分泌物。

（3）可有嗅觉减退，头昏脑涨，咽部不适。

（4）检查鼻腔发现：鼻黏膜弥漫性充血、鼻甲肿胀、黏膜表面或仅于鼻腔底部有分泌物积聚，而中鼻道及嗅沟没有脓液。这是与副鼻窦炎的区别所在。

预防

1 鼻塞时不可强行擤鼻，改正挖鼻的不良习惯，及时矫正一切鼻腔的畸形。

2 保持工作、生活环境的空气清新，避免接触灰尘及化学气体。

3 及时彻底地治疗感冒，不可拖延。加强营养，以增强身体抵抗力。

4 加强锻炼，提高身体素质。运动可促进鼻甲内的血液循环。

5 彻底治疗扁桃体炎、鼻窦炎等慢性疾病。

6 每日早晨可用冷水洗脸，以增强鼻腔黏膜的抗病能力。

刮拭要点

头部： 上星穴、迎香穴

背部： 风门穴

上肢部： 曲池穴、手三里穴、合谷穴

刮痧治疗

刮痧取穴

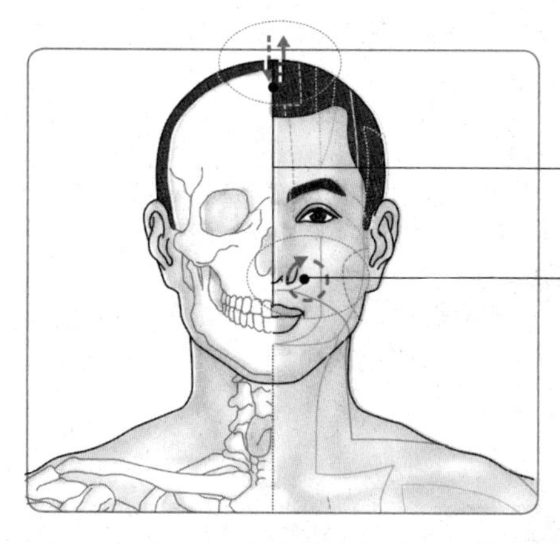

① **上星穴：** 头部，当前发际正中直上1寸。

② **迎香穴：** 面部，在鼻翼旁开约1厘米皱纹中即是。

刮法	刺激程度	次数
厉刮、角刮、平面按揉	重度	60

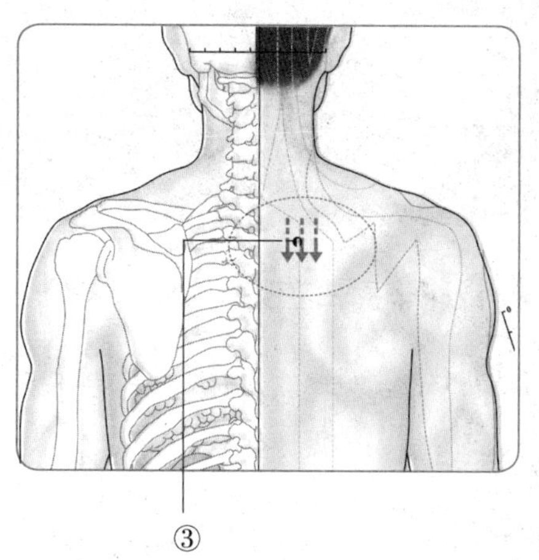

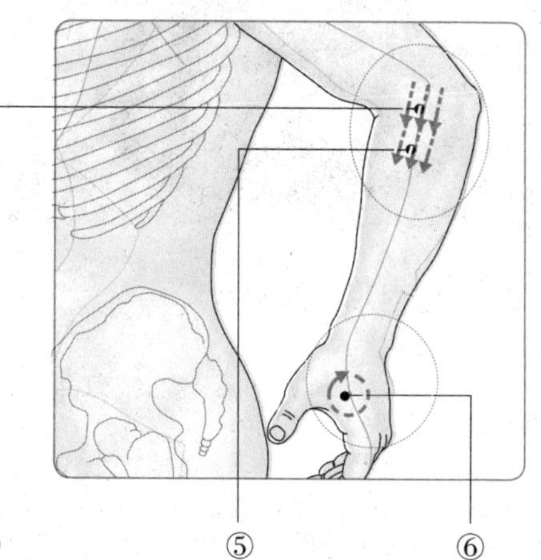

③ **风门穴：** 背部，当第2胸椎棘突下，旁开1.5寸处即是。

④ **曲池穴：** 屈肘成直角，在肘横纹外侧端与肱骨外上髁连线中点处。

⑤ **手三里穴：** 在前臂背面桡侧，当阳溪穴与曲池穴连线上，肘横纹下2寸。

⑥ **合谷穴：** 手背第1、2掌骨间，第2掌骨桡侧的中点处。

专家提示

1. 慢性鼻炎患者应选用辛夷、白芷、细辛、苍耳子、金银花、鱼腥草等清热通窍的药材。

2. 宜多摄取鱼类、杏仁、核桃、豆腐等富含蛋白质的食物。

3. 多吃蘑菇、黄花菜等富含维生素及生物类黄酮的食物。

慢性鼻炎的对症药膳

黄花菜鱼头汤

材料：

鳙鱼头100克，红枣、黄花菜各15克，苍耳子6克，白芷、白术各8克，细辛3克，生姜片、盐各适量

做法：

①将鳙鱼头洗净沥水，锅内放油，烧热后把鱼头两面稍煎一下，盛出备用。

②将所有材料洗净放入砂锅中，加鱼头，加水适量，以小火炖煮2个小时。

③最后加盐调味即可。

功效：

本品具有消炎通窍的作用，适合慢性鼻炎患者食用，可缓解鼻塞流涕、打喷嚏、头痛头晕、鼻痒的症状。

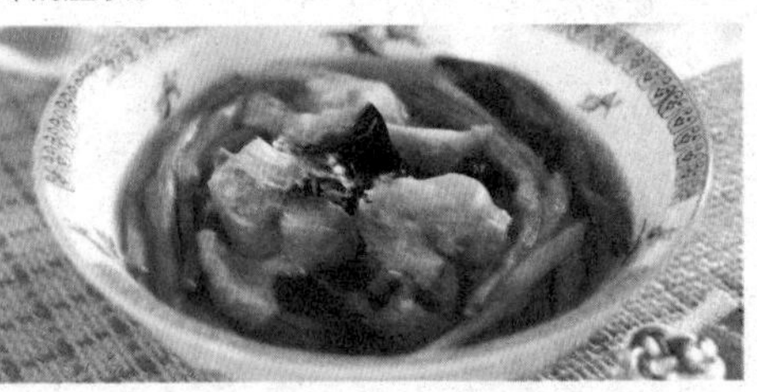

丝瓜细辛煲瘦肉

材料：

丝瓜络30克，猪瘦肉60克，细辛3克，盐4克

做法：

①将丝瓜络洗净；猪瘦肉洗净，切块；细辛洗净，备用。

②将丝瓜络、猪瘦肉、细辛放入锅内加水同煮。

③最后加入少许盐调味即可。

功效：

本品具有通络开窍、祛风散寒的功效，适合风寒感冒引起的鼻塞流涕以及鼻炎等病症。

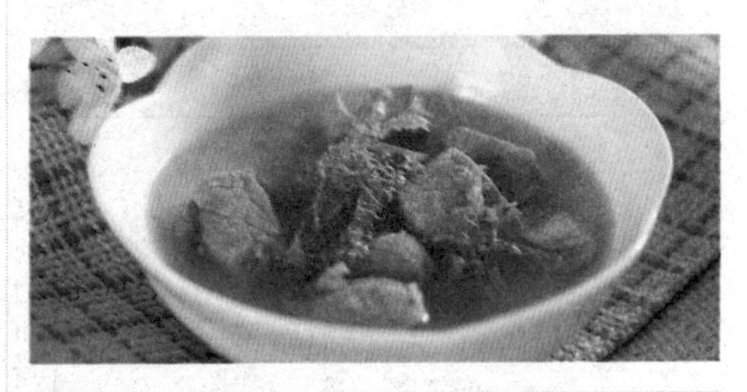

葱白红枣鸡肉粥

材料：

红枣6颗，鸡肉、粳米各100克，生姜、葱白、香菜各10克，盐适量

做法：

①鸡肉洗净，切块；粳米、红枣、葱白、香菜洗净，备用；生姜去皮，洗净切片。

②将粳米、鸡肉、生姜、红枣放入锅中加水煮成粥。

③待粥成，再加入葱白、香菜，加盐调味即可。

功效：

本品有补中益气、散寒通窍的功效，可用于体虚感冒所致的鼻窍不通、鼻塞流涕等症，还可用于治疗慢性鼻炎。

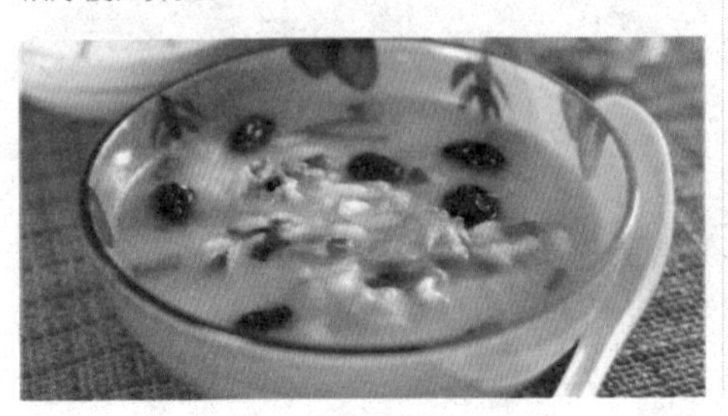

银花辛夷白芷茶

材料：

金银花15克，鱼腥草、白芷各10克，辛夷8克，白糖适量

做法：

①将上述金银花、鱼腥草、白芷、辛夷洗净，备用。

②将洗净的药材放入炖盅内，然后加入适量的清水，用小火蒸煮大约5分钟。

③取汁倒入杯中加入适量白糖，搅拌均匀，等稍凉后即可饮用。

功效：

本品清热解表、通窍排脓，可辅助治疗风热感冒引起的鼻塞流黄涕，以及慢性鼻炎、鼻窦炎等症。

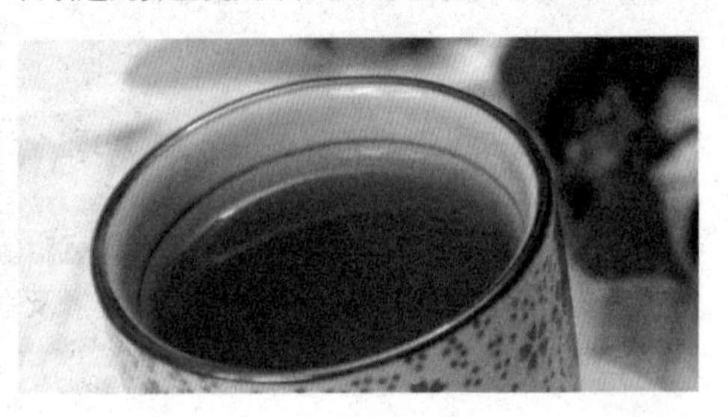

◉ 苍耳辛夷薄荷饮

材料：

苍耳子、辛夷、薄荷各10克，连翘、桔梗各6克，白糖适量

做法：

①将苍耳子、辛夷、薄荷、连翘、桔梗均洗净，放入锅内，加入适量的清水，大火煮开转用小火煮大约5分钟。

②取汁倒入杯中加入适量白糖搅拌均匀，等稍凉后即可饮用。

功效：

本品清热解毒、宣通鼻窍，对慢性鼻炎引起的鼻塞，流脓涕等症有很好的治疗效果。

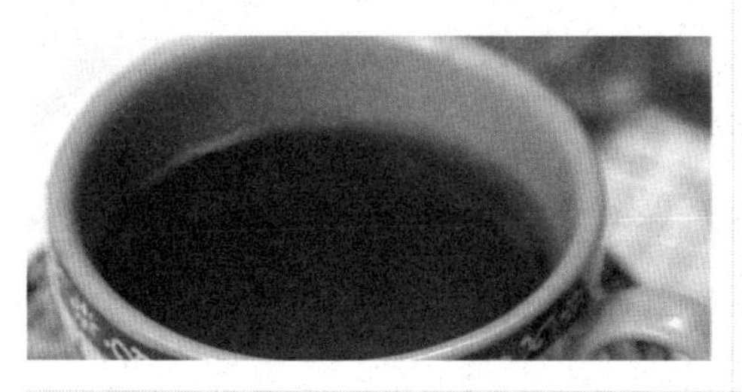

◉ 薄荷鱼腥西米粥

材料：

嫩薄荷叶6克，鲜鱼腥草15克，西米80克，枸杞子适量，盐3克

做法：

①西米用温水泡至透亮；薄荷叶、鱼腥草洗净，切碎；枸杞子洗净备用。

②锅置火上，注入清水后，放入西米用大火煮至米粒开花。

③放入薄荷叶、鱼腥草、枸杞子，改用小火煮至粥成，调入盐即可。

功效：

此粥具有清凉利咽、通窍排脓的功效，适合咽喉肿痛者、鼻塞流脓涕的慢性鼻炎者食用。

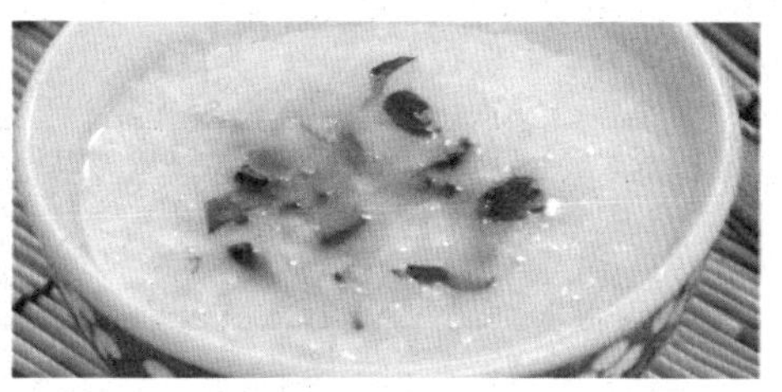

◉ 生姜米醋炖木瓜

材料：

生姜5克，木瓜100克，醋少许

做法：

①木瓜洗净，切块；生姜洗净，切片。

②木瓜、生姜片一同放入砂锅。

③加醋和水，用小火炖至木瓜熟即可。

功效：

本品具有温胃止呕、温肺散寒的功效，可用于治疗外邪袭肺所致的鼻塞、流涕等，还可用于慢性鼻炎患者，症见流清涕、频打喷嚏等。适当饮醋还有杀菌的功效，用醋熏空气可以预防流行性感冒等上呼吸道感染。

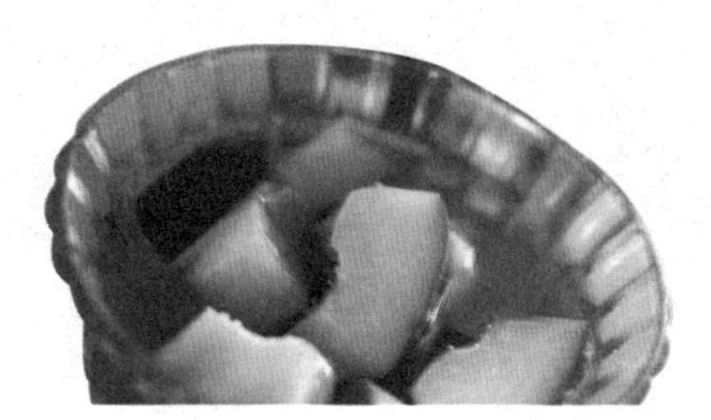

◉ 凉拌鱼腥草

材料：

鲜鱼腥草350克，红椒20克，盐3克，味精2克，香油、醋各10毫升

做法：

①将鱼腥草洗净切成段；红椒洗净切丝。

②锅中加水烧开，下入鱼腥草焯透后，捞出装入碗内。

③在鱼腥草内加入红椒丝和所有调味料一起拌匀即可。

功效：

本品具有清热、解毒、排脓的功效，适合热毒内蕴型的慢性鼻炎患者，症见鼻涕脓稠、腥臭等。

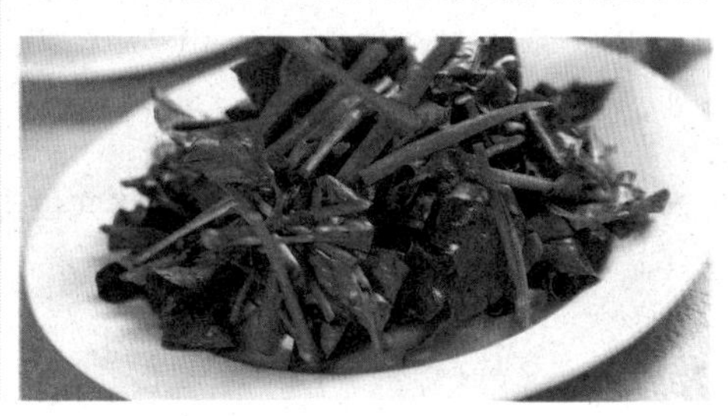

附录 十二经脉

手太阴肺经

主治病症：咳嗽、气喘、气短、咯血、咽痛、外感病症、循环部位麻痛或活动受限等。

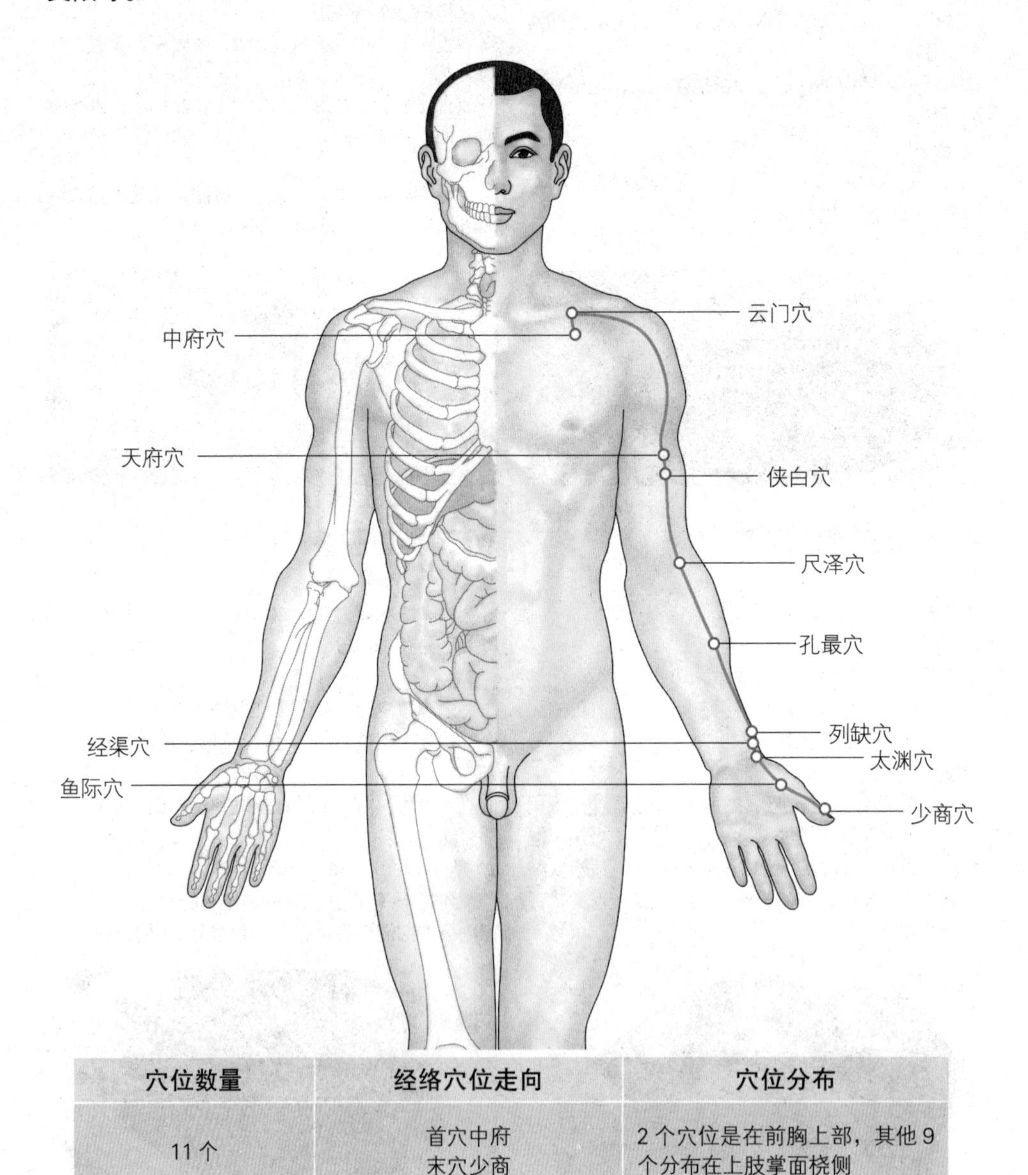

穴位数量	经络穴位走向	穴位分布
11 个	首穴中府 末穴少商	2 个穴位是在前胸上部，其他 9 个分布在上肢掌面桡侧

手阳明大肠经

主治病症：腹痛、肠鸣、泄泻、便秘、咽喉肿痛、齿痛，本经循行部位疼痛、热肿或寒冷麻木等。

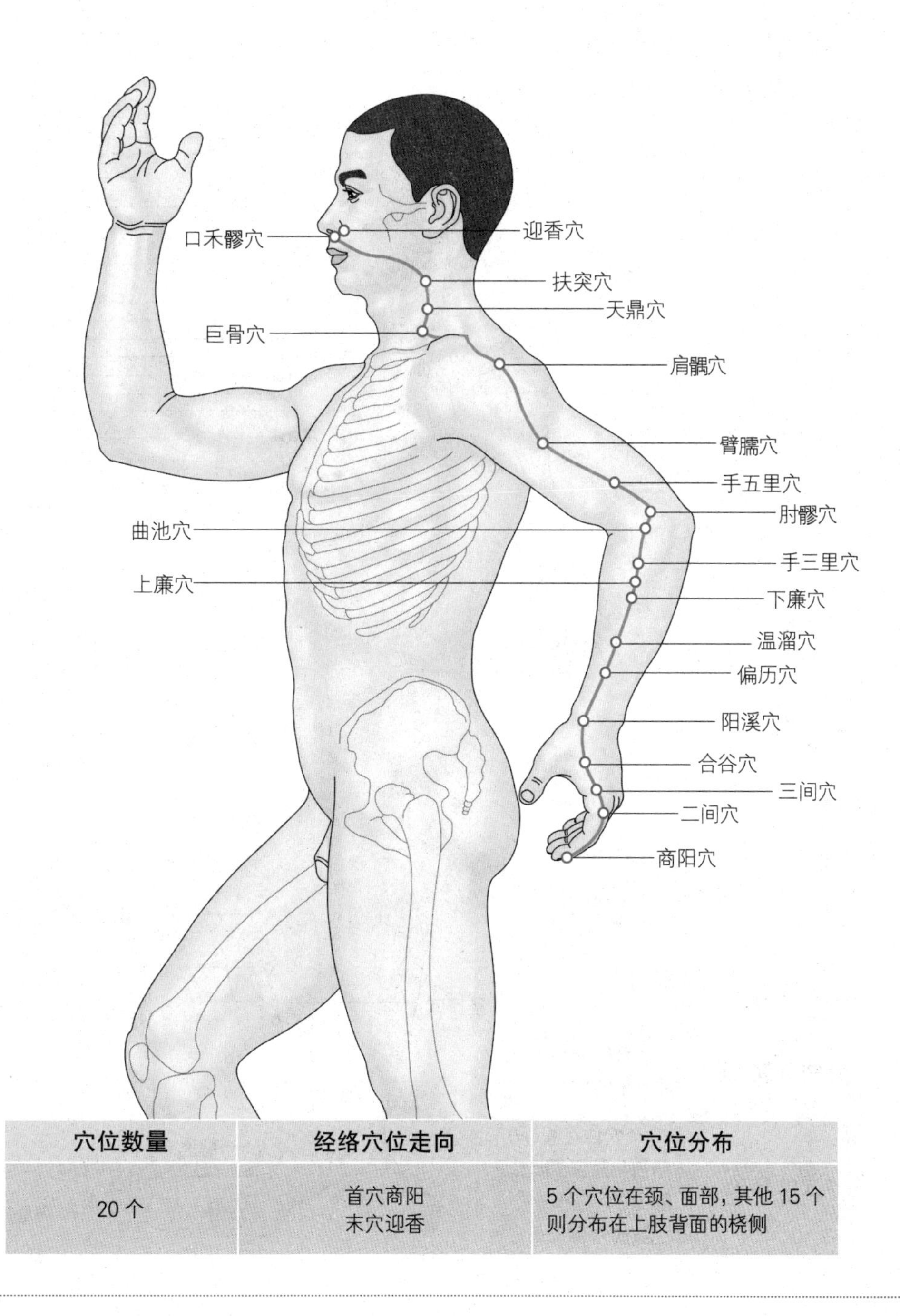

穴位数量	经络穴位走向	穴位分布
20 个	首穴商阳 末穴迎香	5 个穴位在颈、面部，其他 15 个则分布在上肢背面的桡侧

足阳明胃经

主治病症：肠鸣腹胀、水肿、胃痛、呕吐或消谷善饥、口渴、咽喉肿痛、鼻衄、胸部及膝髌等本经循行部位疼痛、热病、发狂等。

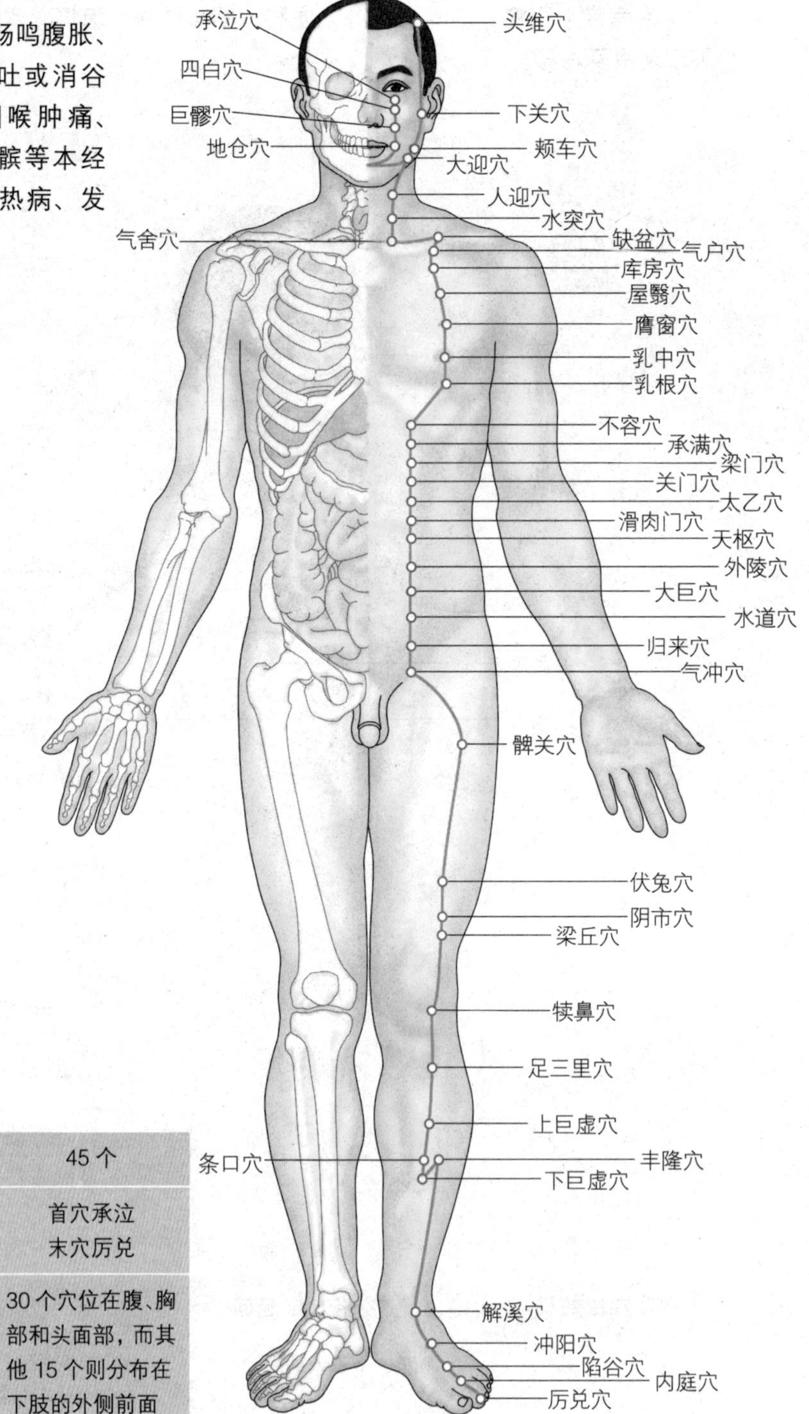

穴位数量	45 个
经络穴位走向	首穴承泣 末穴厉兑
穴位分布	30 个穴位在腹、胸部和头面部，而其他 15 个则分布在下肢的外侧前面

足太阴脾经

主治病症：胃脘痛、食则呕、嗳气、腹胀、便溏、黄疸、身重无力、舌根强痛，下肢内侧肿胀、厥冷。

穴位数量	21 个
经络穴位走向	首穴隐白 末穴大包
穴位分布	10 个穴位分布在侧胸腹部，而其他 11 个则分布在下肢内侧面

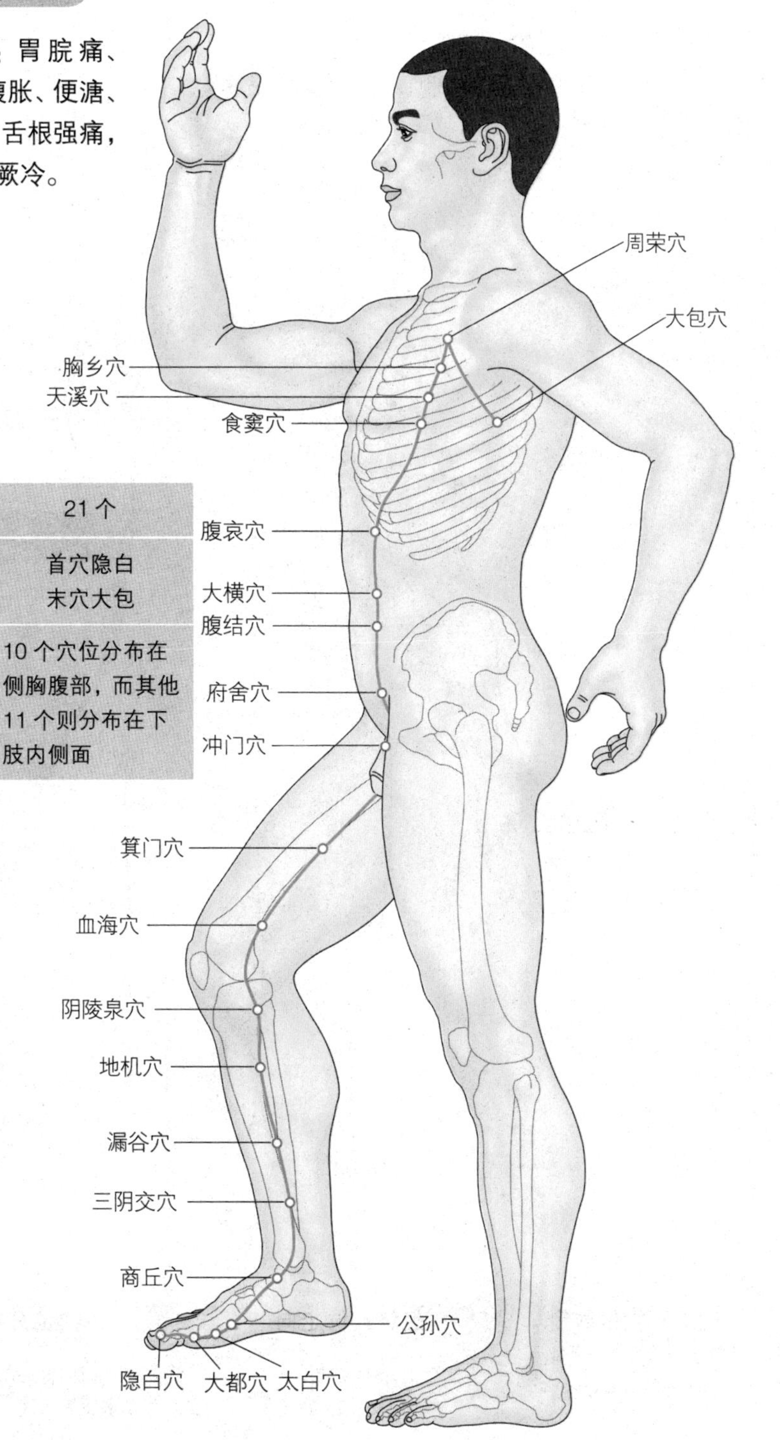

手少阴心经

主治病症：心痛、咽干、口渴、目黄、胁痛、上臂内侧痛、手心发热等。

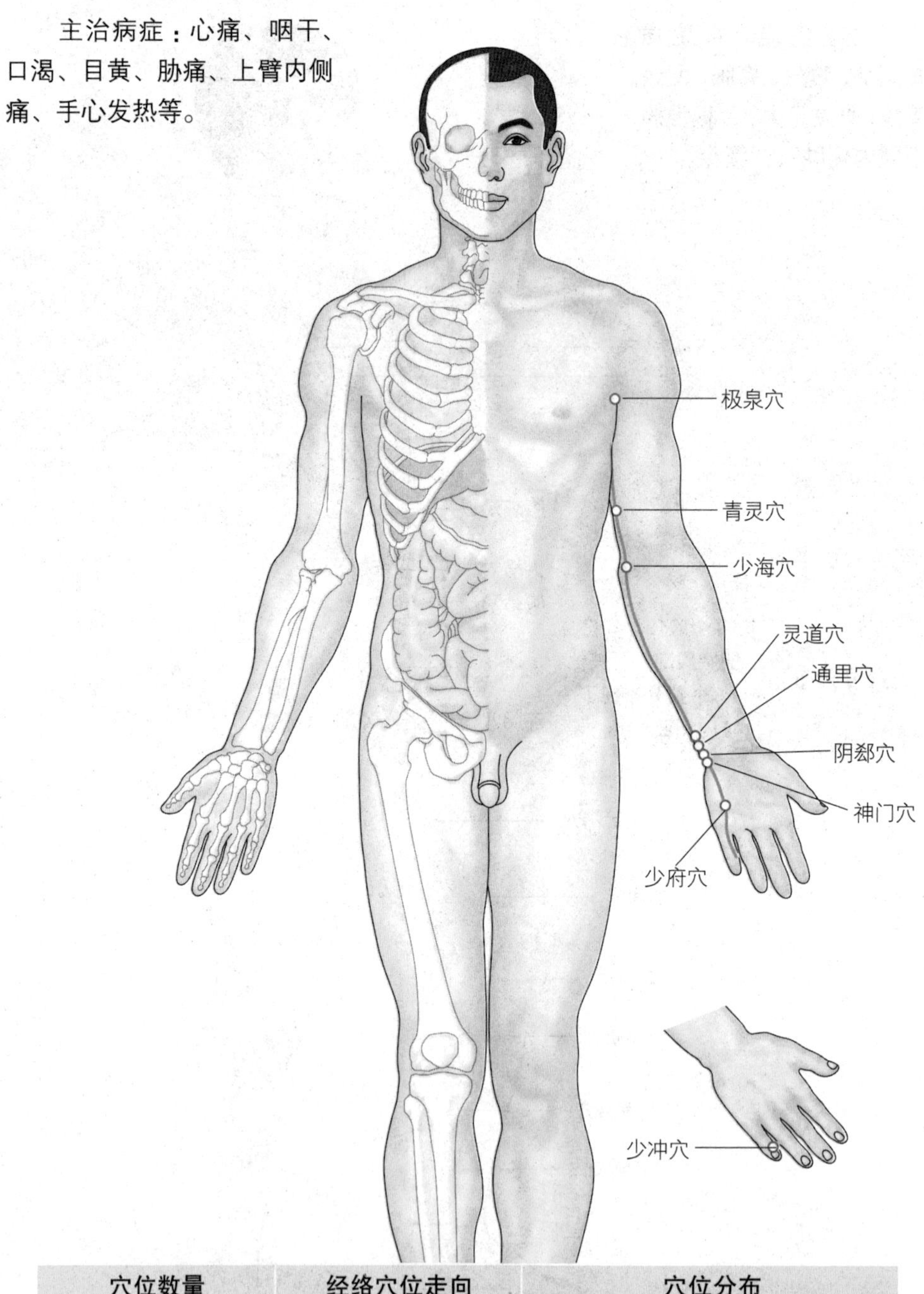

穴位数量	经络穴位走向	穴位分布
9个	首穴极泉 末穴少冲	1个穴位在腋窝部，而其他8个穴位则位于上肢掌面的尺侧

手太阳小肠经

主治病症：少腹痛、腰背痛引睾丸、耳聋、目黄、颊肿、咽喉肿痛、肩臂外侧后缘痛等。

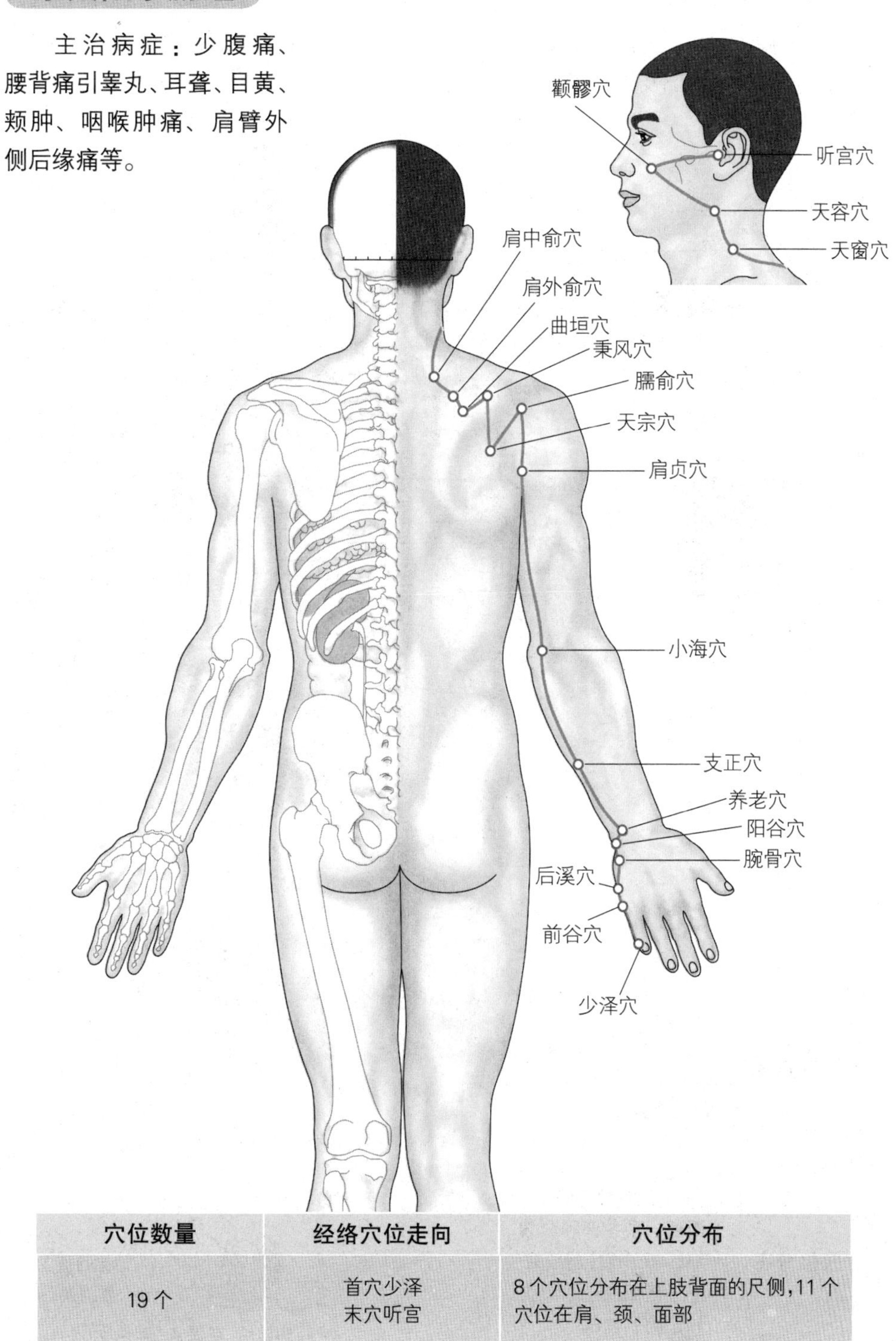

穴位数量	经络穴位走向	穴位分布
19个	首穴少泽 末穴听宫	8个穴位分布在上肢背面的尺侧，11个穴位在肩、颈、面部

足太阳膀胱经

主治病症：小便不通、遗尿、癫狂、疟疾、目痛、见风流泪、鼻塞多涕、鼻衄、头痛，项、背、臀部及下肢循行部位麻痛等。

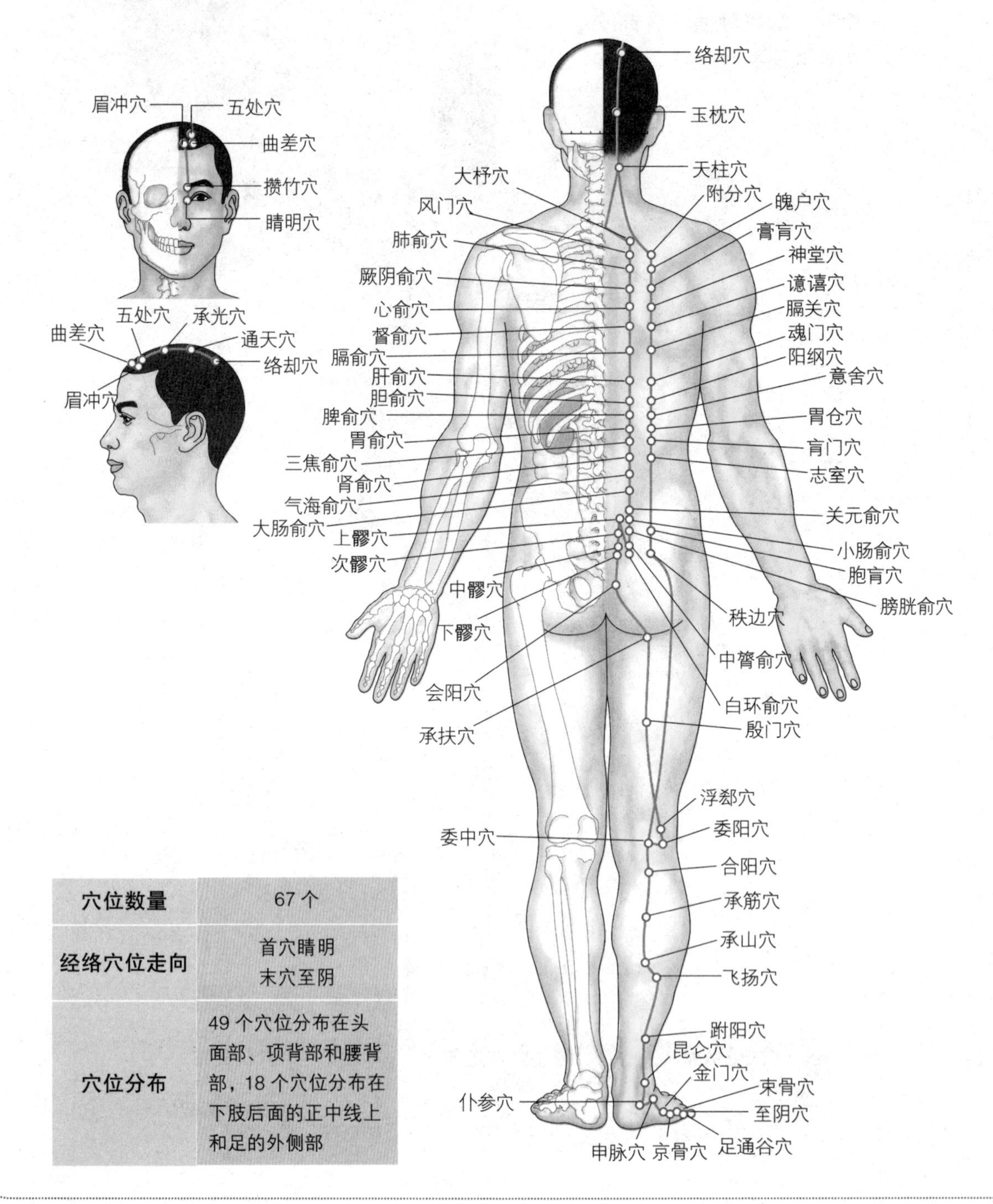

穴位数量	67 个
经络穴位走向	首穴睛明 末穴至阴
穴位分布	49 个穴位分布在头面部、项背部和腰背部，18 个穴位分布在下肢后面的正中线上和足的外侧部

足少阴肾经

主治病症：咯血、气喘、舌干、咽喉肿痛、水肿、大便秘结、泄泻、腰痛、股内后侧痛、下肢萎弱无力、足心热等。

穴位数量	27 个
经络穴位走向	首穴涌泉 末穴俞府
穴位分布	10 个穴位分布在下肢内侧，17 个穴位分布在胸腹部前正中线的两侧

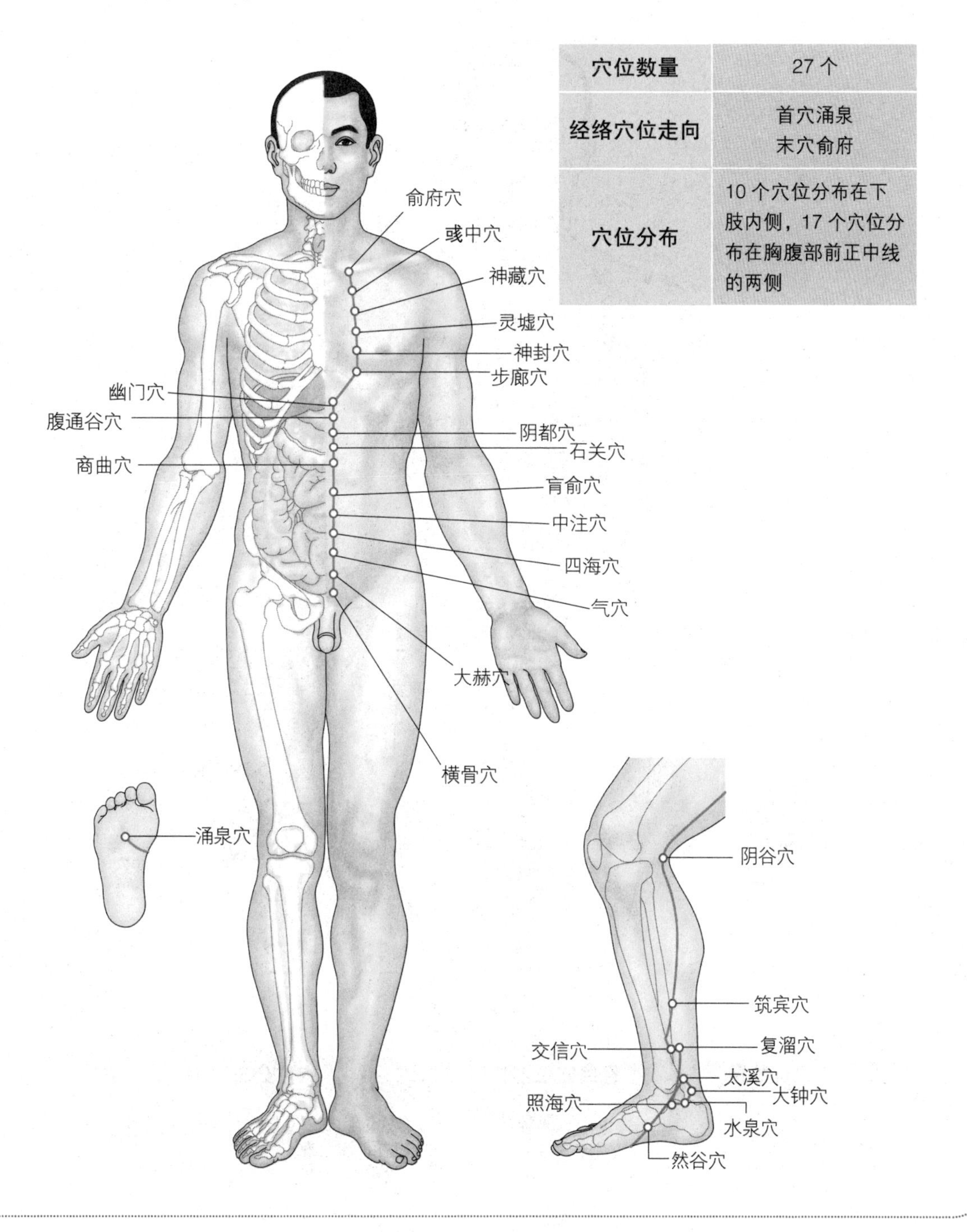

手厥阴心包经

主治病症：心痛、胸闷、心悸、心烦、癫狂、腋肿、肘臂挛痛、掌心发热等。

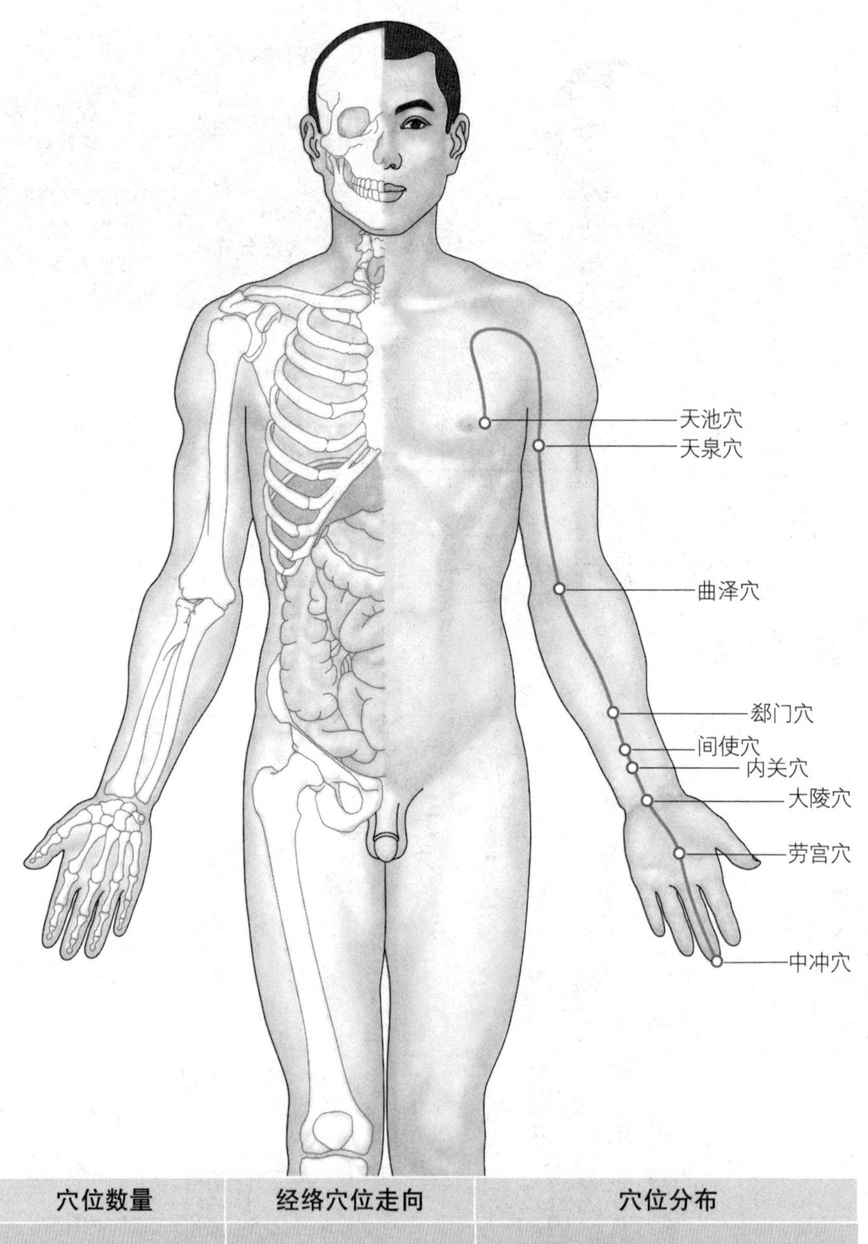

穴位数量	经络穴位走向	穴位分布
9个	首穴天池 末穴中冲	8个穴位分布在上肢内侧面中间，1个穴位在前胸上部

手少阳三焦经

主治病症：腹胀、水肿、遗尿、小便不利、耳聋、咽喉肿痛、目赤肿痛、颊肿，耳后、肩臂、肘部外侧痛等。

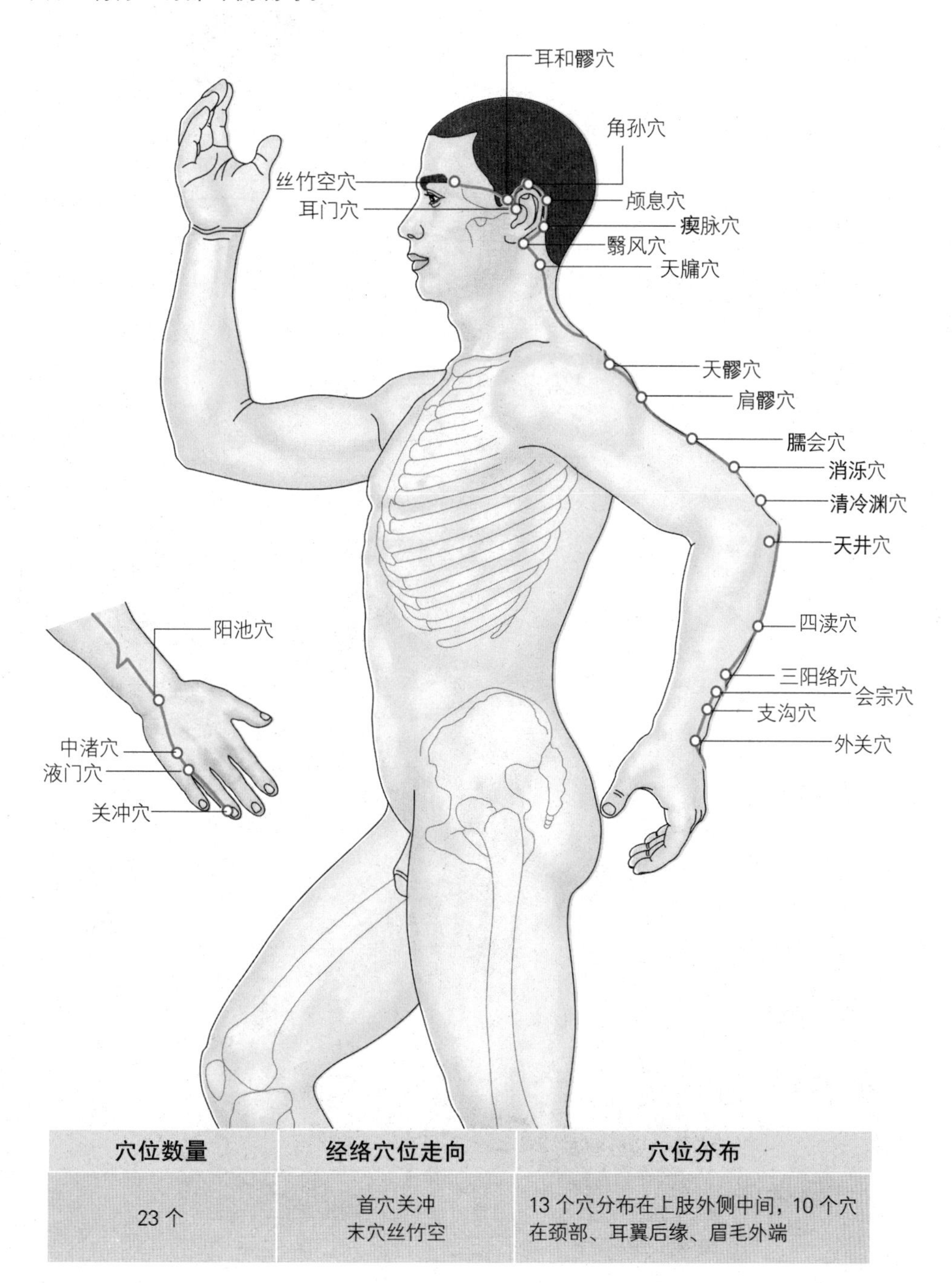

穴位数量	经络穴位走向	穴位分布
23 个	首穴关冲 末穴丝竹空	13 个穴分布在上肢外侧中间，10 个穴在颈部、耳翼后缘、眉毛外端

足少阳胆经

主治病症：口苦、目眩、疟疾、头痛、颌痛、目外眦痛，锁骨上窝、腋下、胸胁、下肢外侧、足外侧痛等。

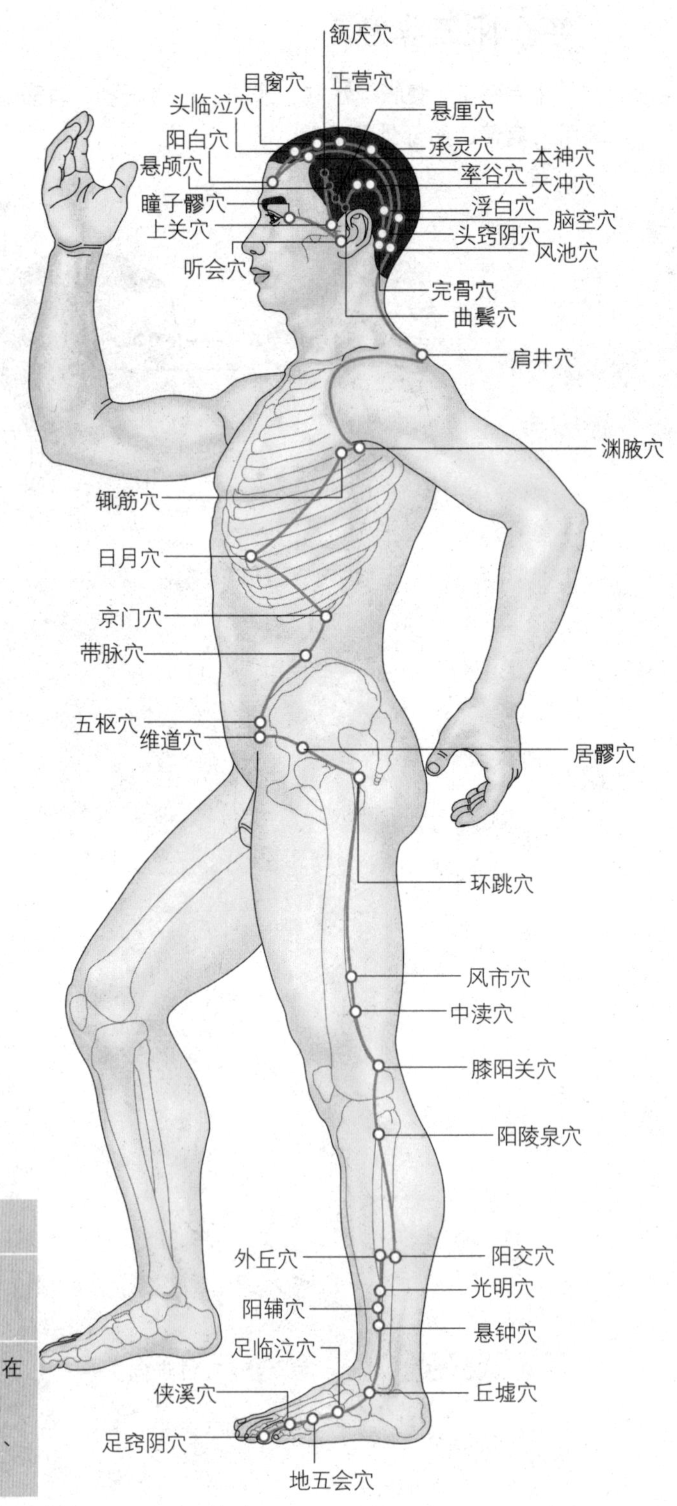

穴位数量	44 个
经络穴位走向	首穴瞳子髎 末穴足窍阴
穴位分布	15 个穴位分布在下肢的外侧面，29 个穴位在臀、侧胸、侧头部

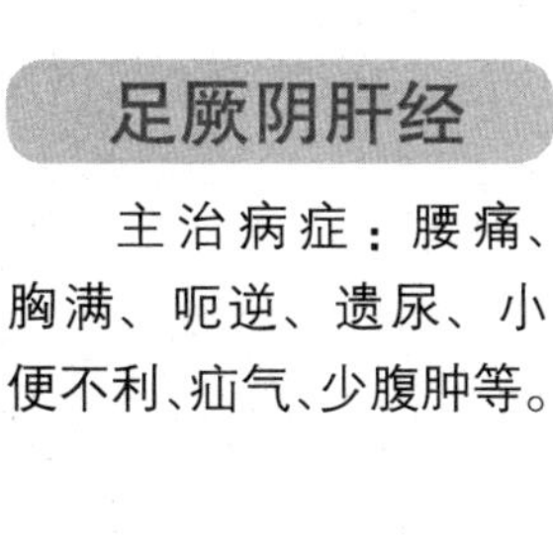

足厥阴肝经

主治病症：腰痛、胸满、呃逆、遗尿、小便不利、疝气、少腹肿等。

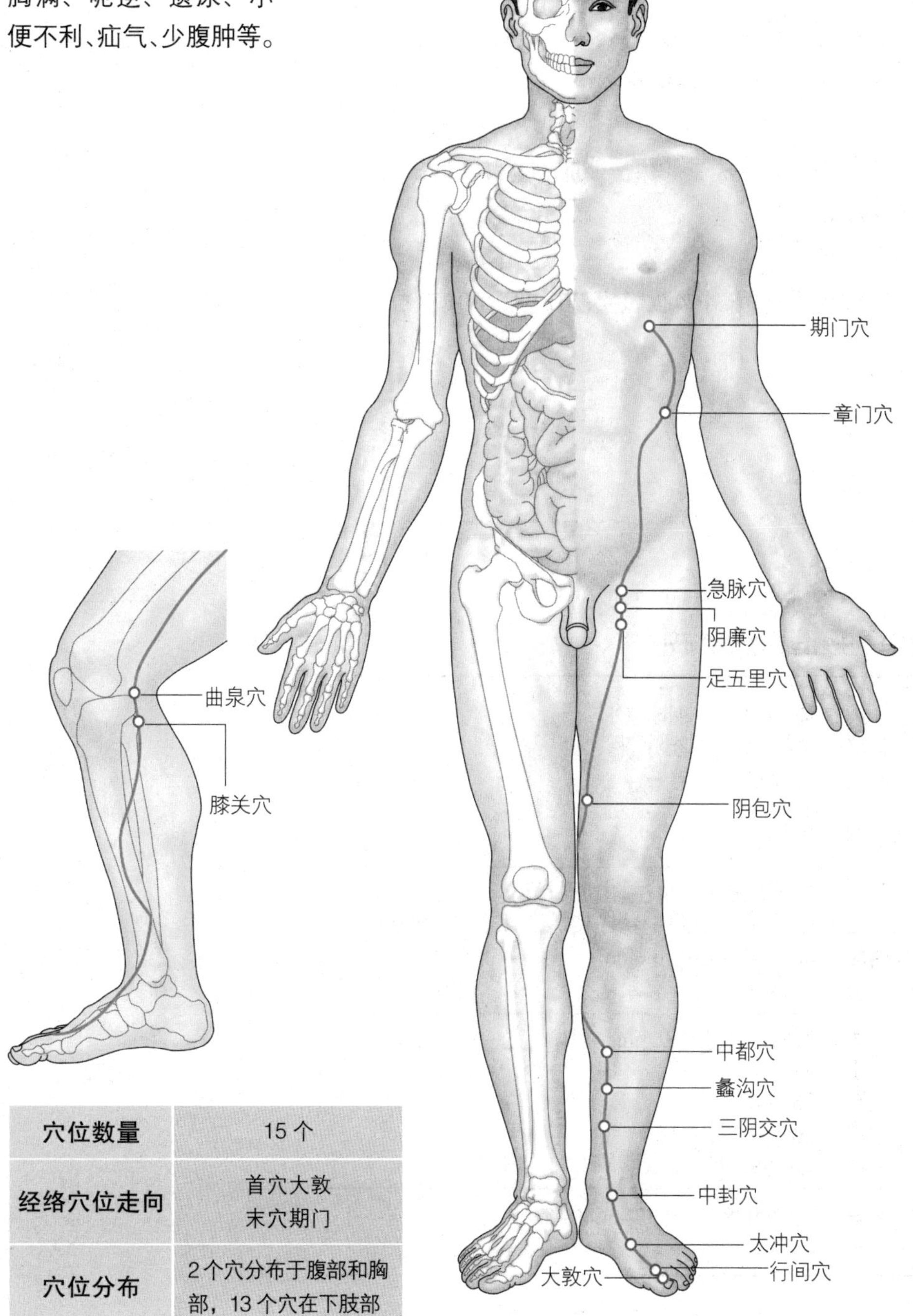

穴位数量	15 个
经络穴位走向	首穴大敦 末穴期门
穴位分布	2 个穴分布于腹部和胸部，13 个穴在下肢部

图书在版编目（CIP）数据

超简单刮痧消百病全书 / 郑书敏，孙平主编. —南京：江苏凤凰科学技术出版社，2016.6（2021.1 重印）

（含章·健康养生堂书系）

ISBN 978-7-5537-3649-5

Ⅰ.①超… Ⅱ.①郑… ②孙… Ⅲ.①刮搓疗法 Ⅳ.①R244.4

中国版本图书馆CIP数据核字(2014)第180177号

超简单刮痧消百病全书

主　　编	郑书敏　　孙　平
责任编辑	樊　明　　祝　萍
助理编辑	冼惠仪
责任校对	郝慧华
责任监制	方　晨
出版发行	江苏凤凰科学技术出版社
出版社地址	南京市湖南路 1 号 A 楼，邮编：210009
出版社网址	http://www.pspress.cn
印　　刷	文畅阁印刷有限公司
开　　本	718 mm × 1 000 mm　1/16
印　　张	22
字　　数	250 000
版　　次	2016年6月第1版
印　　次	2021年1月第2次印刷
标准书号	ISBN 978-7-5537-3649-5
定　　价	45.00元